中国科学院教材建设专家委员会规划教材
全国高等医药院校规划教材

案例版™

供临床、预防、基础、口腔、麻醉、影像、药学、检验、护理、法医等专业使用

组织学与胚胎学

第2版

主　　编　白咸勇　谌宏鸣

副 主 编　王晓冬　王　东　胡　军　王世鄂　王景霞

编　　委　（以姓氏笔画为序）

丁晓慧	沈阳医学院	江翠娥	咸宁学院
于　纪	北华大学	杨　虹	郧阳医学院
马红梅	哈尔滨医科大学	李成仁	第三军医大学
王小丽	华中科技大学	李红丽	第三军医大学
王世鄂	福建医科大学	李宝园	山西大同大学医学院
王　东	滨州医学院	李　奕	南通大学
王俊艳	天津医科大学	李笑岩	滨州医学院
王晓冬	南通大学	李雅娜	滨州医学院
王景霞	佳木斯大学	时　彦	滨州医学院
王燕蓉	宁夏医科大学	张连双	滨州医学院
邓文伟	佳木斯大学	张洪芹	滨州医学院
甘云波	咸宁学院	陈志伟	齐齐哈尔医学院
卢小东	江苏大学医学院	周　艳	北华大学
付文玉	潍坊医学院	胡　军	大连医科大学
白咸勇	滨州医学院	殷彦君	滨州医学院
庄文欣	潍坊医学院	谌宏鸣	新疆医科大学
刘桂香	滨州医学院	潘安娜	北华大学

科学出版社

北　京

郑重声明

为顺应教育部教学改革潮流和改进现有的教学模式,适应目前高等医学院校的教育现状,提高医学教学质量,培养具有创新精神和创新能力的医学人才,科学出版社在充分调研的基础上,引进国外先进的教学模式,独创案例与教学内容相结合的编写形式,组织编写了国内首套引领医学教育发展趋势的案例版教材。案例教学在医学教育中,是培养高素质、创新型和实用型医学人才的有效途径。

案例版教材版权所有,其内容和引用案例的编写模式受法律保护,一切抄袭、模仿和盗版等侵权行为及不正当竞争行为,将被追究法律责任。

图书在版编目(CIP)数据

组织学与胚胎学:案例版/白咸勇,谌宏鸣主编.—2版.—北京:科学出版社,2010

(中国科学院教材建设专家委员会规划教材·全国高等医药院校规划教材)

ISBN 978-7-03-029745-7

Ⅰ.组…　Ⅱ.①白…　②谌…　Ⅲ.①人体组织学-医学院校-教材　②人体胚胎学-医学院校-教材　Ⅳ.R32

中国版本图书馆CIP数据核字(2010)第242666号

责任编辑:胡治国/责任校对:张凤琴

责任印制:赵　博/封面设计:黄　超

科学出版社 出版

北京东黄城根北街16号

邮政编码:100717

http://www.sciencep.com

三河市骏杰印刷有限公司 印刷

科学出版社发行　各地新华书店经销

*

2007年1月第　一　版　　开本:850×1168　1/16

2010年12月第　二　版　　印张:16

2018年1月第十五次印刷　　字数:577 000

定价:49.80元

(如有印装质量问题,我社负责调换)

第 2 版前言

《组织学与胚胎学》(案例版　第 2 版)的编写是在中国科学院教材建设专家委员会的指导下进行的。修订的宗旨是使本教材适应我国医药卫生事业发展对高素质人才的需要，按照“坚持创新、注重实践、提高素质、整体优化、面向临床”的培养目标，本着强调“三基”(基础理论、基础知识和基本技能)和体现“五性”(思想性、科学性、启发性、先进性、实用性)的原则进行编写。

本教材的第 1 版采用了创新性编写模式，附有拓展知识，激发学生学习兴趣的案例、相关知识导读和相关疾病的组织学和胚胎学基础等，在使用过程中受到广大师生欢迎。第 2 版保持了第 1 版的特色，并在编写方式、内容和质量方面有了进一步的改进和提高。

本教材有以下几个特点：①在全书中加入了相关知识导读部分，目的在于启发学生思考，激发学生的学习兴趣；②每章中的案例来源具有多样性，目的在于引导学生自主学习，培养学生的临床思维能力和分析问题能力，巩固学生所学的理论知识，进而提高学习效率；③每章最后均附有相关案例的组织学与胚胎学基础，目的在于加强基础学科与临床学科的联系和结合，有助于加深学生对所学知识的理解，有助于提高学生对基础学科的学习兴趣；④精心选编便于理解和掌握的英文概述，突出双语教学，与国际接轨；⑤每章节都提供了最新或经典的参考文献，供学生及读者参考，扩展学习内容，了解学科最前沿的知识；⑥本教材所有插图(除电镜图外)均为彩色图片，图文并茂，图随文排，有利于教师的讲授和学生的理解。

本书在编写过程中得到了各编者单位的大力支持，主编单位滨州医学院和科学出版社为编委会的召开提供了经费支持，在此表示感谢。

第 2 版的部分章节是在第 1 版部分编委稿件的基础上修订的，并保留了大量的文字和插图，对刘桂香、王秋桂、李爱冬、陈建军、丁敏、苏敏、洪艳等为本书做出的贡献，在此表示诚挚的谢意。

由于我们的水平有限，编写经验不足，书中难免存在疏漏甚至错误之处，热情欢迎同行专家和广大读者批评指正。

白咸勇
2010 年 10 月

第1版前言

随着我国高等医学教育改革的不断深入，相关部门对教学内容和课程体系改革提出了更高的要求。本教材为了顺应21世纪医学教育发展趋势，适应我国医药卫生事业发展对高素质人才的需求，按照“坚持创新、注重实践、提高素质、整体优化、面向临床”的培养目标，本着强调“三基”(基础理论、基础知识、基本技能)和体现“五性”(思想性、科学性、启发性、先进性、实用性)的宗旨，在中国科学院教材建设专家委员会的指导下，通过各位编者的共同努力编写而成。

本教材有以下几个特点：①在全书中加入了相关知识导读部分，目的在于启发学生思考，激发学生的学习兴趣；②在每章中增加了临床真实病例或标准化病例，目的在于引导学生学习，培养学生的临床思维能力和分析能力，巩固学生所学理论知识，提高学习效果；③组织学每章最后均附有常见组织或系统疾病的组织学基础，目的在于加强基础学科与临床学科的联系和结合，有助于加深学生对所学知识的理解，便于学生早期接触临床医学知识，为学生学习其他基础医学课程和临床医学课程奠定必要的形态学基础；④本教材所有插图(除电镜像外)，均为彩色图片，图文并茂，图随文排，有利于教师制作多媒体进行教学。

本教材同时也注意吸收国内外同类教材的优点，广大组织学与胚胎学同仁们的辛勤劳动为本教材奠定了良好的基础，谨在此向他们表示深切的敬意和感谢。

在编写本教材过程中，科学出版社、滨州医学院和成都医学院的领导给予了大力支持，在此深表谢意。

编写这本案例版教材对我们来说是一次探索和尝试，由于编写经验不足，加之时间仓促，书中难免存在疏漏甚至错误之处，敬请组织学与胚胎学专业同仁和广大读者批评指正。

白咸勇　谌宏鸣

2006年6月

目 录

第1章 绪 论

一、组织学与胚胎学的研究内容及意义

组织学(Histology)与胚胎学(Embryology)是相互关联又相互独立的两门学科,我国医学教育习惯地将其列为一门课程。组织学是研究机体微细结构及其相关功能的科学;胚胎学主要是研究从受精卵发育为新生个体的过程及其机制的科学。组织学与胚胎学发展至今,已有200多年的历史。在20世纪初其研究范围仍然是显微镜下观察其微细结构,也就是细胞水平。20世纪30年代电子显微镜问世,并不断地改进和完善,已广泛应用于观察研究不同功能或不同分化发育阶段细胞的超微结构特点,使人类对生命现象结构基础的认识引申到超微领域。一般光学显微镜下所见的形态,称光镜结构;电子显微镜下显示的结构,称超微结构。

本书的组织学与胚胎学的研究对象是人体,用显微镜观察人体组织结构和胚胎发生过程的形态演变的科学,分别称为描述组织学和描述胚胎学;比较不同种系动物的组织结构和胚胎发育过程的学科,分别称为比较组织学和比较胚胎学;应用实验方法研究细胞和组织之间的相互关系、理化因子或生物因素对组织结构功能和生长发育的影响及其作用机制和防治的科学,称为实验组织学和实验胚胎学;从分子水平探讨生命活动的物质基础及其异常变化的科学,则归之为分子生物学和分子胚胎学。

组织学内容可分为两大部分,即基本组织和器官系统。组织(tissue)是由细胞(cell)和细胞外基质(extracellular matrix)组成,一个成人体内约有二百余种细胞,它们是机体结构与功能的基本单位,细胞外基质是由细胞所产生。人体组织根据在胚胎时期的发生来源、细胞构成、形态特点及功能等方面的特点将其可归纳为四大类,即上皮组织、结缔组织、肌组织和神经组织。但现代组织学的研究越来越多地发现,一种组织内的细胞结构和功能往往是多种多样的,它们的起源也不尽相同;因此应认识到,组织分类是一种归纳性的相对意义的概念,不能机械僵化地理解。四大基本组织以不同的种类、数量和方式组合形成器官(organ);若干功能相关的器官构成一个系统(system)。

胚胎学内容包括生殖细胞发生、受精、胚胎发育、胚胎与母体关系和先天性畸形等。胚胎发育是一个连续发展的过程,可分为胚胎早期发育和各器官系统发育,以及各种常见先天畸形及成因。在胚胎发育过程中,由于遗传因素或环境有害因素的影响,可导致胚胎异常发育,从而引起先天性畸形,研究各种先天性畸形发生的原因、机制和预防措施的学科称畸形学(Teratology)。在胚胎学中一个新兴的研究工作领域就是生殖工程学(Reproductive Engineering),是通过人工介入早期生殖过程,以获得人们期望的新生个体。采用的主要技术有体外受精、早期胚胎培养、胚胎移植、卵质内单精或细胞核注射、配子和胚胎冻存等。克隆动物和俗称的试管婴儿是该领域中最著名的成就。

组织学与胚胎学是主要的基础医学课程,与生物学、解剖学、生理学、生物化学、病理学等基础医学课程和妇产科学等临床医学课程均有密切联系。通过这两门课程的学习,系统地掌握人体的微细结构和发生规律,为学习其他基础和临床医学课程打下必要的形态学基础。

二、组织学与胚胎学发展简史与当代组织学与胚胎学

(一)组织学发展简史

16世纪末光学显微镜(light microscope, LM,简称光镜)在荷兰发明。1665年,英国人Hooke用光学显微镜观察到植物细胞,提出了"细胞"一词,同时也开创了用显微镜研究生物构造的先河。此后,Leeuwenhoek观察到了红细胞、精子、肌纤维,Graaf观察到了卵泡。1801年,法国人Bichat提出"组织"一词,他把人体组织分为21种。1838年和1839年,德国人Schwann和Schleiden在他们对动物和植物的研究成果基础上,提出了细胞学说。到19世纪末人们已能较为正确地描述细胞结构,利用组织学技术,对机体标本进行全面而详细的观察和研究,使组织学发展为一门独立而系统的学科。

1932年,德国人Ruska和Knoll发明了电子显微镜(electron microscope, EM,简称电镜)。电镜使观察工具的分辨率从光镜的0.2μm提高到约0.2nm。使人们观察到了细胞膜、细胞器、染色体、细胞间纤维成分的超微结构(ultrastructure),为深入阐明细胞、组织和器官的功能提供了新的依据,组织学也从细胞水

平飞跃到了亚细胞水平。

（二）胚胎学发展简史

古希腊学者 Aristotle 最早对胚胎发育进行过观察，他推测人胚胎来源于月经血与精液的混合，并对鸡胚发育做过一些较为正确的描述。1651 年，英国学者 Harvey 发表《论动物的生殖》，提出“一切生命皆来自卵”的假设。光镜问世后，观察到了精子和卵泡为人们正确认识胚胎来源提供了可靠的证据。17 世纪中叶，由荷兰学者 Graaf 和意大利学者 Malpighi 等提出“预成论”学说，认为在精子或卵内存在一个微小个体，由其逐渐发育长大为胎儿。18 世纪中叶，德国学者 Wolff 指出，早期胚胎中没有预先存在的微小个体，胚胎的四肢和器官是经历了从无到有、由简单到复杂的渐变过程而形成的，提出了“渐成论”。1828 年爱沙尼亚学者 Baer 观察到人和各种脊椎动物的早期胚胎极为相似，随着发育的进行才逐渐出现纲、目、科、属、种的特征，这就是贝尔定律。Baer 的研究成果彻底否定了“预成论”，并开创了比较胚胎学。1855 年，德国学者 Remark 提出了胚胎发育的三胚层学说，这是描述胚胎学起始的重要标志。1859 年，英国学者达尔文在《物种起源》中，指出不同动物胚胎早期的相似表明物种起源的共同性，后期的相异是由于各种动物所处外界环境的不同所引起。19 世纪 60 年代，德国学者 Müller 和 Haeckel 提出“个体发生是种系发生的重演”的学说，称为“重演律”。这一学说基本上是正确的，但由于胚胎发育期短暂，不可能重演全部祖先的进化过程。自 19 世纪末，人们开始探讨胚胎发育的机制。德国学者 Spemann 应用显微操作技术对两栖动物的胚胎进行分离、切割、移植、重组等实验，根据实验结果提出了诱导学说，认为胚胎的某些组织能对邻近的组织的分化方向起诱导作用。

（三）当代组织学与胚胎学

随着科学技术的迅猛发展，当代组织学与胚胎学的研究方法和手段已从经典技术的基础上发展到应用多种技术手段进行综合性科学研究阶段。诸如各种特殊显微镜技术、免疫组织化学技术、同位素示踪标记技术、组织培养技术、细胞融合技术、蛋白质与核酸的分离提取和原位杂交技术、基因重组和基因工程技术、基因修饰技术、全胚培养技术、胚胎移植技术等，从而使组织学与胚胎学的内容不断充实、更新和扩展。当代组织学与胚胎学的研究，除了在微观结构方面继续深入研究外，还从整体水平、细胞水平和分子水平探索许多复杂的生命现象。包括对细胞增殖与分化的调控、细胞识别与运动、细胞通讯、受精机制与控制、性别的分化与控制、致畸因素与先天性疾病的预测、遗传性疾病发生的机制、环境污染与组织病变等研究和探索。这些问题的研究与解决需要多学科、多层次的密切配合和高新技术的综合应用，同时与相关学科的基本理论和基本知识相互渗透，相互促进，使各学科之间的联系日益密切。

三、组织学与胚胎学的研究方法

组织学与胚胎学的研究方法很多，并随着科学技术的发展，新技术和新方法不断地出现。这里仅就最常用的一些技术进行简要介绍。

（一）一般光学显微镜技术

1. 组织标本的制备 机体各部分的微细结构，要借助于显微镜进行观察，应用一般光学显微镜观察组织细胞是组织学与胚胎学研究的最基本技术。光镜标本的制备方式大体可以分为组织切片技术和组织非切片技术。

（1）组织切片技术是比较常用的技术，尤其是石蜡切片技术。石蜡切片标本的制备步骤如下：①取材和固定：首先取新鲜组织块，将其置于固定剂中进行固定（fixation），使组织中的蛋白质迅速凝固，防止细胞自溶和组织腐败。常用的固定剂如乙醇、甲醛、乙酸、苦味酸、四氧化锇等，一般常将几种固定剂配制成混合固定液，以抵消或减弱单种固定剂对组织的收缩或膨胀等缺点，达到更好固定效果。②脱水和透明：利用梯度乙醇或丙酮进行脱水，去除组织中的水分，再用二甲苯等透明剂进行透明。③浸蜡和包埋：将透明好的组织块浸入加温融化的石蜡中进行浸透，然后再用石蜡将组织块包埋（embedding）成硬块。④切片和染色：以石蜡切片机（microtome）切成 5～10μm 厚的组织切片（tissue section），切片贴在载玻片上，再经脱蜡等步骤后进行染色。⑤封固：在组织切片上滴加中性树胶，用盖玻片进行封固，保存。

在制作较硬组织或较大组织器官等切片，为了减轻因石蜡包埋所产生的收缩，可使用火棉胶代替石蜡进行浸透包埋，再火棉胶切片机进行切片、染色。新鲜的组织块也可立即投入液氮（－196℃）内快速冻结，用恒冷箱切片机（cryostat）制成冷冻切片（frozen section），这种方法制片迅速，细胞内酶活性保存较好，常用于检测组织中酶的活性。

（2）组织非切片技术包括涂片、铺片、磨片和整装片等。血细胞和分离培养的细胞可直接涂在载玻片上，制成涂片。疏松结缔组织和肠系膜等软组织可撕成薄片铺在载玻片上，制成铺片。牙齿和骨骼等坚硬组织可磨成薄片，制成磨片。为了观察胚胎早期的整体特点，可以将整个胚胎经染色、透明后，以封固剂和盖片封固，制成整装片。

染色（staining）是用染料使组织切片着色，便于镜下观察。组织学与胚胎学中最常用的是苏木精-伊红染色法（hematoxylin-eosin staining），简称 HE 染色法。苏木精是一种碱性染料，可使细胞核和胞质内的酸性物质染成蓝紫色，伊红是一种酸性染料，可使细胞质和细胞外基质中的碱性物质染成红色。细胞和组织中的酸性物质或结构与碱性染料亲合力强者，称嗜碱性(basophilia)；而碱性物质或结构与酸性染料亲合力强者，称嗜酸性(acidophilia)；若与两种染料的亲合力均不强者，称中性(neutrophilia)。除HE染色法外，还有许多染色方法，能特异性地显示某种细胞、细胞外基质成分或细胞内的某种细胞结构。机体内某些结构成分，经硝酸银处理时可使硝酸银还原，形成银的微粒附着在组织结构上，呈棕黑色，这种性质称为亲银性(argentaffin)；有些结构无直接还原作用，需加入还原剂方能显色，则称为嗜银性(argyrophilia)。还有些组织成分如结缔组织和软骨基质中的糖胺多糖，当用甲苯胺蓝(toluidine blue)等碱性染料染色后呈紫红色，这种现象称为异染性(metachromasia)。

2. 几种特殊光学显微镜的应用

(1) 暗视野显微镜(dark-field microscope)主要用于观察在亮视野下因反差或分辨力不足的微细结构或颗粒。此种显微镜主要是有一个暗视野集光器，使光线不能直接进入物镜，故呈暗视野。而标本内的小颗粒产生的衍射光或散射光进入物镜，暗视野中的颗粒呈明亮小点，如同在暗室可见一束光线中的微小尘粒一般。普通光镜最大分辨率为0.2μm，暗视野显微镜则可分辨0.004～0.2μm的微粒，适用于观察不染色的新鲜细胞涂片或放射自显影标本中的银颗粒分布，以及观察细胞内线粒体运动和标本中细菌等微粒的运动。

(2) 相差显微镜(phase contrast microscope)是用于观察组织培养中活细胞形态结构的。活细胞无色透明，一般光镜下不易分辨细胞轮廓及其结构。相差显微镜的特点是将活细胞不同厚度及细胞内各种结构对光产生的不同折射作用，转换为光密度差异(明暗差)，使观察到的组织结构反差明显，影像清楚。

(3) 荧光显微镜(fluorescence microscope)是用来观察标本中的自发荧光物质或以荧光素染色或标记的细胞和结构。荧光显微镜是以高压汞灯产生的短波紫外线为光源，并配有激发、阻断、吸热和吸收紫外线等滤片系统，标本中的荧光物质在紫外线激发下产生各种颜色的荧光，借以研究该荧光物质在细胞和组织内的分布。组织中的自发性荧光物质如神经细胞和心肌细胞等内的脂褐素呈棕黄色荧光，肝贮脂细胞和视网膜色素上皮细胞内的维生素A呈绿色荧光。细胞内的某些成分可与荧光素结合而显荧光，如溴化乙啶可与DNA结合，进行细胞内DNA含量测定。荧光显微镜更广泛用于免疫细胞化学研究，即以异硫氰酸或罗丹明等荧光素标记抗体(一抗或二抗)，用该标记抗体直接或间接地与细胞内的相应抗原结合，以检测该抗原的存在与分布。

(4) 共焦激光扫描显微镜(confocal laser scanning microscope，CLSM)是20世纪80年代研制成的高光敏度、高分辨率的新型仪器。它主要由激光源、共焦成像扫描系统、电子光学系统和图像分析系统4部分组成，激光可以透射生物学组织，而不损坏组织。CLSM可以通过改变聚焦平面，直接进入切片标本的不同深度，在不同平面上进行扫描聚焦，得到一系列不同层面的清晰图像，利用计算机图像合成，可以将多层面图像叠加，获得一张全聚焦图像，能清楚显示样品凸凹不平的细节，重建细胞的三维结构，可对细胞的多种功能进行全自动、高效、快速的微量定性和定量测定。

此外，超高分辨率荧光显微镜(super-resolution fluorescence microscopy)使人们可以在纳米水平上进行观察研究分子间如何相互作用、组装形成复合物。单层光显微技术(light sheet microscopy)能对厚达数毫米的样品进行观察，并能进行荧光成像。该技术已经成功用于观察细小生物体和胚胎组织。

(二) 电子显微镜(electron microscope，EM)技术

电子显微镜用电子束作为光源，用电磁透镜聚焦电子束，在荧光屏上成像，然后进行观察。

1. 透射电镜(transmission electron microscope，TEM) 透射电镜标本的制备也是经固定、脱水、包埋、切片和染色等步骤。标本制备较光镜的更严格，新鲜组织切成小块($1mm^3$)，用戊二醛、多聚甲醛、四氧化锇等固定，树脂包埋，以超薄切片机切成厚50～80nm的超薄切片，经乙酸铀和枸橼酸铅等重金属电子染色后，置于电镜下观察，标本在荧光屏上呈黑白反差的结构影像。被重金属浸染呈黑色的结构，称电子密度高(electron-dense)；反之，浅染的部分称电子密度低(electron-lucent)。透射电镜技术主要用于观察细胞的超微结构。应用电镜观察细胞化学染色标本，称电镜细胞化学技术(electron microscope cytochemistry)；电镜观察免疫细胞化学染色标本，称免疫电镜技术(immuno-electron microscopy)；电镜与放射自显影结合的方法称电镜放射自显影技术(electron microscope autoradiography)。

2. 扫描电镜(scanning electron microscope，SEM) 是用于观察组织表面的立体结构。样品制备相对较简单，组织经固定，不需要包埋和切片，经干燥后，置于真空镀膜仪中，在标本表面先后喷镀一层碳膜和合金膜，即可置于扫描电镜下观察。扫描电镜的景深长，样品表面的金属膜可提高其导电性和图像反差，在荧光屏上扫描成像，呈现富有立体感的表面图像，如细胞表面的突起、微绒毛、纤毛及细胞的分泌与吞噬行为等。

3. 冷冻蚀刻复型技术(freeze etch replica) 是在透射电镜下观察组织或细胞断裂面的金属复制膜，显

示细胞微细结构的立体影像。组织先经甘油生理盐水处理(防止形成冰晶)后投入液氮快速冷冻,在低温下用钢刀将样品劈开,形成凹凸不平的断裂面;在断裂面上先后喷镀一层合金膜和碳膜,用次氯酸等组织腐蚀掉;将反差的凸凹不平的金属复型膜置于镜下观察。此项技术尤适用研究生物膜的内部结构。

(三)组织化学和细胞化学技术

组织化学(histochemistry)和细胞化学(cytochemistry)技术是通过化学、物理学和免疫学等方法,研究组织细胞内某种化学成分,进行定性、定位和定量,从而探讨与其相关的功能活动。

1. 一般组织化学技术 是在组织切片上或被检材料上,加某种试剂,使它与组织或细胞内某些物质起化学反应,形成有利于观察的最终反应产物。光镜组织化学要求其最终产物是有色的沉着物;电镜组织化学要求其最终产物是重金属沉着物。

(1) 糖类:显示多糖和蛋白多糖的常用方法是过碘酸-希夫反应(periodic acid Schiff reaction,PAS反应)。基本原理是过碘酸的氧化作用先使糖分子的乙二醇基变为乙二醛基,后者与Schiff试剂结合,形成紫红色反应产物。反应的颜色深浅取决于组织内多糖的乙二醇分子的多寡。

(2) 脂类:脂类物质包括脂肪和类脂。标本用甲醛固定后,进行冷冻切片,脂类保存较好。多用苏丹染料、油红O、尼罗蓝等溶于脂类的染料染色,使脂质呈色。也可用四氧化锇(O_sO_4)染色,脂肪酸或胆碱可使O_sO_4还原为O_sO_2而呈黑色。

(3) 核酸:显示DNA的传统方法是Feulgen反应,切片先用稀盐酸处理,使DNA分子中脱氧核糖与嘌呤之间的连接键打开,形成醛基,再与Schiff试剂作用,原理同PAS反应,使细胞核DNA显紫红色。还可用甲基绿-派若宁染色法,同时显示DNA和RNA,这两种染料都是碱性,甲基绿使细胞核内的DNA呈蓝绿色,派若宁使细胞质和核仁内的RNA呈红色。

(4) 酶类:细胞内的酶种类甚多,有氧化还原酶、水解酶、合成酶、转移酶等几类,目前已有100多种酶组织化学染色法。酶组织化学反应的基本原理是:利用酶对其相应底物的水解、氧化等作用,然后再使底物的反应产物与某种捕获剂发生反应,在原位形成沉淀或有色的最终产物,借此检测该酶在组织切片或细胞内的分布及活性强弱。显色的深浅反映了酶的活性的高低。由于绝大部分酶是蛋白质,故也可以用免疫组织化学技术进行定性检测。

2. 荧光组织化学 荧光组织化学技术敏感性高,能检出更微量的物质。荧光显微镜以光波短和能量大的紫外线为光源,当照射到荧光物质时,则激发出不同种颜色的荧光。组织中某些成分,或有自发荧光,或能与荧光素结合而发荧光。如维生素A呈绿色自发荧光;血红蛋白中的卟啉呈红色自发荧光。荧光染料的种类多,常用吖啶橙与DNA结合呈黄至黄绿色荧光,与RNA结合呈橘黄至橘红色荧光。

3. 免疫细胞化学技术(immunocytochemistry) 是将抗原与抗体特异性结合免疫学基本理论与细胞化学技术相结合而建立起来的技术,检测细胞内多肽、蛋白质及膜表面抗原和受体等大分子物质的存在与分布(图1-1)。这种方法特异性强,敏感度高,进展迅速,应用广泛,成为生物学和医学众多学科的重要研究手段。随着纯化抗原和制备单克隆抗体的广泛开展以及标记技术不断提高,免疫细胞化学的进展更是日新月异,不仅用于许多基本理论的研究,并取得重大突破,而且也用于疾病的早期快速诊断等临床实践。根据所要检测的抗原制备出相应的抗体,然后再以荧光素、酶或胶体金等标记,将标记的抗体与组织切片或细胞片孵育,抗体则与组织中的相应抗原特异性结合,在显微镜下通过观察标记物而获知抗原的分布部位及相对量。

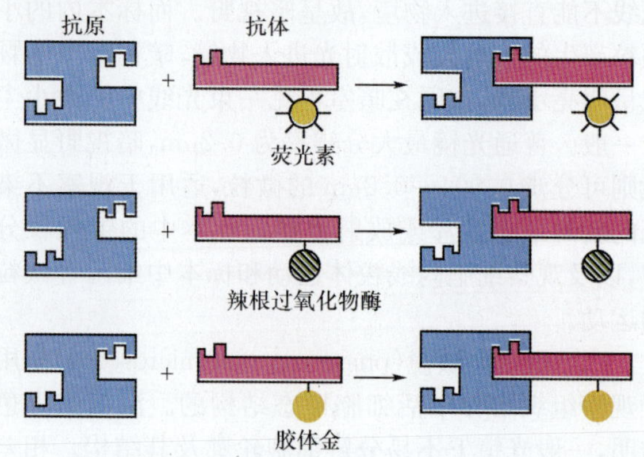

图1-1 免疫组织化学技术原理示意图

4. 原位杂交技术(in situ hybridization) 是一种核酸分子杂交技术,它是通过检测细胞内mRNA和DNA序列片段,原位研究细胞合成某种多肽或蛋白质的基因表达。其基本原理是根据两条单链核苷酸互补碱基序列专一配对的特点,应用已知碱基序列,并具有标记物的RNA或DNA片段即核酸探针(probe),与组织切片或细胞内的待测核酸(RNA或DNA片段)进行杂交,通过标记物的显示,在光镜或电镜下对目的mRNA或DNA进行定性与定位研究。此项技术需首先制备某种核酸探针,探针的常用标记物有^{32}S、^{32}P、^{3}H等放射性核素和荧光素、生物素、地高辛等非放射性物质。组织学应用的原位杂交术主要是染色体原位杂交和细胞原位杂交。前者是研究遗传基因、抗原基因、受体基因、癌基因等在染色体上的定位与表达;后者是研究细胞某种蛋白质的基因转录物mRNA在胞质内的定位与表达。核酸分子杂交术有很高的敏感性和特异性,它是免疫细胞化学的基础上，进一步从分子水平探讨细胞功能的表达及其调节机制的，已成为当前细胞生物学、分子生物学研究的重要手段。

5. 组织培养（tissue culture）或细胞培养技术 是在体外适宜的环境中培养研究活组织、活细胞或早期胚胎的形态结构和生理功能动态变化的一种很有价值的研究手段，已广泛应用于生物医学的各个领域。组织培养是在无菌条件下进行，从机体取得的活组织、细胞或整个胚胎，或者可供长期传代培养的细胞株，置于富含营养的培养基内，保持合适的 O_2 与 CO_2 比例，必要的电解质和适宜的渗透压、pH、温度和湿度等条件下进行培养。可在倒置相差显微镜下直接观察细胞的增殖、分化、运动等动态变化，也可用显微录像系统或激光共聚焦显微镜等记录下组织细胞或胚胎的连续变化过程。还可应用组织培养研究各种物理的或化学因素对活细胞或胚胎的影响。组织培养与前述方法结合应用，可研究某种因素对细胞增殖、分化、代谢、运动、吞噬、分泌等影响和调节的动态过程，以及细胞病变、癌变和逆转等机理，获得在体实验难以达到的研究目的。

6. 组织工程（tissue engineering） 是用细胞培养技术在体外模拟构建机体组织或器官的技术。目前，已经开展了许多人造组织和器官的研究，如皮肤、软骨、骨、肌腱、角膜、神经、血管等，其中组织工程化皮肤和软骨已经获得成功，并用于临床。组织工程的基本方法是：取少量自体或异体组织，分离、培养种子细胞；应用人工合成的有机高分子聚合物或天然的细胞外基质成分，制备有一定形状和空间结构的三维支架；将种子细胞种植到支架上，在体外培养或植入体内；细胞生长增殖，并不断分泌细胞外基质，从而形成有一定结构和功能的组织或器官，用于组织修复。

7. 同位素示踪术 是用放射性核素的射线作用，研究细胞对某种物质的吸收、合成、转运和分泌等代谢过程。将放射性核素或其标记物注入动物体内或加入细胞培养的培养基内，细胞摄取该物质后，取被检组织制成切片或细胞涂片。可用显微放射自显影术（micro autoradiography）检测该放射性物质在细胞内的原位分布及其代谢转归，即将薄层感光乳胶涂在切片或涂片的表面，标本在暗盒内保存一定时间后，细胞内的放射性核素产生的射线使乳胶中的溴化银还原为银粒，经显影和定影后在光镜下观察银粒的分布。如用^{3}H-胸腺嘧啶核苷研究细胞 DNA 合成及细胞增殖动态；用^{35}S-蛋氨酸来研究某些腺细胞分泌物的合成与排泄等。还可做标本中的银粒数计量或其光密度测定，进行定量分析。另外，也可用液体闪烁计数器测定分离细胞或其匀浆的放射线强度，进行定量研究。

8. 细胞和组织化学定量术 组织和细胞形态结构及其化学成分的定量研究，是以量的测定及其数据变化阐述组织和细胞的生长、分化、代谢和功能的演变以及对环境因素和致病因素的反应。目前比较常用的定量技术有以下几种：

（1）显微分光光度定量技术（microspectrophotometry）是显微镜技术和分光光度技术两者的结合，应用显微分光光度计测定组织化学和免疫组织化学染色标本的反应强弱，进行化学成分的定量分析的。基本原理是细胞内某种物质的含量不同，其染色反应的深浅不一，对一定波长的光吸收也就不同。通过光电组合自动控制系统将光度转换为电信号，即可得出光密度值（*OD* 值），进行定量分析比较。

（2）显微荧光光度技术（microfluorometry）是利用对细胞内原有发荧光的物质，或对细胞内各种化学成分用不同荧光素标记后，进行定性、定位和定量的测量。

（3）流式细胞技术（flow cytometry，FCM）是利用流式细胞仪进行的一种单细胞定量分析和分选技术。流式细胞技术主要应用于测定细胞内 DNA 的变异系数、DNA 倍体分析；定量研究细胞内蛋白质和核酸；快速进行细胞分选和细胞收集；也可应用于各种干细胞的检测、癌症病人的多药耐药性、血小板分析等。

（4）形态计量技术（morphometry）是运用数学和统计学原理对组织和细胞内各种有形成分的数量、体积、表面积、周长等的相对和绝对值测量的方法。研究物体某些结构的立体数值的科学称体视学（stereology）。通过组织切片或照片（光镜和电镜）平面图像的测量，推算其立体结构数值，传统方法是将测试系统（点、线、方格等）投影或覆盖在切片上或照片上，把若干样品的平面测量数据按数学公式推算出其立体数值。目前已广泛应用图像分析仪（image analyzer）进行形态计量研究，该仪器也是光学、电子学和计算机高技术产品，是将切片或照片的图像通过摄像机显示于屏幕上，并根据不同结构的颜色深浅（灰度）及各像点的大小位置，快速准确地得出所需的各种形态数据。组织化学和免疫组织化学染色标本，也可应用图像分析仪测定其光密度值，进行定量分析。

四、组织学与胚胎学学习方法

组织学与胚胎学所涉及的内容相对比较抽象，在学习过程中要掌握正确的学习方法，善于自学钻研、纵横联系，做到融会贯通，举一反三。学习时应注意以下几个方面：

1. 平面与立体、局部与整体的关系 切片和照片所显示的是细胞、组织和器官的平面结构，由于切面不同可能会呈现一定形态差异。通过细胞、组织、器官的平面结构的观察，相应地建立对它们立体的整体结构的认识。人体内的各种细胞、组织、器官等都是整体的一部分，离开了整体就失去了其本身存在的条件和意义。在学习过程不要孤立地看待一个平面结构图、一种组织或一个器官，应该将其结合在一起，从整体上进行观察和研究。因此应注意从平面结构的观察，树立整体结构的概念。

2. 结构与功能相联系 每种细胞、组织和器官都有一定的形态结构特点，这些特点往往是它们行使一定功能的结构基础，两者密切相关。例如分泌蛋白质的腺细胞富有粗面内质网和发达的高尔基复合体；巨噬细胞则有较多的溶酶体；构成肌组织的肌细胞，形态细长，含有大量纵行肌丝，是细胞收缩的物质基础；消化管是连续的管道，而食管、胃、小肠和大肠的黏膜又各有特点，它们与各段的相应功能相关。因此，结构与功能相结合既能达到深入理解，融会贯通，又可抓住要点，掌握规律。

3. 从静态结构了解动态变化 生活的细胞和组织是始终处于动态变化之中，在细胞分化，代谢和功能活动过程中，其微细结构也有相应变化，细胞在不断增殖、运动、死亡和更新。即使是非细胞的间质成分包括坚硬的牙和骨基质，也不断地被吸收和重建。胚胎时期的生长发育变化则更为显著。但在切片中所见的结构都是某一时刻的静态形象，所以要善于从组织的静态时相理解其动态变化。

4. 发生发展和进化的观点 人体各种组织、器官的形态结构是在漫长的由低级向高级，由简单向复杂的进化过程中逐步形成的。这些组织结构一直处于新陈代谢、发育分化的动态变化之中。如淋巴细胞免疫功能的发生和分化；上皮细胞与血细胞的不断更新；组织的年龄变化等。这些发展变化，除受外环境和整体的影响外，也与细胞所处的内环境的变化有关。人体胚胎发育过程，也反映了生物种系发生的历程，如胚胎早期尿囊和脊索的出现与消失等。

5. 各学科间的相互渗透 现代生物学和医学基础理论的研究进展迅速，使各学科间的内容相互印证和渗透，联系日益密切。在组织学与胚胎学的教学中，无论是研究方法还是基本理论的验证，都不可避免地要涉及和联系到其他学科的新成果，尤其是细胞生物学、分子生物学、免疫学、生物化学和生物物理学等。例如肌纤维的超微结构及其收缩机制的分子水平原理；血细胞发生的造血干细胞学说及其实验依据；神经元的信息传递的形态学基础；淋巴细胞和巨噬细胞的起源、分化及在免疫应答中的抗原、抗体及受体的关系；许多内分泌细胞的发现和内分泌系统外延的扩展，各种激素和调节因子的产生、作用及其相互关系，心血管、肺、肝、肾等器官一些细胞的结构和功能的新发现，神经元的信息传递与递质和受体的关系，生殖细胞的起源、分化和成熟等。因此在学习中应注意，在掌握形态结构的基本知识的前提下，不要死记硬背，要善于分析，善于比较，还要善于自学参考资料，扩大知识面，活跃思路，深刻理解，达到融会贯通，从而为其他医学基础课和临床课程奠定坚实的基础。

（白咸勇）

第2章　上 皮 组 织

【相关知识导读】

1. 细胞与细胞是怎样连接在一起的？
2. 胃肠的消化吸收功能由哪种细胞参与的？
3. 细胞间可以通过什么样的结构进行信息交流？
4. 头皮屑是怎么形成的？
5. 痰液是如何形成及如何从气管中排出的？

上皮组织(epithelial tissue)简称上皮(epithelium)，由大量形状规则、排列紧密的细胞和少量细胞外基质组成。上皮细胞的不同表面在结构和功能上有明显差异，呈现明显的极性(polarity)。朝向身体表面或有腔器官的腔面的称游离面；相对的另一面为基底面，借基膜与深层的结缔组织相连；而上皮细胞之间的连接面称为侧面。上皮组织内大多无血管和淋巴管，其营养由深层结缔组织中的血管提供。上皮组织内常有丰富的神经末梢分布。

上皮组织可分为被覆上皮(covering epithelium)和腺上皮(glandular epithelium)两大类。被覆上皮具有保护、吸收、分泌、排泄等功能；腺上皮具有分泌功能。另外，在一些器官上有少量特化的上皮，如具有收缩功能的肌上皮(myoepithelium)、能感受特定物理或化学刺激的感觉上皮(sensory epithelium)。

一、被 覆 上 皮

被覆上皮覆盖于体表或衬于体内各种管、腔及囊的内表面。根据其构成细胞的排列层次和细胞侧面上的形状进行分类和命名(图 2-1)。

- 单层上皮
  - 单层扁平上皮
    - 内皮：心、血管和淋巴管
    - 间皮：胸膜、腹膜和心包膜
    - 其他：肺泡、肾小囊
  - 单层立方上皮：肾小管等
  - 单层柱状上皮：胃、肠、胆囊、子宫等
  - 假复层纤毛柱状上皮：呼吸管道等
- 复层上皮
  - 复层扁平上皮
    - 未角化的：口腔、食管和阴道
    - 角化的：皮肤表皮
  - 复层柱状上皮：睑结膜、男性尿道等
  - 变移上皮：肾盂、肾盏、输尿管和膀胱

图 2-1　被覆上皮的分类及其主要分布

(一) 单层扁平上皮

单层扁平上皮(simple squamous epithelium)又称单层鳞状上皮，由一层很薄的扁平细胞构成。从上皮表面观察，细胞呈不规则形或多边形，细胞边缘呈锯齿状，互相嵌合，核呈椭圆形，位于细胞中央；从侧面观察，细胞扁平，细胞质少，含核的部分略厚，细胞核呈扁椭圆形(图 2-2)。衬于心脏、血管或淋巴管腔面的单层扁平上皮称内皮(endothelium)；而衬于胸膜、腹膜及心包膜表面的称间皮(mesothelium)。此种上皮游离面光滑，可减少器官间的摩擦，也有利于血液、淋巴液流动以及物质通透。

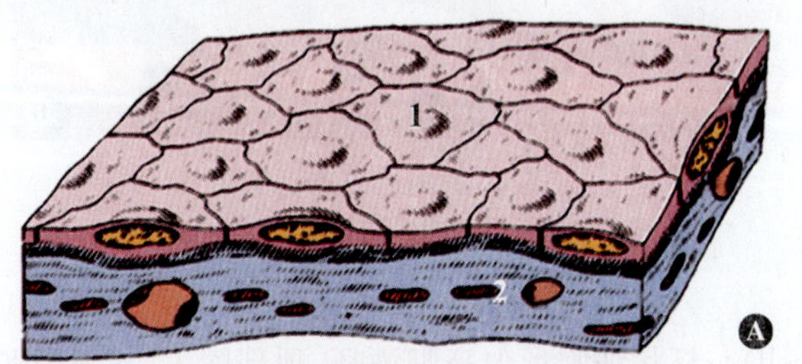

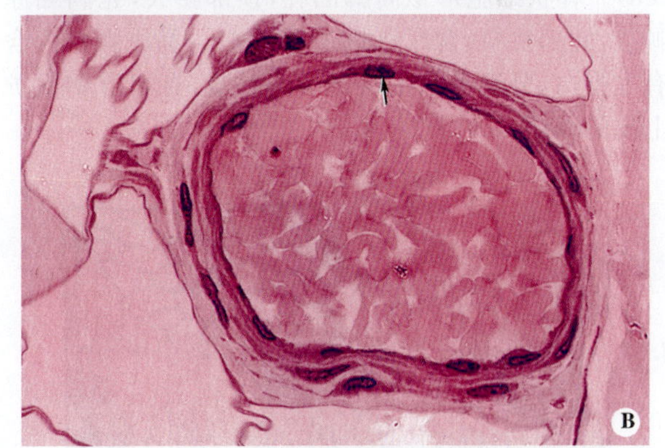

图 2-2　单层扁平上皮

A. 模式图；B. 内皮(小静脉的横切面)；
1. 上皮细胞；2. 结缔组织；↑示内皮细胞

(二) 单层立方上皮

单层立方上皮(simple cuboidal epithelium)由一层近似立方形细胞构成。从上皮的表面观察，细胞呈多边形或六角形；从侧面观察，细胞大致呈正方形，核圆，居中(图 2-3)。

(三) 单层柱状上皮

单层柱状上皮(simple columnar epithelium)由一层棱柱状细胞构成。从表面观察，细胞呈多边形或六角形；从侧面观，细胞呈柱状，核椭圆，常位于细胞近基底部，其长轴与细胞长轴一致。此种上皮分布在胃肠、胆囊和子宫等器官，有吸收或分泌功能。在肠壁的单层柱状上皮细胞之间，还有散在杯状细胞(goblet

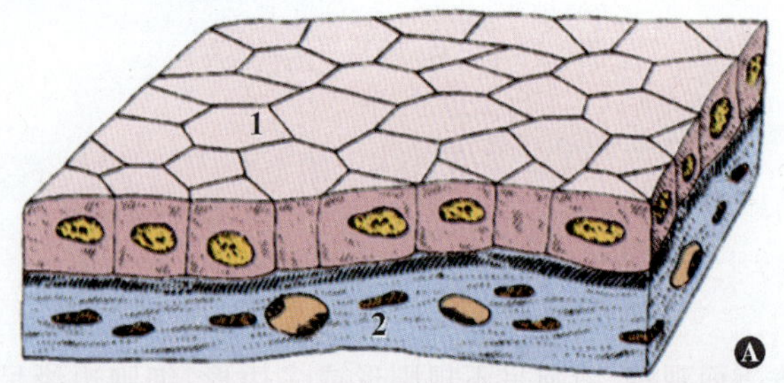

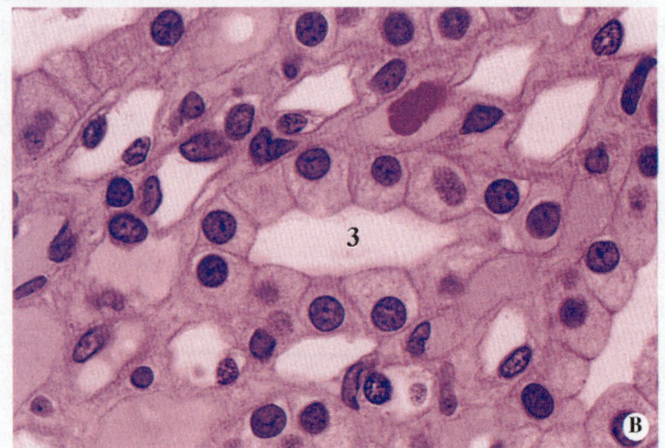

图 2-3 单层立方上皮

A. 模式图;B. 光镜图;

1. 上皮细胞;2. 结缔组织;3. 肾髓质的集合管

cell)。杯状细胞形似高脚酒杯,顶部膨大,充满黏原颗粒,底部狭窄,含深染的核(图 2-4)。黏原颗粒内含有黏蛋白,分泌后与水结合形成黏液,有润滑和保护上皮的作用。

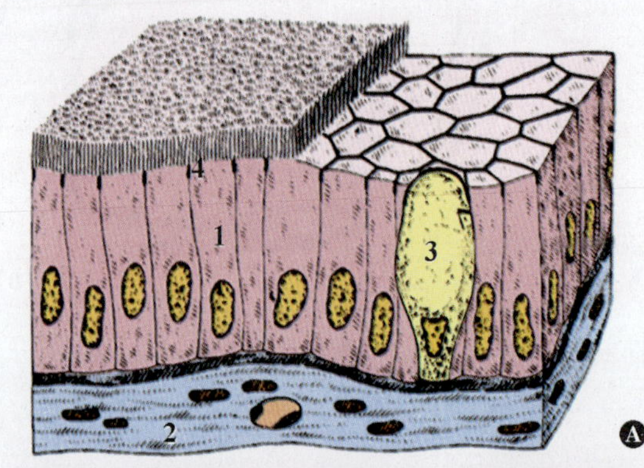

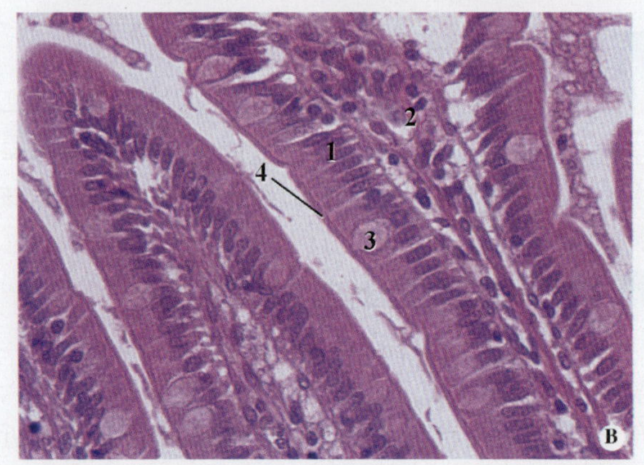

图 2-4 单层柱状上皮

A. 模式图;B. 小肠绒毛;

1. 柱状细胞;2. 结缔组织;3. 杯状细胞;4. 纹状缘

(四)假复层纤毛柱状上皮

假复层纤毛柱状上皮(pseudostratified ciliated columnar epithelium)主要分布在呼吸管道,由柱状细胞、梭形细胞、锥体形细胞和杯状细胞组成,其中柱状细胞最多,游离面有大量纤毛。所有细胞的基底面均附着在基膜上,但由于细胞高矮不一,核的位置高低不齐地排列在不同的水平面上,从侧面观察形似复层,实为单层(图 2-5)。

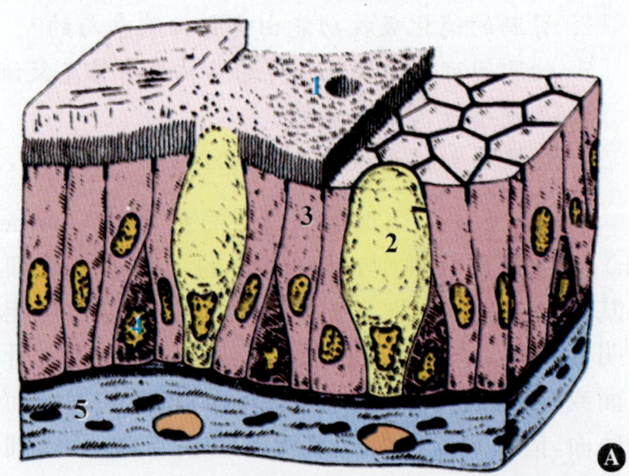

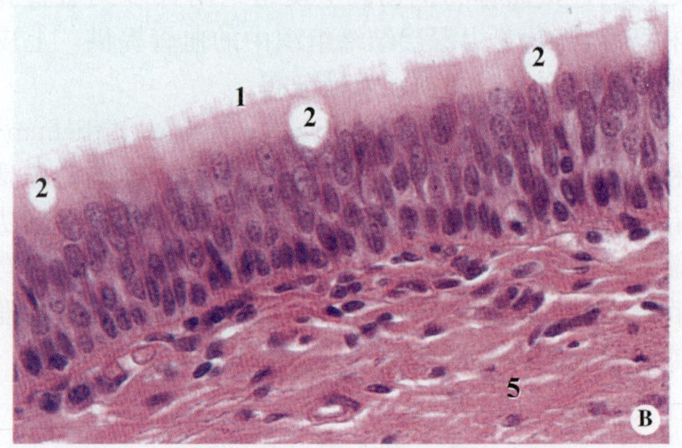

图 2-5 假复层纤毛柱状上皮

A. 模式图;B. 气管;

1. 纤毛;2. 杯状细胞;3. 柱状细胞;4. 锥体形细胞;

5. 结缔组织

(五)复层扁平上皮

复层扁平上皮(stratified squamous epithelium)又称复层鳞状上皮,由多层细胞组成。从侧面观,细胞形态不一。紧靠基膜的一层基底细胞呈矮柱状或立方状,是具有旺盛的增殖分化能力的干细胞,部分新生细胞向浅层迁移补充脱落的细胞。中间数层细胞呈多边形,细胞较大。浅层的几层细胞呈梭形或扁平,最表层的细胞已退化,逐渐脱落。根据表层细胞是否角化,分为角化的复层扁平上皮和未角化的复层扁平上皮。复层扁平上皮的基底面与深层结缔组织的连接处凸凹不平,增加了两者的接触面积,即使连接更加牢固,又保证了上皮组织的营养供应(图 2-6)。此种上皮具有很强的保护作用,角化上皮的保护作用更显著,能耐受机械性和化学性刺激,防止体内水分蒸发及阻止细菌和异物入侵，另外，复层扁平上皮受损伤后有很强的再生修复能力。

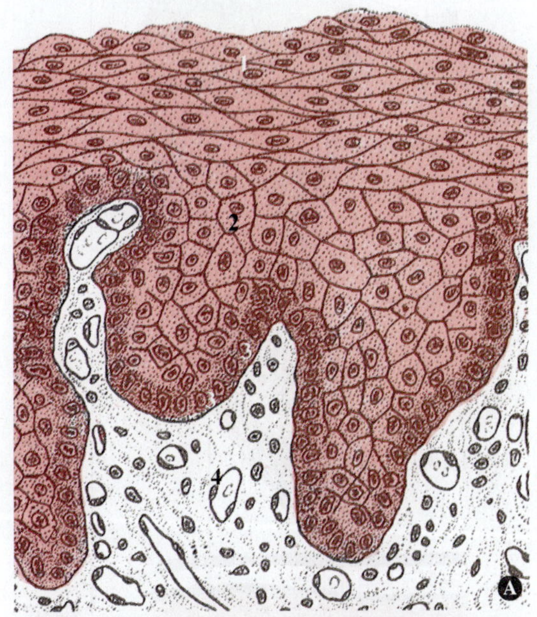

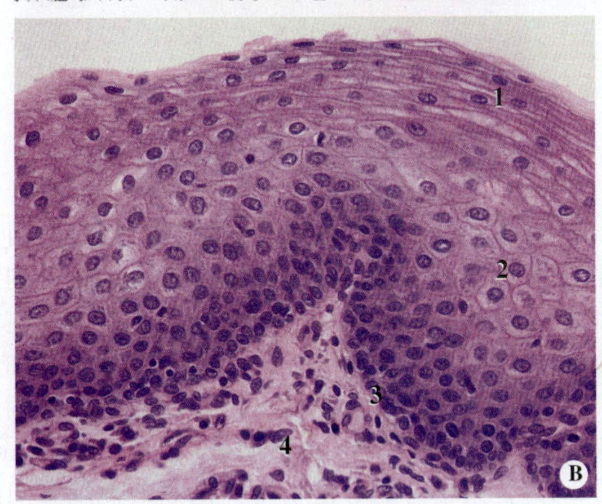

图 2-6 复层扁平上皮
A. 模式图；B. 食管上皮；
1. 表层细胞；2. 中间层细胞；3. 基底层细胞；4. 结缔组织

(六) 复层柱状上皮

复层柱状上皮（stratified columnar epithelium）由数层细胞构成，其表层细胞为柱状，排列整齐，中间几层细胞为多边形，基底层是矮柱状细胞。该种上皮主要分布在睑结膜、男性尿道和一些腺的大导管处。

(七) 变移上皮

变移上皮（transitional epithelium）由多层细胞组成，可分为表层细胞、中间层细胞和基底层细胞。变移上皮细胞的形态和层数可随所在器官的收缩和扩张状态不同而改变。如膀胱收缩时，上皮细胞层数较多，细胞较大（图 2-7）；反之，上皮变薄，细胞层数减少，仅 2～3 层，细胞变扁。表层细胞较大，胞质丰富，常有双核，可覆盖几个中间层细胞，称盖细胞，可以防止尿液侵袭，具有保护作用。

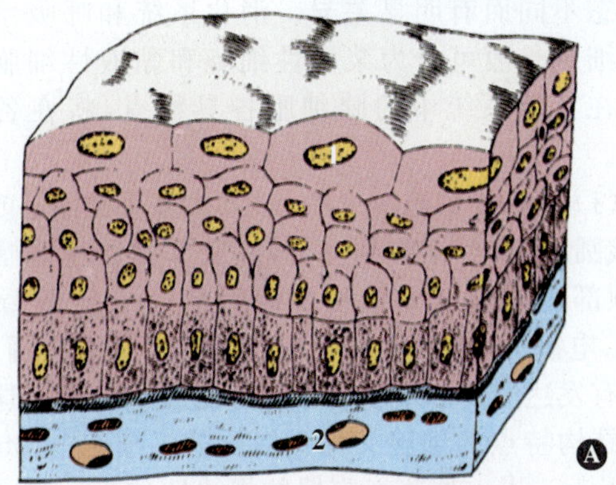

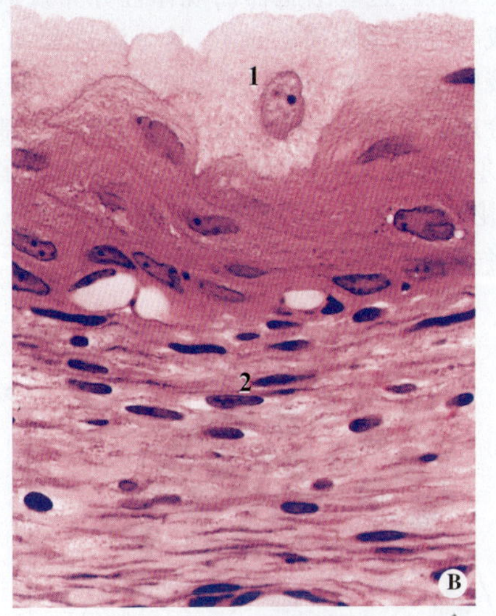

图 2-7 变移上皮
A. 模式图；B. 膀胱的黏膜层（空虚状态）；
1. 盖细胞；2. 结缔组织

二、腺上皮与腺

由腺细胞组成的以分泌功能为主的上皮，称腺上皮（glandular epithelium）。以腺上皮为主要成分所构成的器官，称腺（gland）。腺细胞的分泌物有酶类、黏液和激素等。根据腺的分泌物排出方式的不同，将腺分为内分泌腺（endocrine gland）和外分泌腺（exocrine gland）两类。外分泌腺的分泌物经导管排至体表或器官腔内，如唾液腺、皮脂腺等；内分泌腺没有导管，其分泌物（为激素）释放到细胞周围或直接释放入血，如甲状腺、肾上腺和垂体等（详见内分泌系统）。本章只介绍外分泌腺的一般结构。

外分泌腺一般都由分泌部和导管两部分组成。根据导管有无分支，外分泌腺可分为单腺和复腺，分泌部的形状可表现为管状、泡状或管泡状。因此，外分泌腺依据其形态特点可分为单管状腺、单泡状腺、复管状腺、复泡状腺和复管泡状腺等。

1. 分泌部（secretory portion） 多由单层腺细胞围成，中央有腔。泡状和管泡状的分泌部常称腺泡（acinus）。腺细胞的形态结构因分泌物的性质和功能状态不同而有明显差异。消化系统和呼吸系统的腺细胞一般可分为浆液性细胞和黏液性细胞两种。在其他系统中的腺细胞各具特点，将在各章叙述。

(1) 浆液性细胞(serous cell)：大多呈锥体形或柱状，核圆形，靠近细胞基底部，基底部胞质呈强嗜碱性，顶部胞质充满嗜酸性酶原颗粒(zymogen granule)。电镜下，细胞基底部有密集的粗面内质网，核上方有发达的高尔基复合体和分泌颗粒。具有这些超微结构特点的细胞又称蛋白质分泌细胞(protein-secreting cell)。这些细胞器的规律性分布反映了腺细胞合成与分泌蛋白质的过程，其分泌过程如下：细胞从血液中摄取合成分泌物所需的氨基酸，通过粗面内质网合成蛋白质，并将蛋白质输送到高尔基复合体，经高尔基复合体加工、浓缩，形成有膜包被的分泌颗粒，分泌时，分泌颗粒的膜与顶部细胞膜融合，以出胞方式将分泌物释放出去(图 2-8)。

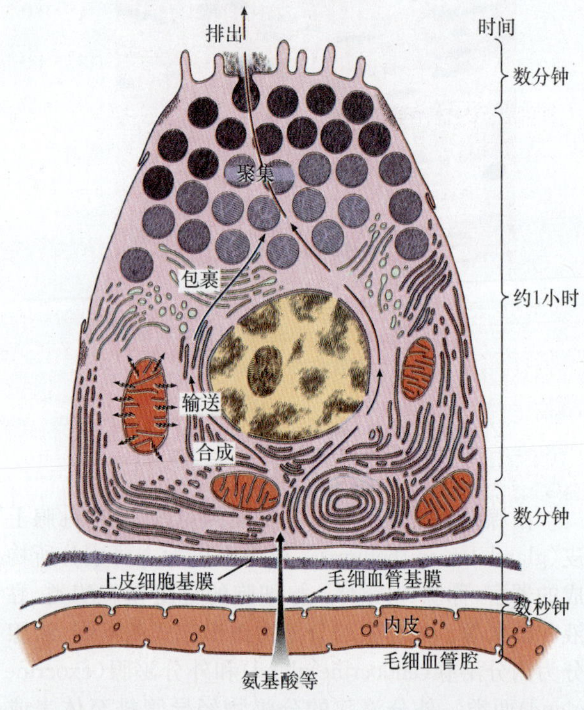

图 2-8　浆液性腺细胞超微结构模式图

(2) 黏液性细胞(mucous cell)：大多呈锥体形，细胞顶部胞质内充满大量黏原颗粒，核扁椭圆形，被黏原颗粒压到基底部。HE染色切片中，除核周的少量细胞质呈嗜碱性外，大部分胞质几乎不着色，呈泡沫或空泡状。电镜下可见基底部胞质中有一定量的粗面内质网，核上区有发达的高尔基复合体和粗大的黏原颗粒。杯状细胞就是一种散在分布的黏液性细胞。此种细胞分泌过程是：在高尔基复合体内合成多糖，并与粗面内质网合成的蛋白质结合成糖蛋白，然后形成分泌颗粒，聚焦在细胞顶端，通过胞吐的方式释放到细胞外(图 2-9)。

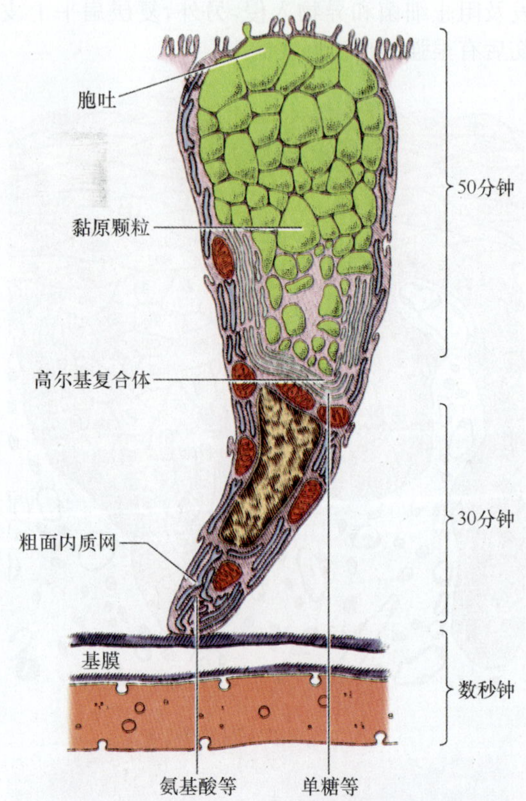

图 2-9　黏液性腺细胞超微结构模式图

由浆液性细胞组成的腺泡，称浆液性腺泡；由黏液性细胞组成的腺泡，称黏液性腺泡；由浆液性细胞和黏液性细胞共同组成的腺泡称混合性腺泡。在混合性腺泡中主要由黏液性细胞组成，少量浆液性细胞位于黏液性细胞之间或者聚集在腺泡的底部，包围着黏液性细胞，呈半月状，称浆半月(serous demilune)(图 2-10)。浆半月的分泌物可经由黏液性细胞间隙局部扩大形成的分泌小管释放入腺泡腔。分泌部完全由浆液性腺泡构成的腺，称浆液性腺，如腮腺；完全由黏液性腺泡构成的腺，称黏液性腺，如十二指肠腺；

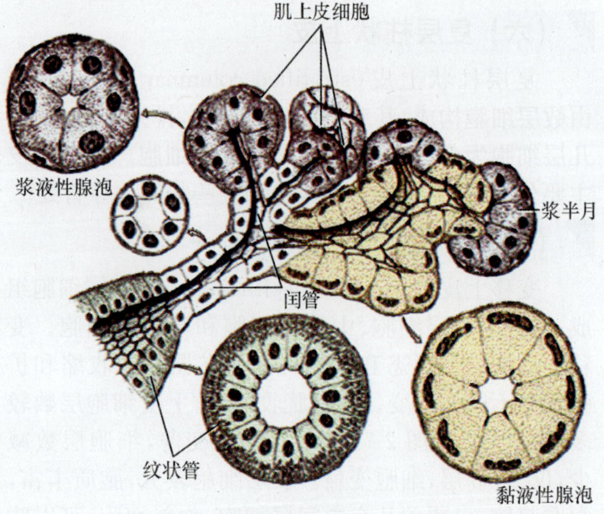

图 2-10　唾液腺腺泡和导管结构的模式图

由三种腺泡共同构成的腺，称混合性腺，如下颌下腺、气管腺(图 2-11)。在汗腺、乳腺及唾液腺的腺细胞与基膜之间有肌上皮细胞分布，肌上皮细胞胞质内含微丝，其收缩可促使腺泡的分泌物排入导管。

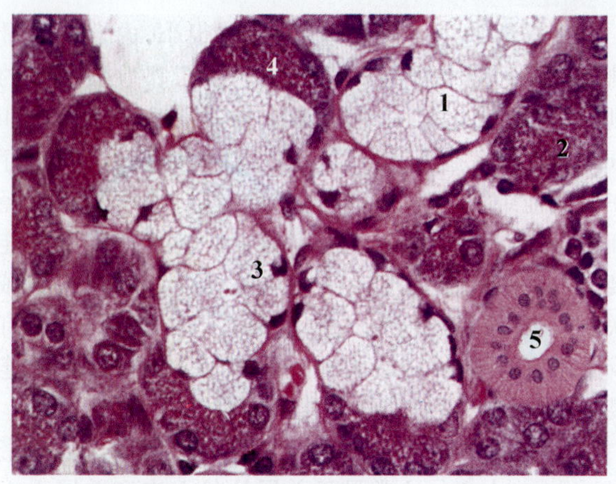

图 2-11 混合性腺(下颌下腺)
1. 黏液性腺泡；2. 浆液性腺泡；3. 混合性腺泡；4. 浆半月；5. 纹状管

2. 导管 导管与分泌部直接相通连，由单层或复层上皮围成，主要功能是排出分泌物，有的导管还可分泌或吸收水和电解质。

三、上皮细胞的特殊结构

上皮细胞具有极性，在它的游离面、基底面和侧面常分化出一些特殊的结构，与其功能相适应，这种特殊结构有的由细胞质和细胞膜构成，有的由细胞质、细胞膜和细胞外基质共同构成。这些特殊结构也见于其他组织的细胞上。

案例 2-1

患者，男，10 个月。主诉呕吐、腹泻 3 天。3 天前先有发热，体温最高达 39℃，服退热药后发热可消退。随之出现呕吐，呕吐物为胃内容物，每日 3～5 次。大便变稀，量多，淡黄色，渐转为水样，蛋花汤样，无特殊臭味，每日 10 余次。服“消炎药”未见好转。体格检查：神志清楚，精神萎靡。皮肤弹性较差，干燥。浅表淋巴结无肿大。眼窝明显凹陷，哭时少泪。口唇干燥。心音有力，节律规则，心率 136 次/min。腹部平软，未触及包块，无压痛及反跳痛，肝脏于肋下 2.0cm，脾脏未触及，肠鸣音活跃。辅助检查：血常规：白细胞总数 8.5×10^9/L，中性粒细胞 0.45，淋巴细胞 0.55。便常规：为水样便，白细胞 0～3 个/HP。入院诊断为小儿秋季腹泻，Ⅱ°脱水。经补液、抗病毒等综合治疗 1 周，痊愈出院。

问题：

1. 该患者的消化管黏膜上皮中哪种结构被破坏，而导致腹泻的发生？

2. 该患者主要由于腹泻引起脱水。那么，人体是可通过什么样的方式来防止体内水的丢失？

(一) 上皮细胞的游离面

1. 微绒毛(microvillus) 是细胞游离面的细胞膜和细胞质共同伸出的微细的指状突起，直径约 0.1μm，在电镜下才能清晰辨认。光镜下小肠柱状上皮表面的纹状缘(striated border)(图 2-4)及肾小管上皮的刷状缘(brush border)均是由密集的微绒毛整齐排列而成。微绒毛的胞质中可见许多纵行的微丝，微丝上端附着于微绒毛的顶部，下端与细胞质顶部的终末网(terminal web)相连。终末网为顶部胞质中与细胞游离面平行的微丝网，其外周的微丝附着于细胞侧面的中间连接处(图 2-12)。微丝为肌动蛋白丝，其收缩可使微绒毛产生伸缩活动。微绒毛显著扩大了细胞游离面的表面积，有利于细胞的吸收功能。

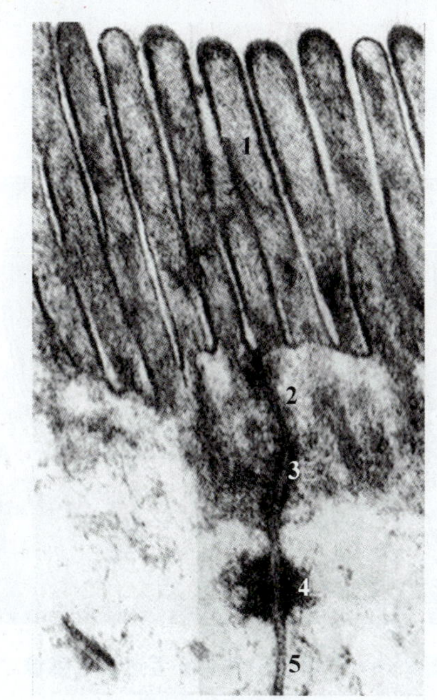

图 2-12 肠上皮细胞顶部透射电镜像
1. 微绒毛；2. 紧密连接；3. 中间连接；4. 桥粒；5. 缝隙连接

2. 纤毛(cilium) 是上皮细胞游离面伸出粗且长的突起，具有节律性定向摆动的能力。光镜下可辨认(图 2-13)。纤毛一般长 5～10μm，直径约 0.3～0.5μm。电镜下，可见纤毛中含有纵行排列的微管，中央为 2 条单独的微管，周围有 9 组二联微管(即 9+2 微管结构)。纤毛根部有一个致密颗粒，称基体，位于细胞顶部的胞质内，其结构与中心粒基本相同，纤毛的微管与基体的微管相连，基体可能是纤毛微管的最初形成点(图 2-14，图 2-15)。9+2 微管结构与纤毛的摆动有关，二联微管的一侧伸出两条动力蛋白臂，动力蛋白具有 ATP 酶活性，分解 ATP 后动力蛋白臂附着于相邻的二联微管，使微管之间产生位移或滑动，导致纤毛整体产生麦浪状的协调摆动运动，呼吸道的上皮借助其纤毛摆动，把黏液及黏附在上面的尘埃颗粒或细菌推至咽部咳出。

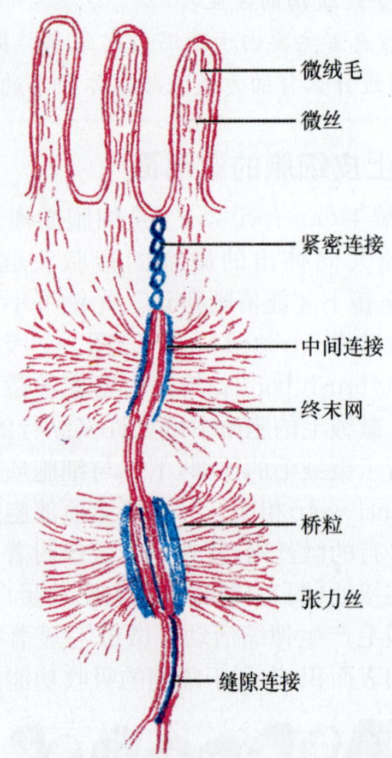

图 2-13 单层柱状上皮的微绒毛与细胞连接超微结构模式图

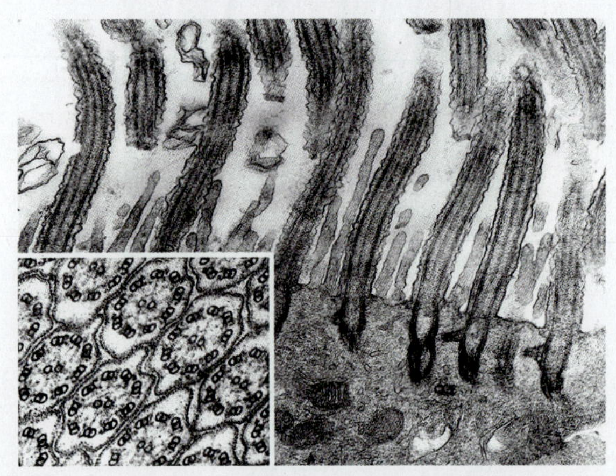
图 2-14 气管上皮细胞纤毛透射电镜像

左下框为纤毛横切面

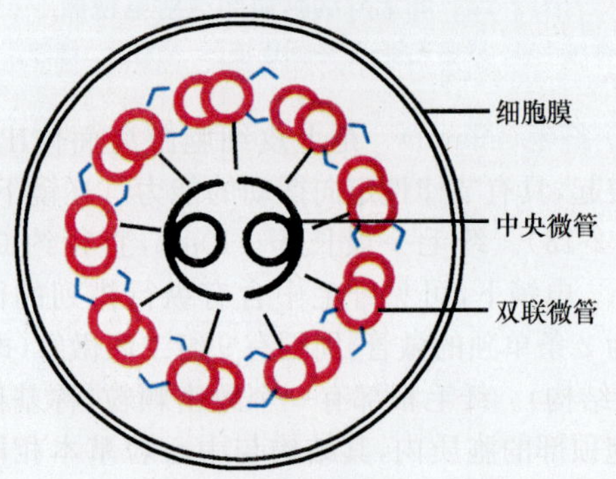

图 2-15 纤毛横切面超微结构模式图

（二）上皮细胞的侧面

上皮细胞之间排列紧密，间隙很小，内含有少量糖蛋白和钙离子等起黏合作用。在相邻上皮细胞的侧面上，还分化出一些特殊结构——细胞连接（cell junction）。细胞连接不仅存在于上皮细胞之间，也存在于其他组织细胞之间，如心肌细胞、骨细胞和神经细胞。但以上皮细胞，尤其是柱状上皮细胞的细胞连接最为发达。细胞连接的作用是加强细胞间的机械联系，对于维持组织结构的完整性，协调细胞功能有重要意义。根据其结构和功能特点，可分为紧密连接、中间连接、桥粒和缝隙连接四种。

1. 紧密连接（tight junction） 又称闭锁小带（zonula occludens），常见于单层柱状上皮和单层立方上皮，这种连接呈点状、斑状或带状，带状较典型，呈箍状环绕细胞的顶部。电镜下可见此处相邻细胞膜外层的膜蛋白颗粒相互对接，呈网格状融合，细胞间隙消失，未融合处，相邻细胞间隙宽 10～15nm。紧密连接除有机械性连接作用外，还在相邻细胞顶部形成了一道闭锁屏障，防止大分子物质通过细胞间隙进出（图 2-12，图 2-13，图 2-16）。

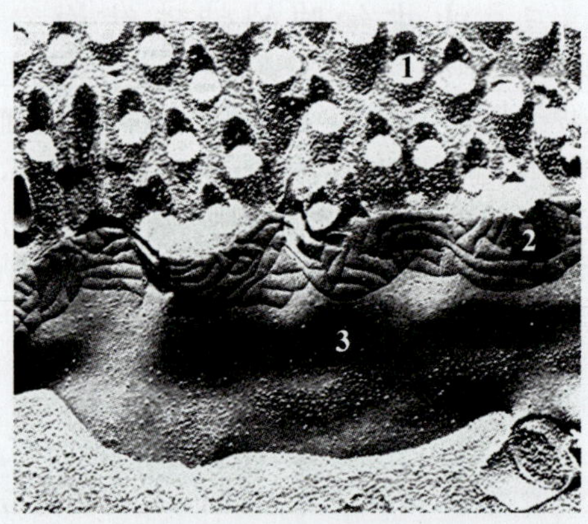

图 2-16 紧密连接冷冻蚀刻复型电镜像

1. 微绒毛；2. 闭锁小带；3. 细胞膜

2. 中间连接（intermediate junction） 又称黏着小带（zonula adherens），常位于紧密连接下方呈带状环绕着上皮细胞顶部。电镜下，相邻细胞间隙宽15～25nm，其中充以丝状物连接相邻细胞膜。细胞膜的胞质面有薄层致密物质和微丝，微丝参与构成终末网（图 2-12，图 2-13）。中间连接除有黏着作用外，还有保持细胞形状和传递细胞收缩力的作用。

案例 2-2

寻常型天疱疮是天疱疮中最常见的类型，多发于中年人，儿童罕见。好发于口腔、胸、背、头颈部,严重者可泛发全身;约 60%患者初发损害在口腔黏膜,表现为水疱和糜烂,4～6 个月后才发生皮肤损害,典型皮损为外观正常皮肤上发生的水疱或大疱,或在红斑基础上出现的浆液性大疱,疱壁薄,易溃烂形成糜烂面,渗液较多,并可有出血,结黄褐色痂。糜烂面可向周围扩大,愈合缓慢,易继发感染,常有腥臭。自觉瘙痒、灼热感和疼痛,有时伴有畏寒、发热、疲乏、食欲减退等全身症状。病程多为慢性经过,如不积极治疗,长期反复发作,易继发感染而致死亡。

问题:

1. 细胞与细胞是怎样连接在一起的?

2. 寻常型天疱疮患者的上皮中哪种结构遭到破坏而引起水疱的形成?

3. 桥粒(desmosome) 又称黏着斑(macula adherens),呈大小不等的斑状,位于中间连接的深部。电镜下,连接区的细胞间隙 20～30nm,其中有电子密度较低的丝状物,丝状物在间隙中央交织而成致密的中间线。细胞膜的胞质面有较厚的电子致密物质构成的附着板,胞质内有许多直径约 10nm 的张力丝,附于附着板中,并常折成袢状返回胞质,起固定和支持作用。还有一些跨膜细丝穿过附着板伸入细胞间隙,与中间线的细丝网相连。通过这些细丝的机械性连接作用,使桥粒成为细胞间连接较为牢固的细胞连接,通常在易受机械刺激或摩擦的皮肤、食管等部位的复层扁平上皮内的桥粒特别发达(图 2-12,图 2-13)。

案例 2-3

在循环系统中,心脏起着泵血的功能,推动血液循环。心脏的这种功能是由于心肌进行节律性的收缩与舒张及瓣膜的活动而实现的。心肌的收缩活动又决定心肌具有兴奋性、传导性等生理特性,且需要心脏的起搏信号以迅速传递,使心肌的收缩和舒张高度的同步化。当心脏缺血及心肌梗死后,心肌细胞间失去了正常的连接结构,心脏电复极的不一致是导致心律失常的一个重要原因,而心律失常是最常见并且是潜在的危及生命的并发症。

问题:

1. 细胞间可以通过哪种连接结构进行信息交流?该连接结构的有什么样的形态和结构特点?

2. 缺血性心脏病时,心律失常发生的组织基础是什么?

4. 缝隙连接(gap junction) 是一种广泛存在的细胞连接形式,除了存在于上皮细胞间外,也存在于心肌纤维等细胞之间。呈斑块状,电镜下此处的细胞间隙很窄,仅有 2～4nm。缝隙连接处的胞膜中有许多规律分布的连接小体,他们聚集为大小不等的斑状。每个连接小体直径 7～9nm,由 6 个杆状的连接蛋白围成,中央有直径 2nm 的小管,相邻细胞膜的小管对接,成为细胞间的交通管道(图 2-17)。在钙离子和其他因素作用下,管道可以开放或闭合。细胞间可借助这些管道进行小分子物质和离子交换,传递化学信息,因此缝隙连接又称通讯连接(communication junction)。同时缝隙连接处电阻低,便于传递电冲动。

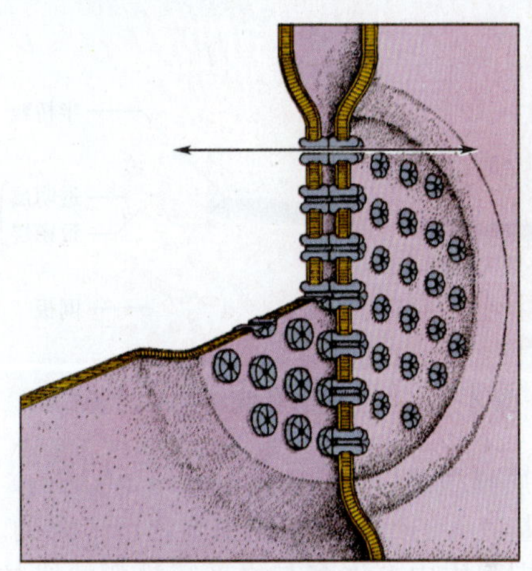

图 2-17 缝隙连接模式图

以上 4 种细胞连接,如果有两种或两种以上同时存在,则称为连接复合体(junctional complex)。细胞连接的存在和数量随器官不同发育阶段和功能状态及病理变化而改变。例如,在生精过程中,随着精原细胞质分化,睾丸支持细胞间的紧密连接可以开放和重建。

(三)上皮细胞的基底面

1. 基膜(basement membrane) 是位于上皮细胞基底面与深部结缔组织之间,由二者共同形成的一薄层均质膜。由于基膜薄,在 HE 染色切片上一般不能分辨,PAS 染色及镀银法可以显示。不同部位上皮的基膜厚薄不等,假复层纤毛柱状上皮和复层扁平上皮的基膜较厚,HE 染色切片上呈粉红色。电镜下基膜分为两部分,靠近上皮的部分为基板(basal lamina),与结缔组织相接的部分为网板(reticular lamina)。基板由上皮细胞分泌产生,厚 50～100nm,可分为两层,紧贴上皮细胞基底面的电子密度低一薄层为透明层(lamina lucida);与结缔组织相接的是电子密度高的致密层(lamina densa)(图2-18)。构成基板的主要成分为层黏连蛋白(laminin,LN)、纤维黏连蛋白(fibronectin,FN)和Ⅳ型胶原蛋白(collagen protein Ⅳ)等。网板由结缔组织中的成纤维细胞分泌产生的网状纤维和基质构成,有时可见少量的胶原纤维。存在于毛细血管内皮下、肌细胞、脂肪细胞和施万细胞(Schwann cell)周围的基膜较薄,仅由基板构成。基膜有支持、连接和固着细胞作用，能引导上皮细胞移动并影响细胞的增殖分化。基膜还是半透膜，有利于上皮细胞与深部结缔组织进行物质交换。在恶性肿瘤转移过程中，肿瘤细胞先黏附于毛细血管基膜上，释放多种水解酶破坏基膜而出现转移。

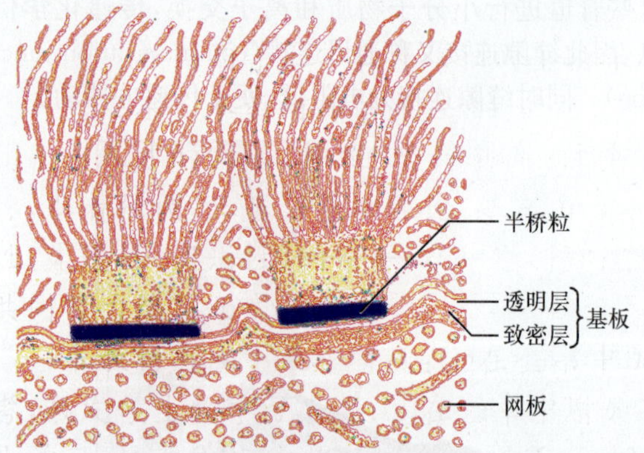

图 2-18 半桥粒和基膜超微结构模式图

2. 质膜内褶（plasma membrane infolding） 是上皮细胞基底面的细胞膜折向细胞内所形成的。质膜内褶周围胞质内有许多与之平行排列的线粒体，为物质转运提供所需的能量。质膜内褶扩大了细胞基底面的表面积，增强了对水和电解质的转运能力（图 2-19）。

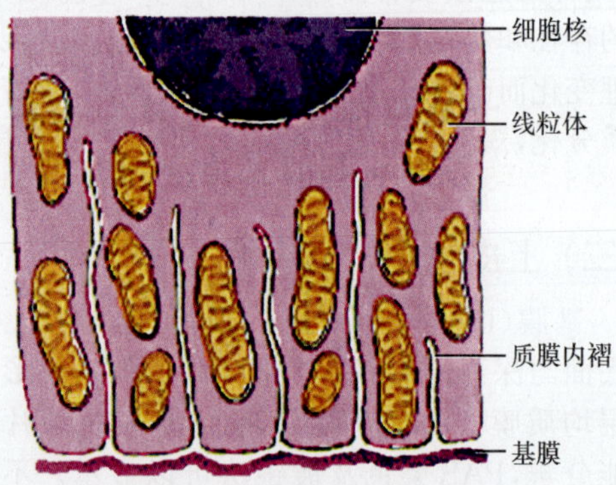

图 2-19 质膜内褶超微结构模式图

3. 半桥粒（hemidesmosome） 位于上皮细胞基底面，为桥粒结构的一半，细胞膜内侧面也有附着板，张力丝附着其上，折成袢状返回细胞质，主要作用是将上皮细胞固定在基膜上（图 2-18）。

四、上皮组织的更新与再生

上皮组织具有较强的再生能力。在生理状态下，有些部位被覆上皮的细胞不断死亡脱落，这在皮肤的复层扁平上皮和胃肠的单层柱状上皮尤为明显。上皮细胞死亡脱落后，不断由上皮中存在的干细胞增殖补充，这些干细胞具有分裂能力，这是生理性再生。由于炎症或创伤等病理原因所致的上皮损伤，由周围未受损的上皮细胞增生补充，新生的细胞移到损伤表面，形成新的上皮，这是病理性再生。

【案例的组织学基础】

1. 小儿秋季腹泻，多发生在6～24个月婴幼儿，常由A属轮状病毒引起，发病高峰在秋季。起病急，常伴发热和上呼吸道感染症状，无明显感染中毒症状。病初1～2天常发生呕吐，随后出现腹泻。大便次数多、量多、黄色水样或蛋花样便带少量黏液，无腥臭味；常伴脱水；酸中毒及电解质紊乱。轮状病毒进入体内后通过两个途径引起腹泻：一是轮状病毒直接对小肠绒毛上皮细胞损害，引发病理改变；二是轮状病毒在复制过程中的代谢产物作用于小肠内皮细胞，破坏了肠内细胞的正常生理功能引起腹泻。轮状病毒侵入肠道后，在小肠绒毛顶端的柱状上皮细胞上复制，使细胞发生空泡变性和坏死，其微绒毛肿胀，排列紊乱和变短，受累的肠黏膜上皮细胞脱落，形成不规则的裸露病变，致使小肠黏膜吸收水分和电解质的功能受损，肠液在肠腔内大量积聚而引起腹泻。

2. 寻常型天疱疮的病理特征为棘层松解和上皮内疱形成。由于上皮细胞间水肿，细胞间桥粒消失，使棘层细胞松解，彼此分离，在上皮内形成裂隙或出现大疱，其部位常在棘层内或棘层和基底层之间。如疱顶破裂脱落，依然可见基底细胞附着在结缔组织上方，往往在疱底可见不规则结缔组织乳头，表面覆盖一层基底细胞，呈绒毛状。疱液内可见松解脱落的上皮细胞，单个或成团，称天疱疮细胞。这些细胞水肿、变性呈圆形，胞核圆形，大而肿胀，染色质多，胞核周围有窄的晕。将早期形成的大疱剪去疱顶，刮疱底组织进行涂片，用HE染色，可观察到这种天疱疮细胞。

3. 心肌细胞间存在闰盘，相邻细胞间可通过缝隙连接相互联系，兴奋可在细胞间迅速传播，以实现其同步性活动，使整个心室（或整个心房）构成一个功能上互相联系的功能性合胞体，因此缝隙连接的功能失常将引起各种心血管疾病。心肌纤维化以及低氧可以引起缝隙连接的功能障碍。正常的缝隙连接位于闰盘周围，但心肌梗死区的尚存活的心肌细胞间的缝隙连接发生重构，缝隙连接沿侧壁垂直簇集排列，形成折返环路。而远离心肌梗死部位的心肌组织的缝隙连接分布正常，但缝隙连接表面积和细胞体积的比值下降，缝隙连接数目和细胞数目的比值下降。在心肌梗死愈合区边界的心肌细胞的电传导降低，并且缝隙连接的组织方式明显不规则，缝隙连接已不限于闰盘，而广泛地分布于细胞表面。缝隙连接的这种分布特点是引起心律失常的组织结构基础。

Summary

Epithelium tissues are composed of closely aggregated polyhedral cells with very little extracellular substance. The epithelial cells have obvious polarity, including free surface and lateral surface. Since blood vessels do not normally penetrate an epithelium, all nutrients must pass out of the capillaries in the underlying lamina propria. Most epithelial tissues receive a rich supply of sensory nerve endings from nerve plexuses in the lamina propria. The principal functions of the epithelial tissues are protection, absorption, secretion and excretion. According to their structure and function epithelial tissues can be mainly classified into two types, covering epithelium and glandular epithelium. Covering epithelia are tissues in which the cells are organized in layers that cover the external surface or line the cavities of the body. According to the number of cell layers and the morphologic features of the cells in the surface layer, covering epithelia can be classified into simple squamous epithelium, simple cuboidal epithelium, simple columnar epithelium, pseudostrstified ciliated columnar epithelium, stratified squamous epithelium, stratified columnar epithelium and transitional epithelium. Glandular epithelium is composed of glandular cells, with main function of secretion. The organs that are mainly composed of glandular epithelium are termed glands. Specializations of the cell surface in epithelium: microvillus and cilium. Lateral surface of epithelial cell including: tight junction, intermediate junction, desmosome and gap junction. There are basement membrane, plasma membrane infolding and hemidesmosome at the basal surface of epithelial cells.

进一步阅读文献

Giepmans BN, van Ijzendoorn SC. 2009. Epithelial cell-cell junctions and plasma membrane domains. Biochim Biophys Acta, 1788(4): 820－831

Hertzberg EL, Lawrence TS, Gilula NB. 1981. Gap junctional communication. Annu Rev Physiol, 43: 479－491

Noorman M, van der Heyden MA, van Veen TA, et al. 2009. Cardiac cell-cell junctions in health and disease: Electrical versus mechanical coupling. J Mol Cell Cardiol, 47(1): 23－31

Simons K, Fuller SD. 1985. Cell surface polarity in epithelia. Annu Rev Cell Biol, 1(1): 243－288

思考题

1. 试述上皮组织的共同特点。
2. 试述被覆上皮的分布与相应功能的关系。
3. 试述浆液性腺细胞光镜结构、电镜结构及功能间的相互联系。
4. 试述细胞连接的分类、各自主要的结构特点及功能。
5. 试比较纤毛与微绒毛的光镜结构、电镜结构及功能。

（王　东）

第3章 结缔组织

【相关知识导读】

1. 表皮的下面是什么？
2. 为何皮肤浅层擦伤不出血，而深部损伤就会出血？
3. 为什么人皮肤破损后会形成瘢痕呢？
4. 老年人的皮肤为什么会起皱纹？
5. 春天到了，人体皮肤为什么容易出现又红又痒的疙瘩？结缔组织内哪些细胞参与这个过程？
6. 当细菌侵入人体后，结缔组织内有哪些成员可参与防御？
7. 手术后的病人为什么需要补充大量蛋白质和维生素C?
8. 肥胖也是病吗？为什么？
9. 人体内水肿是怎么形成的呢？

结缔组织(connective tissue)是人体内分布最广泛的一种组织。结缔组织由细胞和大量的细胞外基质组成，其特点是细胞成分较少，细胞外基质相对较多，细胞无极性，分散在大量的细胞外基质中。细胞的类型和数量随结缔组织的类型不同而有差异。细胞外基质由细胞产生，包括纤维、基质以及基质内的组织液。广义的结缔组织包括疏松结缔组织、致密结缔组织、脂肪组织、网状组织、血液、淋巴、骨和软骨，一般所说的结缔组织是指疏松结缔组织、致密结缔组织、脂肪组织和网状组织。结缔组织具有连接、支持、保护、运输、营养及防御等功能。

结缔组织均由胚胎时期的间充质(mesenchyme)演化而来。间充质由间充质细胞(mesenchymal cell)和无定形基质构成，不含纤维。间充质细胞呈星状多突起，相邻细胞突起相互连接成网。细胞核大，核仁明显，细胞质呈弱嗜碱性(图3-1)。间充质细胞分化程度低，有很强的增殖分化能力，在胚胎时期可分化成各种结缔组织细胞、血细胞、内皮细胞、肌细胞等。成体的结缔组织内仍保留少量未分化的间充质细胞。

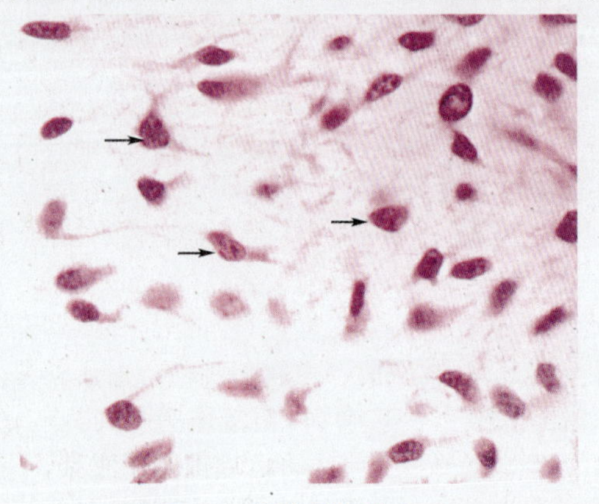

图3-1 间充质细胞(→)

案例3-1

患者，男性，9岁，低热3天，体温38℃，右小腿红肿疼痛。医院检查发现小男孩右小腿有一个7cm×5cm的红肿病灶，住院诊治。住院后第2天，男童仍持续发热，体温39℃，腿部患处周围也开始长出细小的砂状红疹，红疹也开始向大腿蔓延。实验室检查：白细胞总数升至15.3×10^9/L，中性粒细胞0.8。腿部患处切开、排脓，伤口脓液进行细菌培养，并以抗菌类药物治疗，病情逐渐改善，伤口也逐渐痊愈。

问题：

1. 该患者是什么病？
2. 请用本章节知识解释上述现象。

一、疏松结缔组织

疏松结缔组织(loose connective tissue)结构疏松，形似蜂窝，又称蜂窝组织。疏松结缔组织的细胞数量少，种类多，纤维排列松散，基质含量较多。其在体内分布广泛，位于器官之间、组织之间以至细胞之间，起连接、支持、营养、防御、保护和修复等功能(图3-2)。

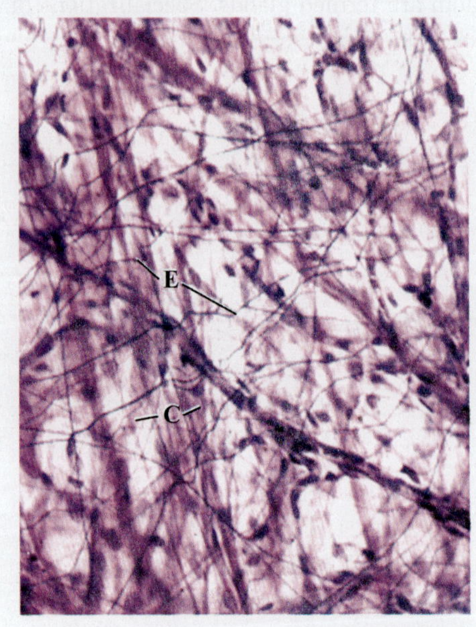

图3-2 疏松结缔组织(铺片，醛复红复染)
C. 胶原纤维；E. 弹性纤维

(一) 细胞

疏松结缔组织的细胞有成纤维细胞、浆细胞、巨噬细胞、肥大细胞、脂肪细胞、白细胞及未分化间充质细胞等。各类细胞的数量和分布随疏松结缔组织存在的部位和功能状态而不同。

1. 成纤维细胞(fibroblast) 是疏松结缔组织中最常见的一种细胞,胞体较大,多呈扁圆形或梭形,有长突起,胞质弱嗜碱性,胞核较大,椭圆形,染色质疏松着色浅,核仁明显(图 3-3)。电镜下,胞质内有丰富的粗面内质网、游离核糖体和发达的高尔基复合体(图 3-4)。该细胞能合成和分泌细胞外基质,在人体发育及创伤修复期间,增殖分裂尤为活跃。

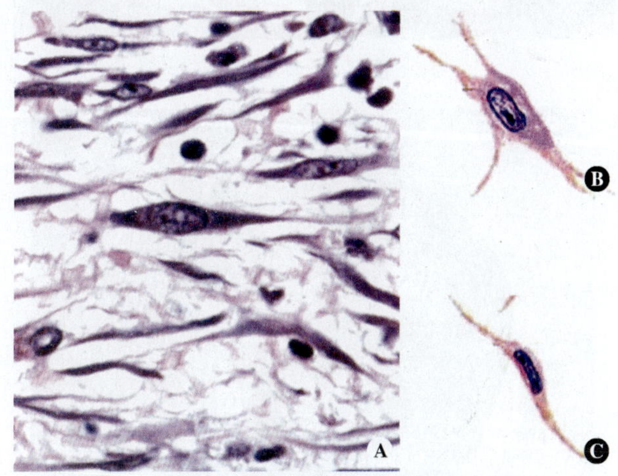

图 3-3 成纤维细胞和纤维细胞

A. HE 染色切片;B. 成纤维细胞;C. 纤维细胞

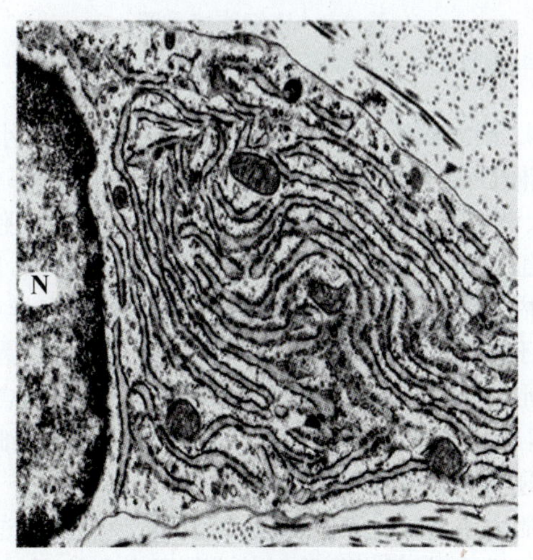

图 3-4 成纤维细胞电镜像

成纤维细胞功能处于静止状态时,称纤维细胞(fibrocyte)。细胞较小,呈长梭形;胞核小而着色深;胞质少,呈嗜酸性(图 3-3)。电镜下,胞质内粗面内质网少、高尔基复合体不发达,在创伤等情况下,纤维细胞可转变为成纤维细胞,并向受损部位迁移,形成纤维和分泌基质,促进伤口愈合。

成纤维细胞合成细胞外基质的过程,不但需要蛋白质,而且也需要维生素 C 等。当机体内维生素 C 缺乏时,会引起细胞外基质合成障碍,因此,手术及创伤后,适当补充维生素 C,能促进伤口愈合。

2. 巨噬细胞(macrophage) 又称组织细胞(histocyte),在疏松结缔组织内数量甚多。巨噬细胞形态多样,因其功能状态不同而变化,一般为圆形、椭圆形或不规则形等,细胞表面有短小突起,称伪足,功能活跃者常伸出较长伪足而成不规则形。胞核较小,圆形或椭圆形,着色较深,胞质丰富,多为嗜酸性(图 3-5)。扫描电镜下,细胞表面有许多皱褶和突起。透射电镜下,胞质内含有大量溶酶体、吞泡、吞噬体和残余体。此外还有较发达的高尔基复合体、少量线粒体和粗面内质网。细胞膜内侧有较多微丝和微管,参与细胞运动(图 3-6)。

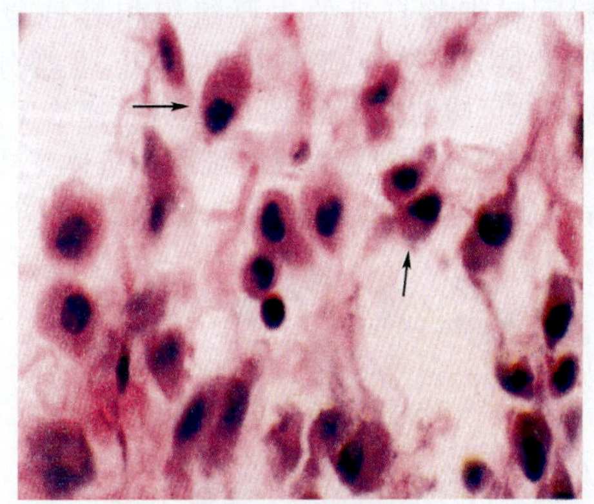

图 3-5 巨噬细胞

↑示巨噬细胞

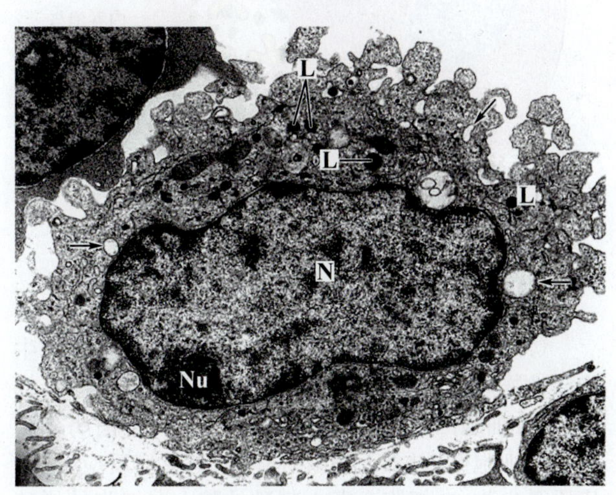

图 3-6 巨噬细胞电镜像

L. 溶酶体;Nu. 核仁;N. 核;↑示吞饮泡

巨噬细胞是血液中的单核细胞进入组织后形成的,当机体某些部位发生炎性病变时,病变组织及病菌产生一些化学物质(趋化因子),能刺激巨噬细胞使之产生活跃的变形运动,聚集于病变部位,这种现象称巨噬细胞的趋化性,有利于巨噬细胞发挥防御作用。

(1) 吞噬作用(phagocytosis):巨噬细胞具有强大的吞噬能力,可分为特异性吞噬和非特性吞噬。特异性吞噬是巨噬细胞通过识别因子，如抗体、补体、纤维粘连蛋白等，识别和黏附被吞噬物，如细菌、病毒、异体细胞和受伤细胞等，进而吞噬。非特异性吞噬是巨噬细胞不需要识别因子而直接识别和黏附被吞噬物，如碳粒、粉尘、衰老死亡的细胞和某些细菌，进而吞噬。经趋化性定向运动抵达病变部位的巨噬细胞伸出伪足并黏附和包围细菌、异物、衰老伤亡的细胞等，摄入胞质内形成吞噬体或吞饮泡。吞噬体、吞饮泡与初级溶酶体融后，形成次级溶酶体，吞入的物质最后被酶分解和消化，降解产物进入细胞质后被再利用，不可分解的物质成为残余体。

(2) 抗原提呈作用：巨噬细胞在发挥吞噬作用同时能捕捉、加工处理和呈递抗原。经加工处理后的特征性的分子基团(包括蛋白质、多肽、多糖等生物分子)，与巨噬细胞自身的主要组织相容性复合体(MHC)Ⅱ类分子结合，形成抗原-MHC Ⅱ类分子复合物贴附在巨噬细胞表面(图 3-7)，并呈递给 T 细胞，激活 T 细胞活化的过程。巨噬细胞为机体主要的抗原提呈细胞(antigen presenting cell)。

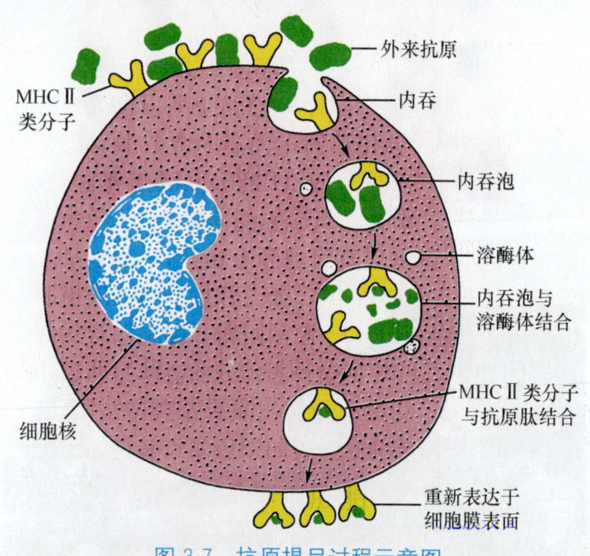

图 3-7 抗原提呈过程示意图

(3) 分泌作用：巨噬细胞能合成和分泌上百种生物活性物质，参与机体的防御功能，包括溶菌酶、补体、多种细胞因子(如白细胞介素-1)等。溶菌酶分解细菌的细胞壁，以杀灭细菌；补体参与炎症反应、溶解病原微生物；白细胞介素-1 刺激骨髓中白细胞的增殖和释放入血。

3. 浆细胞(plasma cell) 浆细胞在一般的结缔组织内很少，而在病原生物容易入侵的部位较多，如消化道、呼吸道的结缔组织及慢性炎症部位。细胞呈圆形或卵圆形，核圆形，多偏居细胞一侧，异染色质呈块状聚集在核膜内侧，沿核膜内面呈辐射状排列似车轮状。胞质丰富，嗜碱性，核旁有一浅染区(图3-8)。电镜下，浆细胞胞质内含有大量平行排列的粗面内质网和游离核糖体。核旁浅染区内有发达的高尔基复合体和中心体(图 3-9)。浆细胞的功能是合成及分泌免疫球蛋白，即抗体，参与体液免疫。抗体能与抗原特异性结合，形成抗原-抗体复合物，促进巨噬细胞对抗原的特异性吞噬。

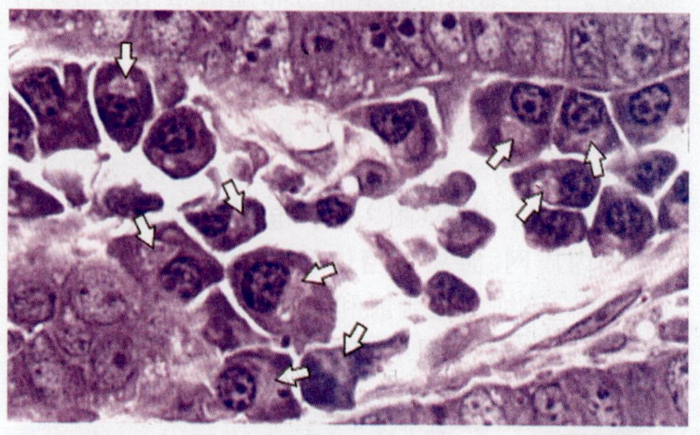

图 3-8 浆细胞

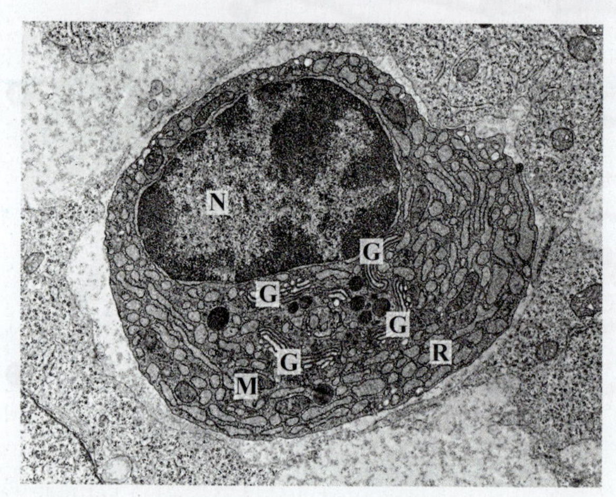

图 3-9 浆细胞模式图

N. 细胞核；G. 高尔基复合体；M. 线粒体；R. 粗面内质网

4. 肥大细胞(mast cell) 分布很广，常沿小血管和小淋巴管分布，在机体与外界抗原接触的部位，如皮肤、消化管和呼吸道壁结缔组织内，肥大细胞特别多。细胞较大，呈圆形或卵圆形，胞核小而圆，居中。胞质内充满粗大的嗜碱性颗粒，该颗粒具有异染性，且溶于水(图 3-10)。电镜下，颗粒大小不一，圆形或卵圆形，表面有单位膜包裹(图 3-11)。颗粒内含有肝素、组胺和嗜酸粒细胞趋化因子。此外，肥大细胞胞质内还含有白三烯。

肥大细胞的主要功能是参与过敏反应。当过敏原首次侵机体时，巨噬细胞对其进行吞噬和处理，并将抗原信息呈递给淋巴细胞，B 淋巴细胞接受抗原相关信息的刺激后，转化为浆细胞，浆细胞产生抗体 IgE。肥大细胞膜上有 IgE 受体，能与 IgE 结合。IgE 与肥大细胞膜上的 IgE 受体结合后，机体即处于致敏状态。当相同的过敏原再次进入机体，过敏原便可与肥大细胞膜上的 IgE 结合，启动肥大细胞释放白三烯和颗粒内容物(脱颗粒)，引起过敏反应(图 3-12)。组胺和白三烯可使毛细血管及微静脉的通透性增加，血液中液体

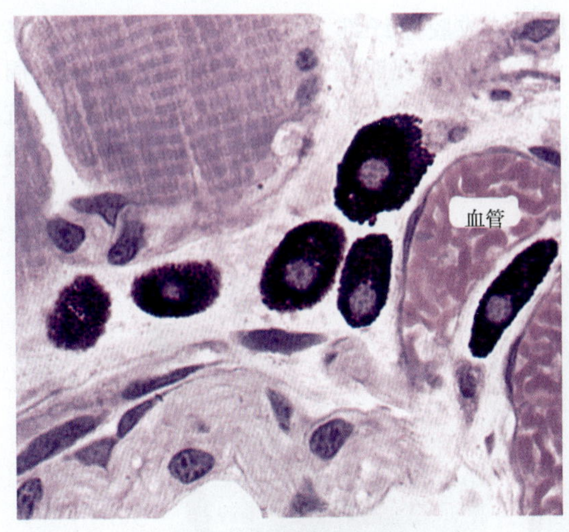

图 3-10 肥大细胞

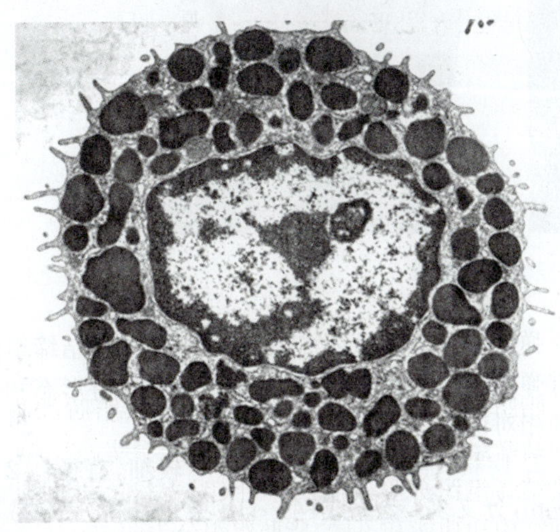

图 3-11 肥大细胞电镜像

成分渗出，致使局部皮肤水肿，临床上称为荨麻疹；组胺和白三烯也可引起呼吸道黏膜水肿、细支气管平滑肌痉挛，因而造成通气不畅，呼吸困难，发生哮喘；肝素有抗凝血作用；嗜酸粒细胞趋化因子可引导血液中的嗜酸粒细胞定向聚集于病变部位，从而减轻过敏反应。

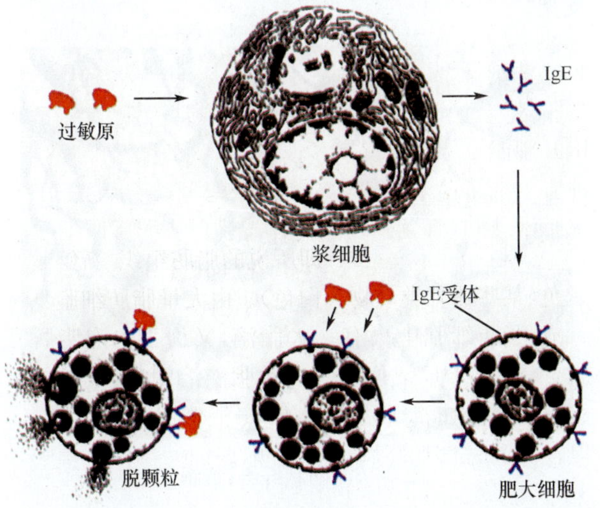

图 3-12 肥大细胞脱颗粒过程示意图

5. 脂肪细胞(adipocyte, fat cell) 单个存在或成群分布。细胞体积大，呈圆形或椭圆形，胞质内充满脂滴，常将胞核挤向一侧，细胞核呈扁圆形，着色深，HE切片中，脂滴被溶解，细胞呈空泡状(图 3-13)。脂肪细胞主要功能是合成和储存脂肪。

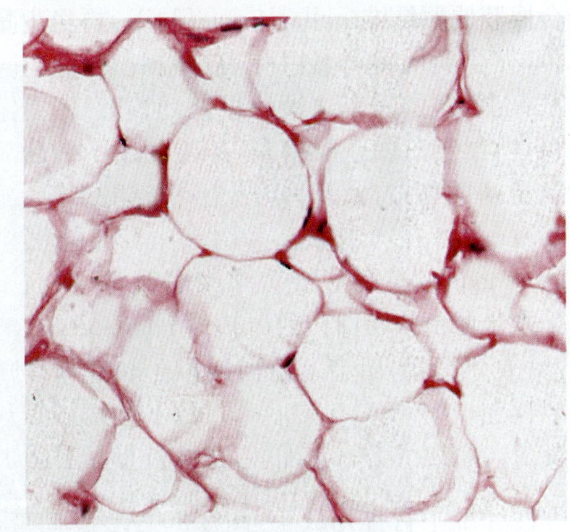

图 3-13 脂肪细胞

6. 白细胞(leukocyte, white blood cell) 血液内白细胞，包括嗜酸粒细胞、淋巴细胞、中性粒细胞等，受趋化因子的吸引，常以变形运动穿出毛细血管和微静脉，游走到疏松结缔组织内，行使防御功能，参与免疫应答和炎症反应。

7. 未分化的间充质细胞(undifferentiated mesenchymal cell) 是成体疏松结缔组织内的干细胞，常分布在小血管，尤其是毛细血管周围，它们保持着间充质细胞的分化潜能。在炎症及创伤修复时大量增殖，可分化为成纤维细胞、脂肪细胞、平滑肌和内皮细胞，参与结缔组织和小血管的修复。

案例 3-2

患者，女性，8岁，自从立夏以来，每天早上一起床就喷嚏不断，连续打七八个甚至十多个喷嚏，然后从鼻孔流出清清的鼻涕，几乎每天早晨要用一大包卫生纸来擦鼻涕，打喷嚏经常连眼泪也带出来了。随后出现反复搓鼻子、揉眼睛，经常把眼睛、鼻子搓得红红的。刚开始还以为是感冒了，服用了半个月的感冒药也没好转，反而时不时伴有夜间咳嗽或哮喘，又按气管炎治疗，进行输液和服用抗生素，治疗6个多月也没见好转。

问题：

1. 该患者可能是什么病？
2. 请用本章节知识解释出现上述现象的原因。

（二）纤维

结缔组织的纤维存在于基质中，包括胶原纤维、弹性纤维、网状纤维三种。

1. 胶原纤维(collagenous fiber) 数量最多,新鲜时呈白色,有光泽,又称白纤维。纤维粗细不等,直径1~12μm。光镜下,呈嗜酸性,HE染色呈粉红色(图3-2)。胶原纤维的生化成分为Ⅰ型、Ⅲ型和Ⅳ型胶原蛋白。胶原蛋白由成纤维细胞合成分泌,在细胞外聚合成胶原原纤维(collagenous fibril),再经少量粘合质粘结成胶原纤维。电镜下,胶原原纤维直径为20~200nm,呈现明暗交替的周期性横纹,横纹周期约64nm(图3-14)。胶原纤维的特性为韧性大,抗拉力强,弹性较差,胶原纤维是使结缔组织具有支持作用的物质基础。

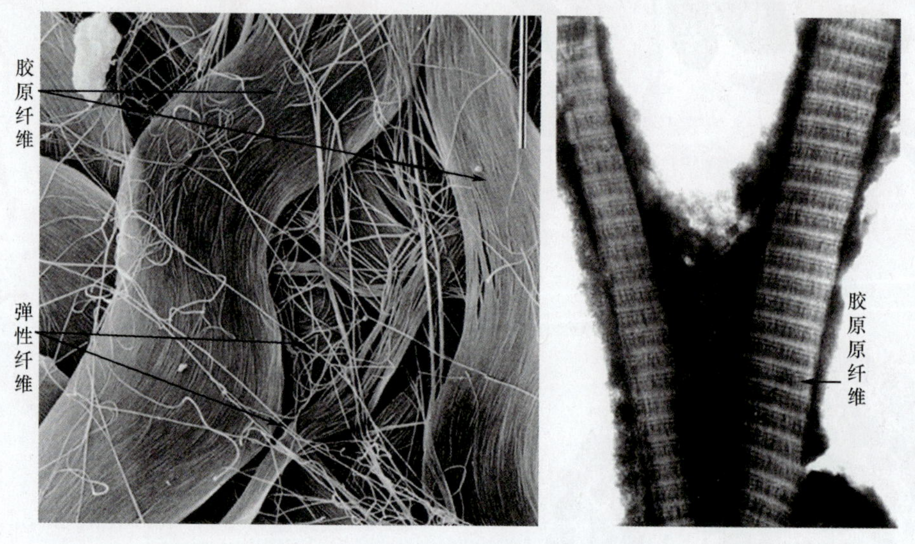

图3-14 胶原纤维和胶原原纤维电镜像

2. 弹性纤维(elastic fiber) 新鲜时呈黄色,又称黄纤维。纤维较细,直径0.2~1.0μm,分支交织成网,表面光滑,末端常卷曲。在HE染色切片中,着色淡红,不易与胶原纤维区分。用醛复红或地衣红染色能将其染成紫色(图3-2)或棕褐色。电镜下,弹性纤维的核心部分电子密度低,由均质的弹性蛋白组成,外周覆盖电子密度较高的微原纤维。弹性蛋白分子以共价键交联成网,能任意弯曲。在外力牵拉下,卷曲的弹性蛋白分子伸展拉长;除去外力后,弹性蛋白分子又回复为卷曲状态(图3-15)。弹性纤维韧性差,弹性好,随着年龄的增长,弹性会逐渐减弱。

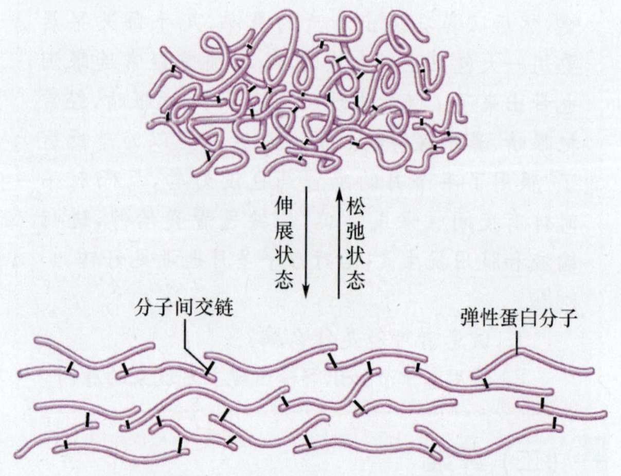

图3-15 弹性纤维分子结构模式图

弹性纤维和胶原纤维织在一起,使疏松结缔组织既有弹性又有韧性,有利于组织和器官保持形态和位置的相对恒定,具有一定的可塑性。

3. 网状纤维(reticular fiber) 较细,直径0.2~1.0μm,分支多,交织成网。HE染色切片上不易着色,故不能分辨。网状纤维由Ⅲ型胶原蛋白构成,也具有64nm周期性横纹,表面被覆蛋白多糖和糖蛋白,故PAS反应阳性。用银染法显示,网状纤维呈黑色,故又称嗜银纤维(argyrophilic fiber)(图3-16)。网状纤维多分布在结缔组织与其他组织交界处,如基膜的网板、肾小管周围、毛细血管周围。在造血器官、淋巴器官和内分泌腺内,有较多的网状纤维支架。

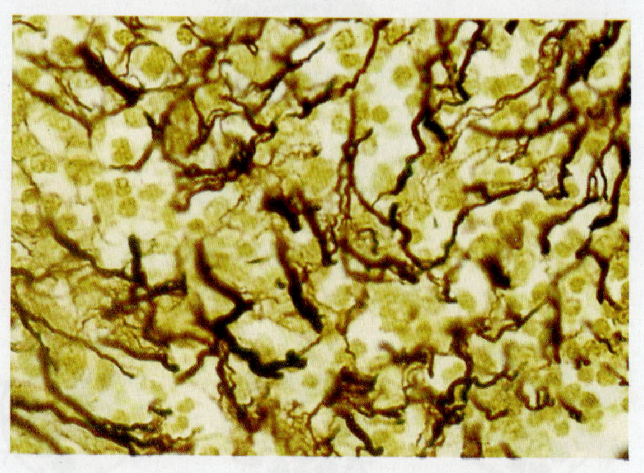
图3-16 网状纤维(镀银)

案例 3-3

患者，男性，21 岁，空调维修工，在一次作业中，左前臂不慎被空调支架撞伤。体格检查：患者神志清楚，呼吸、脉搏、体温和血压正常。左前臂内侧正中部有 4cm 的伤口，出血不止。进行皮肤消毒、局部清创、充分止血、缝合、包扎等处理，并给予抗菌药物预防感染等治疗，最后痊愈。

问题：

1. 结缔组织中哪些细胞参与了伤口愈合？试说明其过程。
2. 伤口愈合后是否会留下瘢痕？为什么？

（三）基质

基质(ground substance)是一种无定形的胶状物质，充填于纤维和细胞之间，其化学成分主要为蛋白多糖和纤维粘连蛋白。

1. 蛋白多糖(proteoglycan)　是基质的主要成分，又称黏多糖，是由蛋白质与多糖分子结合成的大分子复合物，其中多糖分子主要包括透明质酸(hyaluronic acid)、硫酸软骨素 A 和 C、硫酸角质素、硫酸乙酰肝素等。由于它们的多糖长链化合物中都含有氨基己糖，总称为糖胺多糖。透明质酸是一种曲折盘绕的长链大分子，可长达 2.5μm，由它构成蛋白多糖复合物的主干，其他糖胺多糖则与核心蛋白构成蛋白多糖亚单位，后者再通过连接蛋白结合在透明质酸长链分子上，由此构成的蛋白多糖聚合体曲折盘绕，形成多微孔的筛状结构，称为分子筛(molecular sieve)(图 3-17)。该分子筛只允许小于其微孔的水和营养物、代谢产物、激素、气体分子通过，对大于其微孔的大分子物质，如细菌等则不能通过，使基质成为限制细菌扩散的防御屏障。溶血性链球菌和癌细胞等能产生透明质酸酶，破坏分子筛，致使感染和肿瘤浸润扩散。蛋白多糖聚合体上还结合着许多亲水基团，能结合大量水分子，从而使基质形成细胞外“储水库”。

2. 纤维黏连蛋白(fibronectin)　是基质中最主要的黏连性糖蛋白。存在于胶原纤维和许多结缔组织细胞周围，由两条多肽链组成，每条肽链上均有许多特定的结构域，能与多种细胞、胶原和糖蛋白等结合，对细胞的分化和迁移起作用。

3. 组织液(tissue fluid)　是从毛细血管动脉端渗入基质内的液体。生理状态下基质内的组织液经毛细血管静脉端和毛细淋巴管等回流入血液或淋巴液内(图 3-18)，始终不断地循环更新保持恒定，维持了细胞代谢所需的内环境。当组织液渗出与回流的动态平衡遭到破坏时，将导致组织水肿或脱水。

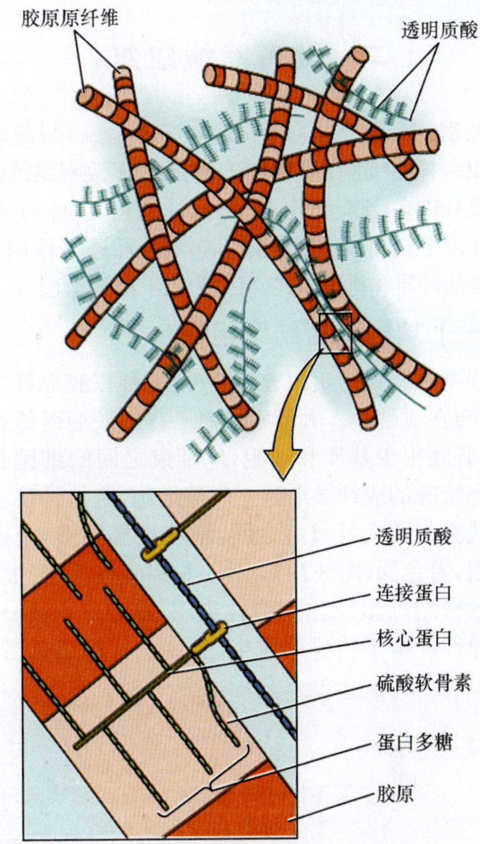

图 3-17　蛋白多糖与分子筛结构模式图

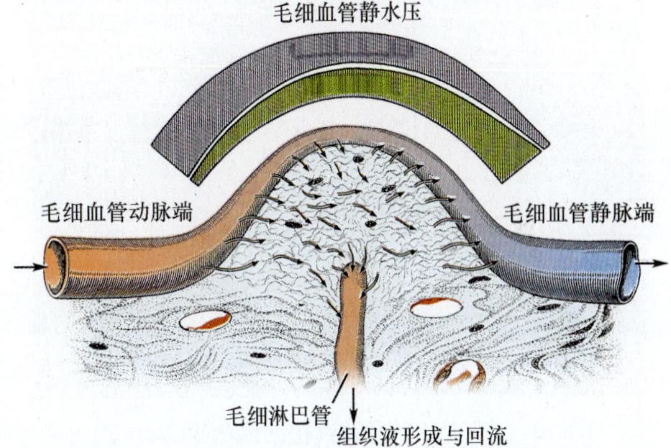

图 3-18　组织液形成与回流模式图

案例 3-4

患者，男，28 岁。于 5 年前不经意中发现小便中泡沫增多，时有浑浊，稍感身体疲乏，未予重视。近 1 个月足踝部发现水肿，且很快向上蔓延，遍及全身，出现面部、四肢水肿，同时感觉肢体酸沉无力，不欲饮食，时有恶心、呕吐、胸闷等症状，遂去当地医院检查：尿蛋白(+++)，隐血(+)，24 小时尿蛋白定量 8.3g，血清白蛋白 25g，诊断为：原发性肾病综合征。

问题：

1. 水肿是否由于肾病引起的？
2. 解释患者出现水肿的原因？

二、致密结缔组织

致密结缔组织(dense connective tissue)与疏松结缔组织一样由细胞、基质和纤维组成,但致密结缔组织纤维成分较多,细胞成分较少,且纤维粗大,排列致密。分布在皮下、筋膜和肌腱等处,起支持和连接作用。根据纤维的性质和排列方式,可分为以下两种类型。

(一) 规则致密结缔组织

规则致密结缔组织分为两种:一种以胶原纤维为主,分布在肌腱膜。大量密集而平行的胶原纤维排列成束,其间很少基质和细胞,纤维束之间的细胞是一种形态特殊的成纤维细胞——腱细胞,胞体伸出多个薄翼状突起插入纤维束之间,胞核扁椭圆形,呈点线状排列,着色深(图 3-19)。另一种以弹性纤维为主的规则致密结缔组织称为弹性组织(elastic tissue),粗大的弹性纤维平行排列成束(图 3-20),形成韧带,如椎间盘的黄韧带,以适应脊柱或关节的运动;或成层排列,如大动脉的中膜,以缓冲血流的压力。

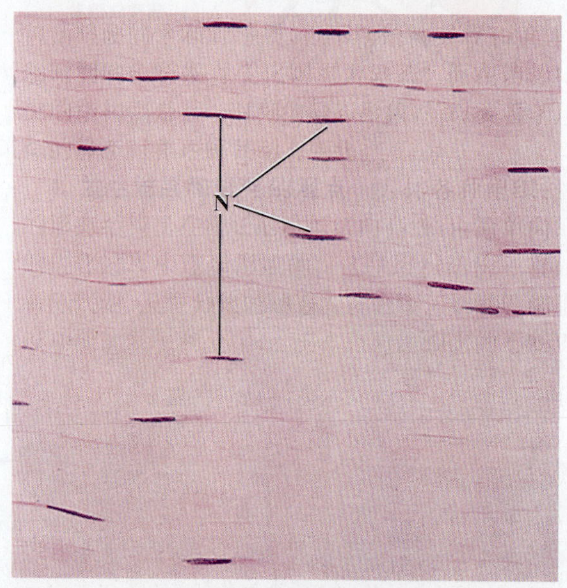

图 3-19 规则致密结缔组织
N. 成纤维细胞核

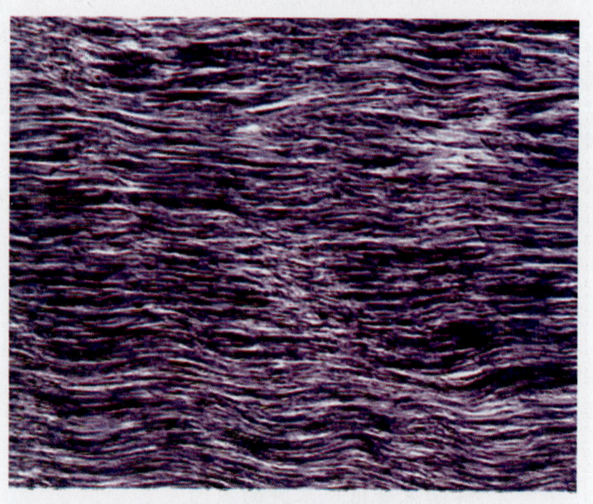

图 3-20 弹性组织(醛复红染色)

(二) 不规则的致密结缔组织

不规则的致密结缔组织见于真皮、硬脑膜、巩膜及许多器官的被膜等,其特点是粗大的纤维纵横交错排列,形成致密的网状结构,纤维之间含少量基质和成纤维细胞(图 3-21)。

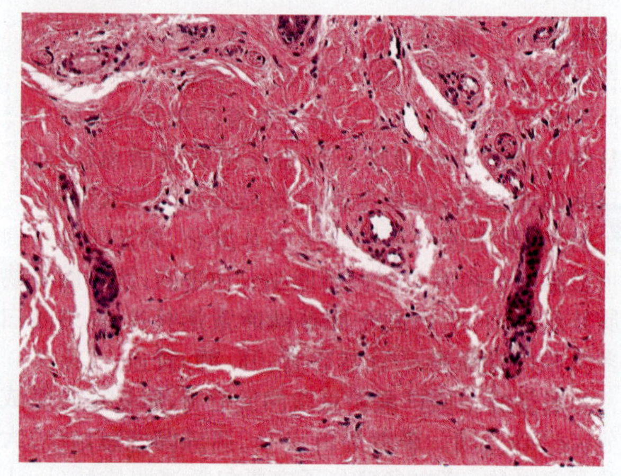

图 3-21 不规则致密结缔组织

三、脂 肪 组 织

脂肪组织(adipose tissue)是一种以脂肪细胞为主的结缔组织,光镜下,许多脂肪细胞聚集在一起,被疏松结缔组织分隔成脂肪小叶(图 3-22)。根据脂肪细胞结构和功能和不同,脂肪组织分为两类。

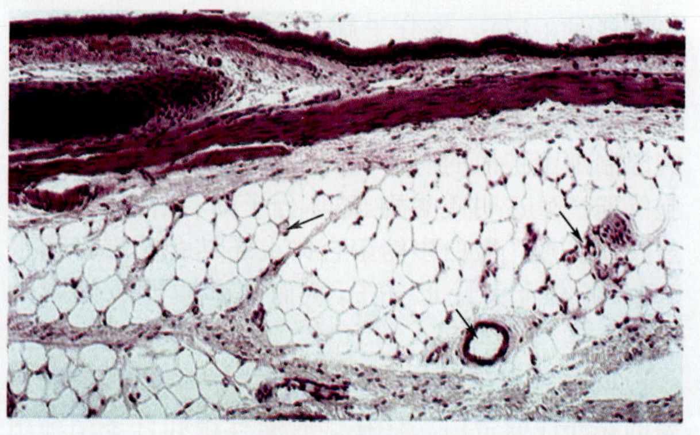

图 3-22 脂肪组织
↑示小血管

1. 黄色脂肪组织 即所说的脂肪组织,新鲜时呈黄色(某些哺乳类动物为白色)。由大量脂肪细胞集聚而成,脂肪细胞中央有一大脂滴,又称为单泡脂肪细胞,光镜下,HE 染色切片显示脂滴溶解成一大空泡,胞核扁圆形,推挤到细胞一侧,连同胞质呈新月形(图 3-13)。黄色脂肪组织主要分布在皮下、网膜和系膜等处,约占成人体重的 15%～20%(男性),20%～25%(女性),是体内最大的储能库,参与能量代谢,并具有产生热量、维持体温、缓冲保护和支持填充等作用。

2. 棕色脂肪组织 新鲜时呈棕色，其结构特点是脂肪组织中有丰富的毛细血管，脂肪细胞内散在许多小脂滴（又称多泡脂肪细胞）（图3-23），线粒体大而丰富、核圆形，位于细胞中央（图3-24）。棕色脂肪组织在成人极少，在新生儿及冬眠动物较多，多分布于肩胛间区、腋窝及颈后部等处。其主要功能是，在寒冷的刺激下，棕色脂肪细胞内的脂类分解、氧化，释放大量热能，维持体温，这一功能受交感神经调节。

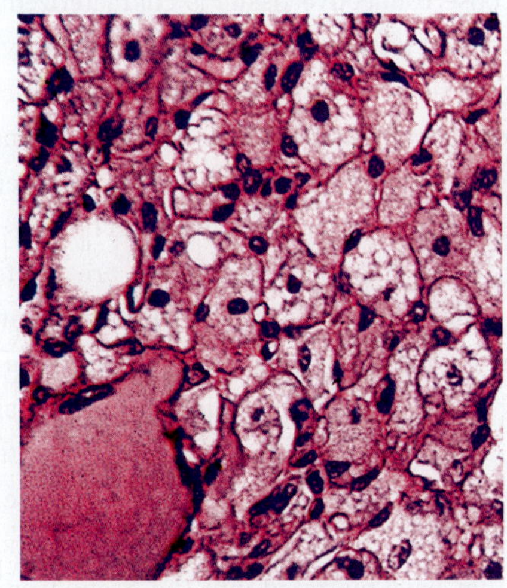

图3-23 棕色脂肪组织

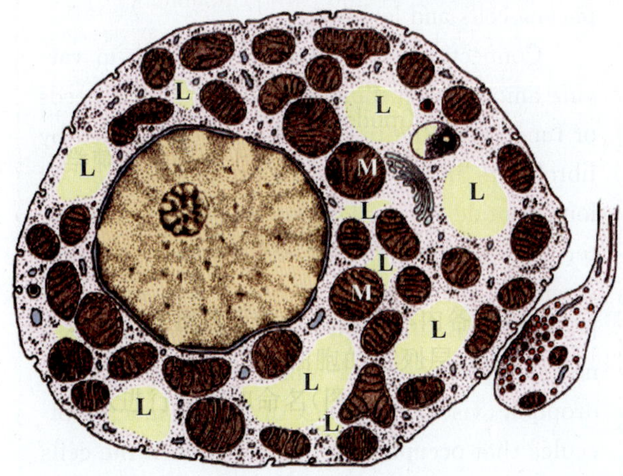

图3-24 棕色脂肪细胞模式图
L. 脂滴；M. 线粒体

> **案例3-5**
>
> 患者，男，11岁。自幼食欲好，3年前出现动则出汗，精神状态不佳，易疲劳、不爱运动。体格检查：男童身高148cm，体重72kg，实验室检查：血象正常，心、肝、肾功能正常。
>
> **问题：**
>
> 1. 男童有病吗？为什么？
> 2. 运用本章节知识解释其中原因。

四、网状组织

网状组织（reticular tissue）是造血器官和淋巴器官的基本组成成分，由网状细胞（reticular cell）、网状纤维和基质构成。网状细胞有突起，呈星状，相邻细胞的突起相互连接成网（图3-25），胞核较大，圆或卵圆形，着色浅，常可见1～2个核仁，胞质丰富，粗面内质网较发达。网状纤维由网状细胞产生，HE染色不能显示，银染成黑色，分支交错，连接成网，并可深陷于网状细胞的胞体和突起内，成为网状细胞依附的支架。为淋巴细胞发育和血细胞发生与发育提供适宜的微环境。

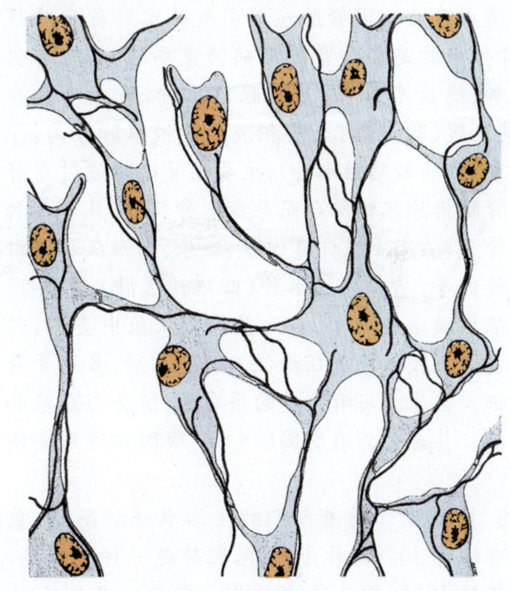

图3-25 网状组织

【案例的组织学基础】

1. 蜂窝组织炎 是指体内疏松结缔组织的急性化脓性炎症，正常情况下，疏松结缔组织内透明质酸等大分子组成的分子筛能阻止病原微生物侵入和扩散。有些病原体入侵人体后，在疏松结缔组织内增殖，释放出各种毒素，使机体受伤中毒，另一些细菌（如链球菌）能释放一种透明质酸酶，它能水解疏松结缔组织内的透明质酸，打开分子筛，使细菌及其产生的毒素得以广泛扩散，引起机体局部强烈的炎症反应和全身症状，严重时可导致死亡。

2. 过敏性鼻炎 过敏性鼻炎和哮喘在儿童、青少年和成人均可发病。反复打喷嚏，流清鼻涕、搓鼻子和揉眼睛是过敏性鼻炎的常见症状，由于治疗不当，过敏性鼻炎可发展成过敏性哮喘。过敏原（如花粉、螨、霉菌和宠物皮毛等，由花粉引起的称为花粉症或枯草热）、刺激性气体（如油漆、油烟、杀虫剂等）和运动后均可诱发过敏性鼻炎。

3. 创伤与修复 按创伤有无感染分为无菌创

(外科手术创等)、污染创和感染创。不论哪种创伤均存在组织修复,轻度的创伤仅限于表皮,可通过上皮再生迅速愈合。深度的创伤则出现皮肤、皮下组织、肌组织的损伤及断裂。伤口形成后,首先是出血形成凝块,然后是炎性细胞浸润,纤维细胞增生形成肉芽组织来填平伤口,血管的长入和成纤维细胞的增多,局血管减退,肉芽组织改建成新生的结缔组织。全部过程需要维生素参与,消耗大量的胶原蛋白,因此,创伤的病人要补充足够的维生素和蛋白质。

4. 肾性水肿 引起水肿的原因可以是营养性的、心源性的、肾性的或肝源性的等。组织发生水肿的地方很多,往往首先表现在眼睑、下肢等,严重时可出现在肺或脑内,形成肺水肿或脑水肿而危及生命,甚至造成死亡。因肾脏疾病引起的水肿称为肾性水肿,肾性水肿是某些肾脏疾病的重要特征,轻者仅体重增加(隐性水肿)或晨起眼睑水肿,重者可全身肿胀,甚至腹(胸)腔内大量积液。肾性水肿分为:①肾炎性水肿(非凹陷性水肿),主要因肾小球滤过率降低而使肾脏排除水钠障碍而导致水肿,多可见于各种肾小球肾炎,临床上多伴有少尿、血尿、高血压和肌酐清除率降低等;②肾病性水肿(凹陷性水肿),主要因肾小球基底膜通透性增加,大量蛋白从尿中丢失,以及血浆蛋白及胶体渗透压降低而引起水肿,多见于肾病综合征。临床上可有大量的蛋白尿,低蛋白血症和高脂血症。甚者可伴有发胸腔积液、腹腔积液及会阴水肿等。

5. 肥胖病 随着人们的生活水平提高,体重超过标准体重20%的称为肥胖,肥胖是一种多发病,在我国超过10%,欧美高达20%~30%。亚洲人的计算标准是:标准体重(kg)=身高(cm)-105或标准体重(kg)=[身高(cm)-100]×0.9。肥胖病的发生是遗传等多种因素的结果,少年肥胖病是脂肪细胞数量增加的结果,成年则是脂肪细胞体积变大,可达原来的10倍。肥胖病的临床表现主要是乏力、气短、活动困难,容易发生糖尿病、高血压、冠心病和胆结石等。

Summary

Connective tissue includes a variety of tissues with different functional properties but with certain common characteristics that allow them to be grouped together. Connective tissues originate from the mesenchyme, an embryonic tissue formed by mesenchymal cells and an abundant and viscous extracellar substance.

Connective tissue is formed by two major classes of components: cells and extracellular matrix that includes extracellular fibers, ground substance, and tissue fluid. According to the composition and organization of cellular and extracellular components and to the special functions, connective tissues are classified as connective tissue proper, cartilage, bone, and blood.

The connective tissue proper can be divided into loose connective tissue, dense connective tissue, adipose tissue and reticular tissue.

Loose connective tissue is characterized by a relatively large number of different cell types, loosely arranged thin fibers and abundance of ground substance. The types of cells found in loose connective tissue can be categorized either as fixed cells or as wandering cells. The cells that comprise the fixed cell population are relatively stable; they normally exhibit little movement and can be regarded as permanent residents of the tissue. They include fibroblasts, macrophages, mast cells, adipose cells, and undifferentiated mesenchymal cells. The cells that comprise the wandering or transient population are mostly those that have migrated into the tissue from the blood in response to specific stimuli. They include plasma cells and leukocytes.

Connective tissue fibers are present in varying amounts, depending on the structural needs or function of the tissue. Fibers are produced by fibroblasts and composed of proteins formed by long peptide chains. Depending on their character and composition they and referred to as collagenous fibers, reticular fibers and elastic fibers. All three types of fibers exist in loose connective tissue. Ground substance is a highly hydrophilic, viscous complex of anionic macromolecules that occupies the space between the cells and fibers. Ground substance consists largely of proteoglycans and structure glycoproteins.

The dense connective tissue and be subdivided into regular and irregular types according to whether the fibers have an ordered or disordered arrangement. Skin contains a relatively thick layer of dense irregular connective tissue in the dermis.

Adipose tissue is a specialized form of connective tissue consisting of adipocytes associated with a rich blood supply. There are two types of adipose tissue; yellow or white and brown.

Reticular tissue consists of reticular cells and reticular fibers.

进一步阅读文献

Reed RK, Liden A, Rubin K. 2010. Edema and fluid dynamics in connective tissue remodelling. J Mol Cell Cardiol, 48 (3): 518－523

Yan WF, Murrell DF. 2010. Fibroblast-based cell therapy strategy for recessive dystrophic epidermolysis bullosa. Dermatol Clin, 28 (2): 367－370

Young B, Heath JW. 2006. Wheater's Functional Histology: A Text and Colour Atlas. 5th ed. Philadelplia: Chuichill Livingstone

思 考 题

1. 比较结缔组织与上皮组织的结构特点。
2. 试述成纤维细胞的光镜、电镜结构及功能。
3. 试述巨噬细胞的光镜、电镜结构及功能。
4. 试述浆细胞的光镜、电镜结构及功能。
5. 试述抗原刺激机体后，肥大细胞的变化及对机体的影响。
6. 试述分子筛结构与功能。

（王世鄂）

第4章 软骨和骨

【相关知识导读】

1. 机体缺钙时在骨和软骨上会出现哪些表现？为什么？

2. 骨与软骨是如何完成人体发育长高的？

3. 为什么老年人容易发生骨折？

4. 在骨折愈合过程中各种骨细胞是如何发挥其功能的？

5. 骨髓间充质干细胞与骨组织工程有哪些最新研究进展？

6. 世界上第一只长在裸鼠背上的“人耳朵”是怎样复制出来的？

软骨和骨是运动系统的重要组成部分。软骨组织和骨组织是广义的结缔组织，其功能差异主要取决于细胞外基质中无定形基质和纤维的性质和比例。

案例 4-1

患者 男性，46 岁，从事矿工工作 15 年。主诉经常出现左膝关节钝痛，偶有卡感，有时出现软腿，上、下楼梯及下蹲时疼痛加重，经休息及药物治疗不见好转，近期疼痛加重而来院治疗。体格检查：体温 36.6℃，脉搏 76 次/分，呼吸 18 次/分，血压 125/90mmHg，患者一般状态可，神清语明，头、颈、胸、腹等部检查均无异常。外科情况：左侧股四头肌轻度萎缩，左膝轻度关节肿胀，局部皮温正常，内侧间隙压痛阳性，浮髌实验阴性，过屈试验阳性，侧卧重力试验阳性，抽屉试验阴性，侧方应力试验阴性，膝关节活动度：135°～0°～5°，足背动脉搏动良好，末梢感觉及各足趾活动可，其余肢体未见异常。辅助检查：左膝 X 线：左膝关节内侧间隙轻度变窄，各骨性结构未见异常。MRI：左膝关节内侧半月板前后角可见水平、斑条状高信号改变，关节腔少量积液。根据该患病史、症状、体征及辅助检查诊断为：“左膝关节半月板损伤”。在局麻醉下行右膝行关节镜检查、半月板部分切除成形术，术后给予对症治疗。

问题：

1. 软骨的组织结构、分类及各类软骨的分布。

2. 根据软骨的特点分析患者的职业与患病及愈后的关系。

一、软　骨

软骨（cartilage）由软骨组织及周围的软骨膜构成。软骨组织（cartilage tissue）由软骨细胞和软骨基质构成。在胚胎时，软骨是胎儿的支架，随其不断发育，软骨逐渐被骨取代；在成体内则散在分布。软骨较硬而有弹性，具有承受并缓冲压力、支持体重和减少摩擦等作用。

（一）软骨组织

1. 软骨细胞（chondrocyte）　软骨细胞包埋在软骨基质中，其所在的腔隙称软骨陷窝（cartilage lacunae）。软骨细胞的大小、形状和分布与其成熟程度有关。幼稚的软骨细胞位于软骨组织的周边，单个分布，细胞较小，呈扁圆形。从软骨的边缘到中央，细胞逐渐成熟，体积增大，呈圆形或椭圆形，核小而圆，可见 1～2 个核仁，胞质弱嗜碱性。成熟的软骨细胞且多为 2～8 个细胞聚集在一起，因其源于同一个软骨细胞，故称同源细胞群（isogenous group）（图 4-1）。电镜下可见丰富的粗面内质网和高尔基复合体，线粒体较少（图 4-2）。成熟的软骨细胞具有产生软骨基质的能力。

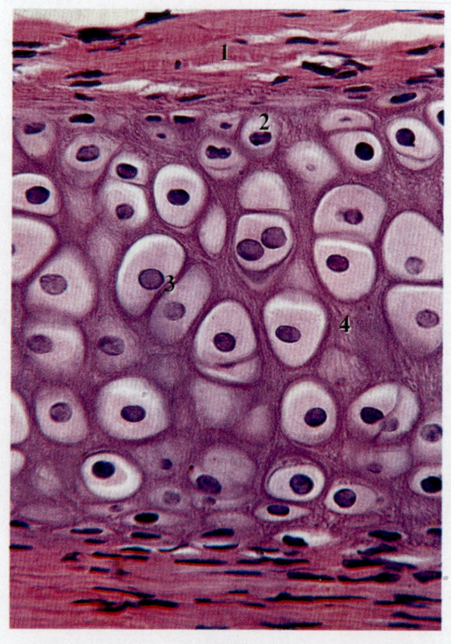

图 4-1　透明软骨（气管）
1. 软骨膜；2. 软骨细胞；3. 同源细胞群；4. 基质

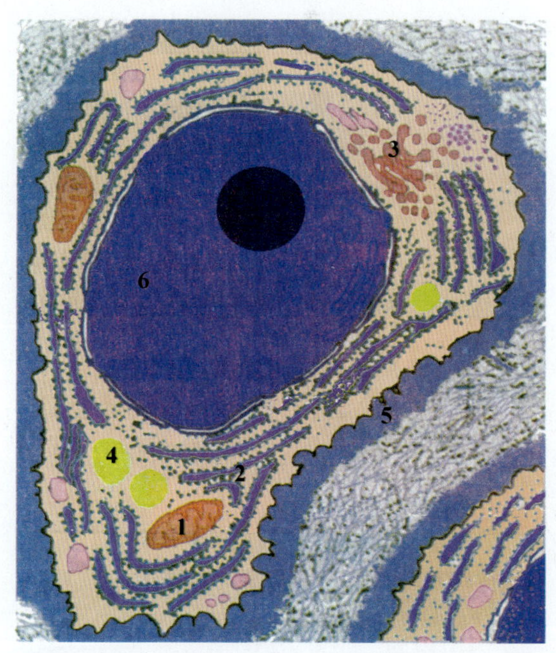

图 4-2 软骨细胞超微结构模式图
1. 线粒体；2. 粗面内质网；3. 高尔基复合体；4. 脂滴；5. 软骨囊；6. 细胞核

2. 软骨基质(cartilage matrix) 是软骨细胞产生的细胞外基质，由纤维和无定型的基质(ground substance)组成，主要成分为蛋白多糖和水，还有一定量的软骨黏蛋白(如连接蛋白、软骨黏连蛋白等)，其中蛋白多糖的成分形成分子筛结构，使软骨基质形成坚固的凝胶；糖胺多糖以硫酸软骨素含量最高，其在软骨基质中分布不均，在软骨陷窝周围分布较多，呈强嗜碱性，形似囊状包围软骨细胞，称软骨囊(cartilage capsule)。纤维包埋于基质中，其种类和含量因软骨类型而异。纤维使软骨具有韧性和弹性。

(二) 软骨膜

软骨表面(除关节软骨外)被覆薄层的致密结缔组织，称软骨膜(perichondrium)(图 4-1)。软骨膜分为两层，外层胶原纤维较多，起保护作用；内层细胞较多，有呈梭形的骨祖细胞，可分化为成软骨细胞，进而形成软骨细胞。软骨膜中含有血管、淋巴管和神经，为软骨提供营养。

(三) 软骨的类型

根据软骨基质中所含纤维的不同，可将软骨分为透明软骨、纤维软骨和弹性软骨三种类型。

1. 透明软骨(hyaline cartilage) 分布于肋软骨、关节软骨、呼吸道软骨等，胚胎早期临时性的支架也是透明软骨，以后骨化成骨。纤维成分主要是由Ⅱ型胶原蛋白交织排列的胶原原纤维。由于纤维很细，且折光率与基质相同，因此在 HE 染色切片上不易分辨(图 4-1)。基质中含大量水分，使软骨在新鲜时呈乳白略带淡蓝色，半透明。透明软骨具有较强的抗压性，也有一定的弹性和韧性。

2. 纤维软骨(fibrous cartilage) 分布于椎间盘、关节盘及耻骨联合等处。其结构特点是有大量平行或交叉排列的胶原纤维束，故韧性大。软骨细胞较小，单个或成行分布于纤维束之间，基质较少。新鲜时呈不透明的乳白色(图 4-3)。

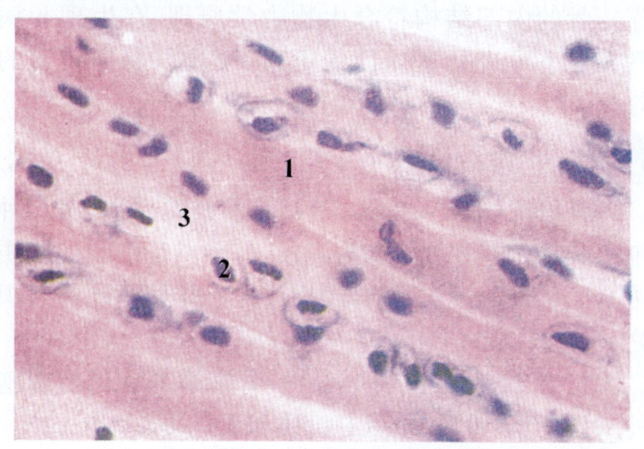

图 4-3 纤维软骨
1. 胶原纤维束；2. 软骨细胞；3. 基质

3. 弹性软骨(elastic cartilage) 分布于耳廓、外耳道、咽喉及会厌等处。结构特点是有大量交织成网的弹性纤维，在软骨中部更为密集(图 4-4)，因而具有较强的弹性。新鲜时呈不透明的黄色。

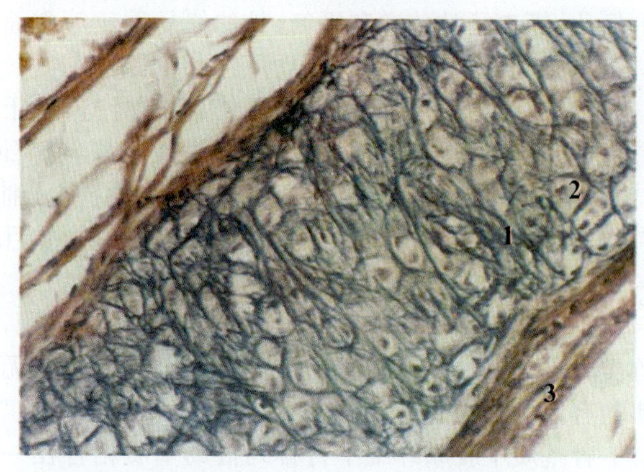

图 4-4 弹性软骨(醛复红染色)
1. 弹性纤维；2. 软骨细胞；3. 软骨膜

(四) 软骨的发生与生长

软骨来源于胚胎期的间充质。软骨的生长有两种方式：①附加性生长，又称软骨膜下生长。软骨膜内的骨祖细胞不断增殖分化为成软骨细胞(chondroblast)，成软骨细胞再进一步分化为软骨细胞，软骨细胞产生纤维和基质，使软骨增厚。②间质性生长，又称软骨内生长。通过软骨细胞的生长和分裂增殖，不断地产生更多的软骨基质，使软骨从中央向周围逐渐扩大增厚。

二、骨

骨是人体坚硬的器官，由骨组织、骨膜和骨髓等构成。骨具有参与运动、保护脏器和支持体重的作用；此外骨髓还是血细胞发生的部位。由于骨中含有大量的钙、磷等，因此骨也是机体钙和磷的储备库。骨的内部结构符合生物力学原理，在生理和病理情况下可进行适应性的更新、改建以及损伤后的修复。

(一) 骨组织

骨组织(osseous tissue)是骨的结构主体，由多种细胞和钙化的细胞外基质组成，其特点是细胞外基质中有大量骨盐沉积，使骨组织成为人体最坚硬的组织之一。

1. 骨基质(bone matrix) 骨基质是钙化的细胞外基质，简称骨质，包括有机质和无机质。

(1) 有机质包括大量的胶原纤维和少量的无定形基质。胶原纤维主要由Ⅰ型胶原蛋白构成，占有机质的90%，可使骨组织的切片在染色中呈嗜酸性；基质的主要成分是蛋白多糖及其复合物，呈无定形凝胶状，具有粘合纤维的作用。骨质中还有骨钙蛋白(osteocalcin)、骨桥蛋白(osteopontin)、骨黏连蛋白(osteonectin)和钙结合蛋白(calbindin)等，它们在骨的钙化、钙离子的传递和平衡、骨的修复重建等方面具有重要作用。

(2) 无机质主要以钙和磷为主，又称骨盐，占干骨重量的65%。骨盐的主要存在形式是羟基磷灰石结晶(hydroxyapatite crystal)，为不溶性中性盐，呈细针状，长10～20nm，沿胶原原纤维的长轴排列，并且与之紧密结合，使骨质既坚硬又有弹性。

骨基质在最初形成时，细胞外基质无骨盐沉积，称类骨质(osteoid)，后经钙化转变为骨质，钙化是无机盐有序地沉积于类骨质的过程。

骨基质中胶原纤维平行排列借助基质粘合在一起，并有骨盐沉积，形成板层状结构，称骨板(bone lamella)。骨板成层排列，同一骨板内的纤维相互平行，相邻骨板的纤维则相互垂直，这种结构特点使骨的密度有效地增大。由多层骨板排列规则、相互紧密结合、层数多构成密质骨(compact bone)，分布在长骨骨干、扁骨和短骨的表层。骨板在长骨两端的骨骺、扁骨的板障和短骨的内部等则排列不规则，形成针状或片状骨小梁，它们交错成为多孔的立体网络样结构，网孔大小不一，称松质骨(spongy bone)。

2. 骨组织的细胞 骨组织的细胞依据形态和功能的不同可分四种(图4-5)。

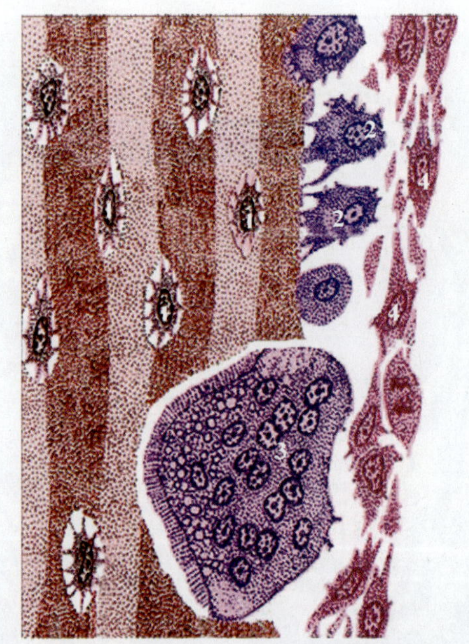

图4-5 骨组织的各种细胞模式图
1. 骨细胞；2. 成骨细胞；3. 破骨细胞；4. 骨祖细胞

(1) 骨祖细胞(osteoprogenitor cell)：骨祖细胞又称骨原细胞，分布在骨膜内。细胞呈梭形，较小，胞质少，核椭圆形或细长形，着色浅淡，不易识别。骨祖细胞是骨组织中的干细胞，可以分化为成骨细胞和成软骨细胞，分化方向取决于所处的局部微环境和所受的刺激性质。例如当骨折修复时，骨祖细胞活跃增生，不断分化为成骨细胞。

(2) 成骨细胞(osteoblast)：成骨细胞分布在骨组织表面，呈立方形或矮柱状，通常单层排列(图4-6)，细胞侧面和底部有突起，与相邻的成骨细胞及邻近的骨细胞以突起相连，连接处有缝隙连接。细胞核大而圆，位于远离骨表面的细胞一端。

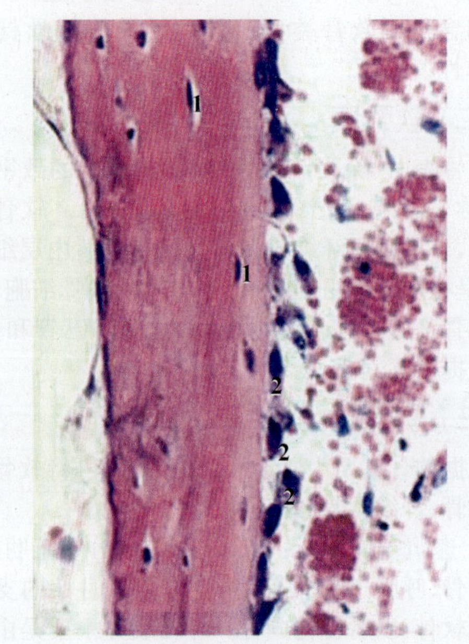

图4-6 成骨细胞
1. 骨细胞；2. 成骨细胞

成骨细胞具有活跃的分泌功能，可合成和分泌骨基质的有机成分，形成类骨质。在电镜下可见大量的粗面内质网和高尔基复合体，因此成骨细胞的胞质嗜碱性。此外成骨细胞释放基质小泡(matrix vesicle)，其直径约为100nm，有膜包被，基质小泡膜上有钙结合蛋白，基质小泡中有碱性磷酸酶、细小的钙盐结晶和磷脂，钙盐结晶释放到类骨质中后，即以其为基础形成羟基磷灰石结晶，促进类骨质钙化。成骨细胞除了产生类骨质外，还分泌多种细胞因子，调节骨组织的形成吸收、促进骨组织的钙化。成骨细胞产生类骨质后，自身被包埋其中，分泌能力逐渐减弱，转变为骨细胞。

(3) 骨细胞(osteocyte)：骨细胞是一种单个分散于骨板之间或骨板内的多突起的细胞。骨细胞体较小，呈扁椭圆形，细胞器少。骨细胞体所在的腔隙称为骨陷窝(bone lacunae)。突起占据的空间称骨小管(bone canaliculus)。骨细胞的突起较长，相邻骨细胞的突起以缝隙连接相连，骨小管则彼此相通。骨陷窝和骨小管内含少量组织液，可营养骨细胞并输送代谢产物(图4-7)。骨细胞具有一定的溶骨和成骨作用，参与调节钙和磷的平衡。

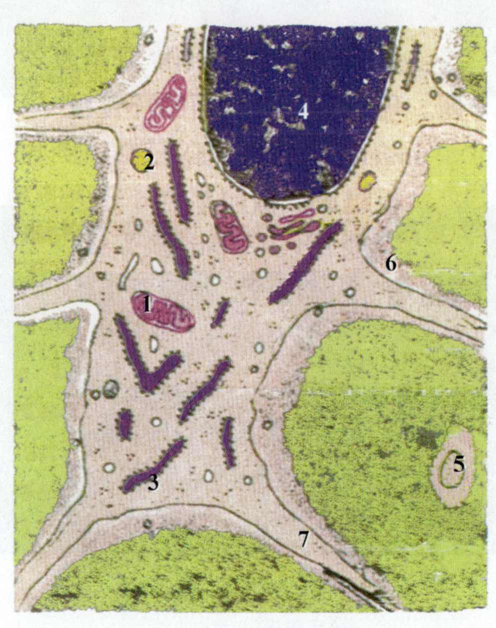

图4-7 骨细胞超微结构

1. 线粒体；2. 溶酶体；3. 粗面内质网；4. 细胞核；5. 骨小管；6. 类骨质；7. 骨细胞的突起

(4) 破骨细胞(osteoclast)：破骨细胞是由单核细胞融合而成的多核巨细胞，数量少，散在分布于骨组织边缘。细胞直径30～100μm，核6～50个不等，细胞器丰富，尤以溶酶体和线粒体居多，因此胞质为嗜酸性(图4-8)。破骨细胞在功能活跃时有明显的极性。在电镜下观察，可见破骨细胞紧贴骨组织一侧有许多大小不等和长短不一的突起，构成光镜下的皱褶缘(ruffled border)(图4-9)。在皱褶缘的周围，环绕于皱褶缘的胞质中含大量的微丝，其他细胞器较少，电镜下观察电子密度低，称亮区。亮区的细胞膜紧贴骨组织，使皱褶缘和相对应的骨组织表面凹陷之间形成一个特殊封闭的微环境，破骨细胞在此释放多种水解酶和有机酸，溶解骨盐，分解有机成分。在皱褶缘深面的破骨细胞的胞质中有许多吞噬体和吞饮泡，内含细小的骨盐晶体和解体的有机成分，它们在细胞内将进一步被降解，因此破骨细胞具有很强的溶解吸收骨质的作用。破骨细胞和成骨细胞在骨组织内共同参与骨的生长和重建。

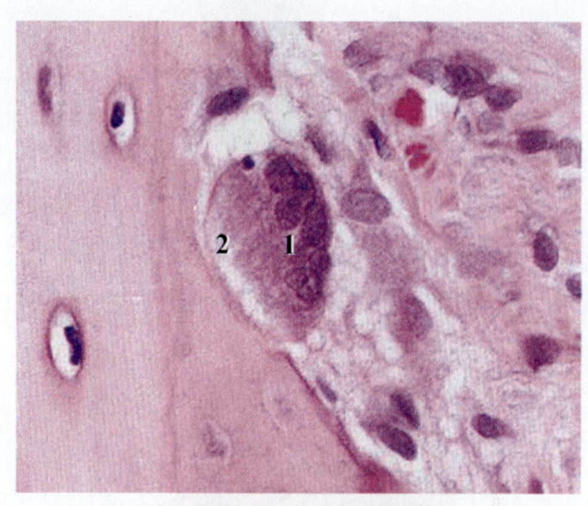

图4-8 破骨细胞

1. 破骨细胞；2. 皱褶缘

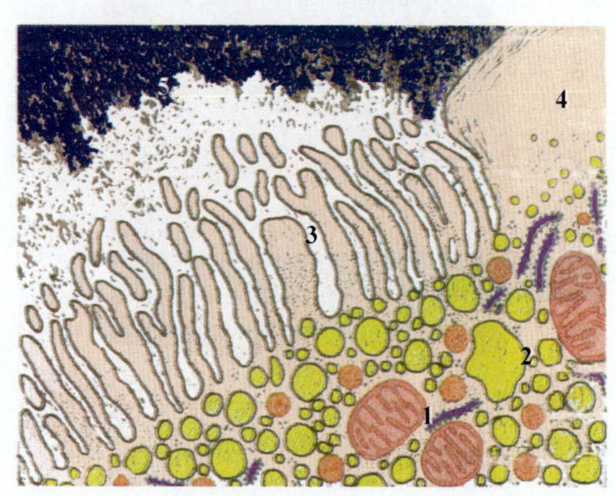

图4-9 破骨细胞超微结构模式图

1. 线粒体；2. 溶酶体；3. 皱褶缘；4. 亮区；5. 骨质

(二) 长骨的结构

长骨是人体结构较为复杂的骨，由骨干和骨骺两部分构成，表面覆有骨膜和关节软骨，内部为骨髓腔(图4-10)。

1. 骨干 骨干由密质骨构成。其内、外两层由环骨板构成，两层之间由哈佛系统和间骨板构成。骨干中有与其长轴几乎垂直走行的穿通管(perforating canal)(图4-11)，内含血管、神经和少量疏松结缔组织，并有较多骨祖细胞；穿通管在骨外表面的开口即为滋养孔，内侧有少量松质骨形成的骨小梁。

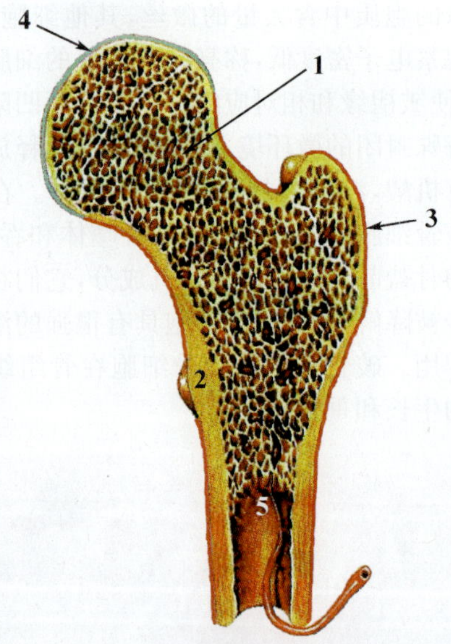

图 4-10 长骨的结构模式图
1. 松质骨；2. 密质骨；3. 骨膜；4. 关节软骨；5. 骨髓腔

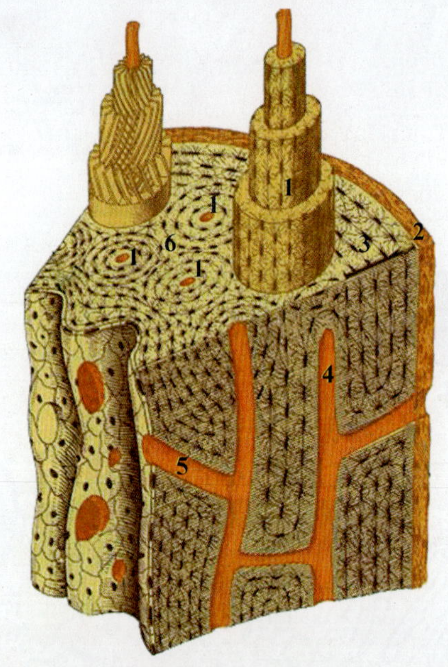

图 4-11 长骨干结构模式图
1. 骨单位；2. 骨外膜；3. 外环骨板；4. 中央管；
5. 穿通管；6. 间骨板

(1) 环骨板(circumferential lamellae)：环骨板是位于在骨干内外面的呈环形排列的骨板，分别称为内环骨板和外环骨板。外环骨板比较厚，由数层或几十层骨板组成，绕骨干较整齐地呈环形排列。内环骨板比较薄，仅由数层骨板组成，排列不如外环骨板规则。

(2) 哈佛系统(Haversian system)：又称骨单位(osteon)。哈佛系统是长骨干的主要结构和功能单位，位于内、外环骨板之间，排列方向与骨的长轴一致，呈长筒状，数量多。哈佛骨板(Haversian lamella)围绕中央管(central canal)周围，由多层同心圆排列的骨板构成。骨板中的胶原纤维围绕中央管呈螺旋状走行，相邻骨板的纤维方向互成直角。哈佛系统的骨板为4～20层不等，故骨单位粗细不一。中央管内有血管、神经纤维和结缔组织，与穿通管相通(图4-12～图4-14)。

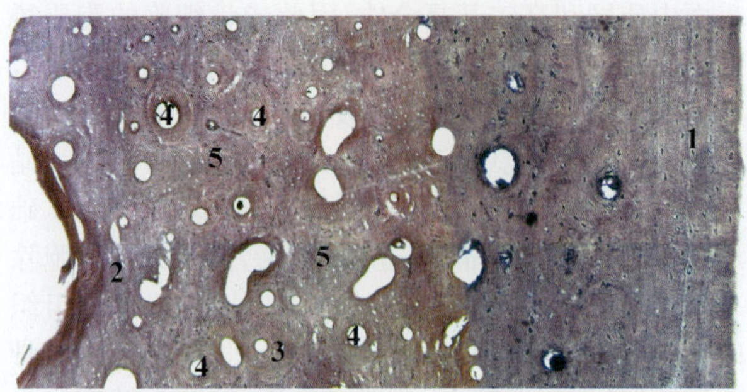

图 4-12 长骨骨干
1. 外环骨板；2. 内环骨板；3. 骨单位；4. 中央管；5. 间骨板

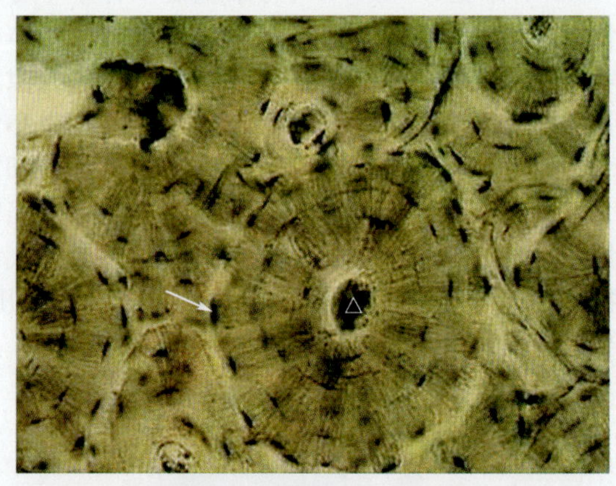
图 4-13 骨单位(银染)
↑示骨陷窝；△示中央管

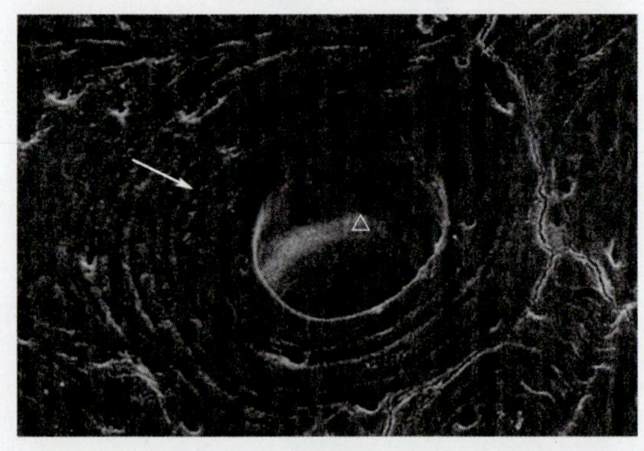
图 4-14 骨单位扫描电镜图
↑示骨板；△示中央管

(3) 间骨板(interstitial lamellae)：间骨板是位于骨单位之间或骨单位与环骨板之间的骨板，形状不规则，是骨生长和改建过程中哈佛骨板或环骨板未被吸收的残留部分。

在环骨板、哈佛骨板和间骨板之间，有一条折光较强的轮廓线，称粘合线(cement line)该处主要由基质构成。伸向骨单位表面的骨小管，都在粘合线处折返，不与相邻单位的骨小管连通。因此同一骨单位内的骨细胞都接受其中央管的营养供应。

2. 骨骺 骨骺主要由松质骨构成，表面有薄层的密质骨。骨骺的关节面有关节软骨，为透明软骨。松质骨内的小腔隙和骨干中央的腔隙连通，共同构成骨髓腔。

3. 骨膜 除关节面以外，骨的内、外表面均覆有结缔组织膜，分别称骨内膜和骨外膜，通常所说的骨膜是指骨外膜而言。骨外膜(periosteum)又分为内、外两层，外层由致密结缔组织组成，纤维较多，粗大密集，交织成网，其中有些纤维束穿入骨质，称穿通纤维(perforating fiber)，起固定骨膜和韧带的作用。内层由薄层的疏松结缔组织构成，富含血管、神经和骨祖细胞。骨内膜(endosteum)由单层扁平的骨祖细胞和薄层的结缔组织构成，并且与穿通管内的结缔组织相连续。骨膜的作用是营养骨组织，并为骨的生长和修复提供成骨细胞。骨膜中的骨祖细胞具有成骨和成软骨的双重潜能，临床上利用骨膜移植治疗骨和软骨缺损等疾病。

案例 4-2

化脓性骨髓炎是一种常见病，病因为化脓性细菌感染，它涉及骨膜、骨密质、骨松质和骨髓组织，中医学称为"骨疽"。此病往往反复发作，或多年不愈。其致病菌为金黄色葡萄球菌、乙型链球菌等。本病好发年龄最常见于小儿。发病部位为胫骨、股骨等长骨的干骺端。患者常身体虚弱，可伴有感染病灶史，或可有外伤史。起病急，伴有高热，全身不适，食欲减退等全身中毒症状。早期突出表现是患处持续性剧痛，皮温增高，有深压痛。若形成脓肿，可出现软组织肿胀。未经治疗，可穿破皮肤，形成窦道，或侵入骨髓，转为慢性骨髓炎。起病1～2周后，有时可并发病理性骨折。

问题：

1. 骨组织的结构包括哪几部分？
2. 致病菌从骨髓经何途径到达皮肤并形成窦道的？

三、骨的发生

骨来源于胚胎中胚层，骨的发生有膜内成骨和软骨内成骨两种方式。虽然发生方式不同，但其过程相似，都包括骨组织形成和吸收两个方面。

(一) 骨组织发生的基本过程

1. 骨组织的形成 骨组织首先由骨祖细胞增殖分化为成骨细胞，成骨细胞产生类骨质，后经钙化形成骨质，类骨质中的成骨细胞转变为骨细胞，最后形成骨组织。

2. 骨组织吸收 在骨组织形成的同时，破骨细胞在原有骨组织的某些部位对骨组织进行侵蚀溶解。

骨组织形成和吸收同时存在，保持动态平衡，成骨细胞与破骨细胞通过相互调控、共同协作，使骨形成各种特定的形态，保证骨的发育与个体生长的需要。

(二) 骨发生的方式

1. 膜内成骨(intramembranous ossification) 膜内成骨是在骨膜原始的结缔组织内直接成骨。少数骨以此方式发生，如额骨、顶骨、枕骨、颞骨等扁骨和不规则骨等。胚胎发生早期，在将要形成骨的部位，中胚层的间充质首先分化为原始的结缔组织膜，然后间充质细胞聚集并分化为骨祖细胞，后者进一步分化为成骨细胞。成骨细胞首先形成骨组织的部位称骨化中心(ossification center)，随着成骨不断进行，骨小梁形成。成骨细胞在骨小梁表面不断增长加粗(图4-15)，逐渐形成为松质骨。松质骨的外侧部分逐步改建为密质骨，成骨区周围的结缔组织形成骨膜。

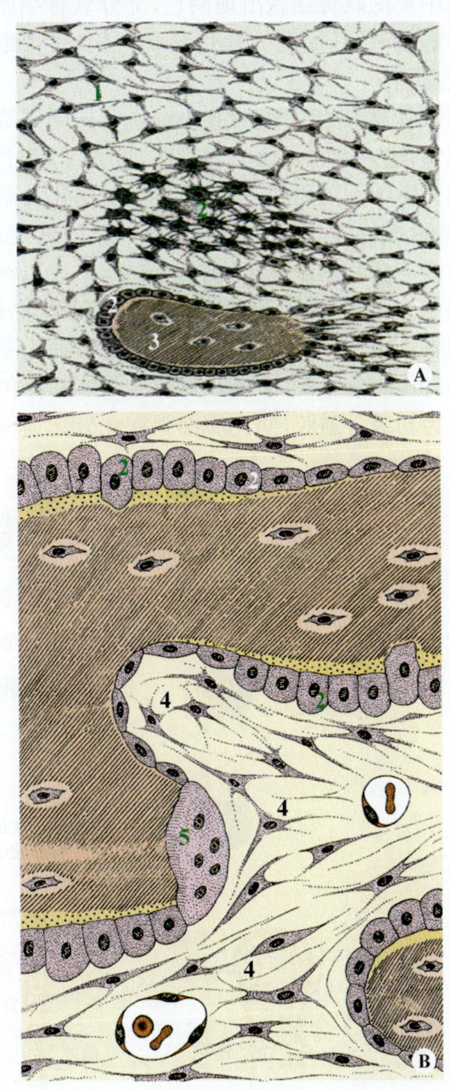

图 4-15 膜内成骨过程模式图

1. 骨祖细胞；2. 成骨细胞；3. 原始骨组织；4. 间充质；5. 破骨细胞

2. 软骨内成骨(endochondral ossification) 软骨内成骨是在软骨雏形发育的基础上逐步形成，人体的大多数骨都以此种方式发生，如四肢骨、躯干骨和部分颅底骨等。以长骨为例叙述其发生的过程。

(1) 软骨雏形形成：胚胎发生早期，在将要成骨的部位，中胚层的间充质细胞聚集，先分化为骨祖细胞，进而再分化为软骨细胞。软骨细胞产生软骨基质自身包埋其中，形成透明软骨，其外形与将要形成的长骨相似，故称软骨雏形(cartilage model)。软骨雏形周围的间充质则分化为软骨膜。

(2) 骨领形成：在软骨雏形的中段，软骨膜内的骨祖细胞增殖分化为成骨细胞，后者贴附在软骨组织表面形成薄层原始骨组织。这层骨组织呈领圈状包绕软骨雏形中段，故名骨领(bone collar)。骨领形成后，其表面的软骨膜即改称骨膜。

(3) 初级骨化中心形成：在骨领形成的同时，软骨雏形中央的软骨细胞出现凋亡，部分软骨细胞分泌碱性磷酸酶，使其周围的软骨基质钙化，软骨细胞随之退化死亡。

在软骨雏形的中段，骨膜中的血管连同结缔组织穿越骨领，进入凋亡退化的软骨区，成骨细胞、骨祖细胞和间充质细胞随血管进入；破骨细胞消化分解退化的软骨，形成许多与软骨雏形长轴一致的隧道；成骨细胞贴附于残存的软骨基质表面成骨，形成以钙化的软骨基质为中轴，表面附以骨组织的条索状结构，称过渡型骨小梁、出现过渡型骨小梁的部位即为初级骨化中心(primary ossification center)。初级骨化中心的腔隙为初级骨髓腔，间充质细胞在此分化为网状细胞，形成网状组织。造血干细胞进入并增殖分化，从而形成骨髓。

初级骨化中心形成后，骨化过程继续进行，向软骨雏形两端扩展，过渡型骨小梁也将被破骨细胞吸收，使许多初级骨髓腔融合成一个较大的腔，即骨髓腔。在此过程中，雏形两端的软骨不断增生，邻近骨髓腔处不断骨化，从而使骨不断加长。

(4) 次级骨化中心形成：在骨干的两端，软骨的中央发生次级骨化中心(secondary ossification center)。次级骨化中心的成骨过程与初级骨化中心相似，但其骨化是从中央向四周呈放射状进行的，最后次级骨化中心在骨干的两端形成骨骺。此外，在骨骺与骨干之间还保留软骨，称骺板(epiphyseal plate)，骺板是长骨的进一步生长的基础，骺端表面始终保留薄层软骨，即关节软骨。

(三) 长骨的进一步生长

在骨的发生过程中和发生后，骨的不断生长要依靠骺板的生长发育，长骨的生长表现为加长和增粗两个方面。

1. 加长 通过骺板软骨细胞的分化、增殖和凋亡，最终被骨组织替换而实现。这种替换过程与初级骨化中心的形成过程类似，但变化的顺序性和区域性更明显。从骨骺端到骨干的骨髓腔，骺板依次分为四个区(图 4-16，图 4-17)。

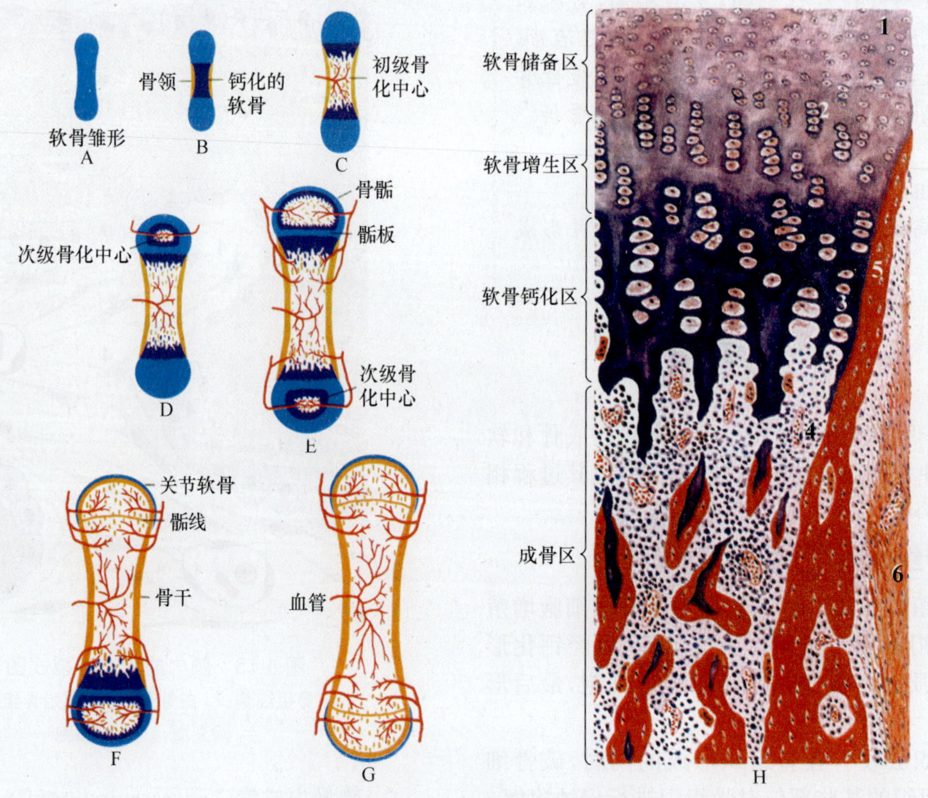

图 4-16 长骨发生与生长过程模式图

A～G 示软骨内成骨及长骨生长；H 示软骨被骨取代的过程

1. 幼稚的软骨细胞；2. 软骨细胞柱；3. 钙化的软骨基质；4. 初级骨髓；5. 初级骨领；6. 骨膜

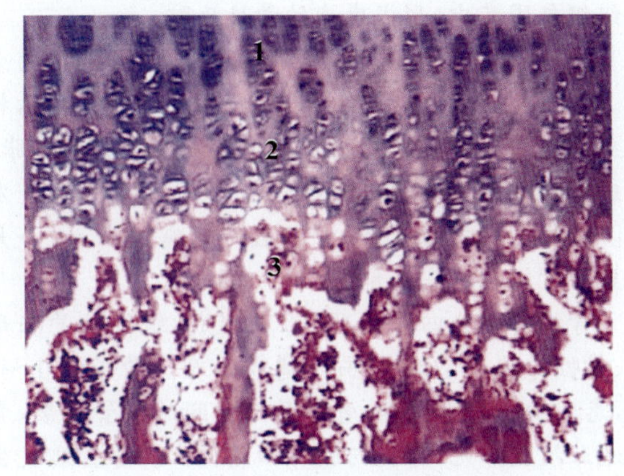

图 4-17 软骨内成骨

1. 软骨增生区；2. 软骨钙化区；3. 成骨区

(1) 软骨储备区(reserve cartilage zone)：软骨细胞较小，呈圆形或椭圆形，分散存在。软骨基质呈弱嗜碱性。

(2) 软骨增生区(proliferating cartilage zone)：软骨细胞为圆形或扁平形，细胞增殖活跃，形成单行排列的同源细胞群，纵向排列形成软骨细胞柱。

(3) 软骨钙化区(calcified cartilage zone)：软骨细胞成熟肥大变圆，并逐渐凋亡。软骨基质钙化，呈强嗜碱性。

(4) 成骨区(ossification zone)：在骺板残留的钙化的软骨基质表面，可见大量的成骨细胞，不断形成骨组织，构成条索状的过渡型骨小梁，在长骨的纵切面上，似钟乳石样悬挂在钙化区的底部。在钙化的软骨基质和过渡型骨小梁表面，都可见破骨细胞，这两种结构最终都会被破骨细胞破坏而消失，从而使骨髓腔向长骨两端扩展。

出生后，骺板保持一定的厚度，使软骨的增生、退化及成骨在速度上保持平衡。到 17～20 岁，骺板增生减缓并最终停止，骺软骨完全被骨组织取代，在长骨的干、骺之间留下线性痕迹，称骺线(epiphyseal line)。此后骨不再加长。

2. 增粗 骨外膜中骨祖细胞分化为骨细胞，在骨干表面形成骨组织，使骨干变粗。而在骨干的内表面，破骨细胞吸收骨小梁，使骨髓腔横向扩大。骨干外表面新骨形成速度略快于骨干内部的吸收速度，这样骨干的密质骨增厚比较适应，到 30 岁左右，长骨不再增粗。

在生长过程中，通过不断的运动，骨的外形和内部结构不断在变化，使骨与整个机体的发育和生理功能相适应。

案例 4-3

患者，女性，32 岁，因不慎从高空坠落，主诉右大腿疼痛难忍，活动时加重，不能自行站立及行走，右膝部创口伴流血。经检查急诊入院。体格检查：体温：36.9℃，脉搏：72 次/分，呼吸：19 次/分，血压：120/90mmHg。一般状态可，神清语明，查体合作，皮肤及巩膜无黄染，全身各浅表淋巴结无肿大，双侧瞳孔等大同圆，对光反射灵，口唇无发绀，咽无充血，扁桃体无肿大；颈部活动正常，气管居中，甲状腺未触及肿大；胸廓对称，触觉语颤正常，未闻及干、湿啰音，心浊音界不大，心率 72 次/分，律整音纯，各瓣膜区未闻及杂音；腹平软，无压痛、反跳痛及肌紧张，肝脾未触及，肠鸣音 4 次/分，肛门、直肠及外生殖器未查。脊柱生理弯曲存在，各棘突无压痛，生理反射存在，病理反射未引出。专科情况：右大腿肿胀明显，无皮下淤斑，大腿中段触痛明显，可触及骨擦感，膝部可见约 3.0cm 创口，足背动脉搏动良好，末梢感觉及足趾运动良好，其余肢体未见明显异常。辅助检查：右股骨 X 线示：股骨中段骨皮质连续性中断，骨折端短缩移位。根据该患者病史、症状、体征及辅助检查，可诊断为："右股骨干骨折"，无需特殊鉴别诊断。入院后行"切开复位绞锁髓内钉内固定术"，术后给予抗炎、对症等治疗。

问题：

1. 骨组织的结构包括哪几部分？
2. 分析骨发生的过程与骨折愈合的关系。

（四）影响骨生长的因素

影响骨生长的因素很多，内外因素兼而有之。如遗传基因的表达、激素、维生素，某些生物活性物质以及应力作用等。

1. 激素 生长激素和甲状腺激素可促进骺板软骨的生长和成熟。若成年前这两种激素分泌减少，可导致身材矮小；若生长激素分泌过多，可导致巨人症。甲状旁腺素和降钙素可通过反馈机制调节血钙浓度，保持动态平衡。雌激素和雄激素能增强成骨细胞的活动，参与骨的生长和成熟。此外，糖皮质激素对骨的形成有抑制作用。

2. 维生素 维生素 A 及其衍生物能调节成骨细胞和破骨细胞的活动，维持骨的正常生长和改建。维生素 D 能促进肠道对钙、磷的吸收，提高血钙和血磷的浓度，有利于软骨基质和类骨质的钙化。维生素 C 与成骨细胞合成骨胶原纤维和基质有关。

3. 生长因子和细胞因子 近年发现骨内存在一些生物活性物质，包括生长因子和细胞因子，与骨的发生、生长和改建密切相关。这些因子多由成骨细胞分泌，也可来自骨外组织，它们可激活或抑制成骨细胞和破骨细胞。例如，成骨细胞分泌的转化生长因子 β (TGF-β)抑制破骨细胞的形成和骨吸收，刺激成骨细胞的骨形成。影响骨生长发育的其他活性物质还有骨形态发生蛋白、胰岛素样生长因子、表皮生长因子等。

4. 应力作用 应力为结构对外部加载负荷的反应，骨的发生和生长与骨的受力状态密切相关。实验证明，骨处于生理范围内的应力作用下，以骨形成为主，而在低应力下以骨吸收为主。

【案例的组织学基础】

1. 软骨肉瘤(chondrosarcoma)是源于软骨细胞的常见的恶性骨肿瘤，由肿瘤性软骨细胞和软骨基质构成。原发性软骨肉瘤发病年龄较小，多为20岁以下的青少年，好发部位是胫骨上端、股骨下端、骨盆以及肋骨等处。局部疼痛和肿块是本病的主要症状，如近关节处的肿瘤常影响其活动。若为骨盆的巨大软骨肉瘤可压迫邻近器官，引起相应的临床症状。本病发展极快，可早期出现恶病质，预后不良。继发性软骨肉瘤发生于30岁以上，发展慢，症状较轻，恶性度低。

中央型软骨肉瘤主要发生在骨髓腔内，病理学特征：肿瘤呈灰白色，半透明的分叶状肿物，其中常见淡黄色的钙化或骨化小灶。随着肿瘤的增大，可使骨髓腔变大，并侵犯骨皮质，骨外膜受刺激后可有反应性新骨形成，使受累的骨皮质增厚。周围型软骨肉瘤多发生在骨软骨瘤的基础上，瘤体主要生长在骨外，其表面被覆一层薄而不完整的包膜。软骨肉瘤均发生黏液性变、出血及囊性变等继发病变。镜下观察分化好的肿瘤细胞呈异型性，核肥大、深染、出现较多的双核、巨核和多核瘤巨细胞，并出现明显的核仁。分化差的肿瘤细胞异型性明显，核分裂象多见。软骨肉瘤的基质与一般透明软骨基质相似，也可为黏液样基质，此为恶性程度高的软骨肉瘤。电镜下分化较好的肿瘤细胞与正常软骨细胞一样，位于软骨陷窝内，瘤细胞形如扇叶状，表面有微绒毛，细胞核圆或椭圆，胞质内常见较多的扩张的粗面内质网、线粒体和较多的糖原颗粒。细胞周围可见大量的软骨基质，其中有胶原蛋白微丝(胶原原纤维)和蛋白多糖。

2. 化脓性骨髓炎多发于小儿长骨的干骺端，因其处于生长活跃期，有丰富的毛细血管，血流缓慢，血中的细菌容易在此沉积，生长繁殖，形成感染病灶。本病的主要特点是骨质破坏、坏死和反应性骨质增生同时存在。如未经及时有效地治疗，身体抵抗力低下，细菌毒力强，则脓肿迅速增大，而形成弥漫性骨髓炎。脓液或首先穿破入骨髓腔，在其内迅速蔓延，在经骨小管而达骨膜下，或先穿破干骺端附近的骨皮质而达骨膜下，形成骨膜下脓肿。骨膜下脓肿迅速增大，可穿破骨膜进入软组织，形成蜂窝织炎，或软组织脓肿，然后穿破皮肤，流出体外形成窦道。当脓肿将骨膜掀起时，骨皮质表层失去血液供给而坏死，死骨形成影响骨的坚固性，容易出现病理性骨折。脓液进入髓腔、骨小管、滋养血管内形成血栓。病灶周围的骨膜因炎性充血和渗出液的刺激，而产生新骨，包围在原骨干之外，称为“包壳”。包壳将死骨和感染的肉芽组织包围其中，形成感染的骨性死腔。

3. 骨折通常分为外伤性骨折和病理性骨折两大类。骨折发生后两断端由骨痂连接，最终使骨的结构和功能恢复正常。病人外伤后患处疼痛、局部肿胀、瘀斑并伴有活动受限，还可能有全身或局部的并发症。骨的再生能力很强，骨折后一般需经3～4个月或更长时间即可完全愈合。

骨折愈合分四个阶段：血肿形成、纤维性骨痂形成、骨性骨痂形成和骨痂改建或再塑。骨折后1～2天，患处由于营养骨髓、骨密质及骨膜的血管断裂，骨髓造血细胞坏死，骨髓内脂肪细胞析出。骨密质发生广泛性的缺血坏死。骨坏死在镜下表现为骨陷窝内骨细胞消失，而变为空穴。如果骨坏死范围不大，可被破骨细胞吸收。有时死骨脱落，游离而形成死骨片。骨折2～3天，从骨内膜及骨外膜增生的成纤维细胞(多数是成软骨细胞和成骨细胞的前身)和新生的毛细血管侵入血肿，使血肿机化。增生的成纤维细胞、新生的毛细血管所形成的肉芽组织及纤维化组织可进一步分化，形成透明软骨。此改变多见于骨外膜的骨痂区，形成纤维性骨痂，发生钙盐沉积而演变为骨组织的骨性骨痂；形成不规则的编织骨，再经过改建成为成熟的板层骨。改建是在破骨细胞不断吸收骨质，而成骨细胞不断形成新骨质的协调下进行的。

Summary

Cartilage and bone constitute an important part of the motor system. They are the architectural framework of the human skeleton.

Cartilage tissue and bone tissue are specialized solid connective tissue. Like all other connective tissue, they are composed of cells, fibers and ground substance.

As an organ, cartilage is composed of cartilage tissue and perichondrium enclosing the cartilage. The perichondrium is a dense connective tissue sheath around cartilage tissue. Cartilage tissue consists of chondrocytes and cartilage matrix including fibers and ground substance. According to the differences in quantity and type of fibers, cartilage can be classified into the hyaline cartilage, fibrous cartilage and elastic cartilage.

A bone is mainly composed of bone tissue (or osseous tissue), periosteum, endosteum and bone marrow. Bone tissue is hard and rigid connective tissue for support, movement and protection. It consists of bone matrix and four types of cells. Bone matrix is a solid calcified extracellular material. Bone cells include osteoprogenitor cells, osteoblasts, osteocytes and osteoclasts.

Taking a typical long bone as an example, the bone is composed of epiphysis and diaphysis. Epiphysis is composed of spongy bone covered by a thin layer of compact bone. But on the articular surface, it is covered by articular cartilage. Diaphysis is mainly composed of compact bone, with little amount of spongy bone on its inner surface around the bone marrow cavity. The lamellae in the compact bone are arranged regularly in three patterns: circumferential lamellae, osteons and interstitial lamellae. Circumferential lamellae are located on the external and internal surface. Between the outer and inner circumferential lamellae there are osteons (or Haversian systems) and interstitial lamellae.

Periosteum and endosteum are connective tissue covering the external and internal surface of the bone except the articular surface.

Bones originate from the embryonic mesoderm. There are two different mechanisms of bone development: intramembranous and endochondral ossification. The reconstruction of the bone occurs throughout life.

进一步阅读文献

曹谊林. 2005. 组织工程学的建立于发展. 组织工程与重建外科, 1:5－8

裘法祖,孟承伟. 1998. 外科学. 北京:人民卫生出版社. 865－869

Thomas S. Leeson 1981. Histology. Philadelphia: W. B Saunders company, 137－145

Wang D, Park JS, Chu JS, et al. 2004. Proteomic profiling of bone marrow mesenchymal stem cells upon transforming growth factor beta 1 stimulation. J Biol chem, 279(42):725－734

思 考 题

1. 简述软骨组织的构成。
2. 简述软骨的类型及分布。
3. 试述骨组织的组成,各类细胞的形态结构和功能。
4. 试述长骨的结构。
5. 简述软骨性骨发生的过程。

(潘安娜 周 艳 于 纪)

第5章 血液和血细胞发生

【相关知识导读】

1. 血液里有哪些成分呢?
2. 你知道外周血中血细胞的种类、结构和功能吗?
3. 你知道各类血细胞的正常值及其各自的临床意义吗?
4. 红骨髓的结构怎样?
5. 造血干细胞与造血祖细胞有什么区别?
6. 红细胞和白细胞是怎样发生和演变而来的?

一、血 液

血液(blood)是在心血管内循环流动的液态组织,约占体重的7%,成人约5L。血液由血浆(plasma)和血细胞(blood cell)组成。在采取的血液中加入适量抗凝剂(如肝素或枸橼酸钠),经自然沉降或离心沉淀后,血液可分出三层:上层为淡黄色的血浆,下层为红细胞,中间薄层灰白色为白细胞和血小板(图5-1),血浆是无形成分,相当于结缔组织的细胞间质,约占血液容积的55%,其中90%是水,其余为血浆蛋白(白蛋白、球蛋白、纤维蛋白原)、脂蛋白、无机盐、酶、激素、维生素和各种代谢产物;其余为血液的有形成分,包括红细胞、白细胞和血小板。不加任何抗凝剂,溶解状态的纤维蛋白原转变为不溶解状态的纤维蛋白,网罗血细胞形成血凝块,其上层析出淡黄色透明的液体,称血清(serum)。血液保持一定的比重(1.050~1.060)、pH(7.3~7.4)、渗透压(313mmol/L)、黏滞性和化学成分,以维持各种组织和细胞生理活动所需的适宜条件。

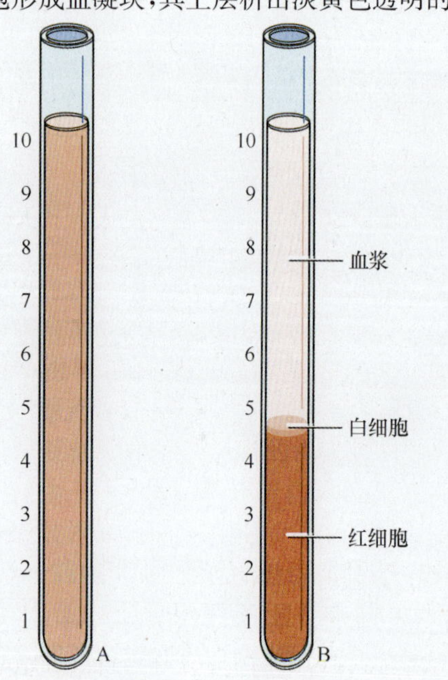

图5-1 血液成分

血细胞约占血液容积的45%,包括红细胞、白细胞和血小板。在正常生理情况下,血细胞和血小板有一定的形态结构,并有相对稳定的数量。血细胞形态结构的光镜观察,通常采用Wright或Giemsa染色的血涂片标本。对外周血细胞形态、数量、比例和血红蛋白含量变化的测定称为血象(图5-2)。患病时,血象常有显著变化,故检查血象对了解机体状况和诊断疾病十分重要。

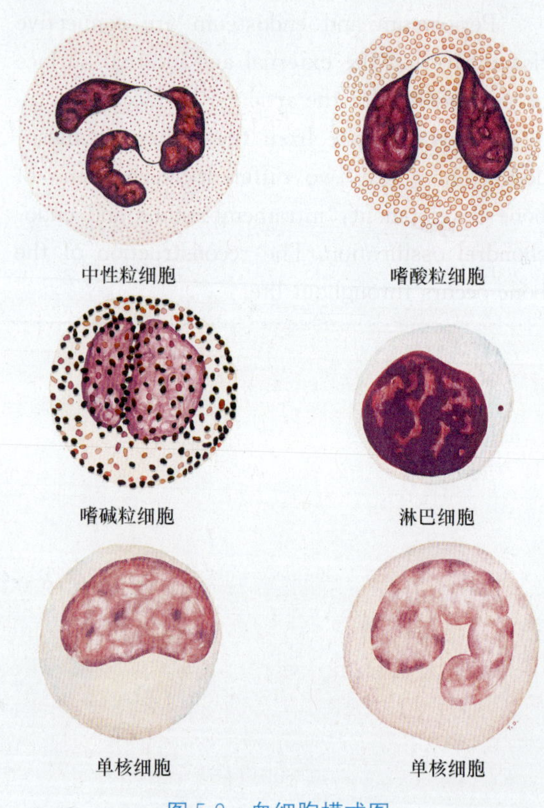

图5-2 血细胞模式图

案例5-1

患者,男性,35岁,公司职员。既往有胃病史。参加公司晚宴,大量饮酒,夜间突然苏醒,腹痛,心慌,出汗,腹胀,呕吐出大量咖啡色内容物入院。查体:神志不清,面色苍白,皮肤发凉,色泽浅淡,脉搏110/分钟,血压60/40mmHg。实验室检查:大便隐血实验(+++);1天以后血红蛋白(Hb)70g/L,RBC3.0×10^{12}/L, WBC 6.5×10^{9}/L,中性分叶0.70;心肺无异常,肝脾不大。在经过医院及时救治,患者得以缓解,1个月后恢复。诊断为:急性上消化道出血。

问题:

1.患者出现这些现象与什么有关?

2.你知道外周血实验室检查的正常参考值吗?

(一)红细胞

红细胞(erythrocyte, red blood cell)呈双凹圆盘状,直径7.5~8.5μm,中央较薄(1.0μm),周缘较厚(2.0μm),故光镜下观察血涂片标本发现中央染色较浅、周边较深。在扫描电镜下,可清楚地显示红细胞这种形态特点(图5-3)。红细胞的这种形态使它具有较大的表面积(约140μm^2),从而能最大限度地适应其功能——携带O_2和CO_2。

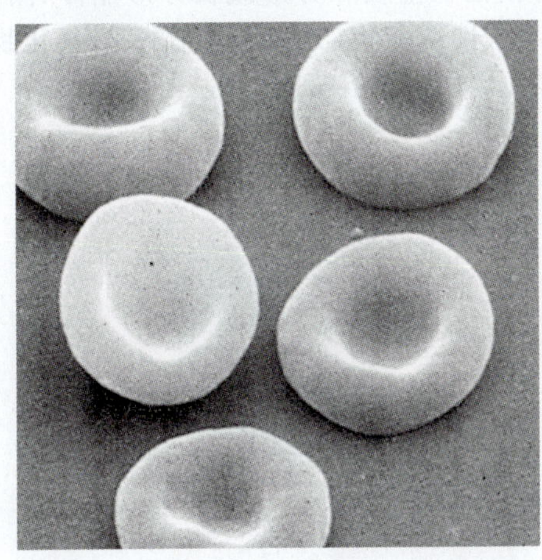

图5-3 红细胞扫描电镜像

成熟的红细胞内无细胞核,也无细胞器,细胞内充满了血红蛋白(hemoglobin, Hb)。血红蛋白是一种含卟啉铁的蛋白质,约占红细胞重量的33%。正常成年人每升血液中血红蛋白含量,男性约120~150g,女性约105~135g。它具有结合与运输O_2和CO_2的功能,所以足够的血红蛋白含量能保证全身组织和细胞所需O_2供给,并带走组织和细胞所产生的大部分CO_2,以保证机体正常的代谢平衡。

红细胞的寿命一般为120天,红细胞有一定的弹性和可塑性,通过毛细血管时可改变形状,这是因为红细胞膜固定在一个能变形的圆盘状网架结构上,称红细胞膜骨架(erythrocyte membrane skeleton)。衰老的红细胞则变脆,不能变形,在通过脾脏和肝脏时被巨噬细胞吞噬清除。与此同时,每天都有新生的未完全成熟的红细胞从骨髓进入血液,这些红细胞内还残留部分核糖体,用煌焦油蓝染色呈蓝色的细网状或颗粒,称为网织红细胞(reticulocyte)。未完全成熟的红细胞在血液中大约经过1天后完全成熟,核糖体完全消失。在成人外周血中,网织红细胞占红细胞总数的0.5%~1.5%,新生儿可达3%~6%。在骨髓造血功能发生障碍的病人,网织红细胞计数降低。而如果贫血患者接受治疗后,网织红细胞计数增加,说明治疗有效。

红细胞膜除具有一般细胞膜的共性外,还存有一类镶嵌蛋白质,它决定着人类的血型系统如:ABO血型抗原、Rh抗原等。这在临床输血时有重要意义,如血型不合可造成血细胞破裂,血红蛋白逸出即溶血(hemolysis),溶血后残留的红细胞膜囊称血影(erythrocyte ghost)。

案例5-2

患儿,男性,8岁,偏食,消瘦,面黄2个月就诊。母亲代诉:患儿近2个月来食欲下降,上学体力难撑,记忆力下降、易怒。体格检查:眼睑、口唇黏膜苍白,指甲扁平,无光泽,部分呈勺状。实验室检查:血涂片染色显示红细胞色浅,中央淡染区扩大;RBC<4.0×10^{12}/L,血红蛋白70g/L,血清铁、铁蛋白均降低。大便隐血试验阴性,肝、肾功能正常。经过加强营养,补充硫酸亚铁制剂1个月后各项指标恢复正常,网织红细胞3%,骨髓增生活跃。

问题:

1.你知道患儿得的什么病吗?

2.用组织学知识能解释上述症状和体征吗。

(二)白细胞

白细胞(leukocyte, white blood cell)为有核的球形细胞,体积比红细胞大,能做变形运动,具有防御和免疫功能。成人白细胞的正常值为(4~10)×10^{9}/L。男女无明显差别,可受各种生理因素的影响,如劳动、运动、饮食及妇女月经期,均略有增多。在疾病状态下,白细胞总数及各种白细胞的百分比值皆可发生改变。光镜下,根据白细胞胞质内有无特殊颗粒,可将其分为有粒白细胞和无粒白细胞两类。有粒白细胞又根据特殊颗粒的嗜色性,分为中性粒细胞、嗜酸粒细胞、嗜碱粒细胞。无粒白细胞有单核细胞和淋巴细胞两种(图5-2)。以下是正常时血细胞分类和正常值,细胞的比例是临床医生常用的血液指标之一(表5-1)。

1.中性粒细胞(neutrophilic granulocyte, neutrophil) 是白细胞中数量最多的一种。细胞呈球形,直径10~12μm。光镜下核深染,形态多样,有的呈腊肠状,称杆状核;有的呈分叶状,叶间有细丝相连,称分叶核,一般可分为2~5叶,正常人以2~3叶者居多。在某些疾病情况下,如急性炎症感染,杆状核与2叶核的细胞百分率增多,称为核左移;核4~5叶的细胞增多,称为核右移。一般说核分叶多是细胞衰老的标志。

表 5-1 血细胞分类和正常值

血细胞	正常值	
	男	女
红细胞	$(4.0\sim5.5)\times10^{12}/L$	$(3.5\sim5)\times10^{12}/L$
白细胞		
分类记数	$(4\sim10)\times10^{9}/L$	
中性粒细胞	0.5～0.7	
嗜酸粒细胞	0.05～0.3	
嗜碱粒细胞	0～0.01	
淋巴细胞	0.25～0.3	
单核细胞	0.03～0.08	
血小板	$(100\sim300)\times10^{9}/L$	

中性粒细胞的胞质较丰富，胞质染成粉红色，含有许多细小颗粒，其中浅紫色的为嗜天青颗粒（azurophilic granule），浅红色的为特殊颗粒（specific granule），嗜天青颗粒约占颗粒总数的20%，体积较大，呈圆形或卵圆形，直径0.6～0.7μm（图 5-4），电子密度高（图 5-5），是一种溶酶体，含酸性磷酸酶、过氧化物酶和多种水解酶等，能消化分解吞噬的细菌和异物等。特殊颗粒约占颗粒总数的80%，体积小，直径0.3～0.4μm，数量多，呈哑铃或椭圆形，含有碱性磷酸酶、吞噬素、溶菌酶等，能杀菌，溶解细菌表面蛋白质等。

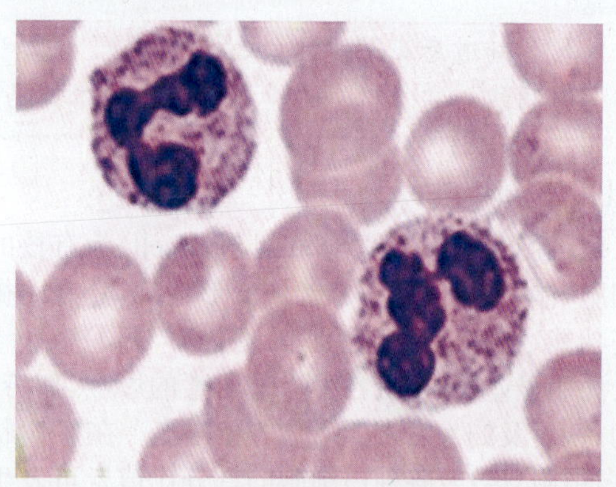

图 5-4 中性粒细胞

中性粒细胞具有很强的趋化作用和吞噬功能，当机体受细菌等病原微生物侵犯时，中性粒细胞受细菌产物与感染组织释放的某些化学物质的趋化作用，穿出血管，聚集在细菌侵犯部位，吞噬细菌，形成吞噬体。吞噬体与特殊颗粒和溶酶体融合，细菌即被颗粒内的各种水解酶、氧化酶、溶菌酶等杀死，并消化分解。因此，机体受某些细菌感染时，白细胞总数增加，中性粒细胞的比例也显著提高。中性粒细胞在吞噬细菌后，自身也死亡成为脓细胞。中性粒细胞从骨髓进入血液，约停留6～8小时，在组织中可存活2～3天。

2. 嗜酸粒细胞（eosinophilic granulocyte，eosinophil） 呈球形，直径10～15μm。光镜下，核为分叶

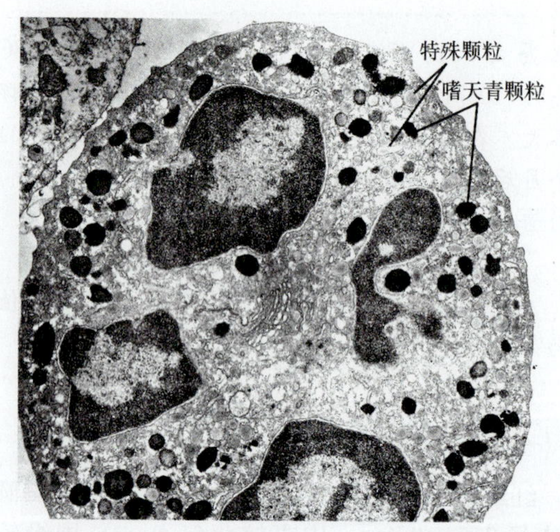

图 5-5 中性粒细胞电镜像

状，以2叶核居多，胞质内充满粗大、均匀、染成橘红色并略带折光性的嗜酸性颗粒（直径0.5～1.0μm）（图 5-6）。电镜下，颗粒多呈圆形或椭圆形，有膜包被，内含颗粒状基质和方形或长方形晶体（图 5-7）。颗粒含有酸性磷酸酶、芳基硫酸脂酶、过氧化物酶和组胺酶等，因此也是溶酶体。

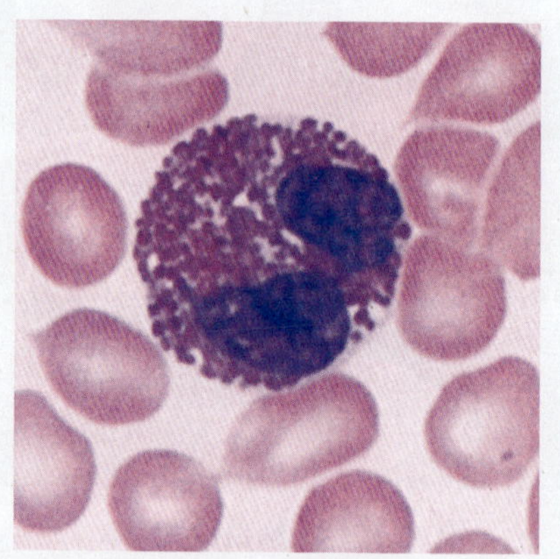

图 5-6 嗜酸粒细胞

嗜酸粒细胞也能做变形运动，并具有趋化性，可吞噬异物或抗原抗体复合物；组胺酶，芳香硫酸酯酶可分解白三烯，从而减弱机体过敏反应；还可借助抗体与某些寄生虫结合，释放颗粒内物质，杀死虫体或虫卵。因此在过敏性疾病和寄生虫感染的时候嗜酸粒细胞数量有所增多。嗜酸粒细胞在血液中一般停留6～8小时，在组织中可存活8～12天。

3. 嗜碱粒细胞（basophilic granulocyte，basophil）数量最少，细胞呈球形，直径10～12μm。光镜下，核呈分叶状、S形或不规则形，着色较浅。胞质内含有大小不等、分布不均、蓝染的嗜碱性颗粒，常覆盖在核上（图 5-8）。电镜下，嗜碱性颗粒内含有细小微粒，呈均匀状分布（图 5-9）。颗粒内含有肝素、组胺和细胞质中白三烯等，这些物质可使平滑肌收缩，小血管通透性增高，导致过敏反应。轻者表现为荨麻疹，重

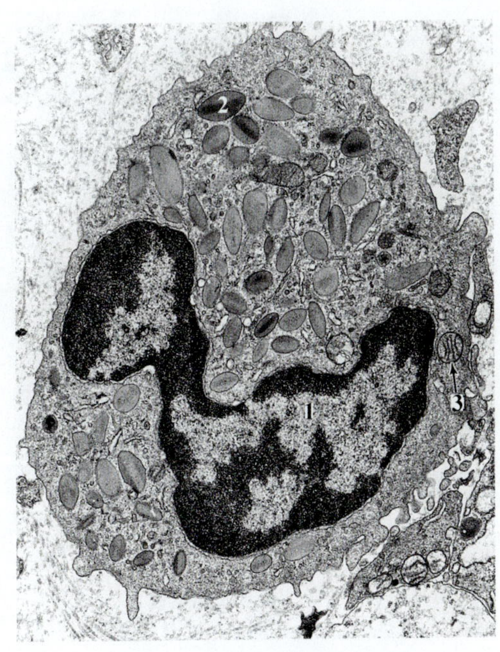

图 5-7　嗜酸粒细胞电镜像

1. 细胞核；2. 嗜酸性颗粒；3. 线粒体

者可出现过敏性休克。嗜碱粒细胞在组织中可存活12～15天。嗜碱粒细胞与肥大细胞在形态和结构上不同，功能上有相似。这两种细胞来源于骨髓中的同种造血祖细胞，部分祖细胞在骨髓中分化为嗜碱粒细胞后进入血液，部分祖细胞在幼稚阶段进入血液，然后进入结缔组织，分化为肥大细胞。

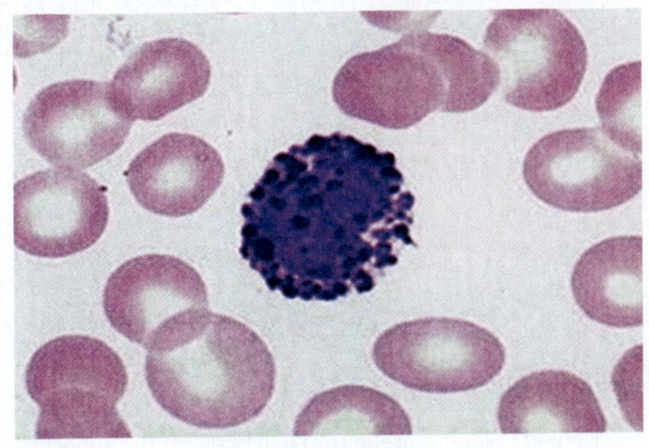

图 5-8　嗜碱粒细胞

案例 5-3

患者，女性，14岁，宁夏某地区的小学生。2001年10月以突发性哮喘为主诉就诊，夜间加重，伴轻度干咳。体检，体温正常，两肺可闻及哮鸣音，肝脏轻度肿大，上腹部触及一包块，质软，尚可活动。实验室检测：外周血白细胞分类：嗜酸粒细胞增加至0.63。痰液检查发现有大量嗜酸粒细胞。X线检查，肺纹理增粗。粪便检查发现有蛔虫卵。B超检查于上腹部探及团块回声，界限清。口腹造影显示反“C”形肠袢，其内可见“发束状”阴影。

初步诊断：蛔虫病。在门诊经过解痉、平喘后症状立即缓解、平息。

问题：

1. 该患儿是什么病？

2. 该病的发生机制是什么？有哪些组织、细胞参与？

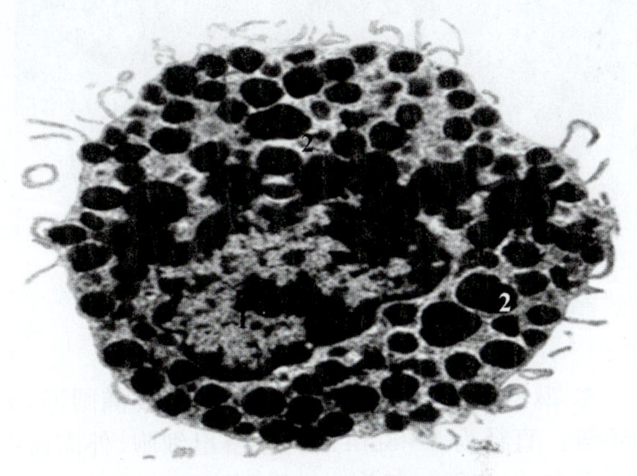

图 5-9　嗜碱粒细胞电镜像

1. 细胞核；2. 嗜碱性颗粒

4. 单核细胞（monocyte）　是白细胞中体积最大的细胞，直径14～20μm，呈圆形或椭圆形。光镜下，核呈卵圆形、肾形、马蹄形或不规则形等；核常偏位，染色质着色较浅。胞质丰富，呈灰蓝色，含有许多细小的嗜天青颗粒（图5-10），颗粒内含有过氧化物酶、酸性磷酸酶、非特异性酯酶和溶菌酶，这些酶不仅与单核细胞的功能有关，而且可作为与淋巴细胞的鉴别点。电镜下，细胞表面有皱褶和微绒毛，胞质内有许多吞噬泡、线粒体、粗面内质网和颗粒（图5-11）。单核细胞具有活跃的变形运动、明显的趋化性和一定的吞噬功能。单核细胞是巨噬细胞的前身，单核细胞在血液中停留12～48小时，然后进入结缔组织或其他组织，分化为巨噬细胞等具有吞噬功能的细胞。

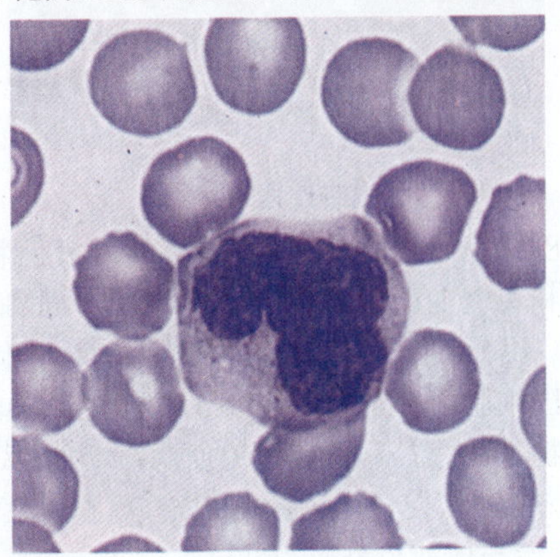

图 5-10　单核细胞

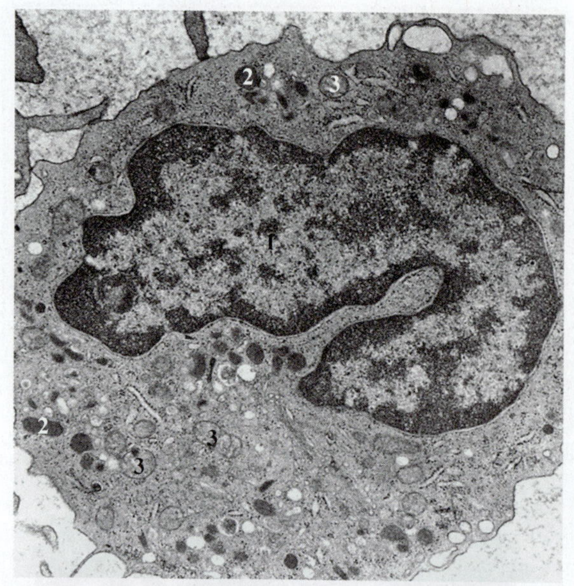

图 5-11 单核细胞电镜像
1. 细胞核；2. 嗜天青颗粒；3. 线粒体

5. 淋巴细胞(lymphocyte) 呈圆形或椭圆形，大小不等。直径为 6～8μm 的为小淋巴细胞，外周血中数量最多，9～12μm 的为中淋巴细胞，13～20μm 的为大淋巴细胞。光镜下，核圆形占细胞的大部，一侧有小凹陷，染色质致密呈粗块状，胞质很少，染成蔚蓝色，含少量嗜天青颗粒。中淋巴细胞和大淋巴细胞的核椭圆形，染色质较疏松，着色浅，胞质较多，可见少量嗜天青颗粒(图 5-12)。电镜下，胞质内主要是大量的游离核糖体，其他细胞器均不发达(图 5-13)。

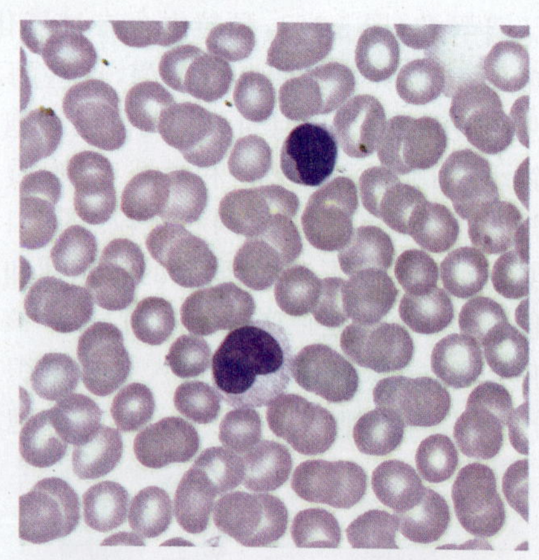

图 5-12 淋巴细胞光镜

淋巴细胞可根据它们的发生部位、表面特征、寿命长短和免疫功能的不同，分为 T 细胞、B 细胞和自然杀伤(NK)细胞等类型。外周血中的 T 细胞数较多约占淋巴细胞总数的 75%，参与细胞免疫，如排斥异体移植物、抗肿瘤等，并具有免疫调节功能；B 细胞则占 10%～15%，受抗原刺激后增殖分化为浆细胞，产生抗体，参与体液免疫。

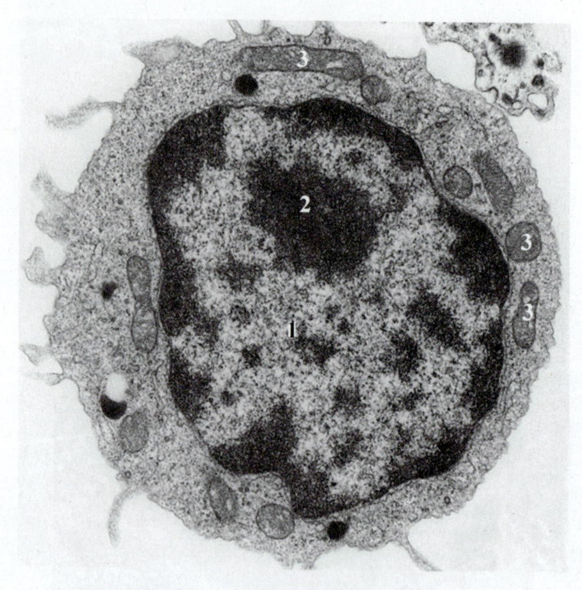

图 5-13 淋巴细胞电镜像
1. 细胞核；2. 核仁；3. 线粒体

案例 5-4

患者，男性，40 岁，农民。发热就诊。主诉：3 天前在地里劳动时，将右脚底划伤。1 天后感觉身体不适，无法再进行劳动，先全身发冷，后高热。体格检查：体温 39℃，右足底伤口处红肿，局部温度高，右腹股沟淋巴结肿大，有轻度压痛。实验室检查：白细胞总数 15×10^9/L，其中中性粒细胞 0.75，血涂片可见较多的杆状核中性粒细胞。肝、肾功能正常。患者经住院治疗，全身使用抗生素类药物 5 天后恢复正常。

问题：

1. 体格检查中的各种体征出现的原因是什么？
2. 实验室检查中，血细胞的形态及数值改变说明什么问题？

(三) 血小板

血小板(blood platelet)或称血栓细胞(thrombocyte)，是骨髓中巨核细胞脱落下来的胞质小块，故无细胞核，表面有完整的细胞膜。血小板体积甚小，直径2～4μm，呈双凸扁盘状。正常数值为(100～300)$\times10^9$/L。血小板受到机械或化学刺激时，则伸出突起，呈不规则形。光镜下观察血涂片发现血小板成簇成群分布，单个血小板常呈多角形，中央部分有着蓝紫色的颗粒，称颗粒区(granulomere)；周边部呈均质浅蓝色，称透明区(hyalomere)(图 5-14)。电镜下，血小板的膜表面有糖衣，细胞内无核，有较多的细胞器，如线粒体、微丝和微管、血小板颗粒和糖原颗粒等(图 5-15)。其中血小板颗粒包括特殊颗粒、致密颗粒等，它们与膜上的凝血因子一道参与血液凝固的多个环节而启动凝血过程。

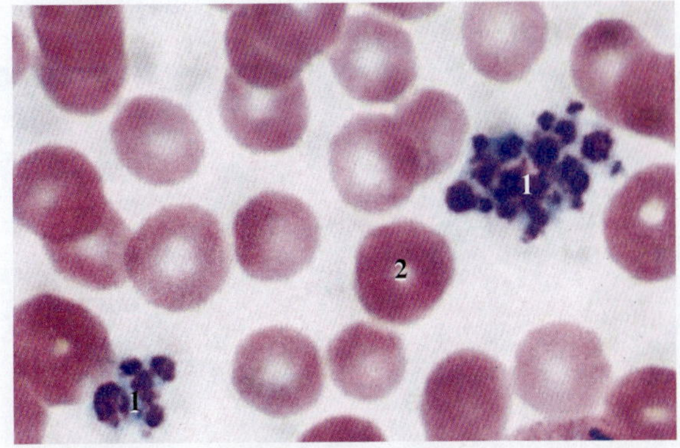

图 5-14 血小板
1. 血小板；2. 红细胞

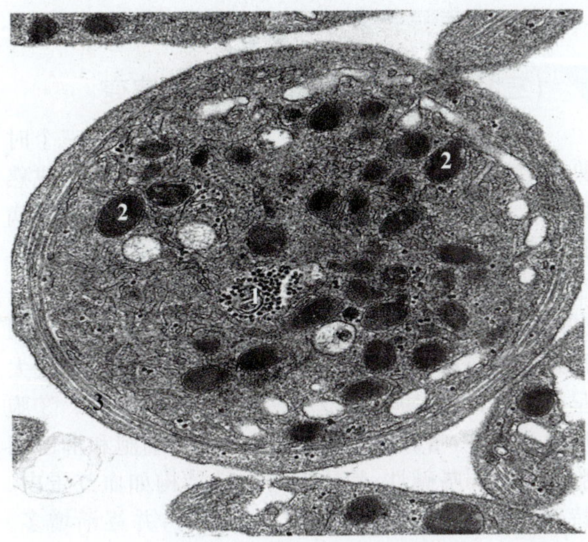

图 5-15 巨核细胞与血小板电镜像
1. 糖原颗粒；2. 血小板颗粒；3. 微管

二、淋 巴

淋巴(lymph)是在淋巴管内流动的液体，由组织液渗入毛细淋巴管而形成。它在回流过程中经过淋巴结后，其中的细菌等异物被清除，并增加了淋巴细胞和抗体等成分，有时还有单核细胞和粒细胞，最终汇入静脉。淋巴的组成成分和细胞数量是因淋巴回流部位而异。如肢体的淋巴清亮透明，小肠的淋巴因含吸收的大量脂滴而呈乳白色，称乳糜(chyle)，肝的淋巴内含有大量血浆蛋白。淋巴是组织液回流的辅助渠道，在维持全身各部组织液动态平衡和滤过防御中起重要作用。

三、骨髓和血细胞发生

人的血细胞最初是在胚胎时期卵黄囊壁的血岛生成，随着卵黄囊血管的出芽成网并与胚体的血管连通，血岛的造血干细胞便迁移到胚体内，先后播散到肝脏、脾脏和骨髓等器官内，造血干细胞增殖分化成各种血细胞，从胚胎后期至出生后，骨髓成为主要的造血器官。

(一) 骨髓的结构

骨髓是人体最大的造血器官，占体重的4%～6%，分为红骨髓(red bone marrow)和黄骨髓(yellow bone marrow)。胎儿及婴幼儿时期的骨髓都是红骨髓，从5岁开始，长骨骨干内的骨髓出现脂肪组织，并随年龄增长而逐渐增多，最后成为黄骨髓，这时，红骨髓则主要分布在扁骨、不规则骨和长骨两端的骨松质中，造血功能活跃。黄骨髓内仍有少量造血干细胞，当机体需要时，这些有分化潜能的造血细胞可转变为红骨髓进行造血。在组织结构上，红骨髓主要由造血组织和血窦组成。

案例 5-5

患者，男性，34岁，农民。口、鼻反复出血2周就诊。主诉：反复感全身不适，发热出汗，头昏眼花，乏力，体力不支1个月余。最近约半个月口、鼻反复出血。体格检查：呼吸、心率、血压正常。体温38.5℃，牙龈见多个出血点，口腔内见出血点；颈部、腋窝、腹股沟区淋巴结肿大，局部有压痛；胸骨体处有压痛。血常规显示：红细胞数正常；白细胞 $11\times10^9/L$。收入住院，做进一步检查确诊。

问题：

1. 根据患者的病情提示，我们应考虑哪方面的疾病？
2. 还应该做哪些检查？为什么？

1. 造血组织 由网状组织构成的支架和各发育阶段的造血细胞所组成。网状组织包括网状细胞和网状纤维，网孔中除各种造血细胞外，还有少量造血干细胞、巨噬细胞、脂肪细胞和间充质细胞等，它们形成骨髓中的基质细胞，与骨髓内的神经成分、微血管、基质等成分一起构成血细胞生长的造血诱导微环境(hemopoietic inductive microenvironment, HIM)，调节造血细胞的增殖和分化。在骨髓内，幼稚红细胞常位于血窦附近并嵌附在巨噬细胞表面，构成幼红细胞岛(erythroblastic islet)(图5-16)，成熟后穿过内皮成为周围血中的网织红细胞；幼稚粒细胞则多远离血窦，至晚幼粒细胞才接近并穿入血窦。巨核细胞常紧靠血窦内皮间隙，将指状胞质突起伸入窦腔，脱落形成血小板。这种分布状况表明造血组织的不同部位具有不同的微环境造血诱导作用。

2. 血窦(sinosoid) 骨髓内扩大的毛细血管，腔大而迂曲，形状不规则。窦壁衬贴有孔内皮，内皮基膜不完整，呈断续状，基膜外有扁平多突的周细胞覆盖(图5-17)。当造血功能活跃，覆盖面减小，利于血细胞穿过。血窦壁内外的单核细胞和巨噬细胞，有吞噬清除血流中异物、细菌及衰老细胞的功能。

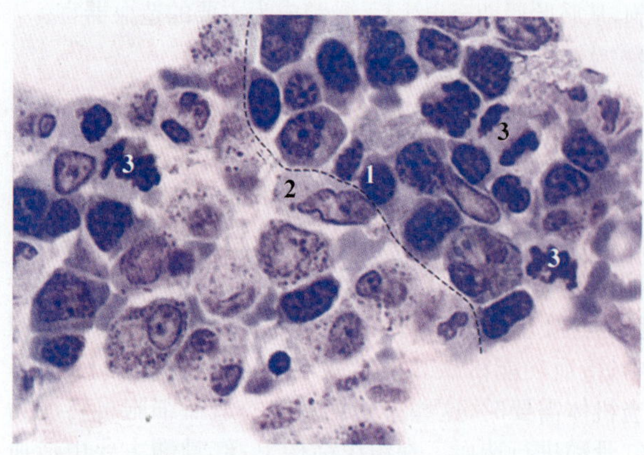

图 5-16 骨髓细胞发生

1. 红细胞发生；2. 粒细胞发生；3. 核分裂象

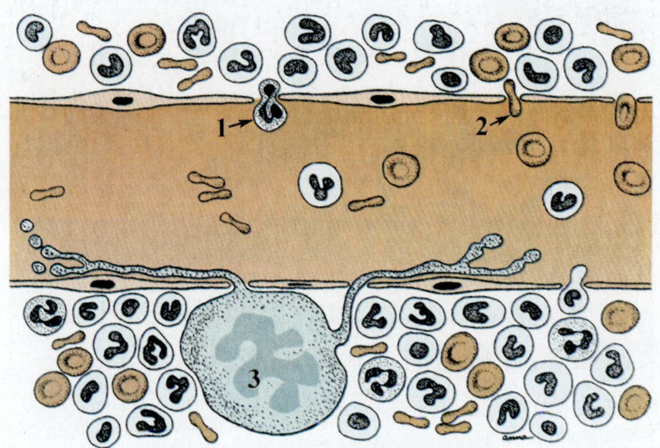

图 5-17 骨髓巨核细胞与血窦模式图

1. 白细胞游走；2. 红细胞游走；3. 巨核细胞

（二）造血干细胞和造血细胞

在骨髓内，造血干细胞（hematopoietic stem cell, HSC）又称多能干细胞（multipotential stem cell），经微环境的调节增殖分化成造血祖细胞（hematopoietic progenitor cell, HPC），失去了多能分化能力，但能向一个或多个细胞系定向分化，故称定向干细胞（committed stem cell）。

1. 造血干细胞 源于受精后 3 周时的人胚卵黄囊血岛，随血岛四周出芽血管的建立并与胚体循环连通，经血流迁入胚肝，开始造血。出生后，造血干细胞则主要存在于红骨髓，其次是脾和淋巴结，外周血中也有极少量。体外实验和体内实验都证实了造血干细胞的存在。其基本特征是：有很强的增殖潜能；有多向分化能力有自我复制能力。造血干细胞的形态结构，至今尚无定论，说法不一。

2. 造血祖细胞 由造血干细胞分化而来，形成的分化方向确定的干细胞，也称定向干细胞（committed stem cell），能分化成不同的，形态可辨认的幼稚细胞系（图 5-18）。目前已确认的造血祖细胞有：①红细胞系造血祖细胞。②粒细胞单核细胞系造血祖细胞。③巨核细胞系造血祖细胞。④淋巴系造血祖细胞。

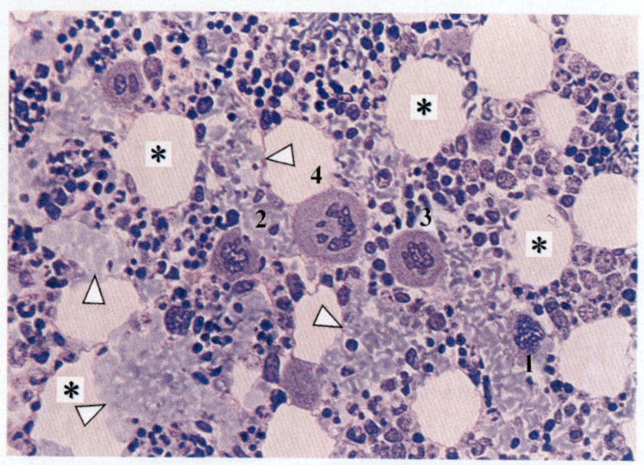

图 5-18 骨髓切片

1～4. 巨核细胞发育的不同阶段；*：脂肪细胞；△：血窦

（三）血细胞发生过程的形态演变

血细胞的发生从幼稚到成熟大致可分为三个时期：原始阶段、幼稚阶段（又分早、中、晚三期）和成熟阶段。每个阶段都有自己的形态结构特点，是血液病诊断的重要依据。一般共同的变化规律大致如下：①胞体由大变小，而巨核细胞的发生则由小变大。②胞核由大变小，红细胞核最后消失，粒细胞核由圆形逐渐变成杆状乃至分叶状，巨核细胞的核由小变大呈分叶状；染色质逐渐变粗密，核仁渐至消失。③胞质由少增多，嗜碱性逐渐变弱，但单核细胞和淋巴细胞仍保持弱嗜碱性；胞质内的特殊结构如血红蛋白、特殊颗粒、嗜天青颗粒等均由无到有，并逐渐增多。④细胞分裂能力逐渐减弱到消失，但淋巴细胞仍有很强的潜在分裂能力。

1. 红细胞发生 历经原红细胞（proerythroblast）、早幼红细胞（early erythroblast）、中幼红细胞（intermediate erythroblast）、晚幼红细胞（late erythroblast），后者脱去胞核成为网织红细胞，最终成为成熟红细胞。红细胞自生成至成熟约为一周左右（图 5-19，表 5-2）。

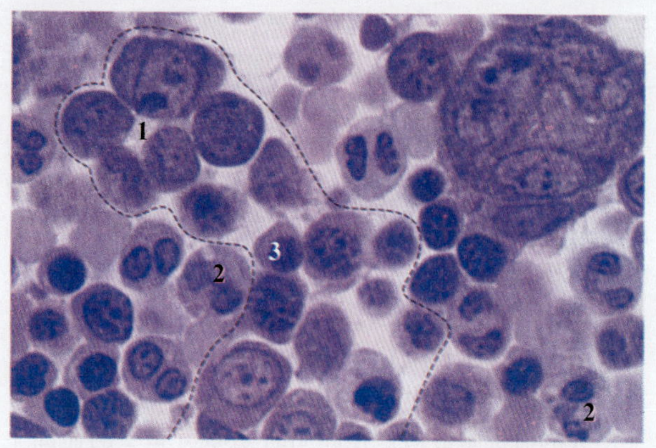

图 5-19 骨髓红细胞系

1. 红细胞系发育各阶段细胞；2. 中幼粒细胞；3. 中幼红细胞

表 5-2 红细胞发育各阶段特点

各阶段红细胞	胞体(μm)	胞核	胞质
原红细胞	圆而大,11～20	核圆,染色质细,多个明显核仁	强嗜碱性呈墨水蓝色,无血红蛋白
早幼红细胞	圆,11～19	核圆,染色质粗核仁少见	嗜碱性呈墨水蓝色,有血红蛋白
中幼红细胞	圆,10～14	核圆,染色质呈块状胞质核仁消失	弱嗜碱性,大量血红蛋白呈红色
晚幼红细胞	圆,9～12	核圆,染色质呈致密块状,无核仁	大量血红蛋白,胞质红色
网织红细胞	圆盘状,7～9	残存核呈细网状	红色
成熟红细胞	双凹圆盘状,7～9	无核	红色

2. 粒细胞发生 历经原粒细胞(myeloblast)、早幼粒细胞(promyelocyte)、中幼粒细胞(myelocyte),晚幼粒细胞(metamyelocyte)进而分化为成熟的杆状核和分叶核粒细胞,由原粒细胞分化为晚幼粒细胞约需4～6天(表 5-3)。

表 5-3 粒细胞发育各阶段特点

各阶段粒细胞	胞体形态、大小(μm)	胞核	胞质
原粒细胞	圆,11～18	核圆,染色质细,网状核仁 2～6 个	强嗜碱性蓝色无颗粒
早幼粒细胞	圆,13～20	核卵圆,染色质粗网状核仁偶见	弱嗜碱性淡蓝色大量颗粒
中幼粒细胞	圆,11～16	核半圆,染色质网块状核仁消失	弱嗜碱性浅蓝色,特殊颗粒增多
晚幼粒细胞	圆,10～15	核肾形,染色质网块状核仁消失	极弱嗜碱性浅红色,特殊颗粒明显
杆状核粒细胞	圆,10～15	核呈带状,染色质粗块状核仁消失	无嗜碱性红色,大量特殊颗粒
分叶核粒细胞	圆,10～15	核分叶,染色质粗块状核仁消失	淡红色嗜天青颗粒,少特殊颗粒多

3. 单核细胞发生 经过原单核细胞(monoblast)和幼单核细胞(promonocyte)变为单核细胞(图 5-20)。在骨髓内,幼单核细胞增殖力很强,当机体需要时(如出现炎症或免疫功能活跃),能加速分裂增殖,以提供大量的单核细胞。

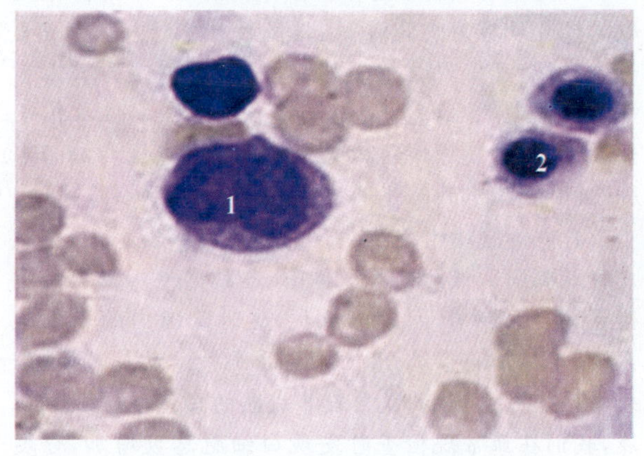

图 5-20 骨髓单核细胞系
1. 幼单核细胞;2. 中幼红细胞

4. 血小板发生 经原巨核细胞(megakaryoblast),幼巨核细胞(promegakaryocyte)发育为成熟巨核细胞,其胞质块脱落形成血小板(图 5-21)。在幼巨核细胞时,胞体变大,核常呈肾形,胞质内出现血小板颗粒,核经数次分裂形成巨核,胞体不分裂而变大。巨核细胞呈不规则形,直径 40～70μm,核呈分叶状。胞质内有许多滑面内质网形成的网状小管,将胞质分隔成若干小区,每个小区即是一个未来的血小板,内含颗粒。有时可见到巨核细胞伸出胞质突,沿血窦壁伸入窦腔内,其末端膨大脱落即形成血小板(图 5-17)。每个巨核细胞可生成约 2000 个血小板。

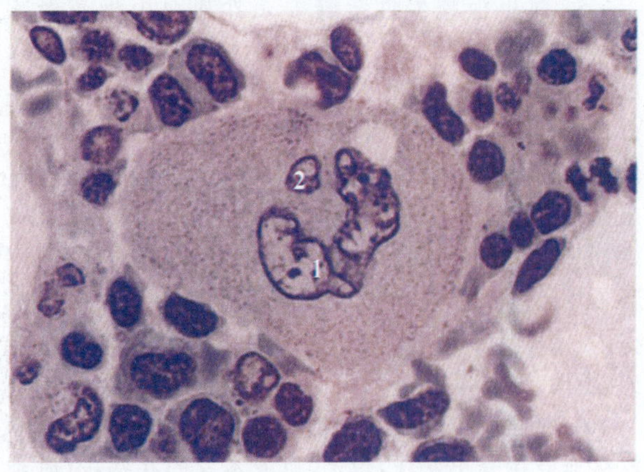

图 5-21 红骨髓巨核细胞系
1. 细胞核;2. 核碎片

5. 淋巴细胞发生 起源于淋巴系造血祖细胞,一部分淋巴性干细胞经血流进入胸腺皮质,分化为 T 细胞,一部分在骨髓内发育为 B 细胞和 NK 细胞。淋巴细胞的发育主要表现为细胞膜蛋白和功能状态的变化,形态结构的演变不很明显,故不易从形态上划分淋巴细胞的发生和分化阶段。

【案例的组织学基础】

1. 消化道大出血 正常人体内的血量占体重的7%～8%,由于某种原因造成身体失血,当失血量在10%时,机体可以及时代偿,不出现任何症状。失血量在 20%时,身体可表现出疲乏、心悸、记忆衰退,动则出汗,怕冷等。失血量达到30%时,患者表现烦躁不安,面色苍白,四肢冰冷,昏迷,血压下降,心率增加等,并立即休克。上消化道出血是指十二指肠以上的消化管道出血,发病急,有明显的诱因,通常是胃和十二指肠的溃疡侵破较大的血管所至,表现为呕血,或大便呈柏油样,呈休克状态。在临床上必须高度重视,全力抢救,防止病情恶化危及生命。

2. 营养性缺铁性贫血 贫血是血液内成分低下,突出表现为红细胞数目减少(RBC低于40×10^{12}/L)或血红蛋白量减低(Hb低于100g/L)。引起的原因很多,可以是原材料的缺乏(如营养不良,缺铁)、长期慢性失血(月经过多、痔疮等)、血液的再生障碍等。贫血的原因一旦找到,需要尽快消除病因,如及时足量补充体内缺乏的物质(蛋白、铁等),治疗慢性病(痔疮手术等)。

3. 过敏性哮喘 过敏反应是指再次接触相同抗原后,机体发生的一种生理功能紊乱和组织损伤为主的病理过程,又称变态反应。当过敏原反复进入机体时,便与体内的肥大细胞和血液中的嗜碱粒细胞膜上的IgE结合,肥大细胞和嗜碱粒细胞被激活,它们就释放含有白三烯、组胺、5-羟色胺的颗粒,这些物质使血管内皮细胞间隙扩张、平滑肌收缩,从而使机体过敏。轻者表现为皮肤过敏、过敏性哮喘、过敏性肠炎等等,重者可出现过敏性休克,危及生命。过敏性哮喘是机体过敏后,气管、支气管平滑肌痉挛性收缩而管腔变小;黏膜腺体分泌增加和血管通透性增加而水肿,致使黏膜水肿而气道狭窄,引起呼吸困难。

4. 急性感染性疾病 致病微生物入侵人体,突破皮肤或黏膜防线后进入人体(如各种感染),体内的防御系统会立即启动,予以抵抗,这时骨髓内的粒细胞系统、单核细胞系统、淋巴细胞系统紧急动员,通过分裂增殖,产生大量的成熟或非成熟的白细胞释放入血液,我们在血常规检查时发现白细胞总数增加,分类记数也发生改变,形态学检查显示有大量的年幼白细胞。

5. 血小板减少性紫癜 是外周血小板显著减少,骨髓巨核细胞发育成熟障碍,临床以皮肤黏膜或内脏出血为主要表现,严重者可有其他部位出血如鼻出血、牙龈渗血、妇女月经量过多或严重吐血、咯血、便血、尿血等症状,并发颅内出血是该类紫癜病的致死病因。诊断标准包括多次化验检查血小板计数减少;骨髓检查巨核细胞数增多或正常,有成熟障碍;脾脏不增大或仅轻度增大。急性发作时血小板明显减少,通常小于20×10^{9}/L。慢性时多次化验血小板减少,多为$(30\sim80)\times10^{9}$/L。

6. 白血病和骨髓穿刺检查 人体的某些疾病可以从血液检查中发现,但是,血液本身的疾病,有时却难在血液常规检查中发现,需要找血细胞发生的源头——骨髓。白血病是造血干细胞的克隆性恶性疾病,在骨髓和其他造血组织中白血病细胞大量增生聚集,出现骨骼疼痛等;正常的造血受到抑制而表现出广泛出血、贫血、反复感染等应状。有时白血病的周围血象可以不发生较大的变化,难以通过血常规检查而做出正确判断,而骨髓穿刺检查,显示白血病的原始细胞明显增多,而较成熟的中间阶段细胞缺如,正常的红细胞和巨核细胞减少等表现。而白血病原始细胞形态改变特点可以早期明确诊断,对及时治疗,提高存活率有重要意义。

7. 骨髓移植 造血干细胞是存在于造血组织中的一群原始多能干细胞。具有自我更新能力并能分化为各种血细胞前体细胞,最终生成各种血细胞成分,包括红细胞、白细胞和血小板。为了让血液肿瘤病人尽快恢复造血功能,挽救病人的生命,就需要输注造血干细胞,这就是我们所知道的骨髓移植。尽管自体的骨髓移植虽然成功率大,排异反应小,但是在采集的时候难免会混杂有白血病细胞,造成以后的复发,所以有时需要进行异体骨髓移植。但不是任何人的骨髓拿来都可以移植的,如果两个人免疫标记相差太大就会造成过强的排异反应,使得移植失败,病人死亡。1957年美国华盛顿大学多纳尔·托马斯发现正常人的骨髓移植到病人体内,可以治疗造血功能障碍。这一技术的发现,使多纳尔·托马斯本人荣获了诺贝尔奖。很快这一技术得到全世界的认可,并已成为根治白血病等病的主要手段。骨髓移植可治疗恶性血液病,部分恶性肿瘤,部分遗传性疾病等数十种致死性疾病,包括急性白血病、慢性白血病、骨髓增生异常综合征、造血干细胞疾病、骨髓增殖性疾病、淋巴增殖性疾病、巨噬细胞疾病、遗传性代谢性疾病、组织细胞疾病、遗传性红细胞疾病、遗传性免疫系统疾病、遗传性血小板疾病、浆细胞疾病、地中海贫血、非血液系统恶性肿瘤、急性放射病等。

Summary

Blood is considered as a specialized connective tissue, consisting of formed elements, or blood cells, and a fluid intercellular substance, the blood plasma, in which the formed elements are suspended. The formed elements include erythrocytes or red blood cells, leukocytes or white blood cells and platelets or thrombocytes. According to the specific granules existed in cytoplasma, leukocytes may be classified into two classes, granulocytes and agranulocytes. Based on the different specific granules in their cytoplasma, granulocytes may be further classified into neutrophils, eosinophils and basophils. Agranulocytes included lymyphocytes and monocytes which do not possess specific granules. Blood smear is usually used to examine the size, shape and maturity of blood cells and also used to determine the relative percentage of each type of leukocytes. Blood smear is routinely stained with a special mixture of acidic and basic dyes, named Wright or Giemsa. Neutrophils constitute 60%～70% of circulating leukocytes. They are 12～15μm in diameter (in blood smears), with a nucleus consisting of two to five (usually three) lobes linked by fine threads of chromatin. Eosinophils are far less numerous than neutrophils, constituting only 2%～4% of leukocytes in normal blood. In blood smears, this cell is about the same size as a neutrophil and contains a characteristic bilobed nucleus. The main identifying characteristic is the presence of many large and elongated refractile specific granules (about 200 per cell) that are stained by eosin. Basophils make up less than 1% of blood leukocytes and are therefore difficult to find in smears of normal blood. They are about 12 ～ 15μm in diameter. The nucleus is divided into irregular lobes, but the overlying specific granules usually obscure the division.

If blood is removed from the circulatory system, it will soon clot. Eventually the blood clot begins to contract and expresses the clear, yellowish fluid supernatant called serum. Serum contains many of molecules found in the plasma except for the clotting factors and fibrinogen. The most common and useful way to separate and analyze the blood and its components is to add an anticoagulant (e. g heparin or citrate) to blood removed from body. When centrifuged, blood may be separated into three layers: upper layer (plasma), intermediate layer or buffy coat (leukocytes and platelets), lower most layer (erythrocytes). The volume of packed erythrocyte per unit volume of blood is defined as the hematocrit. The normal value is 40%～50% in men and 35%～45% in women.

In the earliest stages of embryogenesis, blood cell arises from yolk sac mesoderm. By the fourth month and thereafter, red bone marrow becomes the predominant hematopoietic site. Hematopoiesis is therefore the result of simultaneous, continuous proliferation and differentiation of cells derived from hematopoietic stem cells. Self-renewal and pluripotential differentiation are the predominant feature of hematopoietic stem cells. The proliferating stem cells form progenitors that lose their pluripotentiality as differentiation propress and maintain their number by activity of stem cells. These unipotential or bipotential progenitor cells further generate precursor cells in which the morphologic characteristics can be identified for the first time. The rate of cell division is accelerated in progenitor and precursor cells and large number of differentiated, mature cells is produced. The origin and maturation of blood cells are termed, respectively erythropoiesis, granulopoiesis, monocytopoiesis, megakaryocytopoiesis and lymphocytopoiesis, granulopoiesis, monocytopoiesis, megakaryocytopoiesis and lymphocytopoiesis.

进一步阅读文献

高英茂. 2006. Histology and Embryology. 北京:科学出版社

Gompertz S, Stockley RA. 2000. Inflammation—role of the neutrophil and the eosinophil. Semin Respir Infect, 15: 14

Hal E Broxmeyer. 2008-2010. Cord blood hematopoietic stem cell transplantation. In: Melton D, Girard L, editors. StemBook [Internet]. Cambridge (MA): Harvard Stem Cell Institute

Sampson AP. 2000. The role of eosinophils and neutrophils in inflammation. Clin Exp Allergy, 30(suppl 1): 22

Williams WJ. 1995. Hematology, 5th ed. New York: McGraw-Hill

思 考 题

1. 试述病人做血常规检查的临床意义。
2. 无偿献血对人体是否有害？为什么？
3. 什么情况下机体的白细胞数增高。它对机体都有好处吗？
4. 试述成年人做骨髓穿刺的临床意义。应该选择什么部位穿刺？
5. 试用所学组织学知识解释骨髓移植治疗白血病的原理。

（李红丽 李成仁 何扬涛）

第6章 肌 组 织

【相关知识导读】

1. 附在骨骼的肌肉、心脏壁的肌肉、胃肠道的肌肉都可以收缩,它们是一样的肌组织吗?

2. 短跑运动员与长跑运动员的骨骼肌组织有什么差异?

3. 心肌纤维依靠什么结构使收缩舒张同步化?

4. 你自己能有意识地支配心脏的跳动和胃肠的蠕动吗?

肌组织(muscle tissue)主要由肌细胞组成。肌细胞呈长纤维形,又称为肌纤维(muscle fiber)。肌纤维之间有少量结缔组织以及血管和神经,肌纤维的细胞膜称肌膜(sarcolemma),细胞质称肌质(sarcoplasm),肌质中有许多肌丝,它们是肌纤维舒缩功能的主要物质基础。

根据肌纤维的结构特点和分布,将肌组织分为三类:骨骼肌(skeletal muscle)、心肌(cardiac muscle)和平滑肌(smooth muscle)。光镜下,骨骼肌和心肌纤维的有明暗相间的横纹,属于横纹肌;平滑肌没有横纹。骨骼肌受躯体神经支配,为随意肌;心肌和平滑肌受植物神经支配,为不随意肌。

一、骨 骼 肌

大多数骨骼肌借肌腱附着在骨骼上。分布于躯干和四肢的每块肌肉均由许多平行排列的骨骼肌纤维组成,骨骼肌纤维被周围包裹着的结缔组织结合在一起而成一块肌肉。包在整块肌外面的致密结缔组织为肌外膜(epimysium),含有血管和神经。肌外膜的结缔组织以及血管和神经的分支伸入肌内,分隔和包围大小不等的肌束,形成肌束膜(perimysium)。分布在每条肌纤维周围的少量结缔组织为肌内膜(endomysium),肌内膜含有丰富的毛细血管及神经纤维(图 6-1)。各层结缔组织膜有支持、连接、营养、保护肌组织和调整肌组织收缩的作用。

案例 6-1

患者,女性,45 岁。于 13 年前"感冒"后不久,出现双手无力,不能参加劳动。同时,眼睑和前额皮肤出现点片状红色斑,接着双腿无力,步行困难,四肢关节疼痛。8 年前患者完全丧失劳动能力,四肢变细,关节四周发现点片状紫色斑。体检:四肢肌张力降低,肌肉有压痛,膝关节四周皮肤见小片状紫色丘疹。实验室检查:肌酶谱升高,肌电图显示肌原性损害。肌活检示肌纤维肿胀,横纹消失,有大片坏死灶。应用激素、免疫抑制剂治疗稍有好转,但仍反复发作。

问题:

1. 根据以上资料,本病主要累及哪种组织?

2. 患者为何四肢运动无力?

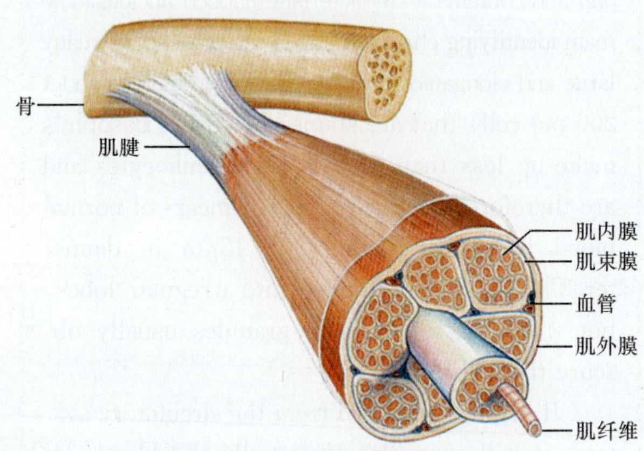

图 6-1 骨骼肌模式图

(一)骨骼肌纤维的光镜结构

骨骼肌纤维为长柱形的多核细胞,长 1~40mm,直径 10~100μm。一条肌纤维内含有几十个甚至几百个细胞核,位于肌质的周边即肌膜下方。肌膜的外面有基膜紧密贴附。肌质内含许多与细胞长轴平行排列的肌原纤维。肌原纤维(myofibril)呈细丝状,直径 1~2μm,沿肌纤维长轴平行排列,每条肌原纤维上都有相间排列的明带(light band)和暗带(dark band)。由于各条肌原纤维的明暗横纹都相应地排列在同一平面上,因此肌纤维呈现出规则的明暗交替的周期性横纹(cross striation)(图 6-2)。在偏光显微镜下,明带呈单折光,为各向同性(isotropic),故明带又称 I 带;暗带(dark band)呈双折光,为各向异性(anisotropic),故暗带又称 A 带。暗带中央有一条浅色窄带称 H 带,H 带中央还有一条深色的 M 线。明带中央则有一条深色的细线称 Z 线。两条相邻 Z 线之间的一段肌原纤维称为肌节(sarcomere)。一个肌节都由 1/2 I 带+A 带+1/2 I 带所组成。肌原纤维由许多肌节连续排列构成,肌节是肌原纤维结构和功能的基本单位。

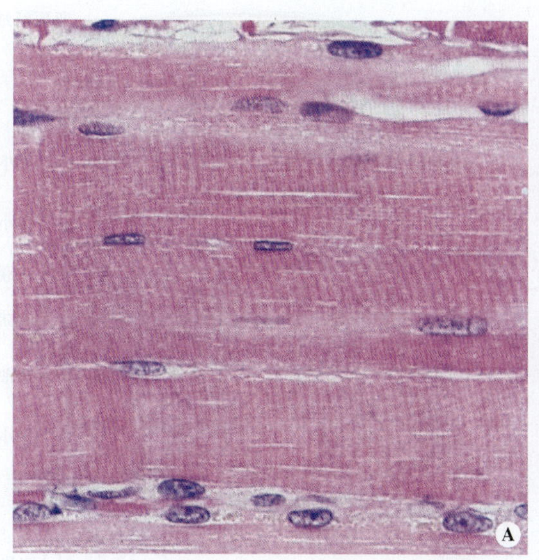

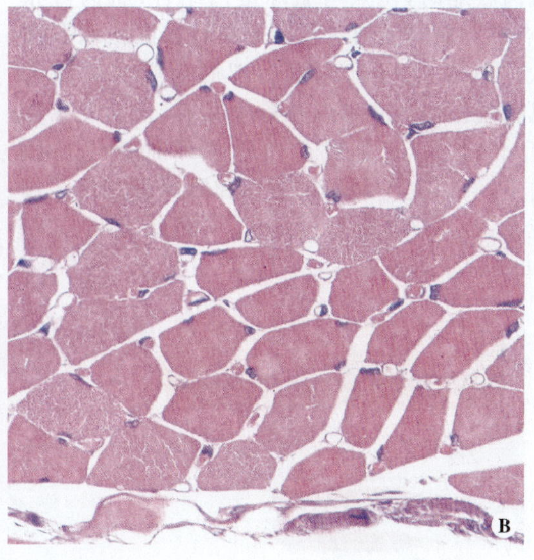

图 6-2 骨骼肌纤维

A. 纵切面；B. 横切面

骨骼肌纤维与基膜之间有一种扁平有突起的细胞，称肌卫星细胞(muscle satellite cell)，排列在肌纤维的表面，当肌纤维受损伤后，此种细胞可分化形成肌纤维。

(二) 骨骼肌纤维的超微结构

1. 肌原纤维 肌原纤维由平行排列的粗、细两种肌丝组成。粗肌丝(thick filament)长约1.5μm，直径约15nm，位于肌节的A带。粗肌丝中央借M线固定，两端游离。细肌丝(thin filathent)长约1μm，直径约5nm，一端固定在Z线上，另一端插入粗肌丝之间，止于H带外侧。因此，I带内只有细肌丝，A带中央的H带内只有粗肌丝，而H带两侧的A带内既有粗肌丝又有细肌丝，此处横切面上可见每条粗肌丝周围有6条细肌丝；每条细肌丝周围有3条粗肌丝(图6-3)。

粗肌丝的分子结构：粗肌丝由肌球蛋白组成。肌球蛋白(myosin)形如豆芽，分为头和杆两部分。在头和杆的连接点及杆上有两处类似关节，可以屈动。M线两侧的肌球蛋白对称排列，杆部均朝向粗肌丝的中段，头部则朝向粗肌丝的两端并露出表面，称为电镜下可见的横桥(cross bridge)。M线两侧的粗肌丝只有肌球蛋白杆部而没有头部，所以表面光滑。肌球蛋白头部是一种ATP酶，能与ATP结合。只有当肌球蛋白分子头部与肌动蛋白接触时，ATP酶才被激活，于是分解ATP放出能量，使横桥发生屈伸运动。

细肌丝的分子结构：细肌丝由三种蛋白质分子组成，即肌动蛋白(actin)、原肌球蛋白(tropomyosin)和肌钙蛋白(troponin)。后两种属于调节蛋白，在肌收缩中起调节作用。肌动蛋白分子单体为球形，有极性，许多单体相互接连成串珠状纤维，两条肌动

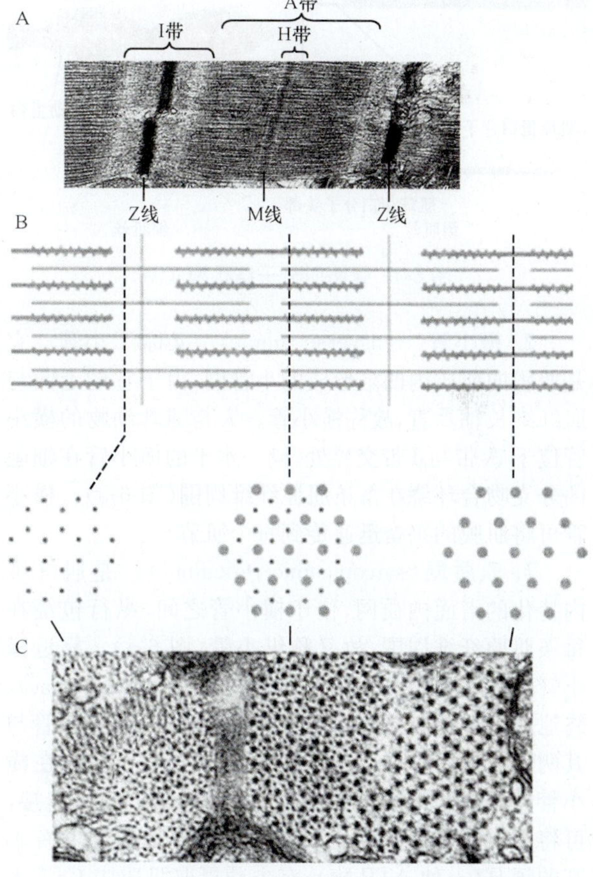

图 6-3 骨骼肌肌节模式图及透射电镜图

A. 肌原纤维纵切透射电镜图；B. 肌节模式图(I带仅有细肌丝，H带仅有粗肌丝，A带除H带的部分粗、细肌丝均有)；C. 肌原纤维横切透射电镜图

蛋白纤维缠绕形成的双股螺旋链。每个肌动蛋白单体上都有一个可以与肌球蛋白头部相结合的位

点。肌肉收缩时,位点与肌球蛋白结合;肌肉舒张时,位点被原肌球蛋白遮盖。原肌球蛋白由双股螺旋多肽链组成,嵌于肌动蛋白双股螺旋链的浅沟内。肌钙蛋白由3个球形亚单位组成,分别简称为TnT、TnI和TnC。肌钙蛋白借TnT而附于原肌球蛋白上,TnI是抑制肌动蛋白和肌球蛋白相互作用的亚单位,TnC则是能与Ca^{2+}相结合的亚单位(图6-4)。

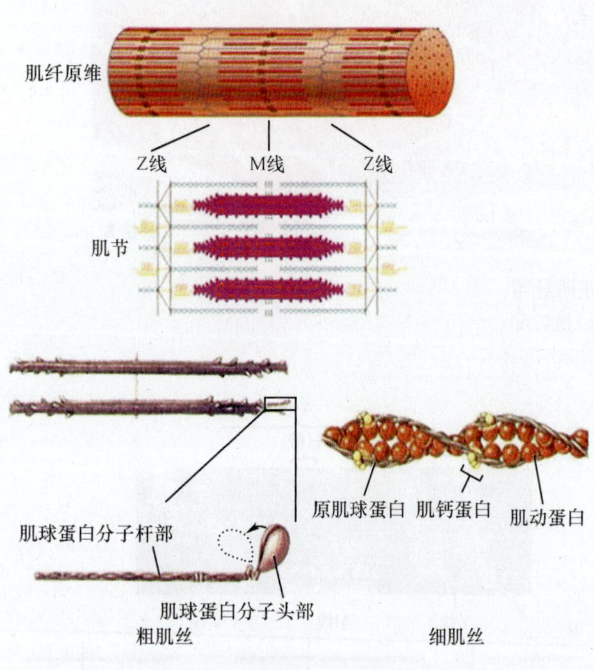

图6-4　骨骼肌分子结构模式图

2. 横小管(transverse tubule)　又称T小管。它是肌膜向肌质内凹陷形成的小管网,由于它的走向与肌纤维长轴垂直,故称横小管。人与哺乳动物的横小管位于A带与I带交界处,同一水平的横小管在细胞内分支吻合环绕在每条肌原纤维周围(图6-5)。横小管可将肌膜的兴奋迅速传到每个肌节。

3. 肌质网(sarcoplasmic reticulum)　是肌纤维内特化的滑面内质网,位于横小管之间,纵行包绕在每条肌原纤维周围,故又称纵小管(图6-5)。靠近横小管的肌质网扩大成扁囊,称终池(terminal cisternae),终池之间则是相互吻合的纵行小管网。每条横小管与其两侧的终池共同组成三联体(triad)(图6-5)。在横小管的肌膜和终池的肌质网膜之间形成三联体连接,可将兴奋从肌膜传到肌质网膜。肌质网的膜上有丰富的钙泵(一种ATP酶),有主动摄取肌质中Ca^{2+}入肌质网储存的作用。

此外,肌原纤维之间有丰富线粒体、糖原及少量脂滴,肌质中还有能与氧结合的肌红蛋白。

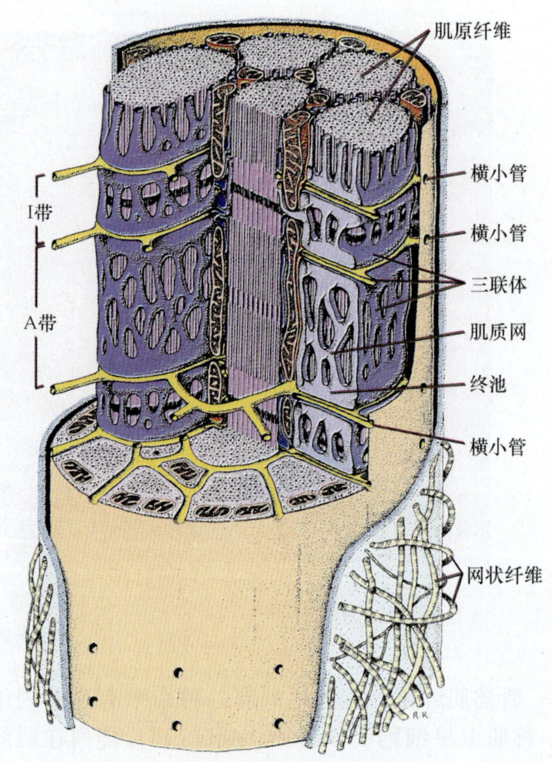

图6-5　骨骼肌超微结构模式图

(三)骨骼肌纤维的收缩原理

骨骼肌收缩的机制是肌丝滑动原理(sliding filament mechanism)。其过程大致如下:①运动神经末梢将神经冲动传递给肌膜;②肌膜的兴奋经横小管迅速传向终池,终池将Ca^{2+}释放到肌质内;③肌钙蛋白TnC与Ca^{2+}结合后,发生构型改变,进而使原肌球蛋白位置也随之变化;④原来被掩盖的肌动蛋白位点暴露,迅速与肌球蛋白头接触;⑤肌球蛋白头ATP酶被激活,分解了ATP并释放能量,肌球蛋白的头及杆发生屈曲转动,将肌动蛋白拉向M线。结果,细肌丝向A带内滑入,I带变窄,A带长度不变,H带因细肌丝的插入可变窄或消失。由于细肌丝在粗肌丝之间向M线滑动,肌节缩短,肌纤维收缩、变粗。收缩结束时,肌质内Ca^{2+}被泵入肌质网内,肌质内Ca^{2+}浓度降低,肌钙蛋白恢复原来构型,原肌球蛋白恢复原位又掩盖肌动蛋白位点,肌球蛋白头与肌动蛋白脱离接触,肌肉处于松弛状态(图6-6)。

二、心　肌

心肌分布于心脏和邻近心脏的大血管近段。心肌收缩具有自动节律性,缓慢而持久,不易疲劳。

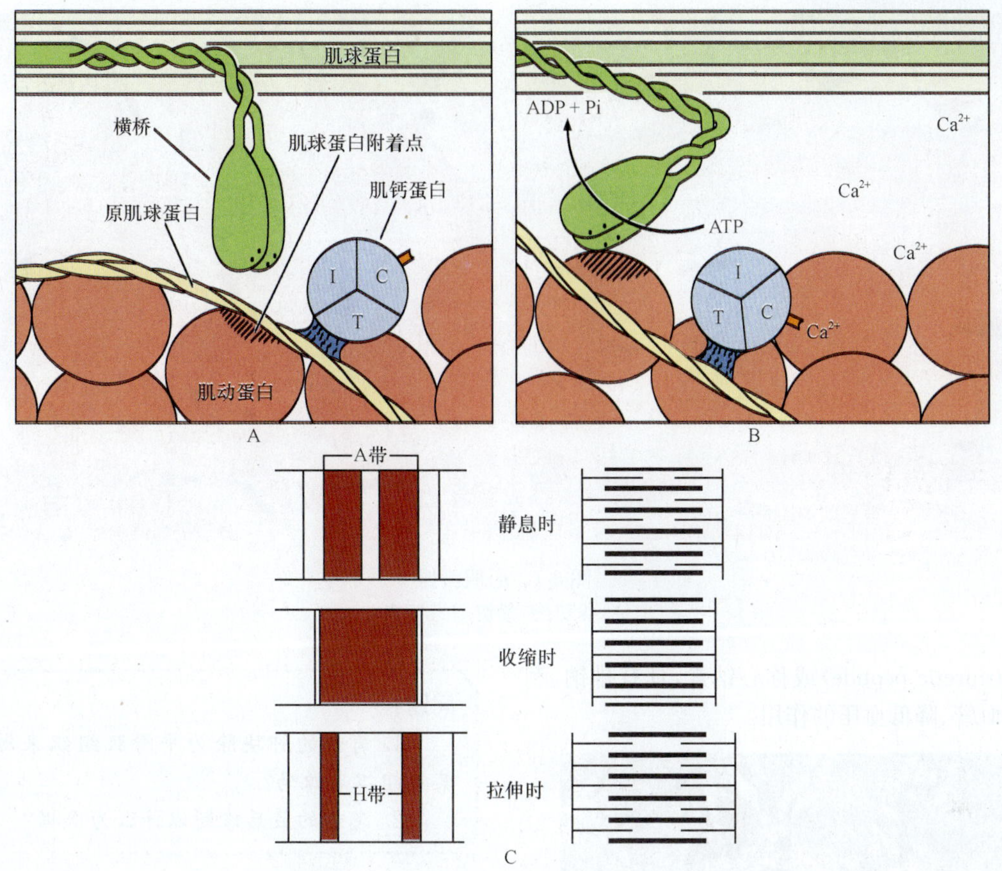

图 6-6 骨骼肌纤维收缩的分子结构模式图

A. 肌纤维未收缩时，肌球蛋白分子头部未与肌动蛋白接触；B. 收缩时，肌球蛋白头部与肌动蛋白位点接触，ATP 分解，释放能量；肌球蛋白头部向 M 线方向转动，使肌动蛋白丝部向 M 线方向滑动；C. 肌节结构在肌肉不同功能状态时的变化：收缩时，细肌丝向 A 带内滑入，I 带变窄，A 带长度不变；肌纤维舒张或拉伸时，细肌丝滑离 M 线，A 带和 I 带变宽

案例 6-2

患者，男，35 岁。2 周前出现发热、全身不适，疲乏无力，诊断为“感冒”。1 周前出现心慌、胸痛、呼吸困难、头昏，下肢水肿。体检：体温 38.5℃，脉搏 120 次/分钟，颈静脉怒张，肺部湿啰音，肝脏肿大。闻及心率失常和第三心音。X 线检查：心影扩大。心电图异常。实验室检查：心肌酶谱升高。入院后经过休息、补充营养及针对性治疗，3 周后逐渐恢复。

问题：

1. 患者的什么组织患病？
2. 病变可能累及该组织的哪些结构？

（一）心肌纤维的光镜结构

心肌纤维呈短柱状，多数有分支，相互连接成网状。心肌纤维的连接处称闰盘（intercalated disc），在 HE 染色体的标本中呈着色较深的横形或阶梯状粗线（图 6-7）。心肌纤维的核呈卵圆形，位居中央，有的细胞含有双核。心肌纤维的肌质较丰富，多聚在核的两端处，其中含有丰富的线粒体和糖原及少量脂滴和脂褐素。脂褐素为溶酶体的残余体，随年龄的增长而增多。心肌纤维显示有横纹，但其肌原纤维和横纹都不如骨骼肌纤维的明显。

（二）心肌纤维的超微结构

心肌纤维与骨骼肌纤维相似，由粗、细两种肌丝构成肌节，并且具有肌质网和横小管等结构（图 6-8）。心肌纤维的超微结构有下列特点（图 6-9）：①肌原纤维不如骨骼肌那样规则、明显，肌丝被少量肌质网和丰富的纵行排列线粒体分隔成粗、细不等的肌丝束，横纹不如骨骼肌明显；②横小管较粗，位于 Z 线水平；③肌质网比较稀疏，纵小管不甚发达，终池较小也较少，横小管两侧的终池往往不同时存在，多见横小管与一侧的终池紧贴形成二联体（diad），三联体极少见，因此心肌纤维储 Ca^{2+} 能力低，收缩前尚需从细胞外摄取 Ca^{2+}；④闰盘位于 Z 线水平，由相邻两个肌纤维的分支处伸出许多短突相互嵌合而成，常呈阶梯状。在连接的横位部分，有中间连接和桥粒，起牢固的连接作用；在连接的纵位部分，有缝隙连接，便于细胞间化学信息的交流和电冲动的传导，保证心肌纤维整体活动的同步化（图 6-9，图 6-10）；⑤心房肌纤维除有收缩功能外，还有内分泌功能，可分泌心房钠尿肽

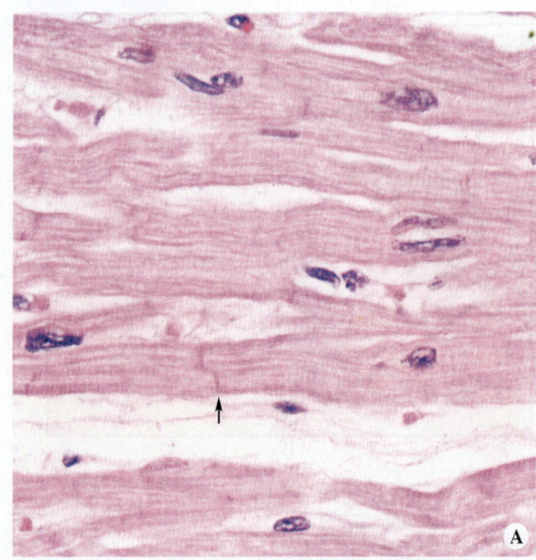

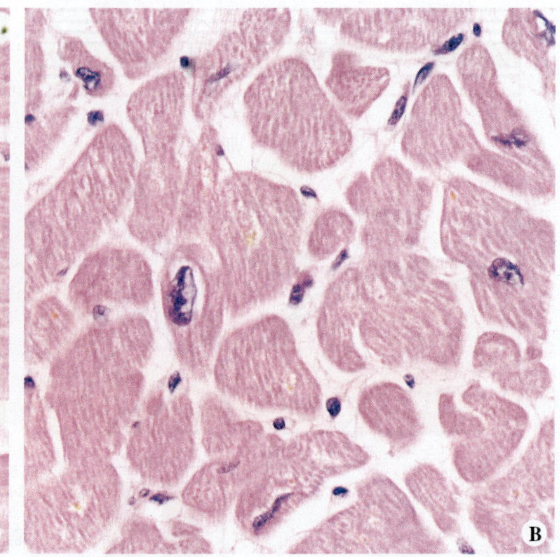

图 6-7 心肌纤维

A. 纵切;B. 横切;↑示闰盘

(atrial natriuretic peptide)或称心钠素，具有排钠、利尿和扩张血管、降低血压的作用。

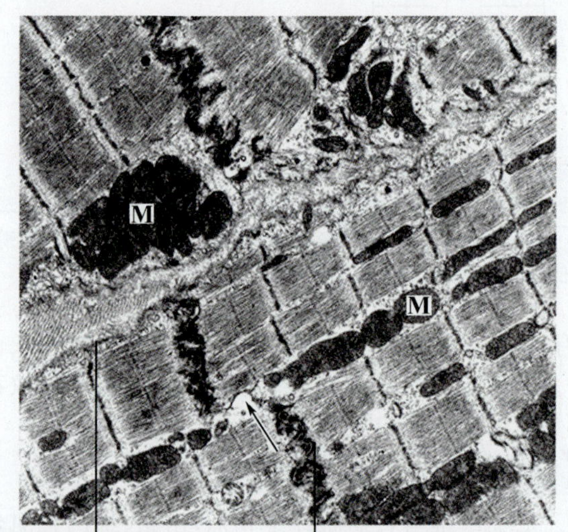

图 6-8 心肌纤维电镜图(纵切面)

M. 线粒体;↑示闰盘纵向的缝隙连接

三、平 滑 肌

案例 6-3

患者，男性，58 岁，腹胀伴呕吐 2 天来就诊，上腹部可触及一包块，质软、活动度小，钡餐检查见一 5.0cm×6.0cm 椭圆形软组织肿块，基底较宽，与胃壁关系密切，位于胃底后壁近贲门处，贲门正常，钡剂通过顺利，胃壁柔软。术中冷冻切片证实为胃平滑肌瘤后行近侧胃大部切除术，术后痊愈出院，术后病理证实为胃平滑肌瘤。

问题：

1. 胃部的肿块除为平滑肌组织来源，还有其他组织来源吗?
2. 患者的最后诊断以什么为依据?

平滑肌广泛分布于血管壁和许多内脏器官，收缩较为缓慢和持久。

(一) 平滑肌纤维的光镜结构

平滑肌纤维呈长梭形，无横纹。细胞核一个，呈长椭圆形或杆状，位于中央(图 6-11)，收缩时核可扭曲呈螺旋形，核两端的肌质较丰富。平滑肌纤维大小不一，一般长 200μm，直径 8μm；小血管壁平滑肌短至 20μm，而妊娠子宫平滑肌可长达 500μm。平滑肌纤维可单独存在，而大部分是成束或成层分布的。

(二) 平滑肌纤维的超微结构

平滑肌纤维(图 6-12)肌膜向下凹陷形成数量众多的小凹，相当于横纹肌的横小管。肌质网发育很差，呈小管状，位于肌膜下与小凹相邻近。核两端的肌质内含有线粒体、高尔基复合体和少量粗面内质网以及较多的游离核糖体，偶见脂滴。平滑肌的细胞骨架系统比较发达，主要由密斑、密体和中间丝组成。密斑和密体都是电子致密的小体，但分布的部位不同。密斑(dense patch)位于肌膜的内面，主要是平滑肌细肌丝的附着点。密体(dense body)位于细胞质内，为梭形小体，排成长链，它是细肌丝和中间丝(intermediate filaments)的共同附着点。相邻的密体之间由中间丝相连，构成平滑肌的菱形网架，在细胞内起着支架作用。细胞周边部的肌质中，主要含有粗、细两种肌丝。细肌丝呈花瓣状环绕在粗肌丝周围。粗肌丝呈圆柱形，表面有纵行排列的横桥，但相邻的

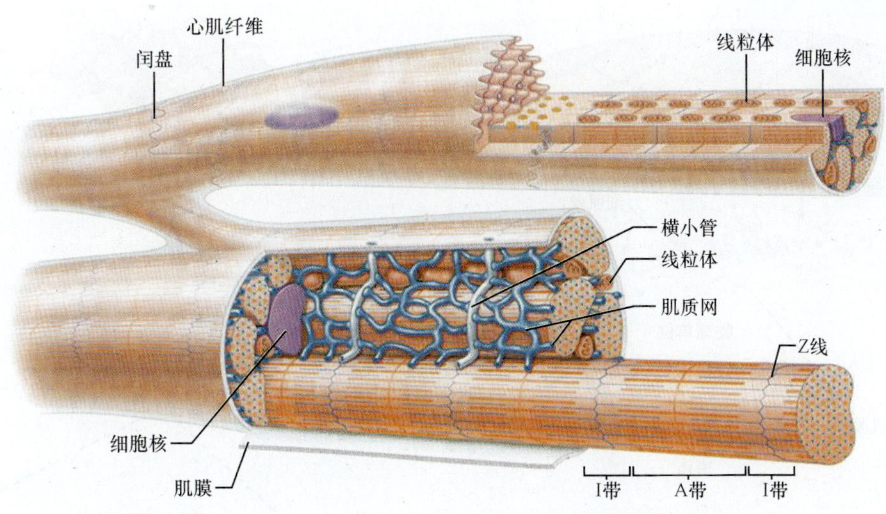

图 6-9 心肌纤维超微结构立体模式图

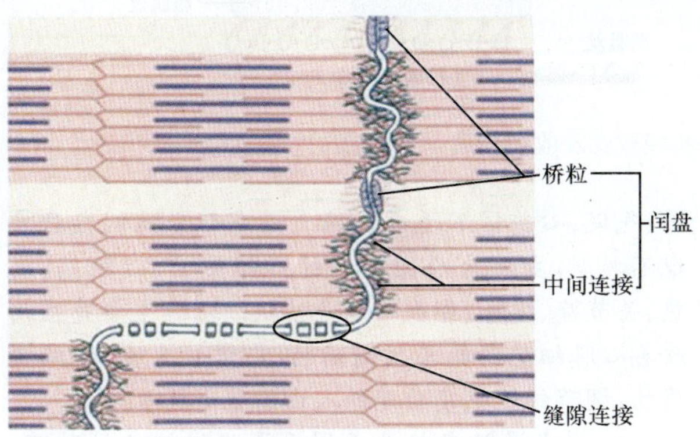

图 6-10 心肌闰盘超微结构模式图

两行横桥的摆动方向相反。若干条粗肌丝和细肌丝聚集形成肌丝单位，称收缩单位(contractile unit)。

平滑肌纤维和横纹肌一样是以"肌丝滑动"原理进行收缩的。由于每个收缩单位是由粗肌丝(肌球蛋白)和细肌丝(肌动蛋白)组成，它们的一端借细肌丝附着于肌膜的内面，这些附着点呈螺旋形。肌丝单位大致与平滑肌长轴平行，但有一定的倾斜度。粗肌丝没M线，表面的横桥有半数沿着相反方向摆动，所以当肌纤维收缩时，不但细肌丝沿着粗肌丝的全长滑动，而且相邻的细肌丝的滑动方向是相对的。因此平滑肌纤维收缩时，粗、细肌丝的重叠范围大，纤维呈螺旋形扭曲而变短和增粗。

相邻的平滑肌纤维之间在有缝隙连接，便于化学信息和神经冲动的沟通，有利于众多平滑肌纤维同时收缩而形成功能整体。

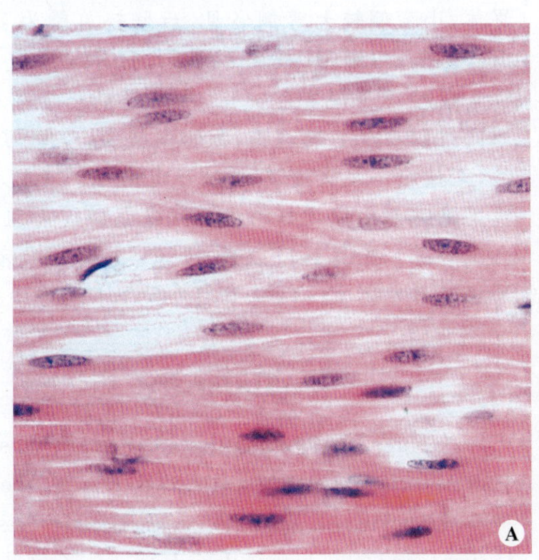

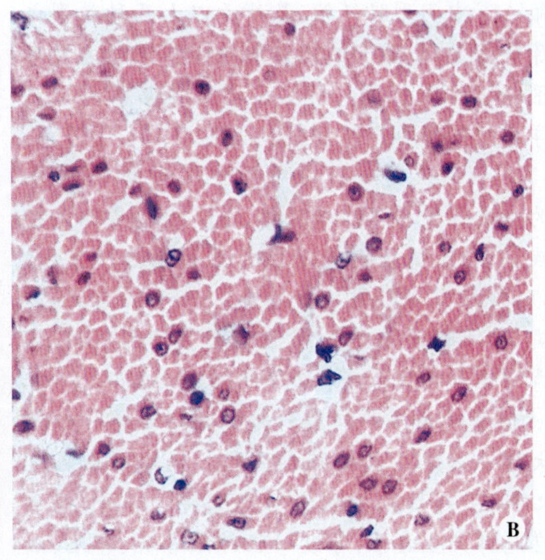

图 6-11 平滑肌纤维纵横切面

A. 纵切；B. 横切

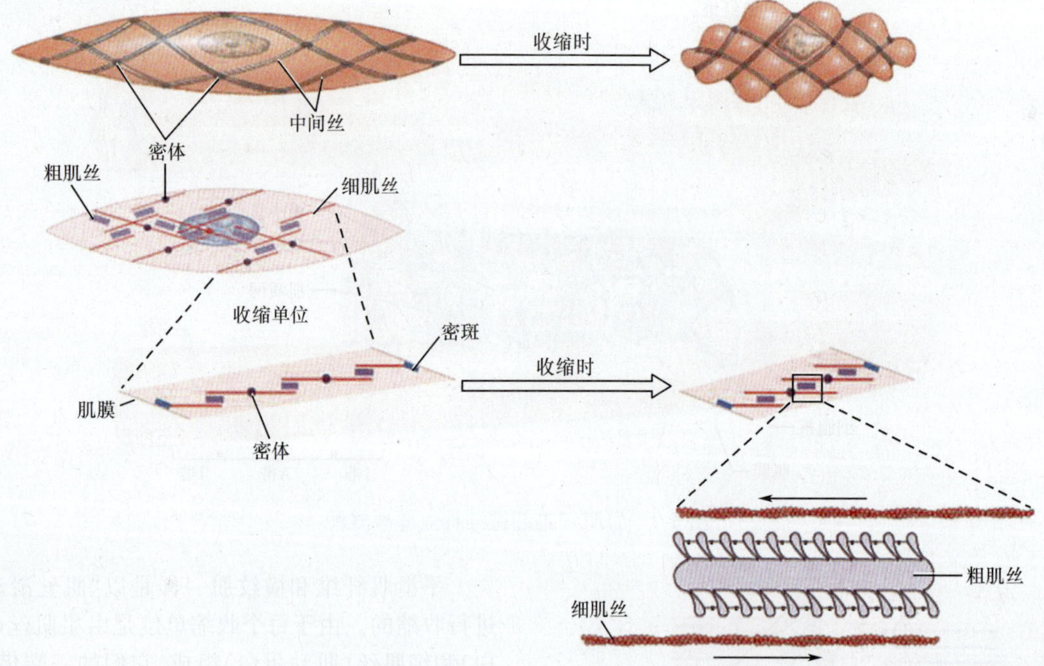

图 6-12 平滑肌超微结构模式图及收缩原理

【案例的组织学基础】

1. 骨骼肌纤维依形态、代谢情况和功能上的不同可分为三种类型：①红肌纤维：肌质中的肌红蛋白较多，肌原纤维细而少，线粒体丰富，细胞外血管也较丰富，肌红蛋白能与氧结合，在肌细胞内起储存氧的作用。红肌纤维的能量来源主要靠线粒体内经有氧氧化产生 ATP，红肌纤维收缩较慢但持续时间长，称为慢肌纤维。②白肌纤维：肌质中肌红蛋白和线粒体含量少，肌原纤维粗而多，其能量来源于糖的无氧酵解产生 ATP，此种肌纤维收缩快但持续时间短，称为快肌纤维。③中间型肌纤维：是处于以上两种类型之间。肌原纤维 ATP 酶和线粒体酶的组织化学方法可清楚地区分三型肌纤维。针对运动员骨骼肌特征可制定科学合理的培养训练方案。

2. 多发性肌炎是一种以对称性肌无力、肌萎缩和肌痛为主要表现的炎症性肌病，系肌组织自体免疫反应性疾病，横纹肌呈现广泛性炎性和变性改变，横纹消失，肌纤维出现断裂。如病变只限于肌肉，称多发性肌炎；如同时累及皮肤，称皮肌炎。病因不明，可能与病毒感染和机体免疫机能紊乱有关。

3. 心肌炎是由不同病因引起心脏病变的一组疾病。绝大部分心肌炎是由病毒引起。病毒经血流直接侵犯心肌，引起心肌损伤和功能障碍。此外，病毒也可能在局部产生毒素，导致心肌纤维溶解、坏死、水肿及炎性细胞浸润，慢性阶段主要为免疫变态反应期，本期内病毒可能已不存在，但仍有持续性心肌损害。半数患者病前 1～3 周内有上呼吸道或消化道感染史，即所谓“上感综合征”。心脏受累常表现为心悸、气促、心前区不适或隐痛。还有部分病例症状表现不典型，主要为原因不明的心律失常、心肌痛、发热、关节痛、少尿、昏厥等全身症状。治疗主要是应用改善心肌细胞营养与代谢药物、广谱抗生素、抗病毒药物，调节细胞免疫功能的人白细胞干扰素等。

4. 胃平滑肌瘤起源于胃平滑肌组织良性肿瘤，占胃良性肿瘤的 17%～46%临床发现率为 15%多见于中年以上，男女发病率之比为 1.3：1。肌瘤多源自胃壁环肌或纵肌，少数起自黏膜肌层。病人有上腹部疼痛、饱胀不适、腹部包块等症状。肌瘤好发于胃底、胃体，小弯侧较大弯侧多见，后壁较前壁为多。呈结节状生长，以圆形、椭圆形多见，向胃腔中突出，亦可位于浆膜下而向胃外突出，小者可局限于胃壁中，与周围组织有清楚的边界，瘤体多坚实，质坚韧，表面光滑，无被膜。较大者其中心可有出血坏死或囊性变。镜下见肿瘤由分化好的梭状细胞交错成束组成，但缺乏肌纤维。除胃肠道以外，子宫、皮肤等器官亦是平滑肌瘤好发器官。一般采用外科手术治疗。

Summary

Three types of muscle tissue consist of skeletal muscle, cardiac muscle and smooth muscle. The fibers of skeletal muscle and cardiac muscle exhibit cross striations and are both referred to as striated muscle. Skeletal muscle fibbers are filled with longitudinally arrayed myofibrils. The myofibrils are made up of the thick filaments and thin filaments. The striations reflect the arrangement of thick and thin filaments. The individual contractile unit is called sarcomere, the segment of the myofibril between two neighboring Z-lines. Surrounding the Z-line is the region of the I-band. Following the I-band is the A-band. Within the A-band is a paler region called the H-band. Inside the H-zone is a thin M-line. The interaction between thick and thin filaments in the A-band is responsible for the muscle contraction. The sarcoplasmic reticulum surrounds the myofibrils and holds a reserve of the calcium ions needed to cause a muscle contraction. Periodically it has dilated end sacs known as terminal cisternae. A T-tubule (or transverse tubule) is a deep invagination of the sarcolemma, which allows depolarization of the membrane to quickly penetrate to the interior of the cell. A T-tubule, together with a pair of terminal cisternae, forms an arrangement called a triad.

Cardiac muscle fibers are branched, with only one or two nuclei, which are centrally located. Cardiac muscle fibers exhibit striations because it also has thin and thick filaments arranged into sarcomeres. T-tubules in cardiac muscle are larger, broader and run along the Z-line level. There are fewer sarcoplasmic reticulums in comparison with skeletal muscle. Additionally, cardiac muscle forms diads instead of the triads. Cardiac muscle also has a much greater number of mitochondria. Intercalated discs are complex adhering structures which connect single cardiac fibers.

Smooth muscle fibers have a fusiform shape, non-striated, with a single nucleus located in the central part of the fiber and do not exhibit striations. Each smooth muscle fiber contains thick and thin filaments that slide against each other to produce muscle contraction. The thick and thin filaments are anchored near the plasma membrane with the help of intermediate filaments.

进一步阅读文献

Exeter D, Connell DA. 2010. Skeletal muscle: functional anatomy and pathophysiology. Semin Musculoskelet Radiol, 14(2): 97—105

Fong IW. 2009. New perspectives of infections in cardiovascular disease. Curr Cardiol Rev, 5(2): 87—104

Turner MS, Goldsmith JD. 2009. Best practices in diagnostic immunohistochemistry: spindle cell neoplasms of the gastrointestinal tract. Arch Pathol Lab Med, 133(9): 1370—1374

思 考 题

1. 试比较在光镜下骨骼肌、心肌、平滑肌组织结构的异同点。
2. 骨骼肌和心肌纤维出现横纹的结构基础是什么？
3. 骨骼肌肌原纤维中肌节的组成及肌丝的分子结构是什么？
4. 试述骨骼肌纤维的收缩机制及与之相关的超微结构。
5. 心肌纤维的连接方式是什么？有何功能？

（卢小东）

第7章 神经组织

【相关知识导读】

1. 神经组织在人体分布在哪些部位？
2. 神经组织的功能主要有何种细胞完成？
3. 神经细胞间可以通过什么样的结构进行信息传递？
4. 当蚊虫叮咬时，需要机体的哪些成员参与完成拍打蚊虫的动作？
5. 神经能再生吗？
6. 我们是如何来感受冷热感觉的？
7. 为什么有患者在闭上眼睛后，不能感受到四肢的位置？

神经组织（nervous tissue）由神经细胞和神经胶质细胞（neuroglia coll）组成。神经细胞又称为神经元（neuron），是神经系统的结构和功能单位，它能接受刺激、整合信息和传导冲动。神经元数目庞大，彼此相连形成复杂的神经网络。有一些神经元还具有内分泌功能。神经胶质细胞通常无传导神经冲动的功能，数目是神经细胞 10～15 倍，对神经元起到支持、保护、营养和分隔等作用。

一、神经元

（一）神经元的形态结构

神经元形态多样，常见的形态为星形、锥体形、梭形、梨形和圆形等。每一神经元都是由胞体和突起两部分组成。胞体大小差异较大，直径在 5～150μm。突起又分为树突和轴突两种（图 7-1）。

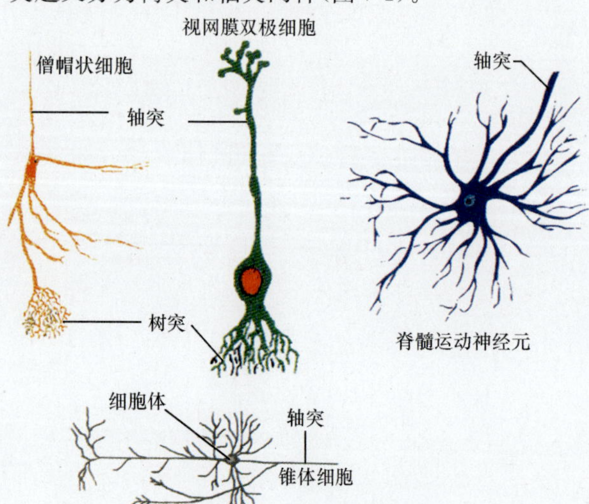

图 7-1 神经元的主要形态

1. 胞体 即神经元的胞核和核周部，它是神经的营养和代谢中心。胞体位于中枢神经系统的灰质和周围神经系统的神经节内。

（1）细胞膜：为单位膜，膜上有受体，可接受刺激和传导冲动。

（2）细胞核：大而圆，多为球形，位于胞体中央，常染色质多，异染色质少，在 HE 染色时，核染色淡，呈空泡样，核仁明显。

（3）细胞质：除有一般的细胞器外，有较多呈斑块状或颗粒状的嗜碱性的结构，称尼氏体（Nissl body）或嗜染质（图 7-2）。电镜下它由许多粗面内质网和游离核糖体组成，表明神经元具有活跃的蛋白质合成功能，可合成神经元的结构蛋白和产生神经递质有关的酶。神经递质是神经元向其他神经元或效应器细胞传递的化学信息载体，多为小分子物质，在神经元的轴突终末合成。此外，在胞体内还有交织分布的嗜银性的神经原纤维（neurofibril）（图 7-3）。在光镜镀银切片中，呈棕黑色细丝，交错排列成网，并伸入树突和轴突内，在 HE 染色切片无法分辨。电镜下，它是由许多神经丝（neurofilament）和微管组成的束，除构成细胞骨架外，微管还参与物质的运输。细胞质中还含有色素，常见的是棕黄色的脂褐素（lipofuscin），随年龄增加而增多。

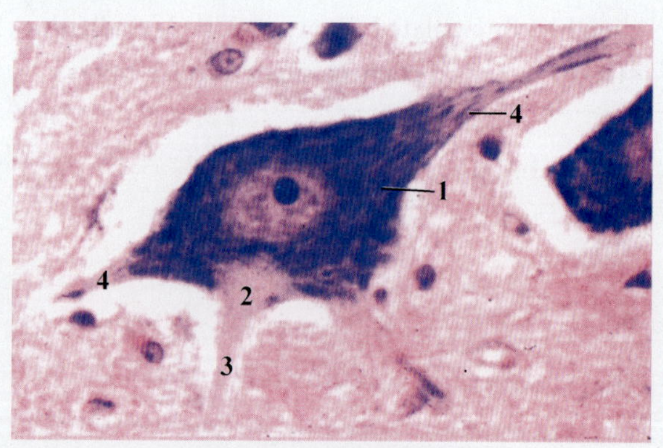

图 7-2 神经元（示尼氏体）

1. 尼氏体；2. 轴丘；3. 轴突；4. 树突

2. 突起 由树突和轴突两部分组成。

（1）树突（dendrite）：是从胞体发出的一至多个突起，在胞体起始的部分较粗，经反复分支而变细，形如树枝状。树突外周的细胞膜上也有受体，可接受刺激并将冲动传向胞体。在有些神经元的树突表面有许多棘状小突起，称树突棘（dendritic spine），它与其他神

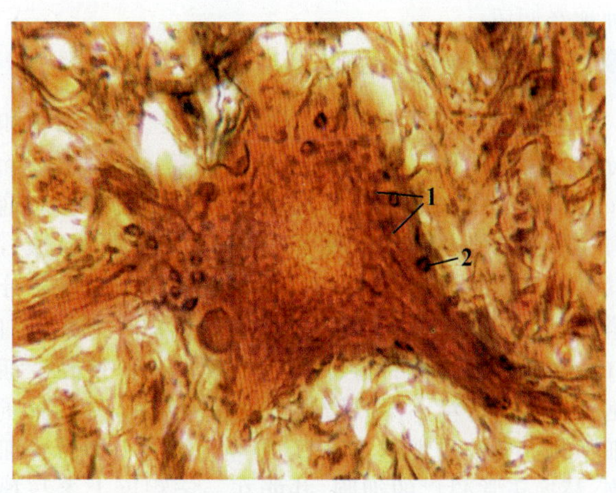

图 7-3 神经元(镀银染色)
1. 神经原纤维;2. 突触小体

经元构成突触的部位。树突和树突棘极大地扩展了神经元接受刺激的表面积。因此,神经元处理信息的能力与其树突的分支程度及树突棘的数目有密切关系。

(2) 轴突(axon):一个神经元只有一个轴突,胞体发出轴突的起始部位多呈圆锥状,称轴丘(axon hillock)(图 7-2)。轴突的长短差别很大,短的仅数微米,长的可达一米以上。轴突有侧支,呈直角发出,轴突末端分支多,形成轴突终末(图 7-4)。轴突与树突结构上主要的不同点是,此处细胞膜一般无神经递质的受体,在轴丘与轴突内没有尼氏体。轴突表面的细胞膜,又称轴膜(axole mma),轴突内的物质称轴质(axoplasm),终末分支的末端有许多含有神经递质的突触小泡。轴质内还有大量的神经丝、微管、滑面内质网、微丝和线粒体。但没有粗面内质网和游离核糖体,故不能合成蛋白质。轴突内的轴质是流动的,在

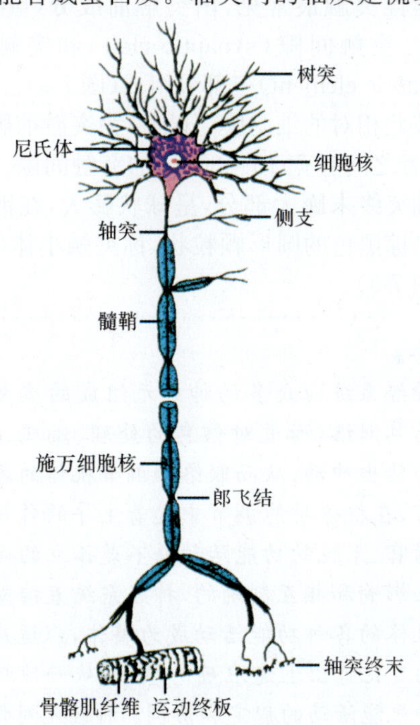

图 7-4 运动神经元模式图

胞体合成的可溶性酶及结构蛋白缓慢地移向轴突终末;轴膜更新所需的蛋白质、含神经递质的小泡等,由胞体输向终末。轴突终末内的代谢产物或由轴突终末摄取的物质,输向胞体。某些病毒或毒素(如狂犬病毒、破伤风毒素)也可通过逆向轴突运输迅速侵犯神经元胞体。

(二) 神经元的分类

(1) 按神经元的突起数量,分为三类。①多极神经元(multipolar neuron):有一个轴突和多个树突(图 7-5)。②双极神经元(bipolar neuron):有一个树突和轴突一个(图 7-6)。③假单极神经元(pseudounipolar neuron):从胞体发出一个突起,但在不远处该突起分为两支,一支进入中枢神经系统,称中枢突;另一支分布到其他组织或器官中,称周围突,由于周围突细长也称之为轴突(图 7-7)。

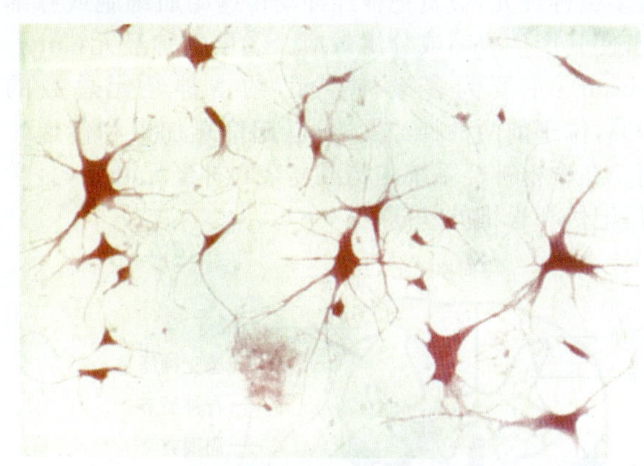

图 7-5 多极神经元

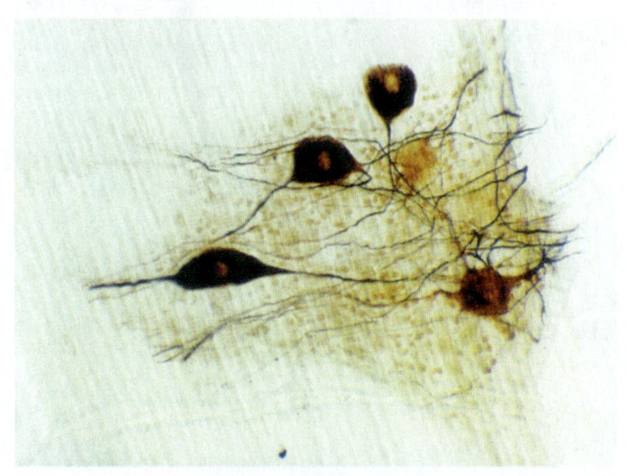

图 7-6 双极神经元

(2) 按神经元轴突的长短不同,分为两型:①高尔基Ⅰ型神经元(Golgi type I neuron):其轴突可长达1米以上的大神经元。②高尔基Ⅱ型神经元(Golgi typeⅡ neuron):其轴突(仅数微米)较短的小神经元。

(3) 根据神经元的功能不同,分为三类:①感觉神经元(sensory neuron):又称传入神经元(afferent neuron),多系假单极神经元,可接受体内、外的化学

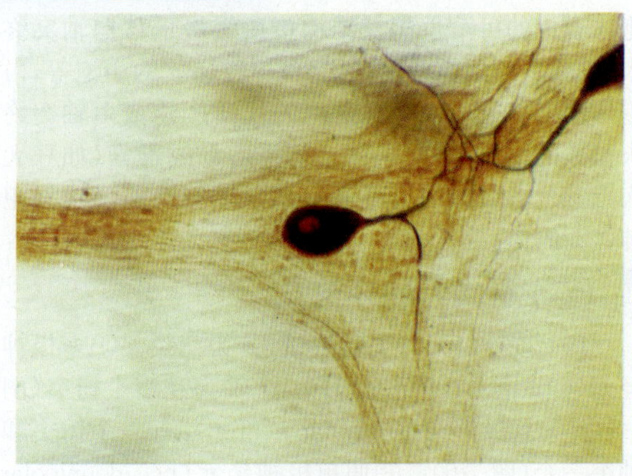

图 7-7 假单极神经元

或物理性刺激，并将刺激传向中枢。②运动神经元(motor neuron)：又称传出神经元(efferent neuron)，属多极神经元，负责把神经冲动传递给肌细胞或腺细胞，使其产生收缩或分泌效应。③中间神经元(interneuron)：主要为多极神经元，约占神经元总数的99%，位于前两种神经元之间，起信息加工和传递作用。在中枢神经系统内构成复杂的神经元网络，是学习、记忆和思维的基础(图 7-8)。

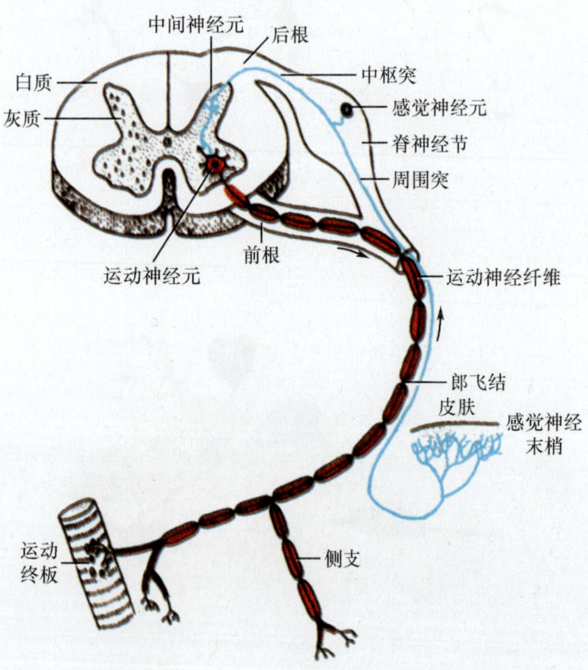

图 7-8 脊髓和脊神经

(4) 根据神经元释放的神经递质和神经调质的化学性质分为：①胆碱能神经元：释放乙酰胆碱。②去甲肾上腺素能神经元：释放去甲肾上腺素。③胺能神经元：释放多巴胺、5-羟色胺等。④氨基酸能神经元：释放 γ-氨基丁酸、甘氨酸、谷氨酸等。⑤肽能神经元：释放脑啡肽、P 物质、神经降压素等，常统称神经肽。另外，一氧化氮(NO)也是一种神经递质。一般一个神经元只释放一种神经递质，同时还可释放一种神经调质。

(三) 神经干细胞

神经组织和其他组织一样，存在一些具有增殖和分化潜能的细胞，称为神经干细胞(neural stem cells)。据目前的研究，在成人它们主要分布于大脑海马和脑与脊髓的室管膜下区(即室管膜周围区域)，其形态与星形胶质细胞(见后述)相似，因此不易分辨，但它们表达一种特殊的中间丝蛋白——巢蛋白(nestin)，成为检测神经干细胞的标记物。神经干细胞在特定的环境下可以增殖分化为神经元、星形胶质细胞和少突胶质细胞，它们是神经组织的一种后备细胞，替换正常凋亡的细胞，并能在一定程度上参与神经组织损伤后的修复。由于神经干细胞的发现，改变了人们长期以来对神经组织一成不变的观点，即神经组织中一些自然死亡的神经元或因病、伤死亡的神经元，不能获得新的神经元补充。现在，我们可以利用神经干细胞的特性，研究神经系统病伤后的修复机制，治疗神经系统的退行性和创伤性疾病。

二、突　　触

神经元与神经元之间，或神经元与效应细胞之间及感受器细胞与神经元之间特化的接触区域称突触(synapse)。突触也是一种细胞连接方式，最常见的连接方式是一个神经元的轴突终末与另一个神经元的树突、树突棘或胞体连接，分别形成轴—树突触、轴—棘突触或轴—体突触。突触分为化学突触和电突触两类。以释放神经递质传递信息的突触，称化学性突触。电突触实际是通过缝隙连接传递信息的突触。化学性突触最常见，由突触前成分(presynaptic element)、突触间隙(synaptic cleft)和突触后成分(postsynaptic element)三部分组成(图 7-9)。突触前、后成分彼此相对的细胞膜，分别称为突触前膜和突触后膜，两者之间有宽 15～30nm 的突触间隙。突触前成分是轴突终末膨大部分，呈球状膨大，在镀银染色的切片呈棕黑色的圆形颗粒状，称突触小体(synaptic knob)(图 7-3)。

案例 7-1

神经系统由众多的神经元组成的庞大而复杂的信息网络，通过对信息的处理、编码、整合，转变为传出冲动，从而联络和调节机体的各系统和器官，在机体功能调节中起着主导的作用。机体各器官、系统的功能活动并不是孤立的而是彼此相互影响和相互制约的，神经系统直接或间接地使机体的各种功能活动成为整体，以适应内外环境的变化作出迅速准确的调节，从而使机体维持各种机能活动的稳定和协调。神经元对信息的

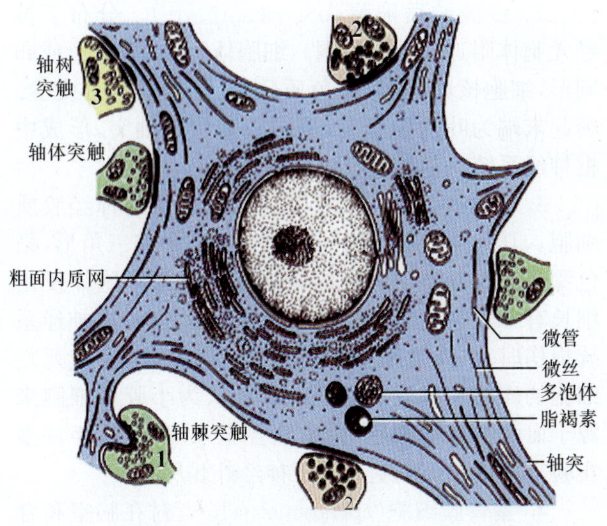

图 7-9 突触超微结构模式图

1. 突触小体内含乙酰胆碱小泡；2. 突触小体内含单胺小泡；3. 突触小体内含甘氨酸小泡

处理和加工是神经元集群共同完成的，因此神经元集群的运动模式对信息的传递是非常重要的。

另外，医学专家近年通过研究癫痫病灶的病理超微结构发现，影像学检查无异常的颞叶癫痫患者的脑组织和海马内均有不同程度的病理变化，特别是负责脑内信息传递的兴奋性突触，其功能的增强，是导致癫痫患者脑电生理机能异常及癫痫反复自发性发作的根源。此项研究为癫痫发病机制提供了新的观点。

问题：

1. 神经元之间或神经元与非神经元之间的信息传递的结构是什么？

2. 突触是神经冲动传导的基本单位，一个神经元上可接受诸多上级神经元的调控，如各种兴奋性或抑制性信号的调节，那么，兴奋性或抑制性信号如何相互调控从而稳定突触结构及功能？

3. 你对癫痫发病机制如何理解？

突触前成分（突触小体）内含许多单位膜包裹的突触小泡（内含神经递质）(synaptic vesicle)，少量的线粒体、微丝和微管等。含乙酰胆碱的突触小泡多是圆形清亮小泡，含单胺类递质的是小颗粒型小泡，含氨基酸类递质的多为扁平清亮小泡，含神经肽的多是大颗粒小泡。突触小泡表面有一种特殊蛋白，称突触素(synapsin)，它把小泡与细胞骨架连接在一起，突触前膜和突触后膜比一般细胞膜略厚，突触间的空隙可容纳突触小泡，突触后膜中有特异性的神经递质和调质的受体及离子通道。一种受体只能与一种神经递质结合，不同递质对突触后膜的作用不同。

当神经元信息沿轴膜传导到轴突终末时，可引起突触前膜上的 Ca^{2+} 通道开放，Ca^{2+} 由细胞外进入突触前成分内，在 ATP 的参与下，突触素发生磷酸化。磷酸化的突触素降低了它与突触小泡的亲和力而与小泡分离，使突触小泡脱离细胞骨架，移至突触前膜并与之融合，经出胞作用释放小泡内容物到突触间隙。突触后膜中的受体与特异性神经递质结合后，膜内离子通道开放，使突触后神经元（或效应细胞）出现兴奋性或抑制性突触后电位。突触的兴奋或抑制，与神经递质及其受体的种类有关。

一个神经元可以通过突触把信息传递给许多其他的神经元或效应细胞，如一个运动神经元可同时支配上千条骨骼肌纤维；而一个神经元也可以通过突触接受来自许多其他神经元的信息，如小脑的浦肯野细胞的树突上有数十万个突触。在这些突触信息中，即有兴奋性突触又有抑制性突触。如果兴奋性突触活动的总和超过抑制性突触活动的总和，该神经元表现为兴奋；反之，则为抑制。突触对内外环境变化很敏感，如缺氧、酸中毒、疲劳和麻醉等，可使兴奋性降低。茶碱、碱中毒等则可使兴奋性增高。

三、神经胶质细胞

神经胶质细胞(glial)，在神经元与神经元之间，神经元与非神经细胞之间，除了突触部位以外，多被神经胶质细胞分隔、绝缘，以保证信息传递的专一性和不受干扰。细胞数量较多，有突起，但不分轴突和树突，也无传导神经冲动的功能。

（一）中枢神经系统的神经胶质细胞

脑和脊髓的神经胶质细胞有四种（图 7-10），在 HE 染色切片中难以分辨，只能显示胶质细胞的核及其周围的少量胞质，依据胞核的形状、大小及染色来识别各种细胞（图 7-11）。

1. 星形胶质细胞(astrocyte) 是神经胶质细胞中体积最大、数量最多的细胞，胞体呈星形，核圆或卵圆形、较大、染色浅。胞质内含有胶质丝(glial filament)，是由胶质原纤维酸性蛋白构成的一种中间丝，参与细胞骨架的组成。其胞体发出的突起伸展充填在神经元胞体及其突起之间，起支持和绝缘作用。突起的末端膨大形成脚板(end feet)，在脑和脊髓表面形成胶质界膜，或贴附在毛细血管壁上，构成血-脑屏障的成分之一。星形胶质细胞能分泌神经营养因子(neurotrophic factor)和多种生长因子；有维持神经元的存活和促进神经突起生长的作用。在脑和脊髓损伤时，星形胶质细胞可增生，形成胶质瘢痕(glial scar)填补缺损。星形胶质细胞可分为两种：①纤维性星形胶质细胞，多分布于脑和脊髓的白质，突起长而直，分支少。②原浆性星形胶质细胞，多分布在脑和脊髓的灰质，突起短而粗，分支多。

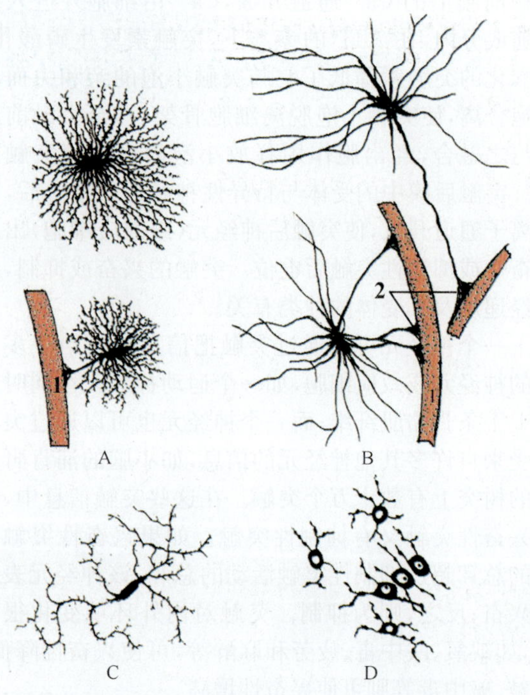

图 7-10 中枢神经系统神经胶质细胞

A. 原浆性星形胶质细胞；B. 纤维性星形胶质细胞；C. 小胶质细胞；D. 少突胶质细胞

1. 毛细血管；2. 脚板

2. 少突胶质细胞（oligodendrocyte） 分布于神经元胞体附近及轴突周围。细胞体积小，呈梨形或卵圆形，细胞核卵圆形、染色质致密。突起短，分支少。突起末端为叶片样膨大，呈同心圆包裹轴突，形成中枢神经系统有髓神经纤维的髓鞘。

3. 小胶质细胞（microglia） 是最小的神经胶质细胞。其胞体细长或椭圆，核小、呈扁平或三角形，染色深。主要分布于灰质内，数量少，通常从胞体发出细长有分支的突起，突起表面有许多棘突。当神经系统损伤时，小胶质细胞能转变为巨噬细胞，吞噬死亡细胞的碎屑和溃变的髓鞘。有人认为小胶质细胞来源于血液的单核细胞，属单核吞噬系统，但近年许多实验支持小胶质细胞起源于神经外胚层。

4. 室管膜细胞（ependymal cell） 衬在脑室和脊髓中央管的腔面，形成单层上皮，称室管膜。该细胞呈立方或柱形，游离面有许多微绒毛，少数细胞有纤毛，其摆动有助于脑脊液的流动；在脉络丛的室管膜细胞可产生脑脊液。近年研究表明，室管膜及室管膜下层含有神经干细胞，在某种条件下，它能分化形成神经元和神经胶质细胞。

（二）周围神经系统的神经胶质细胞

1. 施万细胞（Schwann cell） 参与周围神经系统

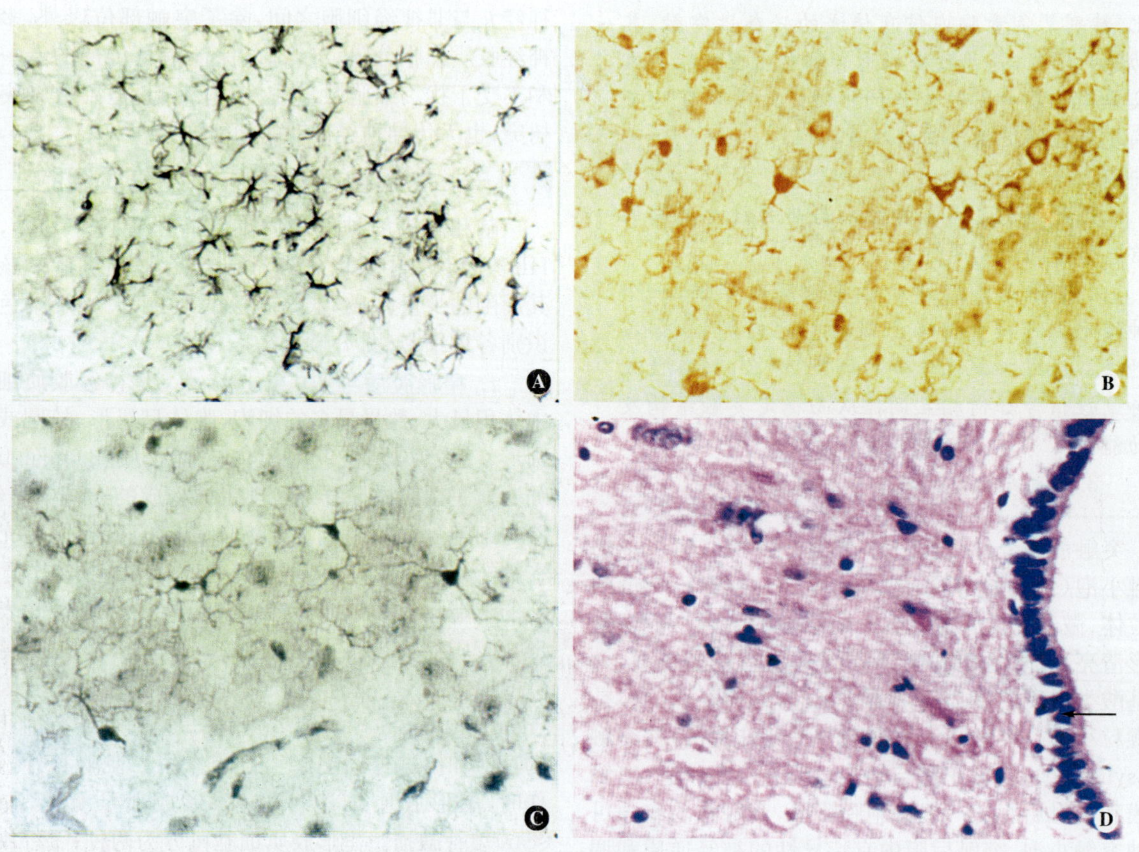

图 7-11 神经胶质细胞

A. 星形胶质细胞；B. 少突胶质细胞；C. 小胶质细胞；D. 室管膜细胞

中神经纤维的构成，它包裹神经纤维轴突的周围，形成髓鞘和神经膜。施万细胞的外表面有基膜，能分泌神经营养因子，促进受损伤的神经元存活及其轴突再生。

2. 卫星细胞(satellite cell) 又称被囊细胞，是神经节内包裹神经元胞体的一层扁平或立方形细胞，其核圆或卵圆形，染色质较浓密，具有营养和保护神经节细胞的功能(图 7-12)。

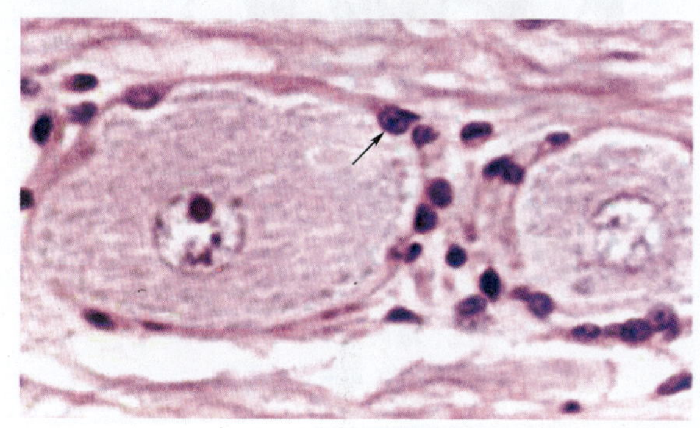

图 7-12 卫星细胞

↑示卫星细胞

四、神经纤维与神经

(一) 神经纤维

神经纤维(nerve fiber)由神经元的长突起及包绕它的神经胶质细胞构成。根据神经胶质细胞是否形成完整的髓鞘(myelin sheath)，可将其分为有髓神经纤维和无髓神经纤维两类。

1. 有髓神经纤维

(1) 周围神经系统的有髓神经纤维：施万细胞为长卷筒状，最长可达 1500μm，它们一个接一个地套在轴突外面。相邻的施万细胞并不完全连接，于神经纤维上这一部位较狭窄，称郎飞结(Ranvier node)(图7-13)，在郎飞结处轴膜部分裸露。相邻两个郎飞结之间的一段神经纤维称结间体(internode)。因此，一个结间体的外围部分即为一个施万细胞。施万细胞(外周神经)的质膜包绕轴索形成的鞘状结构，称髓鞘(myelin sheath)。施万细胞在形成髓鞘后被挤压在髓鞘外的细胞质、质膜及其基膜，称神经膜(neurolemma)，故施万细胞又称神经膜细胞。髓鞘含有大量磷脂且有疏水性，电阻大，在组织液与轴膜间起绝缘作用。因此，在郎飞结处电阻低，有利于神经冲动传导(图 7-14)。

案例 7-2

患者，男性，29 岁，腹泻、水样便 2 周，服用黄连素片后 2 天缓解。患者出现双下肢末端麻木 3 天，以后渐觉下肢对称性无力。排尿困难 1 天，来医院就诊。查体：体温 36.7℃，脉搏 110/min，呼吸 20/min，血压 100/60mmHg，神志清楚，语言准确，双瞳孔等大同圆，对光反射存在，脑神经征(一)，颈强直(一)，心肺(一)，双下肢袜套样感觉减退，肌力 4 级，膝腱反射减弱，病理反射未引出。辅检：ECG：窦性心动过速。脑脊液：蛋白含量增高，白细胞数正常或轻度增加。

问题：

1. 本患者可能的诊断是什么？

2. 本病的发生是哪类组织出现病变？具体发病部位在哪里？

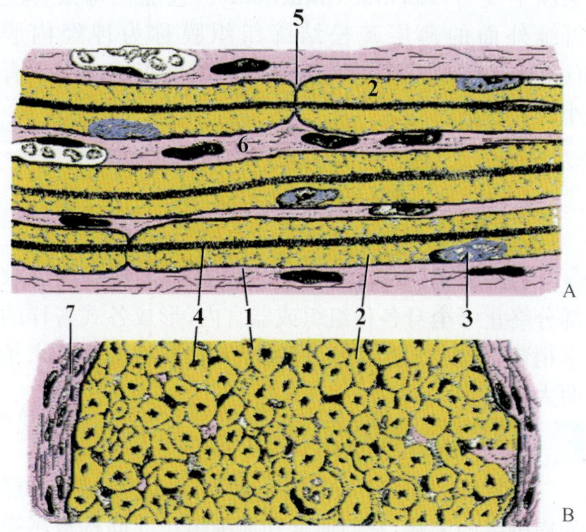

图 7-13 周围神经模式图

A. 纵切面；B. 横切面；

1. 有髓神经纤维；2. 髓鞘；3. 施万细胞核；4. 轴突；5. 郎飞结；6. 神经内膜；7. 神经束膜

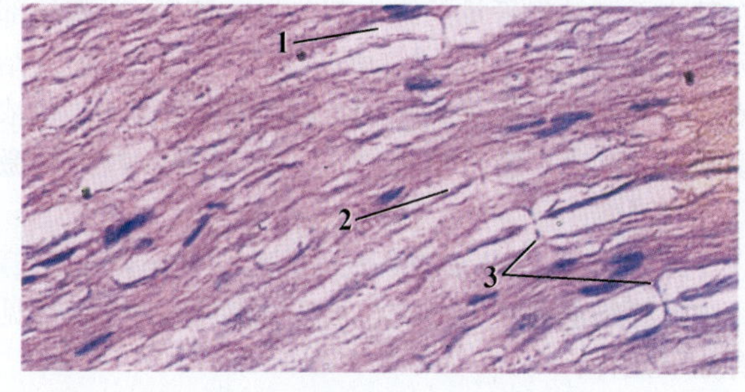

图 7-14 神经纤维(纵切面)

1. 髓鞘；2. 轴突；3. 郎飞结

(2) 中枢神经系统的有髓神经纤维：其结构基本与周围神经系统的有髓神经纤维相同，但其髓鞘是由少突胶质细胞形成。其多个突起末端的扁平薄膜可同时包卷多个轴突，形成多个结间体，郎飞结处间隙较宽。其胞体位于神经纤维之间，中枢有髓神经纤维外表面无基膜。

2. 无髓神经纤维 无髓神经纤维的轴突外仅有

单层神经膜细胞的质膜包绕，而无完整的髓鞘。一个神经膜细胞可包绕多个轴突。中枢神经系统的无髓神经纤维就是裸露的轴突，无髓神经纤维传导速度慢。

（二）神经

周围神经系统的神经纤维集合在一起，形成纤维束，若干条神经纤维束又聚集成神经（nerve），分布到全身各器官和组织。在结构上，多数神经同时含有有髓和无髓两种神经纤维。包裹在神经表面的致密结缔组织称神经外膜（epineurium）。包绕在神经束外面的结缔组织膜称神经束膜（perineurium），神经束膜外层是结缔组织，内层有多层扁平上皮细胞组成的神经束膜上皮（perineural epithelium）。包绕在每条神经纤维外面的薄层疏松结缔组织膜称为神经内膜（endoneurium）（图 7-13）。在这些结缔组织中都含有小血管和淋巴管。

五、神经末梢

神经末梢（nerve ending）是周围神经纤维的终末部分终止于全身各种组织或器官内，形成各式各样的末梢装置，按功能分为感觉神经末梢和运动神经末梢两大类。

（一）感觉神经末梢

感觉神经末梢（sensory nerve ending）是感觉神经元周围突的末端，它们通常和周围组织共同构成感受器，其功能是接收刺激并转化为神经冲动，通过感觉神经纤维传至中枢，产生感觉。依据形态、结构分为游离神经末梢和有被囊神经末梢两种类型。

1. 游离神经末梢（free nerve ending）　由较细的有髓或无髓神经纤维的终末部分失去髓鞘，裸露的部分分成细支，分布在表皮、角膜、黏膜上皮、浆膜及结缔组织等。感受温度、应力和某些化学物质（如高浓度的 H^+ 和 K^+）的刺激，感受冷、热、轻触和痛的刺激（图 7-15）。

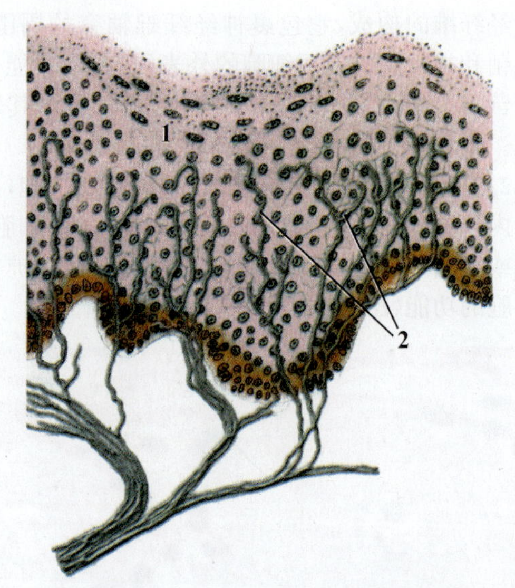

图 7-15　游离神经末梢模式图

1. 表皮；2. 游离神经末梢

2. 有被囊神经末梢（encapsulated nerve ending）　神经纤维的终末部分均包被有结缔组织被囊，常见有如下几种：

（1）触觉小体（tactile corpuscle）：分布在皮肤的真皮乳头处，以手指掌侧皮肤内最多，数量随年龄递减。触觉小体呈卵圆形，长轴与皮肤表面垂直；小体内有许多扁平横列的细胞，外包结缔组织被囊。有髓神经纤维进入小体前失去髓鞘，然后分成细支盘绕在扁平细胞之间。触觉小体可感受应力刺激，参与产生触觉（图 7-16）。

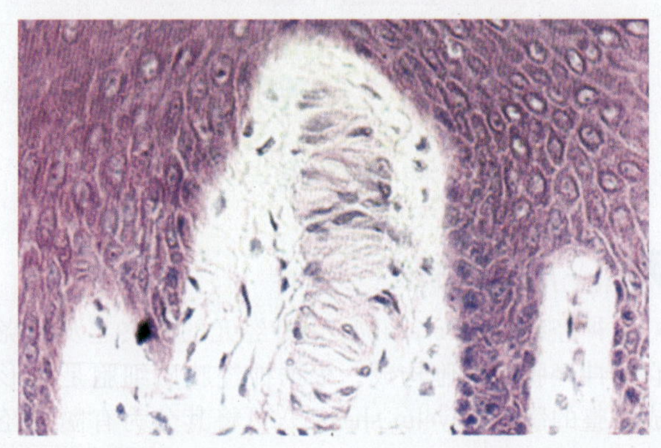

图 7-16　触觉小体

（2）环层小体（lamellar corpuscle）：广泛分布在皮下组织、腹膜、肠系膜、韧带、关节囊和外生殖器等处。环层小体较大，呈卵圆形或圆形，中央有一条均质状的圆柱体。有髓神经纤维进入小体时失去髓鞘，裸露的轴突穿行于圆柱体内。环层小体感受较强的应力，参与产生张力觉、压觉和振动觉（图 7-17）。

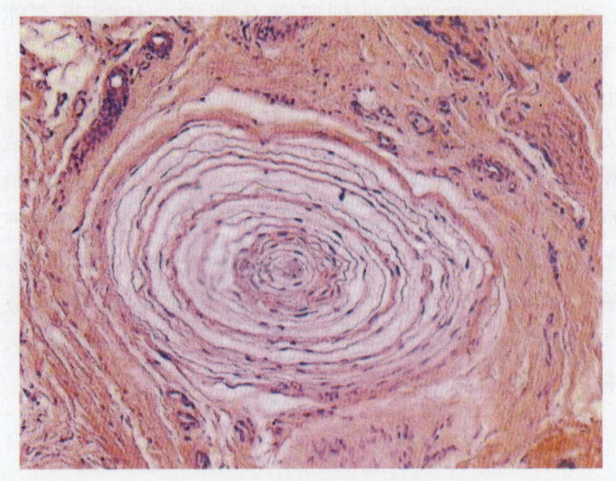

图 7-17　环层小体

（3）肌梭（muscle spindle）：属本体感受器，是分

布在骨骼肌内的梭形结构。表面有结缔组织被囊，被囊内含若干条较细的骨骼肌纤维，称梭内肌纤维（intrafusal muscle fiber）。梭内肌纤维的核成串排列或集中在肌纤维中段，此段的肌质较多，稍膨大，肌原纤维较少。感觉神经纤维进入肌梭前失去髓鞘，其轴突分成多支，环绕梭内肌中段或呈花枝样附着在接近中段处。此外，肌梭内两端也有运动神经末梢分布。梭内肌纤维与肌梭周围的肌纤维一同收缩或舒张，其张力变化刺激了感觉神经末梢，冲动传入中枢后，产生对骨骼肌伸缩状态、即身体各部位屈伸状态的感知，在调控骨骼肌的活动中起重要作用（图 7-18）。

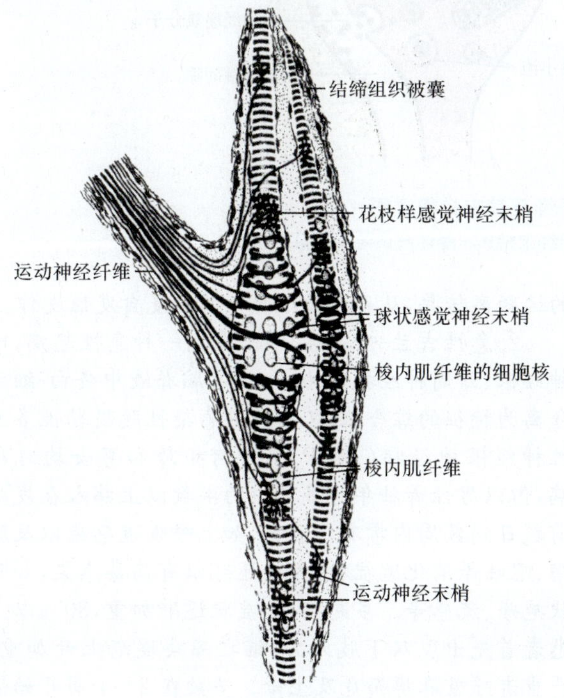

图 7-18 肌梭模式图

（二）运动神经末梢

运动神经末梢（motor nerve ending）是指运动神经元的轴突分布于肌组织和腺体内的终末结构，支配肌纤维的收缩，调节腺细胞的分泌。分为躯体运动神经末梢和内脏运动神经末梢两类。

1. 躯体运动神经末梢（somatic motor nerve ending）分布在骨骼肌。位于脊髓前角或脑干的运动神经元胞体发出的长轴突，到达骨骼肌时失去髓鞘，其轴突反复分支；每一分支形成葡萄状终末，并与骨骼肌纤维建立突触连接，该连接区域呈椭圆形板状隆起，称运动终板（motor endplate）或神经肌连接（neuromuscular junction）（图 7-19）。一个运动神经元及其支配的骨骼肌纤维数目合称一个运动单位（motor unit）。运动单位越小，如在手指和面部，产生的运动越精细。运动终板实际上是一种化学性突触。电镜下，运动终板处的骨骼肌纤维表面凹陷成浅槽，称突触槽，槽底肌膜即突触后膜，形成许多皱褶，使突触后膜面积增大（图 7-20）。当神经冲动到达运动终板时，轴突终末释放乙酰胆碱，与突触后膜中的相应受体结合后，离子通道开放，改变肌膜（突触后膜）两侧的离子分布而产生兴奋，引发肌纤维收缩。

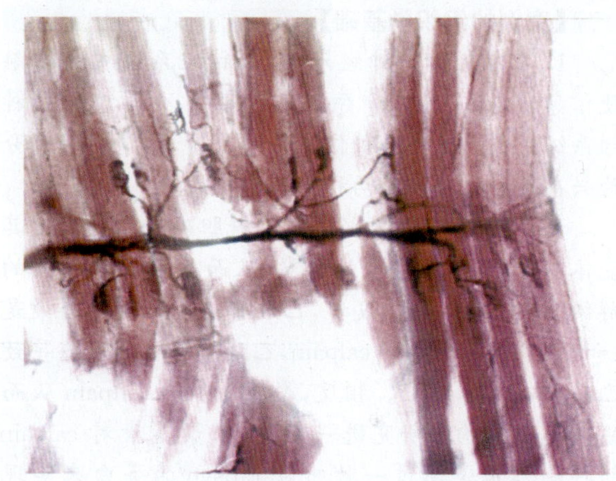

图 7-19 运动终板（骨骼肌铺片、氯化金染色）

2. 内脏运动神经末梢（visceral motor nerve ending）是内脏神经节发出的无髓神经纤维，分布于心肌、各

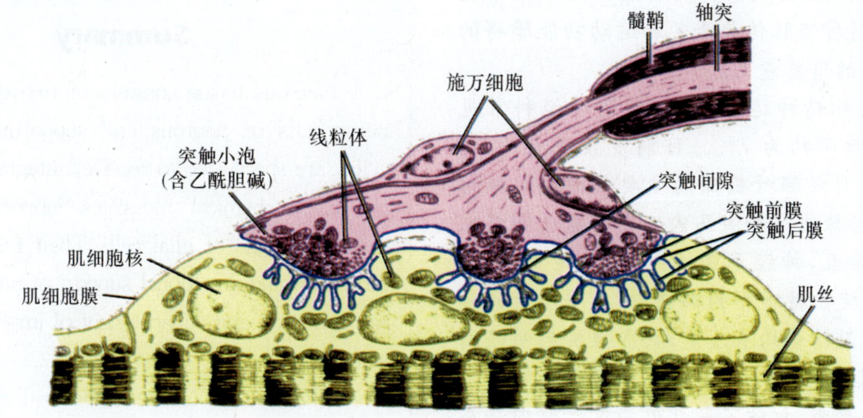

图 7-20 运动终板超微结构模式图

种内脏及血管的平滑肌和腺体等处。反复分支，其末段呈串珠样或膨大的小结，称膨体(varicosity)，贴附于肌纤维表面或穿行于腺细胞之间，与效应细胞建立突触。支配平滑肌、心肌的收缩、舒张或腺细胞的分泌活动(图 7-21)。

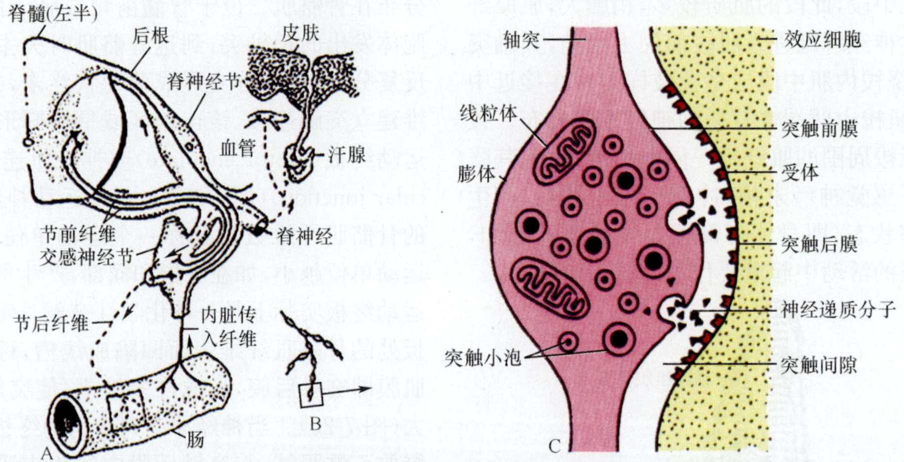

图 7-21 内脏运动神经纤维及其末梢模式图

A. 内脏神经分布图解；B. 内脏运动神经末梢；C. 膨体超微结构图解

【案例的组织学基础】

1. 突触又称为神经元接点，神经系统中的突触使信息的传递、加工和存储成为可能，化学突触是神经系统中最普遍的一种信息传递载体，化学突触可分为兴奋性和抑制性的两种突触。

近年研究发现，神经递质乙酰胆碱除了能激动其受体以外，还引起受体的解聚，从而导致突触结构的解体。专家经过研究发现，乙酰胆碱使其受体解聚是一种钙依赖的蛋白酶 calpain，乙酰胆碱激活此酶导致乙酰胆碱受体结聚。相反，聚集素抑制 calpain 从而稳定突触结构。研究进一步发现，聚集素对 calpain 的抑制作用是通过一种叫做 rapsyn 的蛋白来实现的，rapsyn 与 calpain 具有直接的相互作用，这种结合可以抑制 calpain 的活性，聚集素通过促进 rapsyn 与 calpain 的结合来稳定突触结构。因此，兴奋与抑制信号在细胞内的“博弈”导致突触结构的重塑和稳定。同时也揭示了 rapsyn 出人意料的功能以及聚集素全新的作用机制，对神经肌传导紊乱和运动功能障碍的治疗也将有重要的借鉴意义。

颞叶癫痫又称精神运动性癫痫，是神经科常见病，在我国的发病率约为 7%。目前多数观点认为，颞叶内侧硬化是引发颞叶癫痫的主要病因。超微结构显示：颞叶皮层棘波灶和海马内可见细胞排列层次不清，相互关系紊乱，神经元变性固缩，间距变小，局部神经元密度改变。被观察的病例中，几乎所有的神经突触数量及突触结构均有改变，兴奋性突触明显增多，而抑制性突触明显减少，血脑屏障受到破坏。特别是神经突触的改变，打破了颞叶癫痫患者脑内兴奋性与抑制性机制的平衡，并且形成使癫痫起始神经元的痫性放电得以反复强化的兴奋环路，产生异常放电的远距离传导，从而导致了癫痫的反复自发性发作。

2. 急性吉兰-巴雷综合征，是指一种急性起病，以神经根、外周神经损害为主，伴有脑脊液中蛋白-细胞分离为特征的综合征，又名急性感染性脱髓鞘性多发性神经根神经病(AIDP)。任何年龄和男女均可得病，但以男性青壮年为多见。约半数以上病人在发病前数日到数周内常有感染史，如上呼吸道感染以及腹泻、呕吐等消化道症状，另外还可以有病毒感染，如带状疱疹、流感等。多起病急，症状逐渐加重，80%以上患者首先出现双下肢无力，继之瘫痪逐渐上升加重。严重者呼吸麻痹而危及生命。多数在 2～4 周开始恢复，程度和快慢各病人差异较大。约 1/3 患者可遗留有后遗症状。如双下肢或(和)双上肢无力或肌肉萎缩、肌肉酸痛，足下垂。病变累及神经组织，主要部位是周围神经，病理表现是神经纤维广泛的炎症性节段性脱髓鞘。

Summary

Nervous tissue consists of two classes of cell: nerve cells or neurons and supporting cells. Nerve cells, are specialized to receive, integrate, and transmit electrochemical messages. Supporting cells are called neuroglia or glial cells. Their functions include structural and nutritional support of neurons, electrical insulation and enhancement of impulse conduction velocity.

The neuron is the structural and functional unit of the nervous system. Most neurons consist of 3 parts: a cell body, a variable number of dendrites and a single axon.

The cell body, also called the soma or perikaryon, comprising the nucleus and the surrounding cytoplasm and plasma membrane. The cytoplasm of the soma contains many organelles, including mitochondria, lysosomes. The abundant rough endoplasmic reticula are organized into aggregates of parallel cisternae. In the cytoplasm between the cisternae are numerous polyribosomes, rough endoplasmic reticulum and free ribosomes appear under the light microscope as clumps of basophilic material collectively called Nissi bodies. The well developed Golgi complex is found adjacent to the nucleus. Microtubules and neurofilaments are found throughout the perikaryon and extend into the cell processes. When impregnated with silver. The soma occasionally contains inclusions of pigments, such as lipofuscin which is a residue of undigested material by lysosomes.

Dendrites are extensions of the soma, usually short and dividing like the branches of a tree, which increase the surface available for incoming signals. They receive many synapses and are the principal signal reception and processing sites on neurons.

Each neuron has one axon, a complex cell process that carries impulses away from the soma. Axon may also receive information from other neurons; this information mainly modifies the transmission of action potentials to other neurons.

Overlapping classifications describe the wide variety of neurons in terms of their structure and function. Neurons are classified multipolar neurons, bipolar neurons and pseudounipolar neurons by configuration of cell processes. Neurons are classified motor neurons, sensory neurons and interneurons by function of neurons. Neurons are classified cholinergic neurons, adrenergic and noradrenergic neurons, amino acidergic neurons, dopaminergic neurons and serotonergic neurons by neurotransmitter released of neurons.

Synapses are specialized junctions by means of which stimuli are transmitted from a neuron to its target cells. Most synapses are chemical in nature, which transmit information by releasing neurotransmitters during the signaling process. A chemical synapse is formed by a presynaptic element, a synaptic cleft and a postsynaptic element.

Nerve fibers consist of axons enveloped by a special sheath derived from cells of ectodermal origin. Two types of nerve fibers are present in the central and peripheral nervous system: myelinated and unmyelinated.

Nerve Endings are the final part of the peripheral nerve fiber. Each peripheral nerve fiber ends in one or more peripheral organs, with a single or several terminal arborizations. Some nerve fibers ramify as free endings in non-nervous tissue; others attach to tissue cells with specialized terminations. Functionally, nerve endings may be divided into mainly two groups: sensory or afferent endings and motor or efferent endings.

进一步阅读文献

Carlsson M, Olsson I, Hagberg G, et al. 2008. Behaviour in children with cerebral palsy with and without epilepsy. Dev Med Child Neurol, 50(10): 784−789

Eibenstein A, Fioretti AB, Simaskou MN, et al. 2005. Olfactory Screening Test in Mild Cognitive Impairment. Neurol Sci, 26(3): 156

Karas GB, Burton EJ, Rombouts SA, et al. 2003. A Comprehensive Study of Gray Metter Loss in Patients with Alzheimer's Disease Using Optimized Voxel-based Morphometry. Neuroimage, 18(4): 895

Makowska A, Pritchard J, Sanvito L, et al. 2008. Immune responses to myelin proteins in Guillain-Barrésyndrome. Neurol Neurosurg Psychiatry, 79(6): 664−671

Yalcin AD, Oncel C, Kaymaz A, et al. 2002. Evidence against association between arachnoid cysts and epilepsy. Epilepsy Res, 49(3): 225−260

思考题

1. 试述一个多极神经元的形态结构。
2. 说明化学突触的超微结构及信息传递过程。
3. 比较中枢和周围的有髓神经纤维和无髓神经纤维的组成与结构。
4. 试述神经元的分类。
5. 何谓神经递质？何谓神经调质？试举例说明。
6. 试述神经胶质细胞的种类。
7. 试述神经末梢的分类。

（马红梅）

第8章　神经系统

【相关知识导读】

1. 截瘫是哪里出了问题？

2. 什么是"植物人"？造成"植物人"的原因可能是什么部位受损？

3. 什么是脑卒中？与神经系统有什么关系？

4. 为什么人会做梦？

5. 为什么有的人闭眼时走路不稳甚至不能行走？

6. 脑脊液的形成和作用是怎样的？

神经系统主要由神经组织构成，分为中枢神经系统和周围神经系统两部分，前者包括脑和脊髓，后者由脑神经节和脑神经、脊神经节和脊神经、自主神经节和自主神经组成。在中枢神经系统，神经元胞体集中的结构称灰质（gray matter）；不含神经元胞体、含大量神经纤维的结构称白质（white matter）。由于大脑、小脑的灰质在表层，故又称皮质（cortex），白质位于皮质下面。在大、小脑的白质内有灰质的团块，称神经核。脊髓的灰质位于中央，被白质包围。在周围神经系统，神经元胞体主要集中于神经节。

神经系统的功能活动是通过无数神经元及其建立起的神经网络实现的。神经系统直接或间接调控机体各系统、器官的活动，对体内、外各种刺激做出适应性反应。

一、大脑皮质

（一）大脑皮质神经元的分类

大脑皮质是中枢神经系统发育最复杂、最完善的部位，是运动、感觉的最高中枢，是语言、意识、思维的物质基础。人类大脑皮质的总面积约 $2200cm^2$。它们依照一定的规律分层排列并组成一个整体。其神经元都是多极神经元，按其形态分为锥体细胞、颗粒细胞和梭形细胞三大类（图 8-1）。

1. 锥体细胞（pyramidal cell）　数量较多，分为大、中、小三型，胞体呈棱锥型，尖端发出一条较粗的顶树突伸向皮质表面，沿途发出许多小分支，胞体还向四周发出一些水平走向的基树突。轴突自细胞底部发出，组成投射纤维，发向脑干或脊髓，或组成联合传出纤维，发向大脑皮质同侧或对侧的其他区域，把该皮质区域形成的信息传递出去，因而锥体细胞是大脑的主要传出神经元。锥体细胞分布于除分子层以外的各层（图 8-2）。

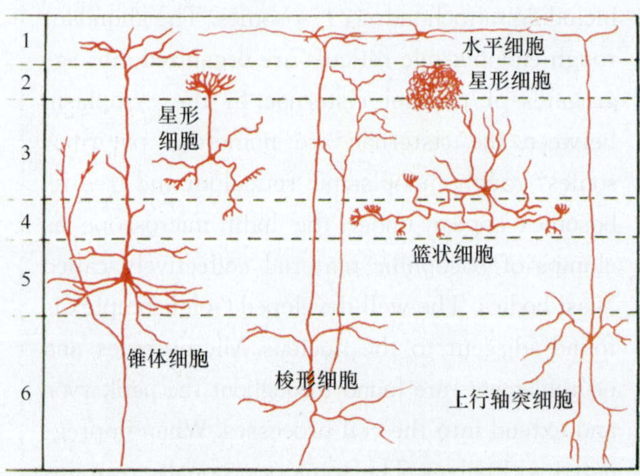

图 8-1　大脑皮质神经元的形态和分布

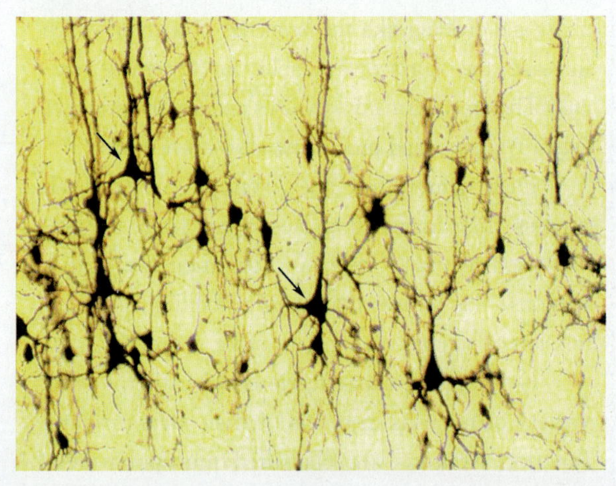

图 8-2　大脑锥体细胞（镀银染色）
↑示锥体细胞

2. 颗粒细胞（granular cell）　为数量最多的神经元。胞体较小，呈颗粒状，根据胞体形状或突起走行方向分为水平细胞（horizontal cell）、星形细胞（stellate cell）、篮状细胞（basket cell）等几种。其中以星形细胞最多，见于皮质各层，自胞体发出若干树突伸向各方，轴突短且分出侧支，在胞体附近与其他神经元建立众多突触联系。水平细胞的树突和轴突与皮质表面平行，并与锥体细胞顶树突联系。因此，颗粒细胞是大脑皮质的中间神经元，它们构成皮质内信息传递的极其复杂的局部神经环路，主要接受来自神经系统其他部位传入的信息，并加以综合、储存或传递给锥体细胞。

3. 梭形细胞(fusiform cell) 数量较少,大小不一。主要见于皮质最深层。其树突自胞体上下两端发出,分别上行到皮质表层和下行至皮质深层;轴突自下端树突的主干发出,进入髓质,组成投射纤维或联合纤维。

(二)大脑皮质的分层

大脑皮质的神经元以分层方式排列,除个别区域外,一般可分为六层(图 8-3,图 8-4):

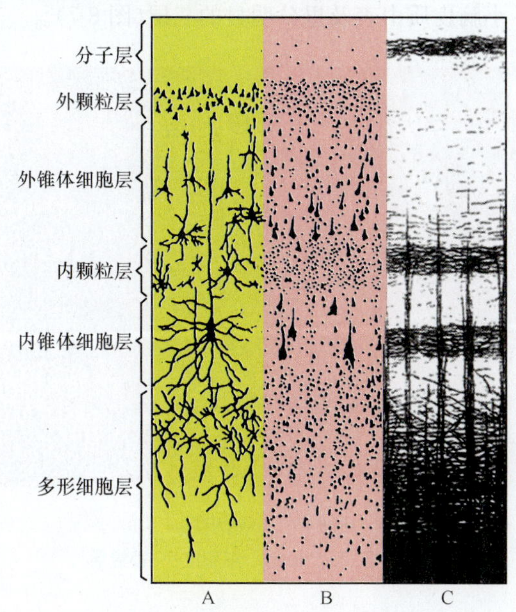

图 8-3 大脑皮质分层结构模式图

A. 镀银染色示神经元形态;B. 尼氏染色示神经元胞体;C. 髓鞘染色示神经纤维分布

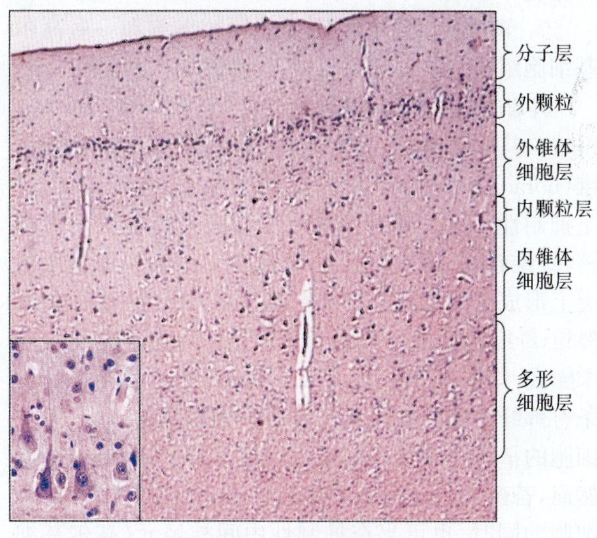

图 8-4 大脑皮质

1. 分子层(molecular layer) 神经元小而少主要是水平细胞和星形细胞以及与皮质表面平行的神经纤维。

2. 外颗粒层(external granular layer) 由许多星形细胞和少量小型锥体细胞构成。

3. 外锥体细胞层(external pyramidal layer) 较厚,主要是中、小型锥体细胞,以中型占多数。

4. 内颗粒层(internal granular layer) 细胞密集,多数是星形细胞。

5. 内锥体细胞层(internal pyramidal layer) 主要由大、中型锥体细胞组成。在中央前回运动区,此层有巨大锥体细胞,胞体高 120μm,宽 80μm,称 Betz 细胞。其顶树突伸入分子层,轴突组成投射纤维。

6. 多形细胞层(polymorphic layer) 以梭形细胞为主,还有锥体细胞和颗粒细胞。

大脑皮质的 1~4 层主要接受传入的信息。从丘脑来的感觉传入纤维主要进入第 4 层与星形细胞形成突触。起自大脑半球同侧或对侧的联合纤维则进入第 2、3 层,与锥体细胞形成突触。大脑皮质的传出纤维分投射纤维和联合纤维两种。投射纤维主要起自率 5 层锥体细胞和第 6 层大梭形细胞,下行至脑干和脊髓。联合纤维起自第 3、5、6 层的锥体细胞和梭形细胞,分布于同侧和对侧脑区的皮质。皮质的第 2、3、5 层细胞主要与各层细胞相互联系,构成局部神经环路,对各种信息进行分析、整合和储存(图 8-5)。由此产生高级神经活动,经锥体细胞传出,产生相应的反应。

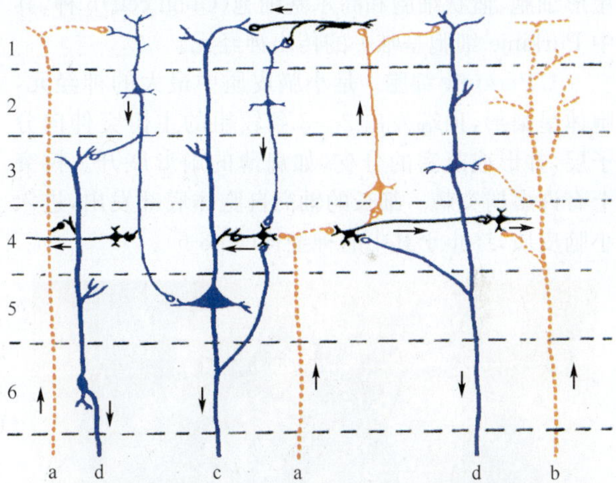

图 8-5 大脑皮质局部神经元回路简图

a. 特异传入纤维;b. 联合传入纤维;c. 投射传出纤维;d. 联合传出纤维

案例 8-1

患者,男性,72 岁,退休工人。老伴代述:智力明显减退 2 年。记不住事,不认识人,胡言乱语,无法与人交谈,出门后找不到回家的路,有半年。于 2003 年 8 月入院。既往史:1999 年 10 月出现头晕、健忘,左侧偏瘫,经治疗好转。体格检查:体温 37℃,呼吸 24 次/分钟,脉搏 115 次/分钟,血压 130/89mmHg。左侧肢体有麻木疼痛感,手指伸握无力,抬举困难。下肢走路无力,轻度水肿。表情痴呆，说话不清，流涎，反应缓慢。大便干结，随地小便。睡眠时易惊易醒，出虚汗。CT检查：双侧基底节区可见多发低密度灶，脑沟、脑裂增宽、脑回变平。

问题：

1. 人理解及记忆的基础是什么？
2. 此病主要有哪些组织学变化？

大脑皮质的6层结构因不同脑区而有差异，如中央前回运动区的第4层不明显，而第5层较发达；视皮质则第4层特别发达，第5层的细胞较小。

二、小脑皮质

小脑皮质表面可见许多大致平行的横沟，两沟之间的部分称小脑叶片。各部小脑叶片的结构大致相同。灰质大部分集中在表面，称小脑皮质，其深面为白质（髓质）。小脑是人体重要的运动调节中枢，主要功能是调节肌张力，维持身体平衡。

（一）小脑皮质神经元的类型

小脑皮质的神经元有Purkinje细胞、颗粒细胞、星形细胞、篮状细胞和高尔基细胞（Golgi cell）5种，其中Purkinje细胞是唯一的传出神经元。

1. Purkinje细胞 是小脑皮质中最大的神经元，胞体呈梨形，顶端发出2～3条较粗的主树突伸向分子层，并形成茂密的分支，如扁薄的扇形展开。树突上有许多树突棘。细长的轴突自胞体底部发出，进入小脑皮质，终止于其中的神经核（图8-6）。

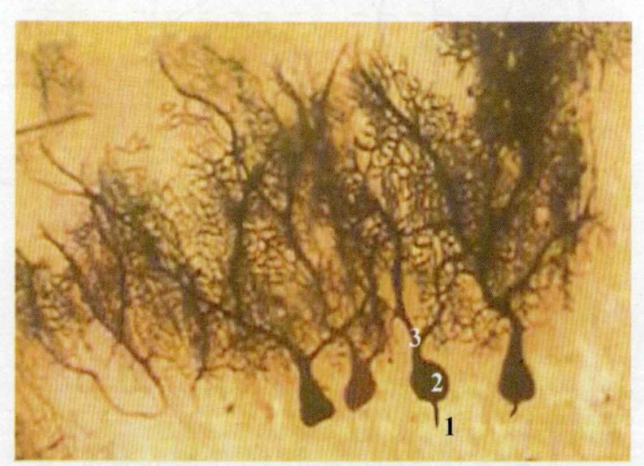

图8-6 小脑Purkinje细胞层（镀银染色）

1. 轴突；2. Purkinje细胞胞体；3. 树突

2. 颗粒细胞 胞体很小，呈圆形，有4～5个短树突，末端分支如爪状。轴突上行进入分子层后呈“T”型分支，与小脑叶片长轴平行，故称平行纤维（parallel fiber）。大量平行纤维垂直穿过一排排Purkinje细胞的扇形树突，与其树突棘形成突触。一个Purkinje细胞的树突和可形成几十万个突触，所以每一个Purkinje细胞都处于很多颗粒细胞的影响之下。

3. 星形细胞 小而多突起，轴突较短，与Purkinje细胞的树突形成突触。

4. 篮状细胞 胞体较大，轴突较长，其末端呈网状包裹Purkinje细胞胞体，并与之形成突触。

5. 高尔基细胞 胞体较大，树突分支大部分伸入皮质的分子层，轴突与颗粒细胞的树突形成突触。

（二）小脑皮质的分层

小脑皮质由表及里分明显的三层（图8-7）。

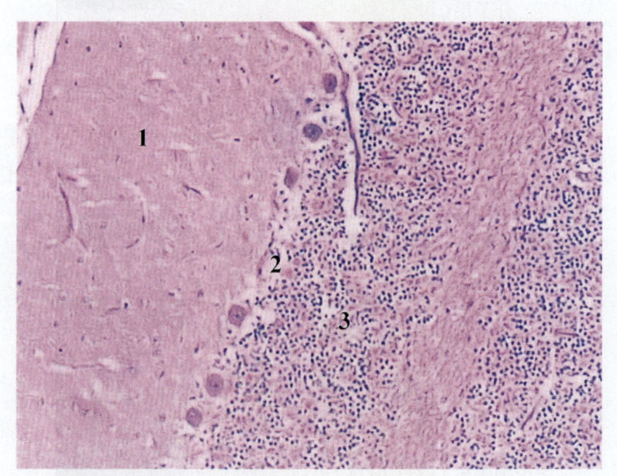

图8-7 小脑皮质

1. 分子层；2. Purkinje细胞层；3. 颗粒层

1. 分子层 较厚，含大量神经纤维，神经元则少而分散，浅层为星形细胞，深层为篮状细胞。

2. Purkinje细胞层 由一层规则排列的Purkinje细胞胞体组成。

3. 颗粒层 主要由密集的颗粒细胞和一些高尔基细胞组成。

小脑皮质的传入纤维有三种：攀缘纤维（climbing fiber）、苔藓纤维（mossy fiber）和去甲肾上腺素能纤维（noradrenergic fiber）。前二者为兴奋性纤维，后者是抑制性纤维。攀缘纤维有要起源于延髓的下橄榄核，纤维较细，进入皮质后攀附在Purkinje细胞的树突上形成突触。苔藓纤维主要起源于脊髓和脑干的神经核，纤维较粗，进入皮质后末端呈苔藓状分支，分支终末膨大，称小脑小球（cerebella glomerulus）（图8-8）。一条苔藓纤维的分支可兴奋许多个颗粒细胞，通过颗粒细胞的平行纤维又可间接兴奋更多的Purkinje细胞。然而，苔藓细胞通过颗粒细胞平行纤维兴奋Purkinje细胞的同时，也可兴奋抑制性中间神经元（高尔基细胞、篮状细胞和星形细胞），由于篮状细胞和星形细胞与Purkinje细胞有突触关系，它们兴奋后反过来抑制Purkinje细胞的活动。这样，由颗粒细胞平行纤维直接兴奋的Purkinje细胞处于兴奋状态，而其周围的Purkinje细胞则处于抑制状态。由此可使许多不同来源的神经冲动进入小脑皮质后，引起许多兴奋和抑制的区域，这对小脑精确调节不同部位的肌张力或协调随意运动都具有重要的意义。去甲肾上腺素能纤维（来自脑干的蓝斑核）对Purkinje细胞有抑制作用。

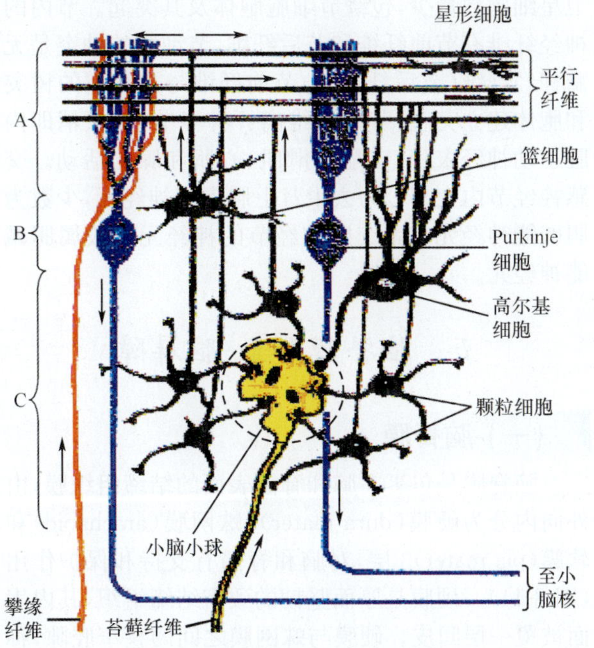

图8-8 小脑皮质神经元及其与传入神经纤维的关系
A. 分子层；B. Purkinje细胞层；C. 颗粒层
（虚线范围代表一个小脑小球）

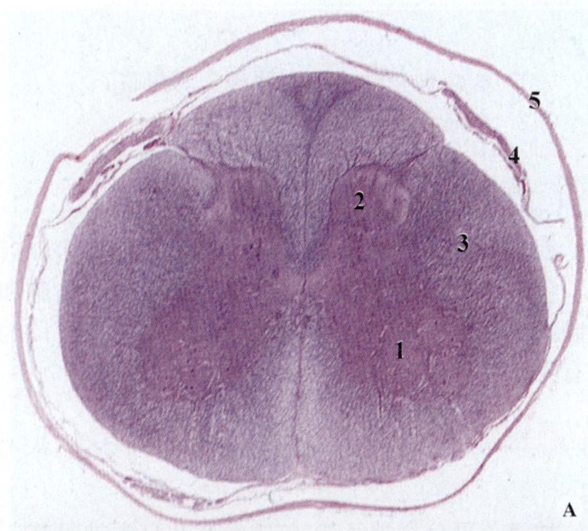

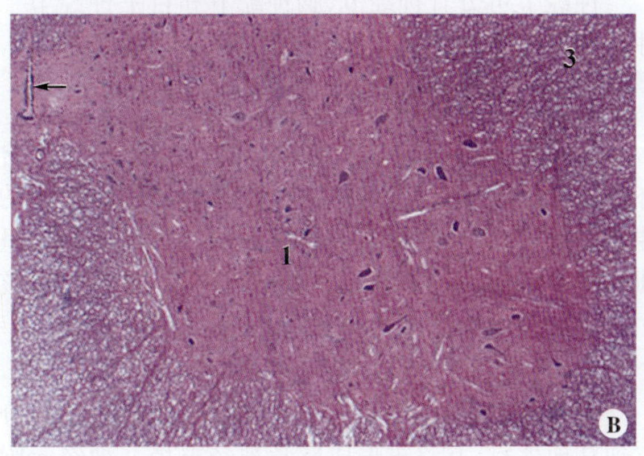

图8-9 脊髓横切面
A. 低倍；B. 高倍
1. 前角；2. 后角；3. 白质；4. 软膜与蛛网膜；5. 硬膜；←示中央管

三、脊 髓

脊髓横切面由中央的蝶形灰质和周围的白质组成。其主要功能是传导上、下行神经冲动和进行反射活动。

（一）脊髓灰质

灰质分前角、后角和侧角（侧角主要见于胸腰段脊髓），其主要成分是多极神经元的胞体、树突、无髓神经纤维和神经胶质细胞，其中有丰富的血管（图8-9）。

1. 前角 前角内大多是躯体运动神经元，大小不一。大者称α运动神经元，轴突较粗，分布到骨骼肌的梭外肌，神经冲动可引起骨骼肌收缩。小者称γ运动神经元，轴突较细，支配肌梭的梭内肌纤维，调节肌张力。这两种运动神经元释放的神经递质为乙酰胆碱。还有一种短轴突的小神经元称Ranshaw细胞，其短轴突与α运动神经元有胞体形成突触，通过释放甘氨酸抑制α运动神经元的活动。

2. 后角 神经元胞体较小，组成较复杂，它们主要接受后根纤维（感觉神经元的中枢突）传入的神经冲动，其轴突在白质内形成各种上行纤维束到脑干、小脑和丘脑，故这类神经元又称束细胞（tract cell）。

3. 侧角 侧角内的神经元是交感神经系统的节前神经元，为内脏运动神经元，也属胆碱能神经元，其轴突组成交感神经系统的节前神经纤维终止于交感神经节，与节内神经元建立突触。

脊髓灰质内还遍布许多中间神经元，它们的轴突长短不一，短的轴突只与同节段的束细胞和运动神经元联系，长的轴突可在白质内上下穿行，到相邻或较远的脊髓节段，终止于同侧或对侧的神经元，但都不离开脊髓。

案例 8-2

急性脊髓炎（acute myelitis）是指脊髓的一种非特异性炎性病变，多发生在感染之后，以青壮年多见。病前数天或1～2周可有发热、全身不适或上呼吸道感染等病史。临床起病急，常先有背痛或胸腰部束带感，随后出现麻木、无力等症状，多于数小时至数天内症状发展至高峰，出现病变水平以下肢体瘫痪，感觉缺失和括约肌障碍等脊髓横贯性损害症状。如无重要并发症，3～4周进入恢复期。部分病人起病后，瘫痪和感觉障碍的水平均不断上升，最终甚至波及上颈髓而引起四肢瘫痪和呼吸肌麻痹，并可伴高热，危及病人生命安全，称为上升性脊髓炎。

问题：

1. 本病中脊髓的哪些结构受到损伤？
2. 本病发生的组织学基础是什么？

（二）脊髓白质

根据白质表面的浅沟，白质分为前索、侧索和后索。各索内上、下走行的有髓神经纤维构成联络脑和脊髓的上行传导束、下行传导束以及联络脊髓各段的固有束。

四、神　经　节

神经节可分脊神经节、脑神经节和自主神经节三种。神经节中的神经元常称节细胞(ganglion cell)。

（一）脊神经节

脊神经节位于脊神经后根，属感觉神经元，内含许多假单极神经元（感觉神经元）胞体和平行排列的神经纤维束，因而胞体常被分隔成群。节细胞胞体呈圆形或卵圆形大小不等，胞核圆形，位于胞体中央，核仁明显。胞质内的尼氏体细小分散。从胞体发出一个突起，其根部在胞体附近盘曲，然后呈“T”形分支，一支走向中枢（中枢突），另一支（周围突）经脊神经分布到其他器官，其终末形成感觉神经末梢。神经元胞体及其附近盘曲的突起外面有一层卫星细胞包裹，在“T”形分支处改由施万细胞包裹。脊神经节内的神经纤维大部分是有髓神经纤维（图 8-10）。

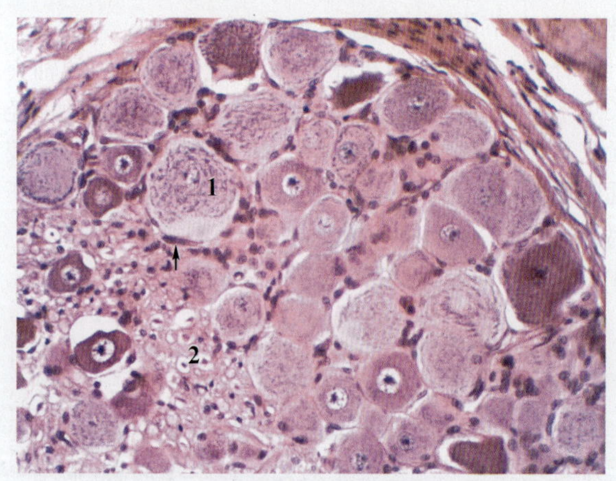

图 8-10　脊神经节

1. 节细胞胞体；2. 有髓神经纤维横切面；↑示卫星细胞

（二）脑神经节

脑神经节位于某些脑神经干上，其结构与脊神经节相似。

（三）自主神经节

自主神经节包括交感和副交感神经节。交感神经节位于脊柱两旁及前方，副交感神经节则位于器官附近或器官内。节细胞主要是自主神经系统的节后神经元，属多极运动神经元；胞核常位于细胞一侧，部分细胞有双核，胞质内尼氏体呈细颗粒状，均匀分布。卫星细胞数量少，包绕节细胞胞体及其突起。节内的神经纤维有节前纤维和节后纤维，节细胞的轴突是无髓神经纤维（节后纤维）。节前纤维与节细胞的树突和胞体建立突触，节后纤维离开神经节，其末梢即内脏运动神经末梢，支配平滑肌、心肌和腺的活动。交感神经节内大部分为去甲肾上腺素能神经元，少数为胆碱能神经元。副交感神经节的神经元一般属胆碱能神经元。

五、脑脊膜和血-脑屏障

（一）脑脊膜

脑脊膜是包裹在脑和脊髓表面的结缔组织膜，由外向内分为硬膜（dura mater）、蛛网膜（arachnoid）和软膜（pia mater）3 层，对脑和脊髓有支持和保护作用（图 8-11）。硬膜是厚而坚韧的致密结缔组织，其内表面被覆一层间皮。硬膜与蛛网膜之间的狭窄腔隙，称硬膜下隙（subdural spase），内含少量液体。蛛网膜由薄层纤细的结缔组织构成，它与软膜之间有一宽阔的腔隙，称蛛网膜下隙（subarachnoid space），内含脑脊液。蛛网膜的结缔组织纤维形成许多小梁与软膜相连，小梁在蛛网膜下隙内分支形成蛛网状结构。软膜是薄层的结缔组织，紧贴于脑和脊髓表面。在软膜外表面和蛛网膜内、外表面以及小梁表面都被覆间皮。软膜富含血管，二者间的空隙称血管周隙（perivascular space），与蛛网膜下隙相通，内含脑脊液。当血管分支形成毛细血管时，软膜和血管周隙都消失，毛细血管则由星形胶质细胞突起包裹。

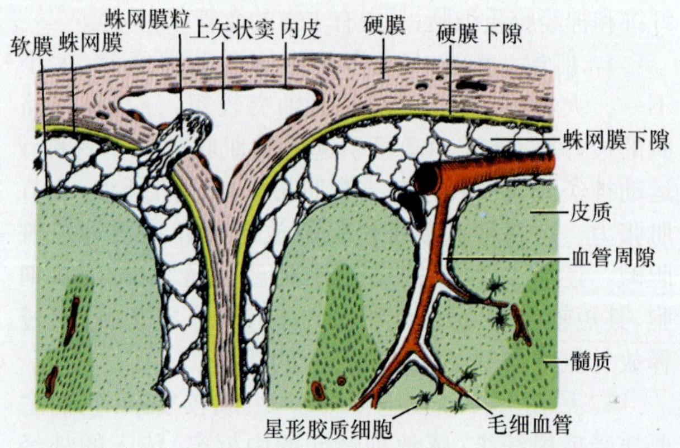

图 8-11　大脑脑膜和血管冠状切面模式图

（二）血-脑屏障

中枢神经系统的毛细血管与其他器官的血管不同，能限制多种物质进入神经组织。如将台盼蓝染料注射进动物血液后，很多器官被染为蓝色，而脑和脊髓却不着色，因为在血液和神经组织之间存在血-脑屏障(blood-brain barrier，BBB)。血-脑屏障由毛细血管内皮细胞、基膜和神经胶质细胞构成(图 8-12，图 8-13)。脑和脊髓的毛细血管属连续型，其内皮细胞之间以紧密连接封闭。研究表明，内皮细胞是血-脑屏障的主要结构，可阻止血液中某些物质进入神经组织，但能选择性让营养物质和代谢产物顺利通过，以维持组织内环境的相对稳定。

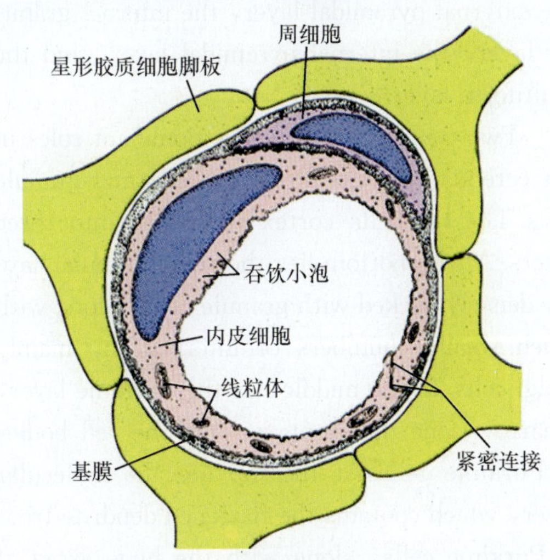

图 8-12 血-脑屏障模式图

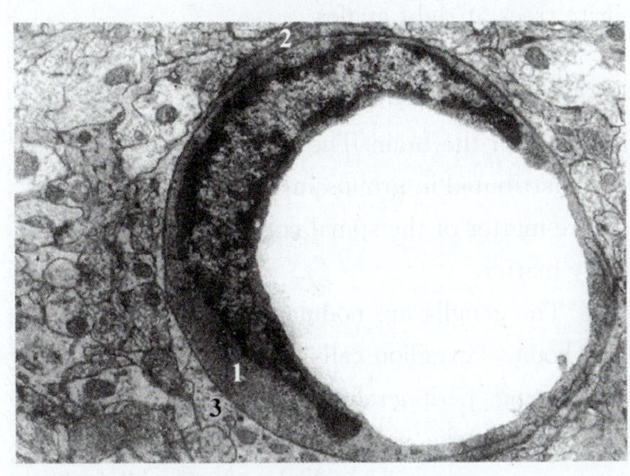

图 8-13 血-脑屏障电镜图

1. 内皮细胞；2. 周细胞；3. 星形胶质细胞脚板

案例 8-3

流行性脑脊髓膜炎(简称流脑)，是由脑膜炎奈瑟菌引起的化脓性脑膜炎。多见于冬春季，儿童发病率高。本病潜伏期 1～7 日，一般 2～3 日，临床上 90% 为普通型：急性起病，上呼吸道感染症状，如咽痛、流涕，进入败血期后出现高热、畏寒、寒战。70% 的病例皮肤黏膜出现暗或紫红色大小不等、分布不匀的瘀点、瘀斑。1～2 日后进入脑膜炎期，出现颅内高压，表现为头痛加剧，呕吐频繁(呈喷射状)及脑膜刺激征(即颈项强直，角弓反张、布氏征阳性)，血压升高，常有怕光、狂躁甚至呼吸衰竭等。身痛烦躁不安和表情呆滞等毒血症表现，严重者出现谵妄、昏迷。婴幼儿(2 岁以下)因颅骨缝及囟门未闭，脑膜炎症状常不典型，表现为高热、呕吐、拒食、哭闹不安，甚至惊厥，虽无脑膜刺激征，但前囟门饱满有助诊断。

问题：

1. 通常状态下大脑是如何抵御细菌的侵袭的？

2. 试分析此病症可引起哪些结构发生组织学改变？

六、脉络丛与脑脊液

脉络丛(choroid plexus)是由第三、四脑室顶和部分侧脑室壁的软膜与室管膜直接相贴，突入脑室而形成的皱襞状结构，室管膜则成为有分泌功能的脉络丛上皮(图 8-14)。脉络丛上皮由一层矮柱状或立方形室管膜细胞组成，胞质含较多线粒体，相邻细胞顶部之间有连接复合体。上皮外方的结缔组织含丰富的有孔毛细血管和巨噬细胞。

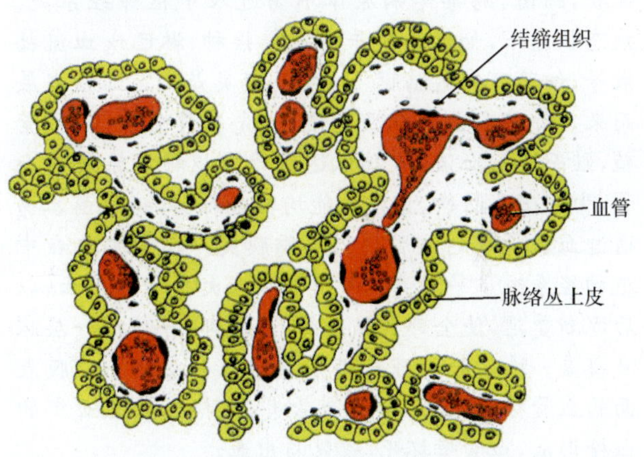

图 8-14 脉络丛模式图

脉络丛上皮细胞不断分泌无色透明的脑脊液(cerebrospinal fluid)，充满脑室、脊髓中央管、蛛网膜下隙和血管周隙，脑脊液有营养和保护脑与脊髓的作用。脑脊液最后被蛛网膜粒(蛛网膜突入颅静脉窦内的绒毛状突起)吸收进入血液，从而形成脑脊液循环。

【案例的组织学基础】

1. 阿尔茨海默病(Alzheimer's disease，AD) 又称老年痴呆症，是大脑变性病中最常见的疾病。本病无性别差异，30 岁以后任何年龄均可发病。以进行性痴呆为主要临床表现，起病隐袭，以遗忘为最早期、最突出的症状，近记忆力丧失更为突出。继而出现进行性智能减退，表现为反应迟钝、判断力和理解力下降、重复语言和无意义的重复动作。也可有局灶症状如失语、失认、失用。随着疾病进展，最终严重痴呆，卧床不起。本病病理改变特点为广泛的大脑皮质萎缩（尤以额叶、颞叶更明显），表现为脑沟变宽、脑回变窄，侧脑室及第三脑室变大。显微镜检查可见皮质神经元缺失，伴有胶质细胞衰生及皮质下脱髓鞘。其最具特征性的组织学变化为：①老年斑：散在于病变部位，由退变的神经轴突围绕一淀粉样蛋白的核心组成，其数目与痴呆程度成正比。②神经元纤维缠结：病变部位的神经元胞质内可见神经元纤维缠结，电子显微镜下呈双股螺旋状细丝扭曲。③血管壁淀粉样蛋白沉积。④海马锥体细胞出现颗粒空泡变性。

2. 急性脊髓炎 系脊髓急性非化脓性炎症，可能为病毒感染引起的自身免疫性疾病。炎症可累及脊髓的不同部位，但以上胸段最多见。肉眼观察病变部位的脊髓肿胀、充血、变软。切面可见灰质与白质界限不清，有点状出血。显微镜下可见有软膜和脊髓血管扩张、充血，血管周围以淋巴细胞和浆细胞为主的浸润和水肿，灰质内神经细胞肿胀，尼氏体溶解，白质内髓鞘脱失和轴索变性，大量吞噬细胞和胶质细胞增生。

3. 流行性脑脊髓膜炎 正常状态下，中枢神经系统受到血-脑屏障、脑膜、骨骼、肌肉、黏膜及皮肤的保护，细菌、病毒等病原体不易进入中枢神经系统。病态状态下，如外伤或手术直接接种、淋巴或血流播散等，细菌可抵达脑膜。通常脑膜炎是由菌血症发展而来。细菌多由上呼吸道侵入，先在鼻咽部隐匿、繁殖，继而进入血流，直接抵达营养中枢神经系统的血管，由于小儿防御、免疫功能均较成人弱，病原菌容易通过血脑屏障到达脑膜引起脑膜炎。病变主要在中枢神经系统。早期炎性渗出物多在大脑顶部表面，以后逐渐蔓延，使全部大脑表面、基底部、脊髓被一层脓液覆盖。蛛网膜下隙充满浆液脓性分泌物。脑膜表面的血管极度充血，常有血管炎，包括血管与血窦的血栓形成，血管壁坏死、破裂与出血。

Summary

The nervous system consists of all the nervous tissue in the body. Together with the endocrine system, it plays an important role in the integration and coordination of body functions. It can be divided into the central nervous system, consisting of the brain and the spinal cord, and the peripheral nervous system, comprising ganglia and nerve. The central nervous system is divided into gray matter that contains the cell bodies of neurons and neuroglia and dendrites, and white matter. The peripheral nervous system consists of sensory neurons, clusters of neurons called ganglia, and nerves connecting them to each other and to the central nervous system.

The neurons of the cerebral cortex are grouped into six main layers, from outside to inside: the molecular layer, the external granular, the external pyramidal layer, the internal granular layer, the internal pyramidal layer, and the multiform layer.

Two types of neuron play dominant roles in the cerebella circuit: Purkinje cells and granule cells. The cerebella cortex is divided into three layers. At the bottom lies the thick granular layer, densely packed with granule cells, along with much smaller numbers of interneuron, mainly Golgi cells. In the middle lies the Purkinje layer, a narrow zone that contains only the cell bodies of Purkinje cells. At the top lies the molecular layer, which contains the flattened dendrite trees of Purkinje cells, along with the huge array of parallel fibers penetrating the Purkinje cell dendrite trees at right angles.

The spinal cord is a long, thin, tubular bundle of nervous tissue and support cells that extends from the brain. The cell bodies of neurons are distributed in groups in the gray matter. The white matter of the spinal cord lies eternal to the gray matter.

The ganglia are nodular masses of neuronal cell bodies (ganglion cells), together with their supporting peripheral neuroglia, there are 2 kinds of ganglia in the peripheral nervous system; sensory ganglia, which contain cell bodies of sensory neurons, and autonomic ganglia, which contain cell bodies of certain efferent neurons of the autonomic nervous system.

Blood-brain barrier is a barrier that restricts passage of certain substances from the circulation to nerve tissue, which is composed of endothelial cells of capillary, tight junctions between the endothelial cells, basement membrane, the end feet of astrocyte and pericyte. The tight junctions represent the main component of the barrier.

进一步阅读文献

Fernández A, Hornero R, Gómez C, Turrero A, et al. 2010. Complexity analysis of spontaneous brain activity in Alzheimer disease and mild cognitive impairment: an MEG study. Alzheimer Dis Assoc Disord, 24(2): 182－189

George J. 2001. Augstine. Neuroscience. /Sinauer Associates

Shi M, Huber BR, Zhang J. 2010. Biomarkers for cognitive impairment in Parkinson disease. Brain Pathol, 20(3): 660－671

Yu W, Mechawar N, Krantic S. 2010. Evidence for the involvement of apoptosis-including factor-mediateel caspase-independent neuronal death in alzheimer disease. Am J pathol. , 176(5); 2209－2218

思考题

1. 小脑皮质可分为几层？各层主要由哪些神经元构成？
2. 大脑皮质可分为几层？各层主要由哪些神经元构成？
3. 试从组织学角度分析大脑受损后会引起哪些结构的组织学改变？
4. 血-脑屏障包括哪些结构？
5. 试分析脊髓损伤后可引起临床哪些相应症状？

（杨　虹）

第9章 循环系统

【相关知识导读】

1. 人们站坐立太久之后，为什么会主动的躺一躺和倒一倒，进行人体反向调整？

2. 遵守低脂肪饮食就可以保持心脏健康，是否正确？

3. 有的人面部看上去比一般正常肤色红，有的仅仅是两侧颧部发红，这是为什么？

4. 有的人胸部不适或痛楚，像是被烧灼或是紧紧被夹的感觉，左手臂、左肩颈、后背也有疼痛。这是什么原因？

5. 血压高就必须吃降压药吗？

循环系统(circulatory system)是连续而密闭的管道系统，由心血管系统和淋巴管系统组成。心血管系统包括心脏、动脉、毛细血管和静脉。心脏是输送血液流动的泵，血液由动脉流到毛细血管，毛细血管的管壁薄，血液在此与周围组织进行物质交换；毛细血管汇集成静脉，血液经静脉流回心脏。淋巴管系统是心血管系统的辅助管道系统，包括毛细淋巴管、淋巴管和淋巴导管。毛细淋巴管为淋巴管系统的起始部分，位于组织中，进入毛细淋巴管的组织液称淋巴。淋巴流经粗细不等的淋巴管，最后汇合成右淋巴导管和胸导管，导入大静脉。

循环系统的主要功能是将营养物质、氧、激素等输送到全身各部的组织和细胞，供其生长发育和生理活动的需要，又把代谢产物输送到排泄器官，以保证体内新陈代谢的正常进行。循环系统的一些细胞还具有内分泌功能。

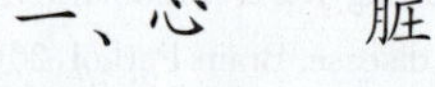

一、心　脏

心脏是个中空的肌性器官，是循环系统的动力中心，能自动地、节律地收缩和舒张，以推动血液在血管中循环不息，保证机体各组织和器官的血液供应。

(一) 心壁的结构

心壁从内到外依次由心内膜、心肌膜和心外膜三层构成。

1. 心内膜　心内膜(endocardium)由内皮、内皮下层和心内膜下层构成。内皮薄而光滑，被覆于各心腔的内面，和出入心腔的大血管内皮相连续。内皮下层在内皮的外面，由薄层细密的结缔组织组成，含少量平滑肌。内皮下层与心肌膜之间为心内膜下层(subendocardial layer)，由结缔组织组成，含有血管、神经和心脏传导系统的分支。在心室的心内膜下层内有浦肯野纤维(图 9-1)。

2. 心肌膜　心肌膜(myocardium)是心壁中最厚的一层，主要由螺旋状排列的心肌纤维构成，心肌纤维大致可分为内纵、中环、外斜三层，肌纤维间有少量结缔组织和丰富的毛细血管(图 9-3，图 9-4)。心肌相连接处有闰盘(intercalated disk)，在 HE 染色标本中，闰盘呈深红色、与心肌纤维长轴相垂直的横线或阶梯状。细胞核呈卵圆形，多为一个，位于肌纤维中央。在核的两端淡染区有较多肌质，内含有线粒体、糖原和脂褐素等。脂褐素为溶酶体的残余体，随着年龄增大而增多。

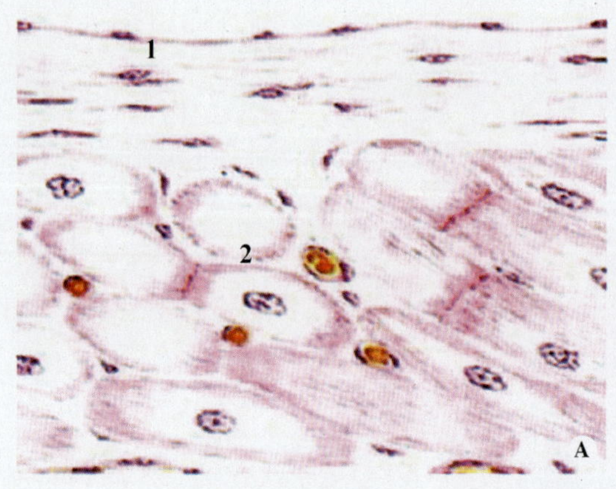

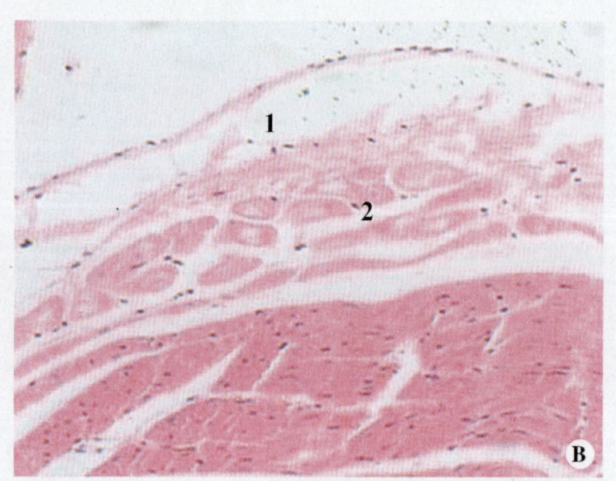

图 9-1　心内膜
A. 模式图；B. 光镜图；
1. 内皮；2. 浦肯野纤维

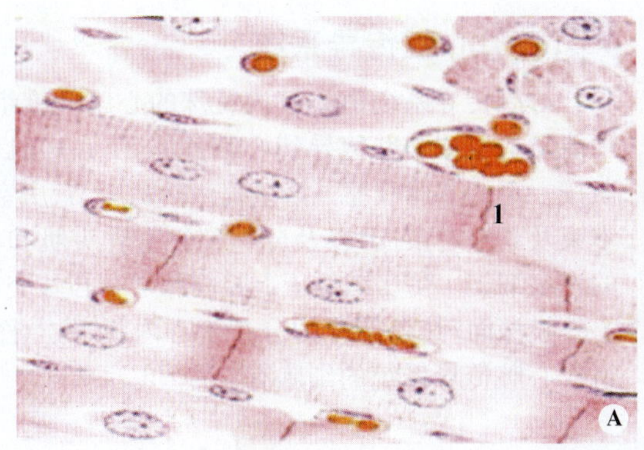

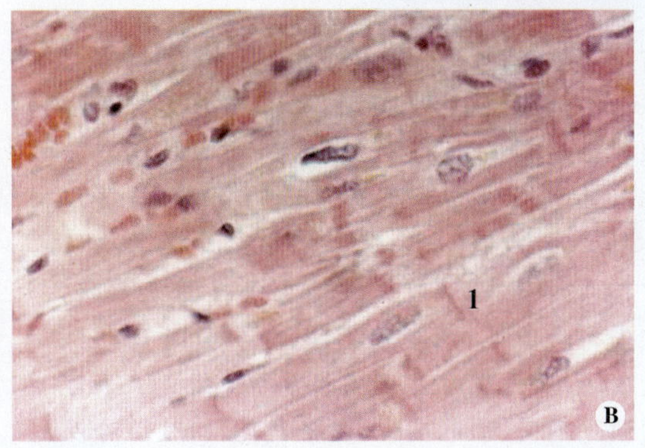

图 9-2 心肌膜
A. 模式图;B. 光镜图;
1. 闰盘

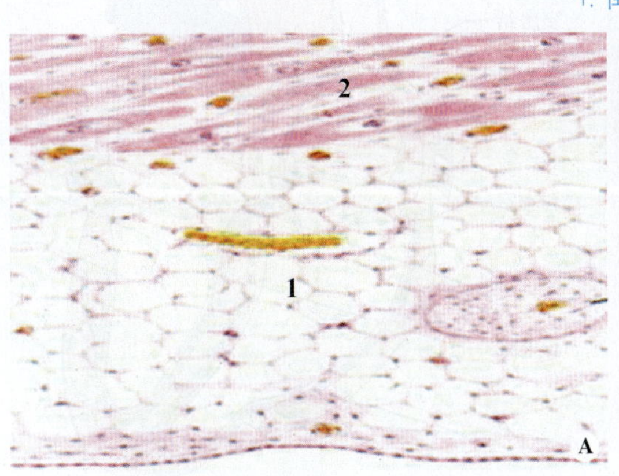

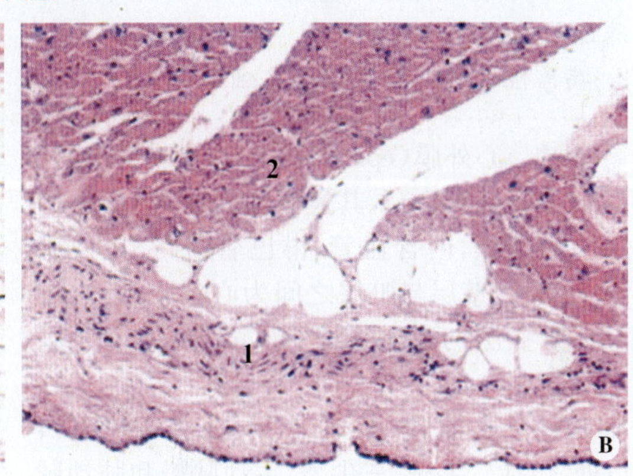

图 9-3 心外膜
A. 模式图;B. 光镜图;
1. 心外膜;2. 心肌膜

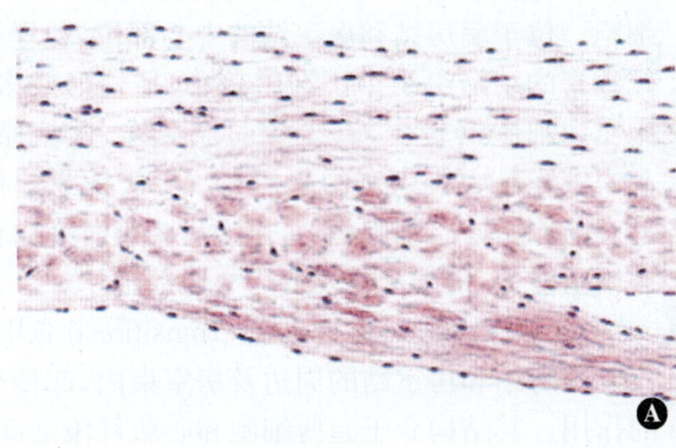

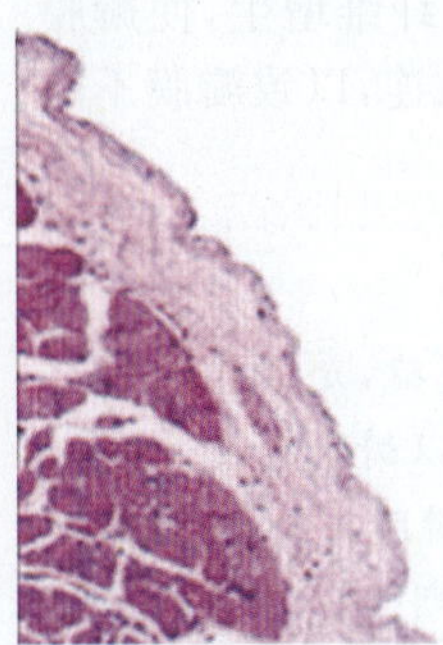

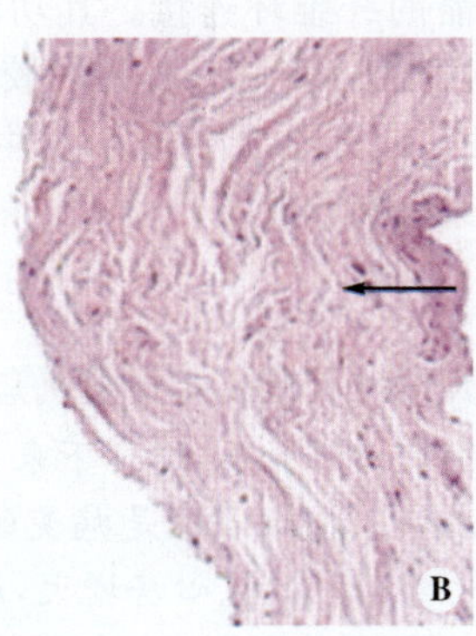

图 9-4 心瓣膜
A. 模式图;B. 光镜图;
↑示心瓣膜

心房肌较薄,心室肌很厚,两者不相连续,它们分别附着于心骨骼。心骨骼位于心房肌和心室肌之间,是由致密结缔组织组成的坚实的支架结构,为心肌纤维附着处。

心房肌纤维较心室肌纤维短而细。电镜下,可见部分心房肌纤维含有电子密度高的膜包颗粒,称心房特殊颗粒(specific atrial granule),内含心房钠尿肽(atrial natriuretic peptide ANP)。这种激素具有很强的排钠、利尿、扩张血管和降低血压等作用。近年研究证明,心肌还能分泌其他多种生物活性物质,如脑钠素(其作用与心房钠尿肽相似)、抗心律失常肽和内源性洋地黄素。心肌细胞还具有合成肾素和血管紧张素的能力,其对促进心肌细胞生长,增强心肌收缩力等有重要作用。

案例 9-1

病毒性心肌炎是一种与病毒感染有关的局限性或弥漫性的急性、亚急性或慢性炎症性心肌疾病,是最常见的感染性心肌炎。多数患者在发病前1～3周有发热、全身酸痛、咽痛、腹泻等症状，反映全身性病毒感染，但也有部分患者原发病症状轻而不显著，须仔细询问，而心肌炎症状则比较显著。心肌炎患者常诉胸闷、心前区隐痛、心悸、乏力、恶心、头晕。临床上诊断的心肌炎中，90%左右以心律失常为主诉或首见症状，以过早搏动多见，轻者无不适；极少数患者起病后发展迅速，出现心力衰竭或心源性休克。表现极度烦躁不安、面色灰白、皮肤发花、四肢湿冷及末梢发绀。

问题：

1. 心肌纤维结构特点是什么？心肌纤维之间特殊连接结构是什么？

2. 病毒性心肌炎的组织学基础是什么？

3. 心外膜 心外膜（epicardium）心包膜的脏层，为浆膜（serous membrane），其表面为间皮，间皮的内面是薄层结缔组织，内含血管、淋巴管、神经以及脂肪细胞（图9-3）。壁层与脏层之间为心包腔，腔内有少量液体，使壁层与脏层湿润光滑，有利于心脏搏动。

4. 心瓣膜 心瓣膜（cardiac valve）位于房室口和动脉口处，包括二尖瓣、三尖瓣、主动脉瓣和肺动脉瓣，是由心内膜向腔内折叠而成的薄片状结构。瓣膜表面为内皮，内部为致密结缔组织（图9-4）。其基部与心骨骼的纤维环连接。其功能是防止血液逆流。患风湿性心脏病时，心瓣膜内胶原纤维增生，使瓣膜变硬、变短或变形，瓣膜还可发生粘连，以致瓣膜不能正常地关闭和开放。

案例9-2

风湿性心脏病系风湿热后遗症，是因急性风湿热引起心脏炎后，遗留下来并以瓣膜病变为主的心脏病。临床表现是病变的瓣膜区出现相应的心脏杂音；心室、心房增大，后期出现心功能不全等。表现为瓣膜口狭窄和（或）关闭不全，患者中女多于男。受损的瓣膜以二尖瓣为最常见，其次为主动脉瓣，也可以几个瓣膜同时受累，称为联合瓣膜病变。由于瓣膜炎症反复发作，瓣膜增厚并缩短、粘连和纤维化造成瓣膜关闭不全和狭窄。可伴有风湿性关节炎。早期可无症状，随时间的推移产生心脏增大、心律失常，一般经过10～15年逐步出现心力衰竭。

问题：

1. 心瓣膜关闭不全和狭窄的情况下，血液流向会发生什么改变？

2. 风湿性心脏病的组织学基础？

（二）心脏传导系统

心脏传导系统由心脏内特殊的心肌纤维组成，其功能是产生冲动并传导到心脏各部，使心房肌和心室肌按一定的节律收缩。该系统包括窦房结、房室结、房室束及其左右束支，以及分布到心室乳头肌和心室壁的许多细支。窦房结位于上腔静脉与右心耳交界处的心外膜深面，其余部分均分布于心内膜下层（图9-5）。组成心脏传导系统的细胞有三种。

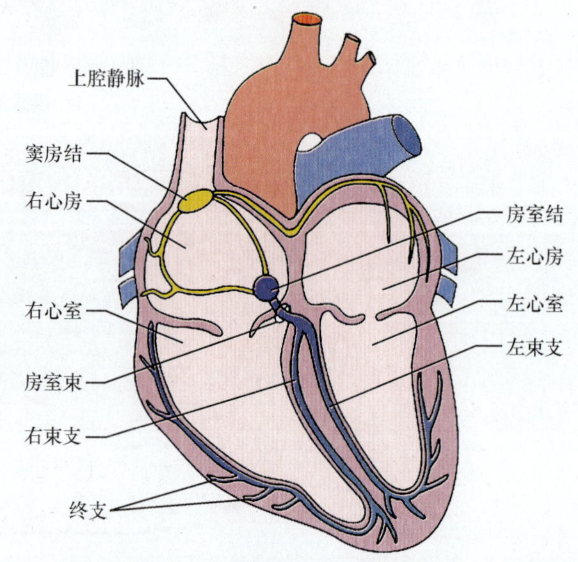

图9-5 心肌传导系统模式图

1. 起搏细胞 起搏细胞（pacemaker cell）简称P细胞。位于窦房结和房室结的中心部位，包埋在一团较致密的结缔组织中。细胞较小，呈梭形或多边形，胞质内细胞器较少，有少量肌原纤维，含糖原较多。起搏细胞是心肌兴奋的起搏点。一般认为起搏细胞形态与原始心肌细胞相似，出生后相当时期内仍有分裂增殖能力，继续分化发育为心肌细胞。

2. 移行细胞 移行细胞（transitional cell）主要位于窦房结和房室结的周边及房室束内，起传导冲动的作用。其结构介于起搏细胞和心肌纤维之间，较心肌纤维细而短，胞质内含肌原纤维稍多。

3. 浦肯野纤维 浦肯野纤维（Purkinje fiber）或称束细胞，组成房室束及其分支，位于心室的心内膜下层。其结构较心肌纤维粗短，形状常不规则，细胞的中央有1～2个核，肌质比较多，含有丰富的线粒体和糖原，肌原纤维较少，分布在细胞的边缘。细胞之间有发达的闰盘。浦肯野纤维与心室肌纤维相连，将冲动快速传递到心室各处，引起心室肌兴奋，产生同步收缩。

二、动　　脉

根据管径大小、管壁的厚度和主要成分，一般将动脉分为大动脉、中动脉、小动脉和微动脉。管壁均分为内膜、中膜和外膜三层。

(一) 大动脉

大动脉(large artery)包括主动脉、肺动脉、头臂干、颈总动脉、锁骨下动脉、髂总动脉等。大动脉中膜主要由多层弹性膜和大量弹性纤维构成,故又称弹性动脉(elastic artery)(图 9-6)。

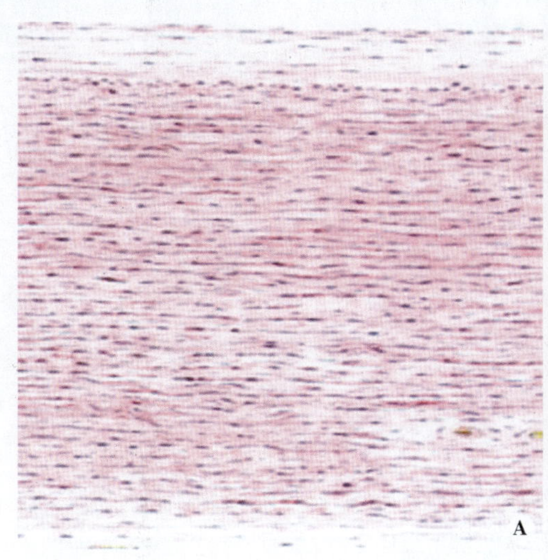

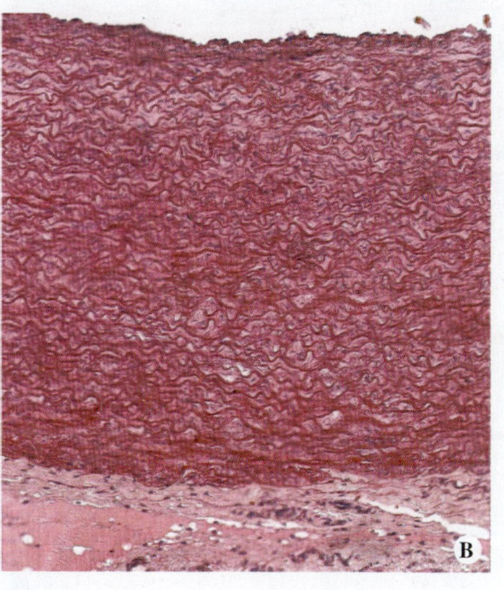

图 9-6　大动脉

A. 模式图;B. 光镜图

1. 内膜　由内皮和内皮下层组成。内皮细胞长轴多与血液流动方向一致,细胞核居中,核所在部位略隆起,细胞基底面附着于基板上。电镜观察,可见内皮细胞腔面有稀疏而大小不一的胞质突起,表面覆以厚约 30～60nm 的细胞衣,相邻细胞间有紧密连接和缝隙连接及 10～20nm 的间隙。内皮细胞核淡染,以常染色质为主,核仁大而明显。在胞质内有发达的高尔基复合体、粗面内质网和滑面内质网。内皮细胞超微结构的主要特点是胞质中有丰富的吞饮小泡,或称质膜小泡(plasmalemmal vesicle),直径 60～70nm。这些小泡是由细胞游离面或基底面的细胞膜内凹形成,然后与细胞膜脱离,经细胞质移向对面,又与细胞膜融合,将小泡内所含物质放出,故小泡有向血管内外运输物质的作用,细胞质内还可见成束的微丝和一种外包单位膜的杆状细胞器,长约 3μm,直径 0.1～0.3μm,内有 6～26 条直径约 15nm 左右的平行细管,称 Weibel-Palade 小体(W-P 小体)W-P 小体是内皮细胞特有的细胞器,一般认为它是合成和储存与凝血有关的第Ⅷ因子相关抗原(factor Ⅷ related antigen, F Ⅷ)的结构。内皮细胞作为血管的内衬,形成光滑面,便于血液流动。内皮细胞和基板构成通透性屏障,液体、气体和大分子物质可选择性地透过此屏障。微丝收缩功能,5-羟色胺、组胺和缓激肽可刺激微丝收缩,改变细胞间隙的宽度和细胞连接的紧密程度,影响和调节血管的通透性。血管内皮细胞具有复杂的酶系统,能合成与分泌多种生物活性物质,除上述 F Ⅷ外,还有组织纤维酶原活性物和前列环素、内皮素(有强烈缩血管作用,又称内皮细胞收缩因子),以及具有舒张血管作用的内皮细胞舒张因子。

内皮下层(subendothelial layer)较厚,为疏松结缔组织,含有胶原纤维、弹性纤维和少量纵行平滑肌纤维。内弹性膜(internal elastic membrane)因与中膜的弹性膜相移行,故内膜与中膜无明显分界。

2. 中膜　很厚,主要由 40～70 层环行弹性膜(elastic membrane)构成。各层弹性膜由弹性纤维相连,弹性膜间有少量环行平滑肌纤维、胶原纤维和含硫酸软骨素的基质。许多学者认为,血管平滑肌是成纤维细胞的亚型,在动脉发育中,平滑肌纤维可产生胶原纤维、弹性纤维和基质。在病理状况下,动脉中膜的平滑肌可移入内膜增生并产生结缔组织,使内膜增厚,是动脉硬化发生的重要病理过程。

3. 外膜　较薄,由结缔组织构成,其中含螺旋状或纵向分布的弹性纤维和胶原纤维。血管壁的结缔组织细胞以成纤维细胞为主,当血管受损伤时,成纤维细胞具有修复外膜的能力。外弹性膜(external elastic membrane)不明显。外膜中有小的营养血管、神经束及脂肪细胞等。

(二) 中动脉

除大动脉外,凡在解剖学中有名称的动脉多属中动脉(medium-sized artery)(图 9-7)。中动脉中膜的平滑肌丰富,故又名肌性动脉(muscular artery)。平滑肌的收缩和舒张,能改变管径的大小,可调节各器官的血流量。

1. 内膜　是三层膜中最薄的一层。内皮下层薄,内弹性膜明显,为内膜和中膜的分界,在血管横切面上呈波浪状。

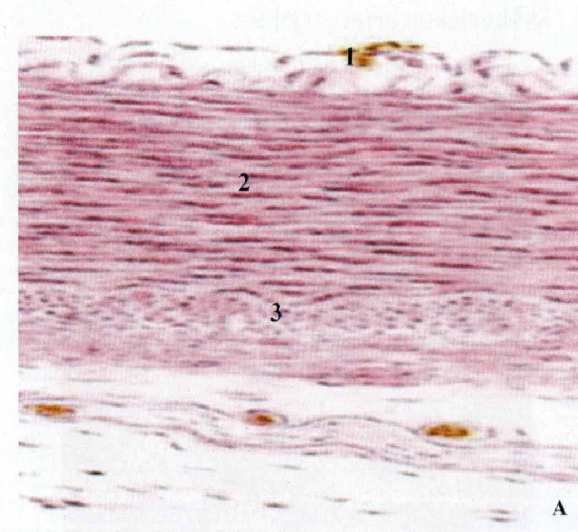

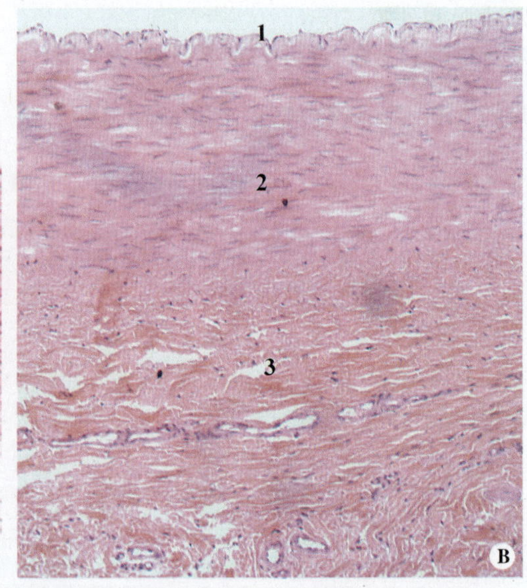

图 9-7 中动脉
A. 模式图；B. 光镜图
1. 内膜；2. 中膜；3. 外膜

2. 中膜 较厚，主要由10～40层环行排列的平滑肌纤维构成。肌纤维间有少量胶原纤维、弹性纤维和基质。

3. 外膜 由疏松结缔组织构成，多数中动脉外膜与中膜交界处有明显的外弹性膜。外膜中有小动脉、静脉、神经纤维等。

案例 9-3

动脉硬化是动脉的一种非炎症性病变，可使动脉管壁增厚、变硬，失去弹性、管腔狭小。动脉硬化是随着人年龄增长而出现的血管疾病，其规律通常是在青少年时期发生，至中老年时期加重、发病。男性较女性多。临床表现主要决定于血管病变及受累器官的缺血程度，对于早期的动脉硬化病患者，大多数患者几乎都没有任何临床症状，都处在隐匿状态下潜伏发展。对于中期的动脉硬化病患者，大多数患者或多或少有心悸、心慌、胸痛、胸闷、头痛、头晕、四肢凉麻、四肢酸懒、跛行、视力降低、记忆力下降、失眠、多梦等临床症状，不同的患者会有不同的症状。可并发心绞痛、心肌梗死、心律失常，甚至猝死。

问题：

1. 大动脉和中动脉结构上的区别？哪类血管更容易发生动脉硬化？

2. 动脉粥样硬化的组织学基础？

（三）小动脉

小动脉(small artery)管径在0.3～1mm，也属肌性动脉(图9-8)。小动脉包括粗细不等的几级分支。较大的小动脉，内弹性膜明显，中膜平滑肌可达3～9层，外膜厚度与中膜相近，结构与中动脉相似，但一般没有外弹性膜。

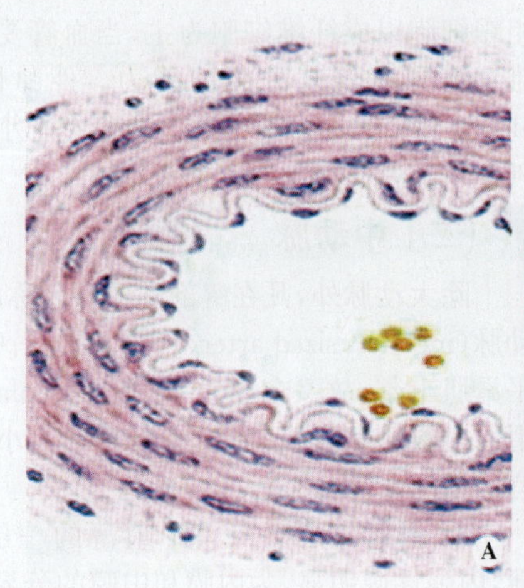

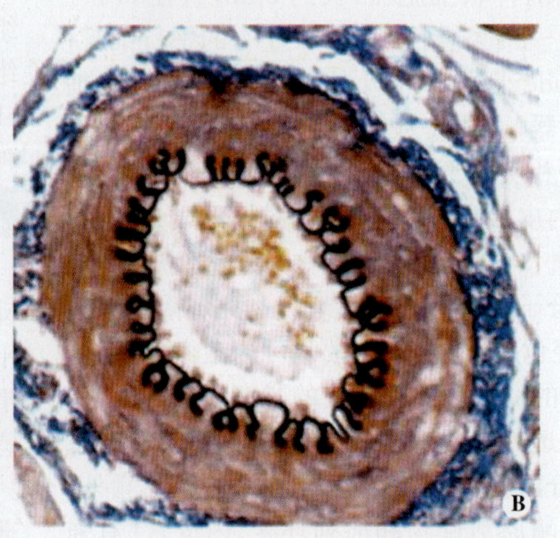

图 9-8 小动脉
A. 模式图；B. 光镜图

（四）微动脉

管径在 0.3mm 以下的动脉称微动脉(arteriole)，内膜无内弹性膜，中膜由 1～2 层平滑肌纤维构成，外膜较薄(图 9-9)。

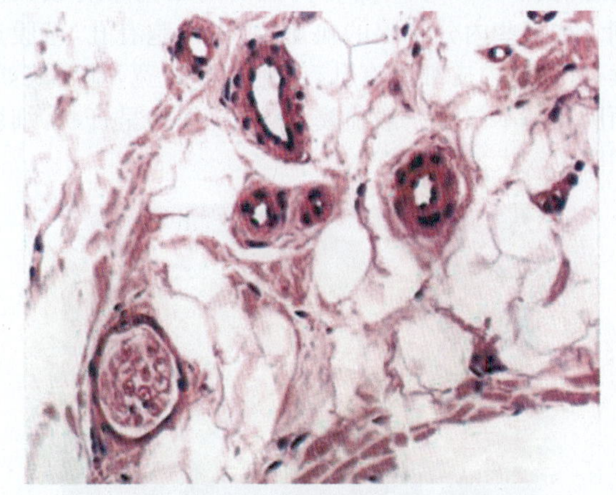

图 9-9 微动脉和微静脉光镜图

（五）动脉管壁结构与功能的关系

大动脉管壁富有弹性，当心室收缩射血时管壁扩张，心室舒张时管壁回缩，起着辅助泵的作用，在心室舒张期将血液继续向前推进，使血流保持连续性。中动脉中膜平滑肌发达，其收缩和舒张，可调节分配到身体各部和各器官的血流量。小动脉和微动脉管壁的平滑肌收缩，可使管径缩小，增加血流阻力，对血流量和血压的调节起重要作用，故小动脉和微动脉又称外周阻力血管。

（六）血管壁的特殊感受器

血管壁内有一些特殊的感受器，如颈动脉体、颈动脉窦和主动脉体。颈动脉体位于颈总动脉分支处管壁的外面，是直径约 2～3mm 的不甚明显的扁平小体，主要由排列不规则的许多上皮细胞团索组成，细胞团或索之间有丰富的血窦。电镜下上皮细胞分为两型：Ⅰ型细胞聚集成群，胞质内含许多致密核心小泡，许多神经纤维终止于Ⅰ型细胞的表面；Ⅱ型细胞位于Ⅰ型细胞周围，胞质中颗粒少或无。生理学研究表明，颈动脉体是感受动脉血氧、二氧化碳含量和血液 pH 变化的化学感受器，可将该信息传入中枢，对心血管系统和呼吸系统进行调节。主动脉体在结构和功能上与颈动脉体相似。颈动脉窦是颈总动脉分支处的一个膨大部，该处中膜薄，外膜中有许多来源于舌咽神经的形态特殊的感觉神经末梢，能感受因血压上升致血管扩张的刺激，将冲动传入中枢，参与血压调节。

三、毛细血管

毛细血管(capillary)广泛分布于组织和细胞间，彼此吻合成网。不同组织和器官的毛细血管网的密度各不相同，在代谢旺盛的组织和器官，如骨骼肌、心、肺、肝、肾和许多腺体等，毛细血管网丰富而稠密；在代谢较低的组织和器官，如平滑肌、骨、肌腱和韧带等，毛细血管网则较稀疏。而上皮、软骨和角膜则无毛细血管。

（一）毛细血管的结构

毛细血管管径一般为 6～8μm，可容纳 1～2 个红细胞通过，血窦较大，直径可达 40μm。管壁主要由一层内皮细胞和基膜构成。细的毛细血管横切面由1～2 个内皮细胞围成，较粗的毛细血管由 3～4 个内皮细胞围成。内皮外为一层很薄的基膜。在内皮与基膜之间散在分布一种扁平而有突起周细胞(pericyte)，其突起紧贴在内皮细胞基底面(图 9-10)。周细胞的主要功能是起机械性支持作用并有收缩功能，在毛细血管损伤时，周细胞可增殖，分化为内皮细胞和成纤维细胞，参与组织再生。

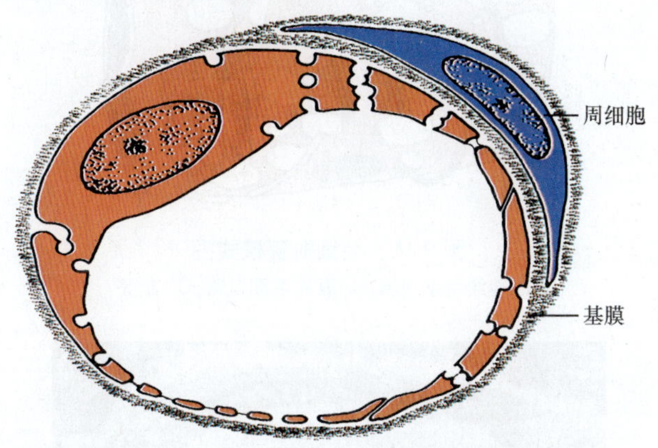

图 9-10 毛细血管模式图

（二）毛细血管的分类

电镜下，根据内皮细胞和基膜的结构特点，将毛细血管分为三类(图 9-11)。

1. 连续毛细血管 连续毛细血管(continuous capillary)管壁有一层连续的内皮细胞，内皮细胞间有紧密连接，基膜完整，胞质内有许多吞饮小泡。吞饮小泡由细胞游离面或基底面的细胞膜内凹形成，然后转运到对侧，以胞吐方式释放内容物。所以连续毛细血管主要以吞饮小泡方式在血液与组织液之间进行物质交换。连续毛细血管分布于肌组织、结缔组织、中枢神经系统和肺等处(图 9-12)。

2. 有孔毛细血管 有孔毛细血管(fenestrated capillary) 内皮细胞不含核的部分很薄，有许多贯穿胞质的内皮窗孔，直径为 60～80nm，一般有厚 4～6nm 的隔膜封闭(图 9-13)。有孔毛细血管分布于胃肠黏膜、某些内分泌腺和肾血管球等处。肾血管球内皮细胞的孔无隔膜。

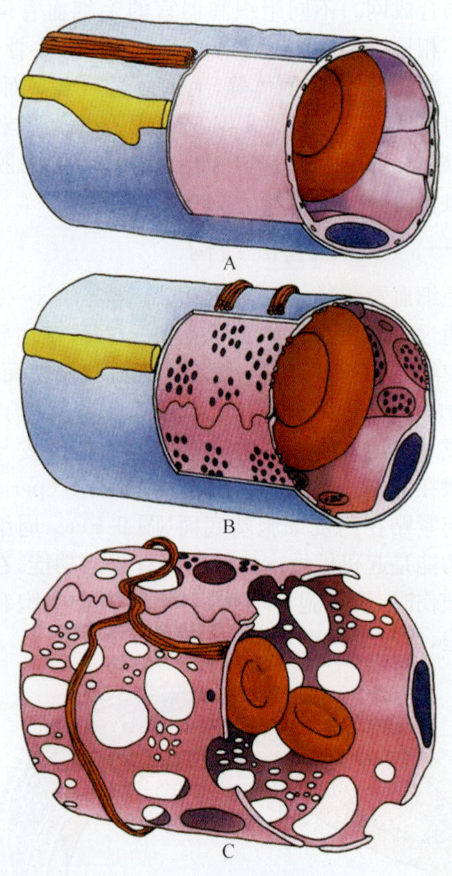

图 9-11 毛细血管模式图

A. 连续毛细血管;B. 有孔毛细血管;C. 血窦

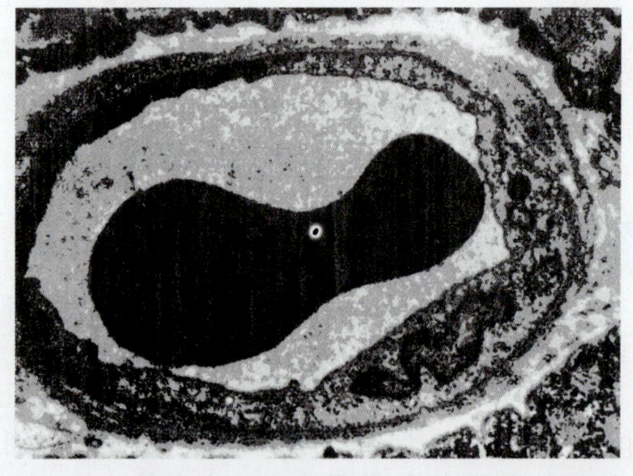

图 9-12 连续毛细血管电镜图

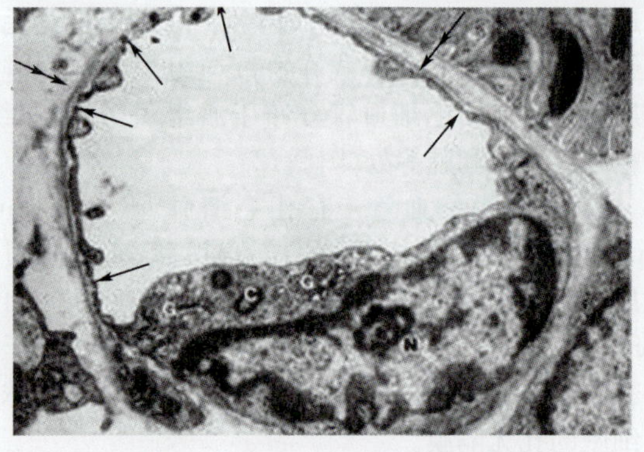

图 9-13 有孔毛细血管电镜图

3. 血窦 血窦(sinusoid)也称窦状毛细血管(sinusoid capillary),管腔大,形状不规则,内皮细胞间有较大的间隙,也称不连续毛细血管。基膜不连续,甚至没有。血窦主要分布于肝、脾、骨髓及某些内分泌腺(图 9-14),不同器官内血窦的结构常有较大差别。如某些内分泌腺的血窦,内皮细胞有孔,基膜连续;肝血窦内皮细胞有孔,细胞间隙较宽,基膜缺如;而脾血窦不同于一般血窦,其内皮细胞呈杆状,细胞间隙也较大。

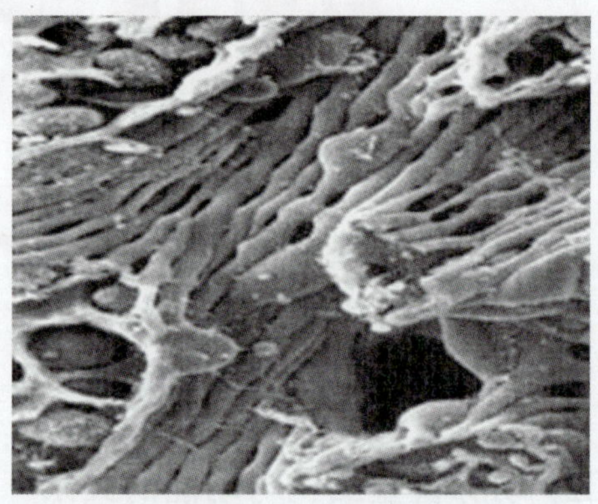

图 9-14 血窦的电镜图

(三) 毛细血管与物质交换

毛细血管广泛分布于各器官和组织内,具有管壁薄、面积大、血流速度缓慢、通透性强等特点,是血液与周围组织进行物质交换的主要部位。研究表明,氧、二氧化碳和一些脂溶性物质等,以简单扩散的方式透过内皮细胞;液体及一些大分子物质,如血浆蛋白、激素、抗体等通过吞饮小泡、内皮细胞的孔或内皮细胞之间的间隙,由毛细血管内皮的一侧运至另一侧。毛细血管除物质交换功能外,在某些物质的合成与代谢和抗血栓形成中起重要作用。

毛细血管的通透性可受许多因素的影响,在生理或病理情况下都可有很大变化,如组胺、5-羟色胺、酸性代谢产物局部堆积以及温度升高等,都可使毛细血管通透性增强。维生素 C 缺乏时,基膜和胶原纤维的形成受阻,使其减少或消失,从而引起毛细血管性出血。

四、静 脉

根据管径的大小,静脉分为大静脉、中静脉、小静脉和微静脉。中、小静脉常与相应的动脉伴行,但其数量比动脉多,管腔比动脉粗,故其血容量较动脉大。与伴行的动脉相比,静脉具有如下特点:①管腔大,管壁薄,弹性小,管腔形状不规则,常塌陷变扁;②管壁中结缔组织成分相对多,平滑肌成分少,而且排列疏松,内、外弹性膜不如动脉发达;③管壁三层结构分界不明显,外膜常比中膜厚;④管壁结构变异大,同等大小的静脉,由于所在部位的不同,结构上常不一致,甚至同一条静脉的不同部位也可有很大的差异;⑤中、小静脉,尤其是四肢的静脉常有静脉瓣,其功能是防止血液逆流。

(一) 微静脉

微静脉(venule)管腔不规则,管径 50～200μm,内膜仅一层内皮,中膜无平滑肌或有少许平滑肌,外膜薄。与毛细血管直接相连的微静脉称毛细血管后微静脉(postcapillary venule),其管壁结构与毛细血管相似,但管径略粗。其内皮细胞的间隙较大,故通透性大,具有物质交换功能。淋巴组织和淋巴器官内的毛细血管后微静脉具有特殊的结构和功能。

(二) 小静脉

小静脉(small vein)管径在 200μm 以上,内皮外有一至数层平滑肌,外膜逐渐变厚(图 9-15)。

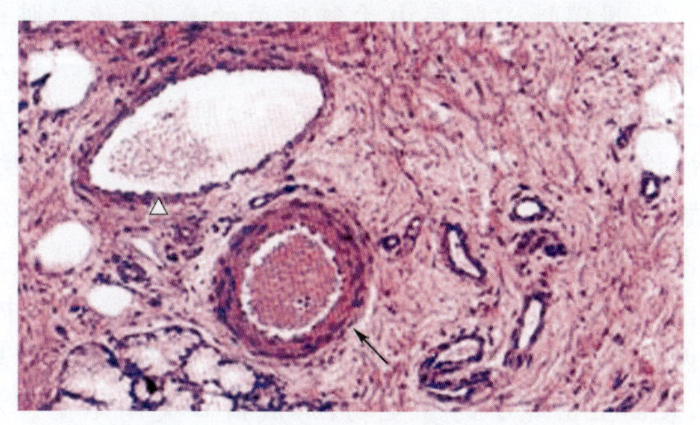

图 9-15 小静脉(△)与小动脉(↑)

(三) 中静脉

中静脉(medium-sized vein)管径 2～9mm,除大静脉以外,凡是有解剖学名称的静脉都属中静脉,内膜薄,内弹性膜不明显(图 9-16)。中膜明显薄于伴行的动脉,环行平滑肌纤维分布稀疏。外膜比中膜厚,由结缔组织组成,可含纵行平滑肌束。

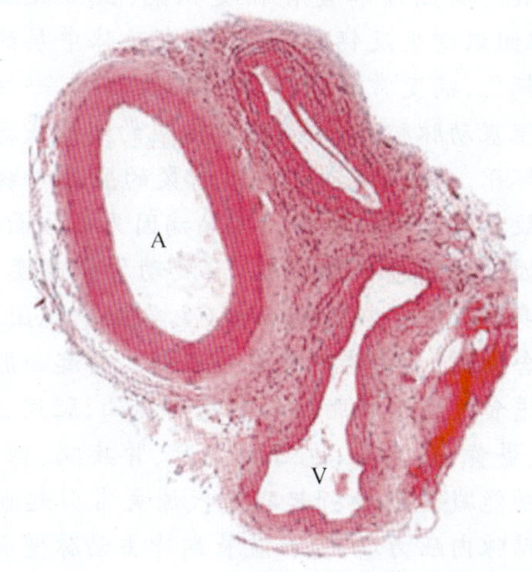

图 9-16 中动脉(A)和中静脉(V)

(四) 大静脉

大静脉(large vein)管径在 10mm 以上,内膜较薄。中膜不发达,为几层排列疏松的环行平滑肌,有的甚至没有平滑肌。外膜较厚,结缔组织中常有较多的纵行平滑肌束(图 9-17)。

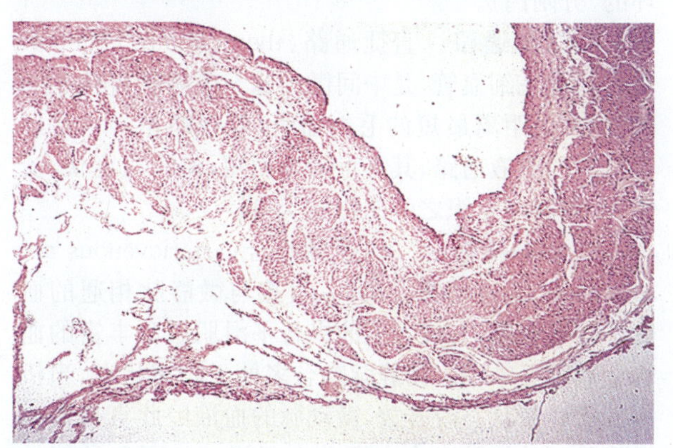

图 9-17 大静脉

(五) 静脉瓣

管径在 2mm 以上的静脉壁上常有静脉瓣(valve vein)。瓣膜是由内膜凸向腔内折叠而成的半月形结构。彼此相对,基部与内膜相连。表面衬有内皮,中间为含弹性纤维的结缔组织。静脉瓣的游离缘朝向血流方向,以防止血液逆流(图 9-18)。

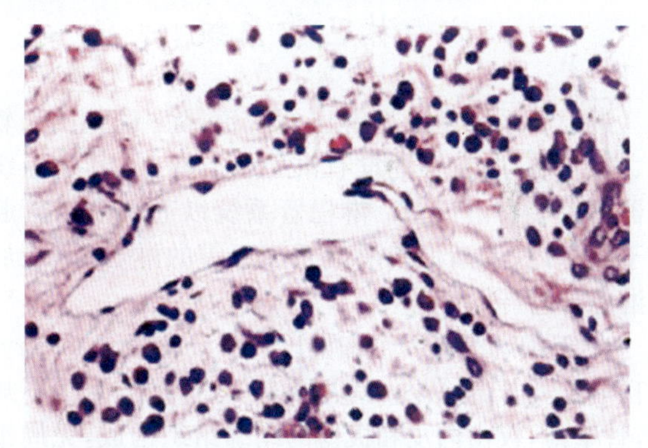

图 9-18 静脉瓣光镜图

五、微 循 环

微循环(microcirculation)是指从微动脉到微静脉之间的血液循环,是血液循环的基本功能单位。由于各组织和器官的功能不同,微循环的组成和排列方式各有特点。但一般都包括下述几部分。

1. 微动脉 微动脉管壁环行平滑肌的舒缩,可调节微循环的血流量,起到“总闸门”的作用。

2. 毛细血管前微动脉和中间微动脉 微动脉的分支称毛细血管前微动脉(precapillary arteriole),后者进一步分支为中间微动脉(metaarteriole),其管壁平滑肌稀疏。

3. 真毛细血管 即通称的毛细血管，由中间微动脉分支形成，相互吻合成网，其行程迂曲，血流缓慢，是实现物质交换的主要部位。在真毛细血管(true capillary)的起点，有少许环行平滑肌组成的毛细血管前括约肌(precapillary sphincter)，是调节微循环的“分闸门”。

4. 直捷通路 直捷通路(thoroughfare channel)又称通血毛细血管，是中间微动脉与微静脉直接相通的部分，为距离最短的毛细血管，管径略粗。它是经常开放的血液通路，其特点是直而短，血流速度快，流量大，血液与组织之间的物质交换较少。

5. 动静脉吻合 动静脉吻合(arteriovenous anastomosis)是微动脉发出的、直接与微静脉相通的血管。管壁较厚，有较发达的纵行平滑肌层和丰富的血管运动神经末梢。动静脉吻合多处于收缩状态，当机体处于应激状态时开放，微动脉的血液经此直接流入微静脉。动静脉吻合主要分布于指、趾、唇和鼻等处的皮肤及某些器官内，是调节局部组织血流量的重要结构。

6. 微静脉 一般情况下，微循环的血流大部分由微动脉经中间微动脉和直捷通路迅速进入微静脉，只有小部分流经真毛细血管。当组织处于功能活跃时，毛细血管前括约肌开放，大部分血流经真毛细血管网进行充分的物质交换。

六、淋巴管系统

淋巴管系统是输送淋巴的管道，除神经组织、软骨、骨、骨髓、胎盘等处没有淋巴管分布外，其余组织或器官大多有淋巴管。淋巴管系统以毛细淋巴管起始于组织内，逐渐汇集形成粗细不等的淋巴管，最后以淋巴导管导入静脉。

1. 毛细淋巴管 毛细淋巴管(lymphatic capillary)以盲端起始于组织内，其主要特点是管腔大而不规则，管壁薄，仅由内皮和极薄的结缔组织构成，无周细胞。电镜下，毛细淋巴管的内皮细胞间隙较宽，基膜不连续或不存在，故通透性比毛细血管大，一些不易透过毛细血管的大分子物质如蛋白质、癌细胞等，较易进入毛细淋巴管。

2. 淋巴管 淋巴管(lymphatic vessel)的结构与小静脉相似，但管腔更大，管壁更薄，由内皮、少量平滑肌和结缔组织构成，瓣膜较多。

3. 淋巴导管 淋巴导管(lymphatic duct)包括胸导管和右淋巴导管。其结构与大静脉相似，管壁薄，三层膜的分界不明显，中膜含有较多的平滑肌。外膜含有纵行平滑肌束、胶原纤维和营养血管。

【案例的组织学基础】

1. 心肌炎好发部位为左心室壁及室间隔，有时可累及传导系统，造成心律失常。心脏体积增大，重量增加，切面心肌呈灰色或淡黄色，质松软。心肌呈局限性或弥漫性炎，心肌细胞变性坏死，心肌间质内有单核细胞、淋巴细胞弥漫性浸润。心肌炎的后期变化为心肌间质纤维化，可致心腔持久性扩张而形成扩张性心肌病。病变范围大小不一，可为弥漫性或局限性。随病程发展可为急性或慢性。病变较重者肉眼见心肌非常松弛，呈灰色或黄色，心腔扩大。病变较轻者在大体检查时无发现，仅在显微镜下有所发现而赖以诊断，而病理学检查必须在多个部位切片，方使病变免于遗漏。心肌纤维之间与血管四周的结缔组织中细胞浸润，以单核细胞为主。心肌细胞可有变性、溶解或坏死。病变如在心包下区则可合并心包炎，成为病毒性心包心肌炎。病变可涉及心肌与间质，也可涉及心脏的传导系统，如窦房结、房室结、房室束和束支，成为心律失常的发病基础。病毒的毒力越强，病变范围越广。

2. 风湿性心脏病由于链球菌的感染，使心脏的瓣膜出现炎性反应，瓣膜肿胀，变性。几乎每一位风湿热患者的均有心脏损害。轻度心脏损害可能不形成慢性风湿性心脏病。急性风湿性心脏炎中心内膜，心肌，心包等均可被罹及，形成全心炎，而以心肌炎和心内膜炎为最重要。心肌中可见典型的风湿病理变化，分布很广，主要在心肌间质血管旁的结缔组织中。心内膜炎主要罹及瓣膜，发炎的瓣膜充血、肿胀及增厚，表面上出现小的赘生物，形成瓣口关闭不全。在瓣膜闭合处纤维蛋白的沉着可使瓣膜发生粘连；瓣膜的改变加上腱索和乳头肌的粘连缩短，使心瓣膜变形，以后可产生瓣口狭窄。心包腔内可产生纤维蛋白性或液纤维蛋白性渗出物。活动期过后，较轻的病人可能完全恢复，但在大多数病人中，引起心瓣膜的变形和心肌或心包内瘢痕形成。

3. 动脉粥样硬化是一组动脉硬化的血管病中常见的最重要的一种，其特点是受累动脉病变从内膜开始。一般先有脂质和复合糖类积聚、出血及血栓形成，纤维组织增生及钙质沉着，并有动脉中层的逐渐蜕变和钙化，病变常累及弹性和肌性动脉，一旦发展到足以阻塞动脉腔，则该动脉所供应的组织或器官将缺血或坏死。由于在动脉内膜积聚的脂质外观呈黄色粥样故称动脉粥样硬化。本病病因为多方面的，其中主要因素为脂质代谢紊乱、血液动力学改变，和动脉壁本身的变化。在高脂血症(主要血中胆固醇、甘油三酯含量增加)患者中易发生本病。引起血脂增高可能是进食过多动物脂肪的食物如猪油、肥肉、肝、肾等内脏、蛋黄、奶油等；也可因患肝、肾疾病、糖尿病、甲状腺功能减退患者引起脂质代谢失常引起血脂增高。当动脉内压力增高，血流长期冲击动脉壁引起动脉内膜机械性损伤，造成血脂易在动脉壁沉积，因而高血压病患者易得动脉粥样硬化。嗜烟使血管长期痉挛，引起管壁营养不良也可使脂质在动脉壁上易于沉积。老年人动脉壁代谢失调，可使脂质易于在动脉壁上沉积而发生动脉粥样硬化。本病主要累及主动脉、冠状动脉、脑动脉和肾动脉，可引起以上动脉管腔变窄甚至闭塞；引起其所供应的器官血供障碍，导致这些器官发生缺血性病理变化。如冠状动脉粥样硬化可引起心绞痛、心肌梗死；脑动脉粥样硬化可引起脑血管意外、脑萎缩；肾动脉粥样硬化可引起顽固性高血压；下肢动脉粥样硬化可发生下肢坏死或多走路后下肢疼痛故被迫停停走走。

Summary

The circulatory system is composed of two separate but related components: the cardiovascular system and the lymphatic vascular system. The function of the cardiovascular system is to carry blood in both directions between the heart and the tissues. The function of the lymphatic vascular system is to collect lymph, the excess extracellular tissue fluid, and to deliver it back to the cardiovascular system.

The cardiovascular system comprises the heart, a muscular organ that pumps the blood into two separated circuits: the pulmonary circuit, which carries blood to and from the lungs, and the systemic circuit, which distributes blood to and from all of the organs and tissues of the body. Most blood vessels have several features that are structurally similar, although dissimilarities exist and are the bases for classifying the vessels into different identifiable groups. For example, the walls of high-pressure vessels (e. g. , subclavian arteries) are thicker than vessels conducting blood at low pressure (e. g. , subclavian veins). However, arterial diameters continue to decrease at each branching, whereas vein diameters increase at each convergence, thus altering the respective layers of the walls of the vessels. Therefore, the descriptions used as distinguishing characteristics for a particular type of artery or vein are not always absolute. Indeed, the walls of the capillaries and venules are completely modified and less complex compared with those of larger vessels. Moreover, in histological sections, arteries are round and usually have no blood in their lumina. Walls of blood vessels are composed of three layers: the tunica intima, the tunica media, and the tunica adventitia.

The lymphatic vascular system is composed of a series of vessels that remove excess extracellular fluid (lymph) from the interstitial tissue spaces and return it to the cardiovascular system. Lymphatic vessels are present throughout the body, except in the central nervous system and a few other areas, including the orbit, internal ear, epidermis, cartilage, and bone.

进一步阅读文献

Cleeman JL. 2001. Executive summary of the third of the national cholesterol education program (NCEP) expert panel on detection, evaluation, and treatment of high blood cholesterol in adults(adult treatment panel Ⅲ). JAMA, 285: 2486－2489

Lawrence AG. 2006. Epidemiology and Pathophysiology of lower extremity peripheral arterial disease. Journal of endovascular therapy. Healthe Medical Complete, 13: 113

Long Q. 2008. Subject-specific computational simulation of left ventricular flow based on magnetic resonance imaging. Proc Inst Mech Eng, 222(4): 475－485

Seemann G. 2006. Heterogeneous three-dimensional anatomical and electrophysiological model of human atria. Philos Transact A Math Phys Eng Sci, 364(1843): 1465－1481

Smith N P. 2004. A computational study of the interaction between coronary blood flow and myocardial mechanics. Physiological Measurement, 25(4): 863－877

思考题

1. 试述心壁的结构特点？
2. 试比较大、中、小、微动脉的结构特点及其与功能的关系？
3. 中动脉和中静脉的光镜下结构特点有什么区别？
4. 简述毛细血管的分类、结构特点及其分布？

（陈志伟）

第10章 免疫系统

【相关知识导读】

1. 什么是过敏反应？

2. 器官移植时会发生排斥反应吗？

3. 免疫系统的功能障碍对人体其他器官功能有何影响？结局如何？

4. 牙痛或嗓子痛时为什么会出现颌下硬结和压痛？

5. 随着机体免疫功能状态的变化，淋巴组织和淋巴器官发生怎样相应的结构改变？

6. 你知道树突状细胞的抗肿瘤作用吗？

7. 为什么白血病患者的脾会肿大？

免疫系统(immune system)由淋巴器官、淋巴组织和免疫细胞构成。免疫系统的功能可归纳为如下三个方面：①免疫防御：识别和清除进入机体的抗原，如病原微生物、异体细胞和异体大分子；②免疫监视：识别和清除体内表面抗原发生变异的细胞，如肿瘤细胞和病毒感染细胞；③免疫稳定：识别和清除体内衰老死亡的细胞，如衰老的红细胞。

免疫系统发挥功能的分子基础是：①体内所有细胞表面都有主要组织相容性复合分子(major histocompatibility complex molecules, MHC 分子)。MHC 分子具有种属特异性和个体特异性，是自身细胞的标志，可分为 MHC-Ⅰ类分子和 MHC-Ⅱ类分子。MHC-Ⅰ分布在所有有核细胞表面，MHC-Ⅱ分布于某些免疫细胞表面，有利于免疫细胞之间相互协作，如抗原提呈作用。②T 细胞和 B 细胞表面有特异性的抗原受体，种类超过百万种，但每个细胞表面只有一种抗原受体。这样作为群体发挥作用时，淋巴细胞可以针对许多种类的抗原发生免疫应答；而作为个体，每个淋巴细胞只针对一种抗原产生免疫应答。

一、主要的免疫细胞

免疫细胞(immunocyte)包括淋巴细胞、巨噬细胞、抗原提呈细胞、浆细胞、粒细胞和肥大细胞等，它们或聚集于淋巴组织，或散在于血液、淋巴和其他组织中。各种免疫细胞虽然分散于全身，但可通过血液循环和淋巴循环相互联系，形成一个整体(图 10-1)。

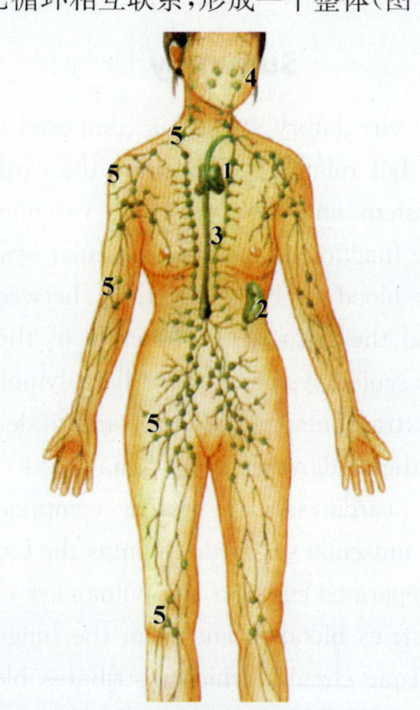

图 10-1 机体免疫系统组成模式图

1. 胸腺；2. 脾；3. 胸导管；4. 扁桃体；5. 淋巴结

(一) 淋巴细胞

淋巴细胞(lymphocyte)是构成免疫系统的主要细胞，也是执行免疫功能的关键。淋巴细胞主要根据其发生来源和免疫功能等方面的不同，分为 T 细胞、B 细胞和 NK 细胞三类，它们在形态上不易区分。各类细胞又可进一步分为若干亚群，但因为淋巴细胞在体内不断更新，在同一时间可以存在不同发育阶段或功能的亚群。由胸腺产生的初始 T 淋巴细胞和由骨髓产生的初始 B 淋巴细胞经外周血运输到外周淋巴器官或淋巴组织，在此接触抗原后转化为效应 T 细胞和效应 B 细胞(即浆细胞)。淋巴细胞的主要类型及功能见表 10-1。

表 10-1 淋巴细胞的类型及主要功能

分类		主要功能
T 细胞	细胞毒性 T 细胞(Tc 细胞)	直接攻击异体细胞、病毒感染细胞及某些肿瘤细胞
	辅助性 T 细胞(Th 细胞)	辅助 T 细胞和 B 细胞进行免疫应答
	抑制性 T 细胞(Ts 细胞)	调节其他 T 细胞和 B 细胞功能，降低其活性，维持内环境的相对稳定
B 细胞		效应 B 细胞参与体液免疫
自然杀伤细胞(NK 细胞)		不需要抗原提呈，也不借助抗体，直接杀伤病毒感染细胞和肿瘤细胞

淋巴细胞再循环(recirculation of lymphocyte)：外周淋巴器官和淋巴组织内的淋巴细胞最终可经淋巴导管进入血液循环系统而循环于全身；而血循环中的淋巴细胞又可通过弥散淋巴组织内的毛细血管后微静脉(见后述)，再返回淋巴器官或淋巴组织。如此周而复始，使淋巴细胞从一个淋巴器官到另一个淋巴器官，从一处淋巴组织至另一处淋巴组织，这种现象称为淋巴细胞再循环。淋巴细胞再循环有利于传递抗原信息，增加了淋巴细胞识别抗原的机会，促进免疫细胞间的协作，使分散于全身的淋巴细胞成为一个相互关联的统一体(图 10-2)。

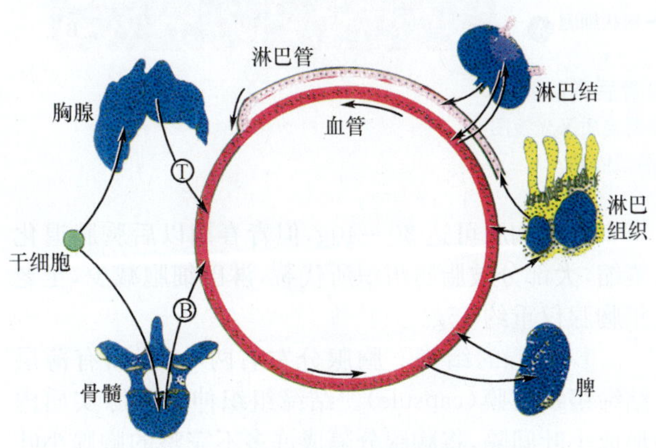

图 10-2 淋巴细胞再循环示意图

(二) 巨噬细胞及单核-吞噬细胞系统

血液中的单核细胞穿出血管，到达不同的组织器官，在局部微环境的诱导下，发育为各种具有吞噬功能的免疫细胞。单核细胞和由其分化而来的具有吞噬作用的细胞，统称为单核-吞噬细胞系统(mononuclear phagocytic system)。单核-吞噬细胞系统广泛分布于疏松结缔组织、肝、脾、淋巴结、骨髓、脑、肺以及腹膜等处，并依其所在组织的不同而有不同的名称。如结缔组织和淋巴组织、肝和肺的巨噬细胞，骨组织的破骨细胞，神经组织的小胶质细胞等。它们除具有吞噬能力强的共性之外，还各具有一些各自特有的功能特点。

(三) 抗原提呈细胞

抗原提呈细胞(antigen presenting cell，APC)是指能捕获和处理抗原，并将抗原肽提呈给抗原特异性T淋巴细胞，使之激活并产生免疫应答的一类免疫细胞，主要有树突状细胞和巨噬细胞等。

树突状细胞(dendritic cell，DC)因其胞体具有树枝状的突起而得名，其抗原提呈能力远强于巨噬细胞。树突状细胞分布广泛，但数量很少，包括血液DC，表皮和消化管上皮内的朗格汉斯细胞，心、肝、肺、肾、消化管内的间质 DC(interstitial dendritic cell)，淋巴内的面纱细胞(veiled cell)，淋巴组织中的交错突细胞(interdigitating cell)等，这些细胞均高水平表达 MHC-Ⅱ类分子，它们是同一种细胞在不同阶段的表现形式。

二、淋巴组织

淋巴组织是构成外周淋巴器官的主要成分，也广泛分布于消化管和呼吸道等非淋巴器官内；淋巴组织(lymphoid tissue)以网状组织为支架，网孔中充满大量淋巴细胞及其他免疫细胞(图 10-3)。根据存在方式，将淋巴组织分为弥散淋巴组织和淋巴小结两种。

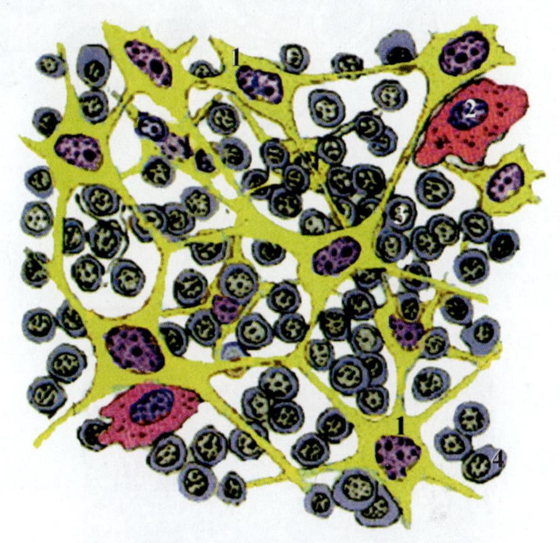

图 10-3 淋巴组织模式图

1. 网状细胞；2. 巨噬细胞；3. 淋巴细胞；4. 浆细胞

1. 弥散淋巴组织(diffuse lymphoid tissue) 与周围组织无明确的界限，分布广泛。弥散淋巴组织中含有大量 T 细胞，少量 B 细胞和浆细胞，组织中常有毛细血管后微静脉，因其内皮细胞呈柱状，又称高内皮微静脉(high endothelial venule)(图 10-4)，是淋巴细胞从血液进入淋巴组织的重要通道。抗原刺激可使弥散淋巴组织扩大，并出现淋巴小结。

2. 淋巴小结(lymphoid nodule) 又称淋巴滤泡(lymphoid follicle)，有较明确的界限，为 0.2～1.0mm 的圆形或椭圆形小体，含大量 B 细胞，少量的 T 细胞和巨噬细胞。淋巴小结的形态结构随生长发育程度和免疫功能状态而发生改变。淋巴小结一般有两种类型：未受抗原刺激的初级淋巴小结，体积较小，主要由密集的小淋巴细胞构成；初级淋巴小结受到抗原刺激后体积增大并产生生发中心(germinal center)，称为次级淋巴小结(图 10-5)。生发中心分为深部的暗区(dark zone)和浅部的明区(light zone)。生发中心的周边有一层密集的小淋巴细胞，以顶部最厚，称为小结帽(cap)。生发中心的形成过程如下：初始 B 细胞或记忆性 B 细胞识别抗原并与 Th 细胞相互作用后，迁移到初级淋巴小结进行分裂增殖，转化为大而幼稚的 B 细胞，紧密聚集而形成暗区。这些 B 细胞继续分裂增殖成为中等大的 B 细胞，与滤泡树突状细胞、巨噬细胞等构成明区。明区的中淋巴细胞不断分化发育成为幼浆细胞和记忆性B细胞，形成小结帽，进而参与淋巴细胞再循环，进入其他淋巴器官或机体其他部位的淋巴组织，转化为浆细胞，分泌抗体。因此淋巴小结是B细胞在抗原刺激下增殖分化的场所，故在抗原刺激下，淋巴小结体积增大，数目可增多，是体液免疫应答的重要标志。

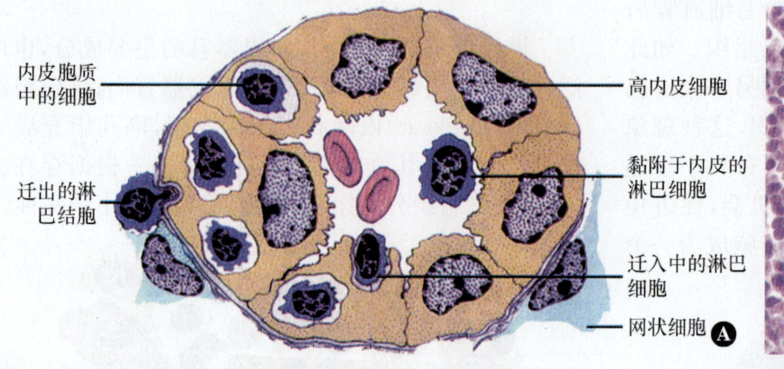

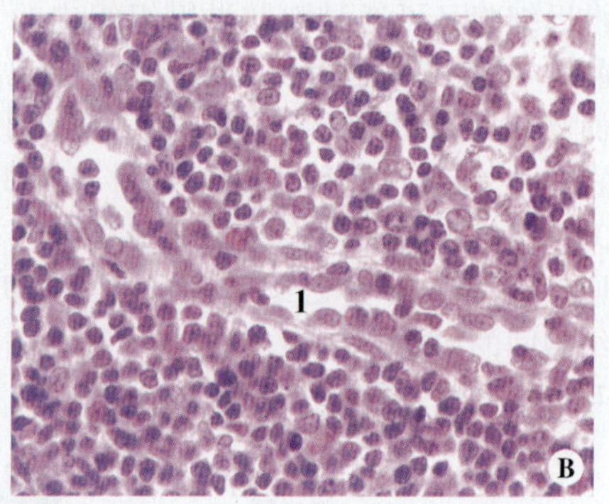

图 10-4 毛细血管后微静脉

A. 模式图；B. 淋巴结副皮质区光镜图

1. 毛细血管后微静脉

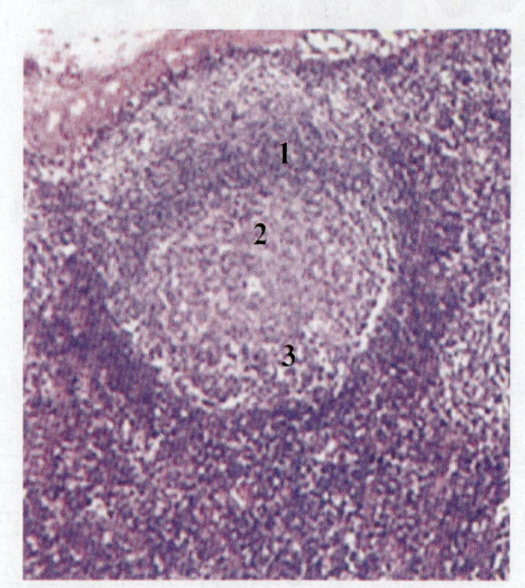

图 10-5 淋巴结中的次级淋巴小结

1. 小结帽；2. 明区；3. 暗区

三、淋巴器官

淋巴器官根据功能特点分为中枢淋巴器官和外周淋巴器官。中枢淋巴器官(central lymphoid organ)包括胸腺和骨髓，是淋巴细胞发育成熟的场所，并对外周淋巴器官的发育和免疫功能的强弱起着调节作用。淋巴系造血干细胞在特殊的微环境影响下，经历不同的分化发育途径，在胸腺形成初始T细胞，在骨髓形成初始B细胞。出生前数周，这两类细胞已源源不断地被输送到外周淋巴器官和淋巴组织。外周淋巴器官(peripheral lymphoid organ)包括淋巴结、脾、扁桃体，发生较中枢淋巴器官晚，在出生数月后才逐渐发育完善。初始淋巴细胞在外周淋巴器官受到抗原刺激或接受抗原提呈，增殖分化为效应细胞，产生免疫应答。

（一）胸腺

胸腺的大小和结构随年龄的增长而有明显改变。在胚胎后期及出生时人胸腺重10～15g，随年龄增长至青春期胸腺可达30～40g，但青春期以后胸腺退化萎缩，大部分被脂肪组织所代替，淋巴细胞减少，至老年胸腺仅重约15g。

1. 胸腺的结构 胸腺分左右两叶，表面有薄层结缔组织被膜(capsule)。结缔组织伸入胸腺实质内形成小叶间隔，将胸腺分隔成许多不完整的胸腺小叶(thymic lobule)。每个小叶都分为周边的皮质和中央的髓质，相邻小叶的髓质可相互通连(图 10-6)。胸腺为T细胞发育提供了独特的微环境，胸腺实质内含大量的胸腺细胞和一些基质细胞(stroma cell)，基质细胞包括胸腺上皮细胞、树突状细胞、巨噬细胞、嗜酸粒细胞、肥大细胞和成纤维细胞等，这些细胞参与构成胸腺细胞分化发育的微环境(图 10-7)。

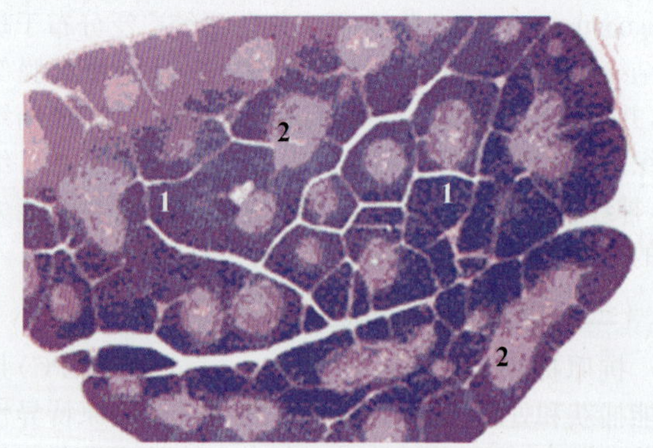

图 10-6 小儿胸腺

1. 皮质；2. 髓质

(1) 皮质(cortex)：以胸腺上皮细胞为支架，间隙中含有大量胸腺细胞和胸腺上皮细胞等少量其他基质细胞(图 10-7)。

胸腺上皮细胞(thymic epithelial cell)又称为上皮性网状细胞(epithelial reticular cell)，分布于被膜下和胸腺细胞之间，多呈星形，有突起，相邻上皮细胞的突起以桥粒连接成网。胸腺上皮细胞能分泌胸腺素

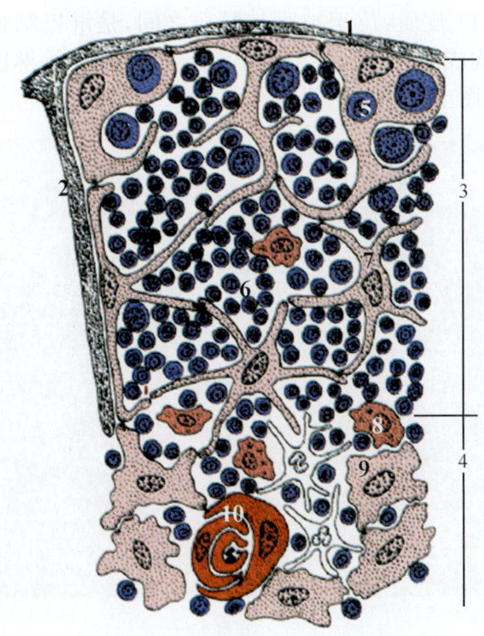

图 10-7 胸腺内细胞分布模式图

1. 被膜；2. 小叶间隔；3. 皮质；4. 髓质；5. 幼稚胸腺细胞；6. 胸腺细胞；7. 皮质上皮细胞；8. 巨噬细胞；9. 髓质上皮细胞；10. 胸腺小体

(thymosin)和胸腺生成素(thymopoietin)，为胸腺细胞发育所必需。

胸腺细胞(thymocyte)即胸腺内分化发育的早期T细胞，密集于皮质内，占皮质细胞总数的85%～90%，故皮质着色深。在发育中的T细胞处于被选择时期，凡能与机体自身抗原发生反应的(约占95%)，将被淘汰而凋亡。若这些细胞离开胸腺，将会认自身抗原为外来抗原，引发自身免疫性疾病，如某些类型的糖尿病、多发性硬化症。仅5%左右的胸腺细胞能分化成为初始T细胞，具有正常的免疫应答潜能。

(2) 髓质(medulla)：含大量胸腺上皮细胞，少量成熟T细胞、交错突细胞和巨噬细胞等，故髓质着色浅。髓质上皮细胞呈多边形，胞体较大，细胞间以桥粒相连，也能分泌胸腺激素。髓质中常见散在的胸腺小体(thymic corpuscle)，是胸腺髓质的特征性结构，圆形，直径30～150μm，大小不等，由扁平的胸腺上皮细胞呈同心圆状排列而成(图 10-7，图 10-8)。胸腺小体外周的细胞幼稚，尚可分裂，细胞核明显；近小体中心的细胞较成熟，核渐退化，胞质中含有较多的角蛋白；小体中心的细胞则已完全角质化，呈均质嗜酸性，有的已破碎呈透明状。胸腺小体中常见巨噬细胞、嗜酸粒细胞和淋巴细胞。胸腺小体的功能尚不太明确，但缺乏胸腺小体的胸腺不能培育出功能完善的T细胞。

髓质内的胸腺细胞数量虽少，但均已成熟，并具有免疫应答的能力。成熟的胸腺细胞由髓质迁出，进入外周淋巴器官执行免疫功能。

(3) 胸腺的血液供应及血-胸腺屏障：小动脉穿越胸腺被膜沿小叶间隔至皮-髓质交界处形成微动脉，然后

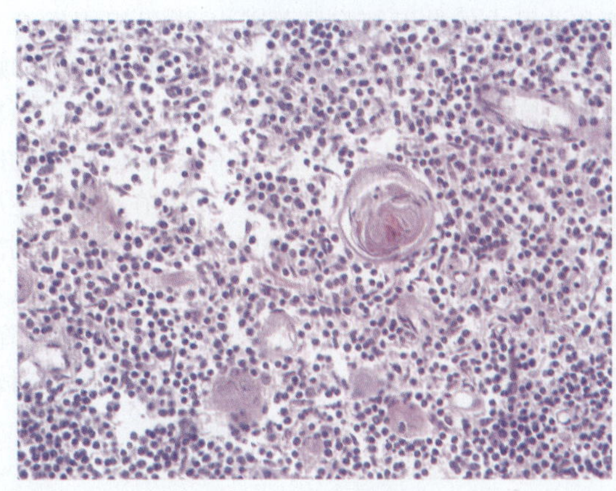

图 10-8 胸腺小体

发出分支进入皮质和髓质形成毛细血管。皮质内毛细血管均为连续型，并在皮-髓质交界处汇入毛细血管后微静脉，也有些汇入被膜内的微静脉。髓质的毛细血管常为有孔型，汇入微静脉后经小叶间隔及被膜出胸腺。

研究发现，血液内的大分子物质如抗体、细胞色素c、铁蛋白等，均不能从皮质毛细血管进入胸腺实质。血液内一般抗原物质和某些药物也不易侵入胸腺皮质，这对维持胸腺内环境的稳定、保证胸腺细胞的正常发育起着十分重要的作用。这主要归功于血-胸腺屏障(blood-thymus barrier)的存在。血-胸腺屏障(图 10-9)位于胸腺皮质内，由下列结构组成：①连续型毛细血管，内皮细胞之间有紧密连接；②毛细血管内皮外连续的基膜；③血管周隙，内含巨噬细胞；④胸腺上皮细胞基膜；⑤胸腺上皮细胞的突起相互连接和包绕。

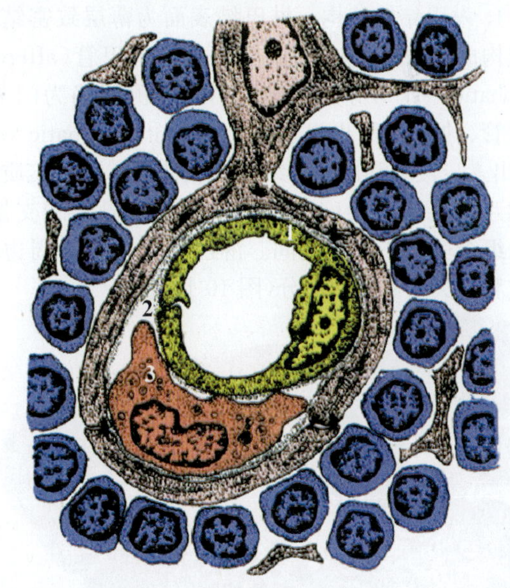

图 10-9 血-胸腺屏障

1. 连续毛细血管；2. 血管周隙；3. 巨噬细胞；4. 胸腺上皮细胞

2. 胸腺的功能 胸腺是形成初始T细胞的场所，在细胞免疫中起中枢作用。实验证明，若切除新生小鼠的胸腺，该动物即缺乏T细胞，出现细胞免疫功能低下；

血液和淋巴内的淋巴细胞显著减少，淋巴组织发育不良；外周淋巴器官及淋巴组织中无次级淋巴小结出现，机体产生抗体的能力也明显下降。这种小鼠常于短期内衰弱死亡。若给新生去胸腺小鼠植入胸腺，该动物的免疫功能可部分恢复，存活期延长。但若在动物出生后数周再切除胸腺，此时已有大量初始 T 细胞迁至外周淋巴器官和淋巴组织内，已能行使一定的免疫功能，虽不出现上述的免疫缺陷，但机体的免疫力仍会逐渐下降。因为胸腺在很长时间内仍不断培育和产生 T 细胞，对幼年和成年机体免疫功能的维持仍很重要。

案例 10-1

患者，女性，40 岁，诉右手进行性麻木 2 个月余，患者曾一度被怀疑为颅内转移性肿瘤，做 CT 及 MRI 等检查，发现脑白质内多个髓鞘破坏病灶，遂诊断为多发性硬化。患者右手麻木，右臂感觉减退，抬举无力，头晕，神疲乏力，双眼视力减退，心烦失眠，健忘，反应迟钝。

问题：

1. 你了解自身免疫性疾病“多发性硬化”吗？
2. 该病的组织学基础是什么？主要哪个系统受到影响？

（二）淋巴结

淋巴结形似蚕豆，大小、结构和细胞成分与机体的免疫功能状态密切相关。淋巴结受不同的抗原刺激可发生不同的应答变化，相应的结构可增大。

1. 淋巴结的结构 淋巴结表面为薄层致密结缔组织构成的被膜，被膜处有数条输入淋巴管（afferent lymphatic vessel）穿入。淋巴结的一侧凹陷为门部，有血管、神经和输出淋巴管（efferent lymphatic vessel）出入。被膜和门部的结缔组织伸入淋巴结实质形成相互连接的小梁（trabecula），构成淋巴结的支架。网状组织填充于小梁之间。淋巴结实质分为周边的皮质和中央的髓质两部分（图 10-10）。

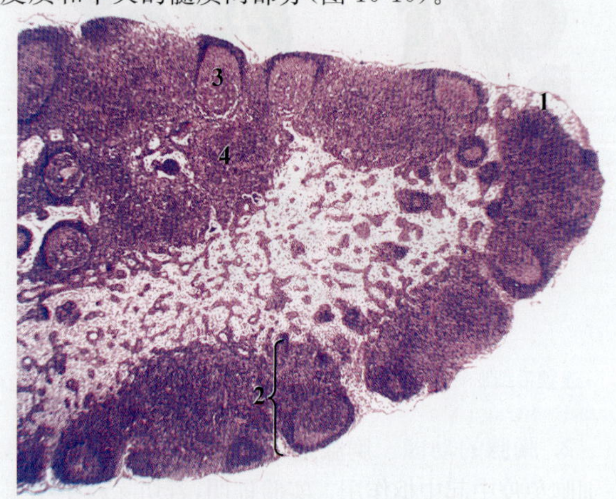

图 10-10 淋巴结
1. 被膜；2. 皮质；3. 淋巴小结；4. 副皮质区

（1）皮质：位于被膜与髓质之间，是淋巴结最主要的构成部分，由浅层皮质、深层皮质及皮质淋巴窦构成（图 10-11）。

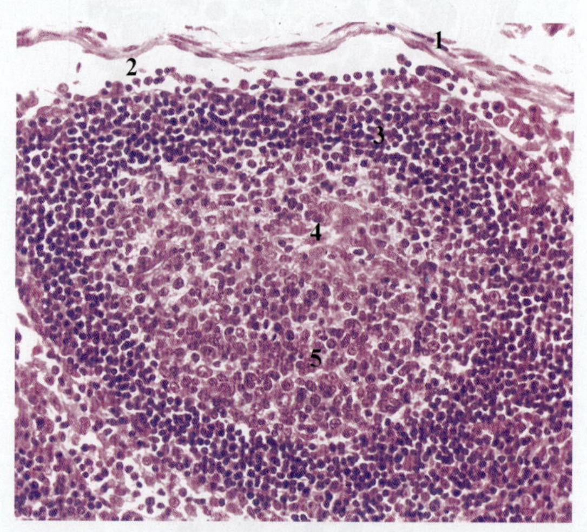

图 10-11 淋巴结皮质
1. 被膜；2. 皮质淋巴窦（被膜下窦）；3. 小结帽；4. 明区；5. 暗区

1）浅层皮质（superficial cortex）：主要含 B 细胞，由淋巴小结及小结间的弥散淋巴组织构成。

2）深层皮质：又称副皮质区（paracortex zone），位于皮质深层，为较大片的弥散淋巴组织，主要由 T 细胞构成。新生动物切除胸腺后，此区即不发育，故又称为胸腺依赖区（thymus dependent area）。深层皮质还有交错突细胞、巨噬细胞和少量 B 细胞等。在细胞免疫应答时，此区的细胞分裂相增多，区域迅速扩大。深层皮质有许多毛细血管后微静脉（图 10-4），是淋巴细胞由血液进入淋巴组织的重要途径，在淋巴细胞再循环中十分重要。

3）皮质淋巴窦（cortical sinus）：皮质内的淋巴窦，包括位于被膜下方的被膜下窦（图 10-11）和小梁周围的小梁周窦及皮质内许多小的淋巴窦。被膜下窦为一宽敞的扁囊，包绕整个淋巴结，在被膜侧有数条输入淋巴管注入，被膜下窦与小梁周窦相通连。小梁周窦末端常为盲端，仅部分与髓质淋巴窦直接相通。淋巴窦壁由扁平的内皮细胞围成，内皮外有少量网状纤维及一层扁平的网状细胞。淋巴窦内有星状内皮细胞支撑窦腔，大量巨噬细胞附着于内皮细胞，还有一种少见的面纱细胞。淋巴在窦内流动缓慢，有利于巨噬细胞清除抗原。淋巴内的各种细胞（如面纱细胞）和淋巴液不断穿过或渗过内皮，进入皮质淋巴组织；而淋巴组织中的细胞等成分也不断进入淋巴，使淋巴组织成为一种动态的结构，有利于免疫应答。

（2）髓质：位于淋巴结的近中央部和靠近门部，由髓索和其间的髓窦组成（图 10-12）。

1）髓索（medullary cord）：为相互连接的条索状淋巴组织，主要含 B 细胞和浆细胞，还有巨噬细胞和肥大细胞等。其中浆细胞主要由浅层皮质淋巴小结

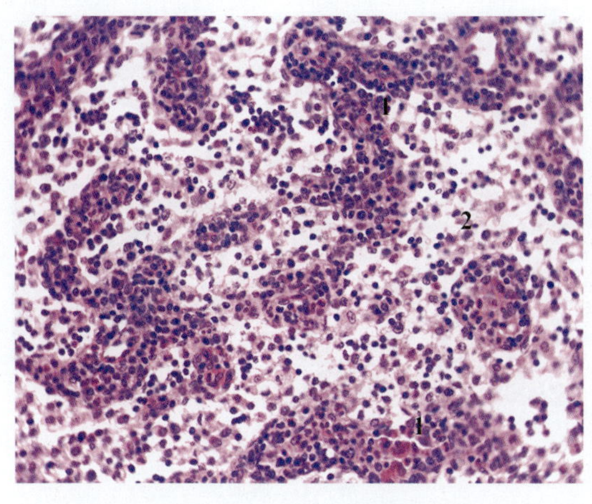

图 10-12 淋巴结髓质

1. 髓索；2. 髓窦

产生的幼浆细胞转变形成，并在此分泌抗体。

2）髓窦（medullary sinus）：即髓质淋巴窦，与皮质淋巴窦的结构相同，但较宽大，有较强的滤过功能，含有较多的巨噬细胞和B细胞。髓窦与门部的输出淋巴管通连，也与邻近的小梁周窦相通。

（3）淋巴结内的淋巴通路：淋巴由输入淋巴管通入被膜下窦经小梁周窦、皮质淋巴窦，然后渗入髓窦，部分经小梁周窦直接流入髓窦，继而汇入输出淋巴管。淋巴流经一个淋巴结需数小时，淋巴流速与其中所含抗原物质的多少有关，含抗原越多则流速越慢。淋巴经滤过后，其中的细菌等抗原被清除；淋巴组织中的细胞和产生的抗体等不断进入淋巴，因此，输出的淋巴常较输入的淋巴含较多的淋巴细胞和抗体。

2. 淋巴结的功能

（1）滤过淋巴：进入淋巴结的淋巴常带有抗原物质，如细菌、病毒、毒素等，在缓慢地流过淋巴结时，可被巨噬细胞清除，正常淋巴结对细菌的滤过清除率可达99.5%，但对病毒及癌细胞的清除率较低。

（2）参与免疫应答：受到抗原刺激后，巨噬细胞和交错突细胞可捕获和处理抗原，并提呈给具有相应抗原受体的初始T细胞或记忆性T细胞，后者于副皮质区增殖，副皮质区明显扩大，效应T细胞输出增多，引发细胞免疫。B细胞在Th细胞的辅助下于浅层皮质增殖分化，淋巴小结数目增多、体积增大，髓索中浆细胞增多，输出淋巴管内含的抗体量明显上升。淋巴结内细胞免疫应答和体液免疫应答常同时发生。

案例 10-2

患儿，男性，2岁，因发热及颌下局部皮肤肿胀压痛3天入院，患儿呼吸急促，哭闹不止。体格检查：体温39℃，扪及颌下淋巴结肿大，有压痛，活动度差，局部皮肤发红，变硬，皮温高。血象白细胞计数明显增高，有核左移现象。予以抗炎补液，局部中药外敷等综合治疗，达到临床治愈。

问题：

1. 淋巴结的组织结构特点有哪些？
2. 你了解哪些常见病可引起局部淋巴结肿大吗？你知道全身浅表淋巴结分布吗？

（三）脾

脾是人体最大的免疫器官，其大小和结构的改变可反映机体的免疫状态。

1. 脾的结构 脾的结构与淋巴结相似，也主要由淋巴组织构成，但脾无皮质与髓质之分，而分为白髓、边缘区和红髓；脾内无淋巴窦而有许多血窦（图10-13～图10-15）。

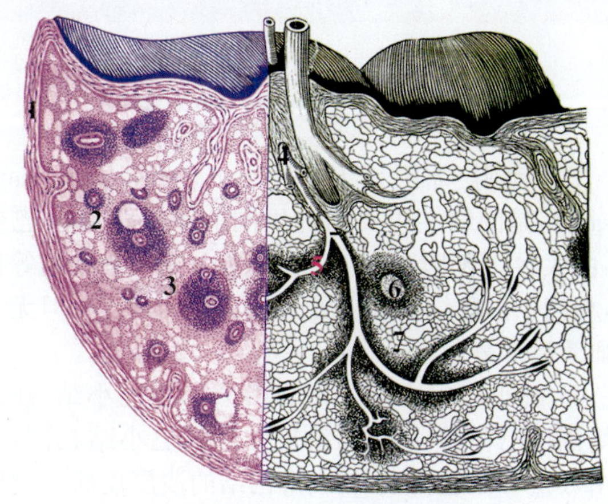

图 10-13 脾模式图

1. 被膜；2. 红髓；3. 边缘区；4. 小梁动脉；5. 中央动脉；6. 淋巴小结；7. 动脉周围淋巴鞘

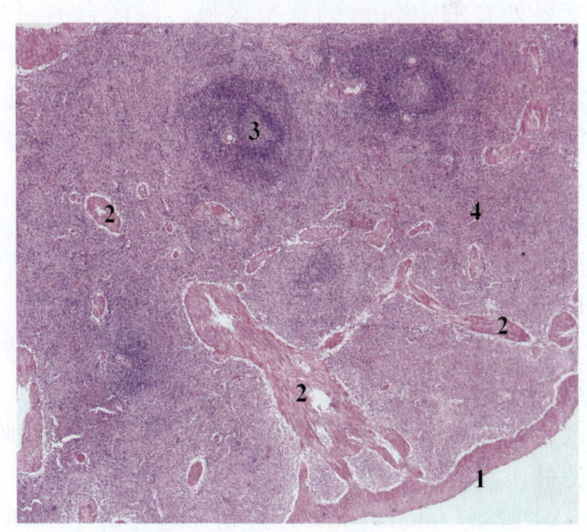

图 10-14 脾

1. 被膜；2. 小梁；3. 白髓；4. 红髓

（1）被膜与小梁：脾的被膜较厚，由富含弹性纤维的致密结缔组织构成，表面覆有间皮。被膜伸入脾实质内形成小梁，构成脾的粗支架。被膜和小梁内含有较多散在的平滑肌细胞，其收缩可调节脾的血量。

(2) 白髓(white pulp):在新鲜的脾切面上呈散在的灰白色点状,由动脉周围淋巴鞘和脾小体构成(图10-15),相当于淋巴结的皮质。

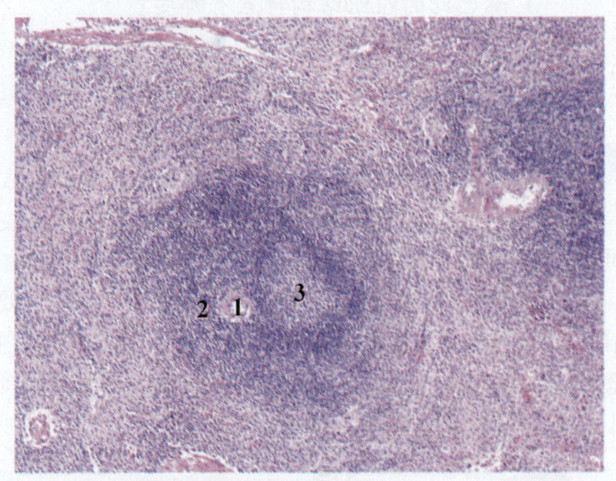

图 10-15 脾白髓

1. 中央动脉;2. 动脉周围淋巴鞘;3. 脾小体

1) 动脉周围淋巴鞘(periarterial lymphatic sheath):是围绕在中央动脉周围的厚层弥散淋巴组织,由大量T细胞和少量巨噬细胞及交错突细胞等构成,相当于淋巴结的副皮质区,是胸腺依赖区,但无毛细血管后微静脉。

2) 脾小体(splenic corpuscle):即淋巴小结,在动脉周围淋巴鞘的一侧,与淋巴结的淋巴小结相同,主要由大量B细胞构成,相当淋巴结的浅层皮质。健康人脾内淋巴小结较少,当抗原经血循环进入脾内时,淋巴小结的数目增多,抗原被清除后又逐渐减少。

(3) 边缘区(marginal zone):指白髓最外围与红髓交界处宽约100μm的狭窄区域。该区含有T细胞、B细胞及较多巨噬细胞。边缘区与白髓之间有边缘窦(marginal sinus),是血液内抗原及淋巴细胞进入淋巴组织的通道。白髓内的淋巴细胞也可进入边缘窦,参与淋巴细胞再循环。

(4) 红髓(red pulp):分布于被膜下,小梁和边缘区周围,约占脾实质的2/3,因含大量血细胞,在新鲜脾切面上呈现红色,由脾索和脾(血)窦组成。

1) 脾索(splenic cord):脾索是富含血细胞的淋巴组织,呈不规则的条索状,并互连成网(图10-16)。脾索内含较多B细胞、浆细胞、巨噬细胞和树突状细胞,是滤过血液的主要场所。脾索之间是脾窦。

2) 脾窦(splenic sinus):为相互通连的不规则形血窦,宽12~40μm。窦壁由一层平行排列的长杆状内皮细胞围成,内皮外有不完整的基膜及环行网状纤维,呈多孔隙的栅栏状。内皮细胞间有达0.5μm宽的间隙(图10-17)。

(5) 脾的血管及淋巴管:脾动脉从脾门入脾后行于小梁内,称为小梁动脉(trabecula artery)。小梁动脉分支离开小梁进入动脉周围淋巴鞘内,称为中央动脉。中央动脉沿途发出细小分支供应白髓,末端膨大形成边缘窦。中央动脉主干穿出白髓进入脾索,分支形成似笔毛的笔毛微动脉(penicillate arteriole)。笔毛微动脉继续分支形成髓微动脉(pulp arteriole)、鞘毛细血管(sheathed capillary)和动脉毛细血管。脾血窦汇入髓微静脉(pulp venule),再汇入小梁静脉(trabecular vein),后汇合为脾静脉,于脾门出脾。

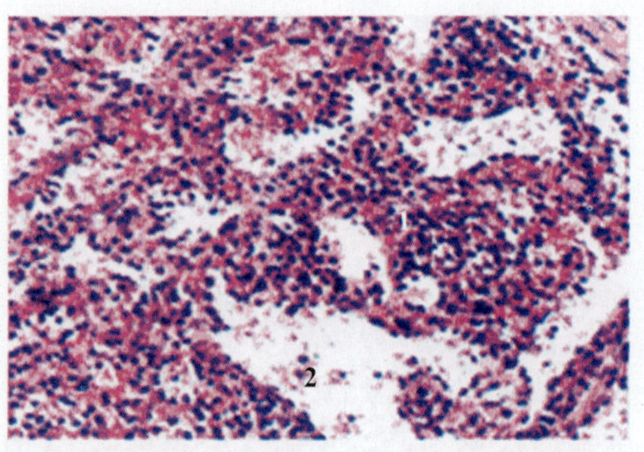

图 10-16 脾红髓

1. 脾索;2. 脾血窦

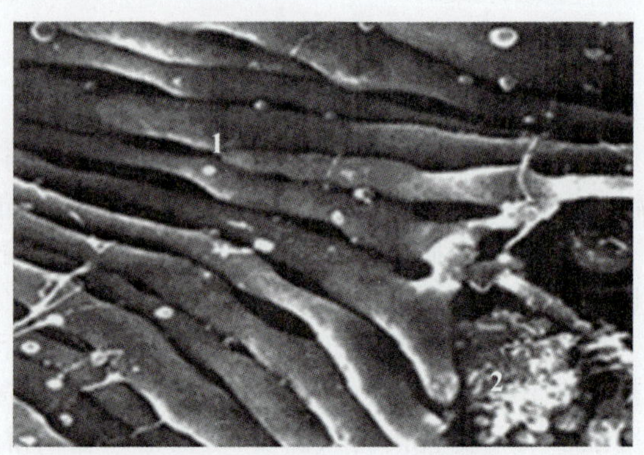

图 10-17 脾血窦扫描电镜图

1. 长杆状的内皮细胞;2. 巨噬细胞

脾的微淋巴管起源于白髓的动脉周围淋巴鞘内,与中央动脉伴行,管腔内常有许多淋巴细胞,它是脾内T淋巴细胞由动脉周围淋巴鞘回入淋巴的重要通路。白髓内的微淋巴管是脾内淋巴管的终末分支,它经小梁淋巴管(trabecular lymphatics)汇入脾门的脾淋巴管(splenic lymphatics)输出。脾无输入淋巴管。

2. 脾的功能

(1) 滤血:脾内含有大量巨噬细胞,脾的边缘区和脾索是主要的滤血场所,能有效地清除血液中的细菌、异物以及衰老死亡的红细胞和血小板等。当脾机能亢进时,红细胞被破坏过多,可引起贫血。脾切除后,血中衰老红细胞及异形红细胞会增多。

(2) 造血:胚胎早期的脾有造血功能,成年后,脾内仍含有少量造血干细胞,当机体严重缺血时,脾能恢复造血功能。

(3) 储血:人脾的储血能力较小,约可储血40ml,

脾肿大时储血量增大。当机体需要时，被膜和小梁内平滑肌收缩，可将所储的血液排入血循环。

(4) 免疫应答：脾是各类免疫细胞居住的场所，也是对血源性抗原物质产生免疫应答的部位。进入血液的病原体，如细菌、疟原虫和血吸虫等，可引起脾内发生免疫应答，脾的体积和结构也发生变化。体液免疫应答时，淋巴小结增大增多，脾索内浆细胞增多；细胞免疫应答时，动脉周围淋巴鞘显著增厚。

案例 10-3

患儿，男性，13 岁，近两年经常咽部不适，有异物感，发干，痒，出现刺激性咳嗽、吞咽困难及声音嘶哑。给予青霉素治疗后好转，但反复发作，约每月一次。体格检查：体温 38.3℃，双侧颌下淋巴结肿大，有压痛，咽红，扁桃体Ⅱ度肿大，其上可见白色小脓点。心肺无异常。血象白细胞计数稍高。患者经抗感染治疗，局部症状缓解，于两周后行扁桃体切除术，达到临床治愈。

问题：

你了解慢性扁桃体炎吗？该病的组织学基础是什么？

（四）扁桃体

扁桃体位于消化道和呼吸道入口的交汇处，包括腭扁桃体、咽扁桃体和舌扁桃体，它们与咽黏膜内分散的淋巴组织共同组成咽淋巴环，经常与抗原接触，构成机体的重要免疫防线。

腭扁桃体呈扁卵圆形，黏膜表面覆盖复层扁平上皮。上皮向黏膜内凹陷形成数十个隐窝（图 10-18），隐窝周围的固有层内有大量淋巴细胞，形成淋巴小结及弥散淋巴组织，隐窝上皮内含有淋巴细胞、浆细胞、巨噬细胞和朗格汉斯细胞等。在上皮细胞之间，有许多间隙和通道，它们相互连通并开口于隐窝上皮表面的小凹陷，淋巴细胞就充塞于这些通道内，这样的上皮称为淋巴上皮组织（lymphoepithelial tissue）。

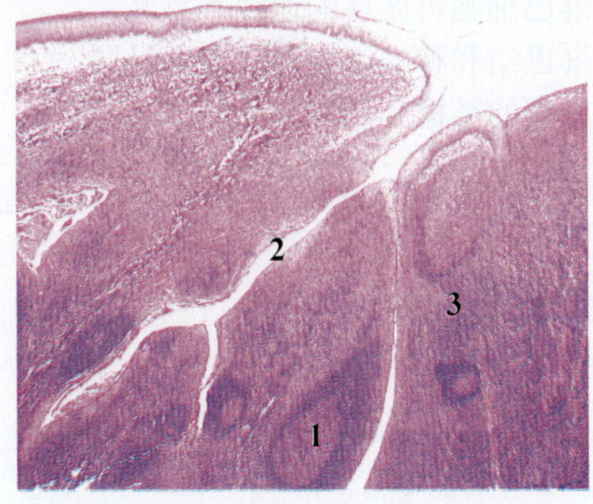

图 10-18 腭扁桃体

1. 淋巴小结；2. 隐窝；3. 弥散淋巴组织

咽扁桃体和舌扁桃体较小，结构与腭扁桃体相似，咽扁桃体无隐窝；舌扁桃体仅有一个浅隐窝，故很少引起炎症。成人的咽扁桃体和舌扁桃体多萎缩退化。

【案例的组织学基础】

1. 多发性硬化（MS） 是以中枢神经系统白质脱髓鞘病变为特点的自身免疫性疾病，可能是遗传因素与环境因素作用而发生。在多发性硬化中，炎症反应不仅损伤髓鞘，而且损伤少突胶质细胞，神经轴突呈裸露状态，不能有效地传导神经冲动。当神经纤维被脱髓鞘后，将会“短路”或者不能在神经纤维间正确地传递信息。因此，当髓鞘损伤后，神经冲动的传导比正常时要慢，因为神经冲动不得不从全部的神经纤维通过，这比正常时从结间体跳跃通过要慢得多。多发性硬化脱髓鞘病变可累及大脑半球、视神经、脊髓、脑干和小脑，以白质受累为主。首发症状多为一个或多个肢体无力或麻木，单眼或双眼视力减退或失明，复视，痉挛性或共济失调性下肢瘫痪。目前多发性硬化治疗的主要目的是抑制炎性脱髓鞘病变进展，防治急性期病变恶化及缓解期复发，晚期采取对症和支持治疗，减轻神经功能障碍带来的痛苦。

2. 淋巴结肿大 淋巴结的变化与许多疾病的发生、诊断和治疗有关，尤其是对肿瘤的诊断、转移及发展的观察起着重要作用。局部淋巴结肿大多见于局部感染、淋巴结结核及癌的转移。检查淋巴结应注意大小、硬度、压痛、与皮肤有无粘连等。癌细胞转移到淋巴结，质地坚硬，有时几个淋巴结互相融合成团块，一般无压痛。通常癌细胞转移从淋巴管侵入，随淋巴液流入局部淋巴结，淋巴结的免疫功能可以暂时阻止癌细胞的扩散。在癌症根治手术时需将原发灶连同局部转移的淋巴结一起切除。

3. 慢性扁桃体炎 是耳鼻喉科的常见病，发病率较高，以小学生、初中生最多，青年人次之，中年人较少，随年龄增长而减少。因炎症反复刺激，腺体淋巴组织与结缔组织增生，腺体肥大、质软，突出于腭弓之外。镜检可见腺体淋巴组织增生、生发中心扩大，丝状核分裂明显，吞噬活跃。由于扁桃体成为病灶，可引起急性肾小球肾炎、风湿热、关节炎等，切除扁桃体有助于上述疾病的控制，也是目前治疗慢性扁桃体炎最有效的方法。然而，扁桃体是免疫器官，幼儿（3～5 岁）免疫功能较活跃，13 岁以后达成人水平，至青春期后开始下降。因此，对幼儿进行扁桃体手术应严格掌握。

4. 艾滋病（AIDS） 即获得性免疫缺陷综合征，系感染人类免疫缺陷病毒（HIV）引起的免疫功能障碍性疾病。HIV 原称嗜人类 T 淋巴细胞病毒，它进入人体后，选择性地感染辅助性 T 淋巴细胞，导致机体细胞免疫的严重缺陷，肿瘤的易感性和机会感染率也因而增加。HIV 可经性接触、输入被污染的血液或血制品而传播，还可以通过母婴传播。在感染早期及中期，淋巴结肿大。镜下，最初有淋巴小结明显增生，生发中心活跃，髓质出现较多浆细胞。随后淋巴小结的外套层淋巴细胞减少或消失，小血管增生，并有纤维蛋白样物质或玻璃样物质沉积，生发中心被零落分割。副皮质区的淋巴细胞进行性减少，代之以浆细胞浸润。晚期的淋巴结内淋巴细胞几乎消失殆尽，无淋巴小结及副皮质区之分，仅有一些巨噬细胞及浆细胞残留。脾呈轻度肿大，镜下有淤血，T、B 细胞均减少，淋巴小结及动脉周围淋巴鞘缺如。胸腺组织与同龄人相比呈现过早萎缩，淋巴细胞减少、胸腺小体钙化。在感染 HIV3～6 周内，患者出现一种短暂的类流感样的急性综合征，并在外周血中出现病毒血症。对于大多数患者而言，在出现上述症状的 4～6 周内，会接着发生 HIV 特异性免疫反应，典型患者会进入一个稳定的无症状期，可持续数年，最终导致严重的免疫缺陷、多重机会感染、恶性肿瘤和死亡。

Summary

The immune system comprises immune cells, lymphoid tissues and lymphoid organs, which defend the body against invading pathogens, harmful antigenic substances and monitor the dangerous changes that happen in the body.

The immune cells include lymphocytes, plasma cells, mast cells, phagocytes, antigen presenting cells and so on. They are the key elements in the immune response. The lymphoid tissues are divided into diffused lymphoid tissue and lymphoid nodule. The lymphoid organs are divided into central lymphoid organ and peripheral lymphoid organ. The bone marrow produces B lymphocytes and thymus produces T lymphocytes. This two are called central lymphoid organs. While the lymph nodes, spleen and tonsils belong to the peripheral lymphoid organs, are sites where T and B lymphocytes undergo antigen stimulating and differentiate into effective lymphocytes and memory cells.

The thymus consists of incomplete thymus lobules divided by stick-in connective tissue from the capsule. Each thymus lobule contains cortex and medulla. The thymus parenchyma mainly comprises of thymic epithelial cells and thymocytes. The thymic epithelial cells and thymocytes secrete thymosin and thymopoietin, essential for thymocytes development.

The parenchyma of lymph node also contains cortex and medulla. The cortex consists of B cell rich lymphoid nodules, T cell rich paracortical zone and lymphatic sinuses. The medulla consists of medullary cords and medullary sinuses.

The spleen consists of white pulp, marginal zone and red pulp, instead of cortex and medulla. The structure of white pulp include periarterial lymphatic sheath surrounding the central artery and lymphoid nodule called splenic corpuscle. The red pulp consists of splenic cords and splenic sinuses.

进一步阅读文献

Cesta MF. 2006. Normal structure, function, and histology of the spleen. Toxicol Pathol, 34(5):455－465

Randolph GJ, Jakubzick C, Qu C. 2008. Antigen presentation by monocytes and monocyte-derived cells. Curr Opin Immunol, 20(1):52－60

Sainte-Marie G. 2010. The lymph node revisited: development, morphology, functioning, and role in triggering primary immune responses. Anat Rec (Hoboken), 293(2):320－337

Tiron A, Vasilescu C. 2008. Role of the spleen in immunity. Immunologic consequences of splenectomy. Chirurgia (Bucur), 103(3):255－263

思考题

1. 试述单核-吞噬细胞系统的组成、分布和功能特点。
2. 简述淋巴细胞再循环的途径和意义。
3. 试述淋巴结和脾的结构和功能的异同。
4. 简述胸腺的结构和功能。

（丁晓慧）

第11章 皮 肤

【相关知识导读】

1. 皮内注射和皮下注射的部位有何区别?
2. 不同人种的肤色形成原因是什么?
3. 为什么皮肤受寒冷等刺激时会起“鸡皮疙瘩”?
4. 粉刺是如何形成的?
5. “狐臭”产生的原因是什么?
6. 痱子是如何形成的?
7. 为什么说皮肤是“第二肾脏”?

皮肤被覆于人体表面,是个面积广大的器官,可达1.2~2.0m^2,约占体重的16%。皮肤由表皮和真皮构成,借皮下组织与深层组织相连(图11-1)。毛、皮脂腺、汗腺和指(趾)甲等是胚胎时期由表皮衍生的附属结构,称为皮肤附属器。皮肤直接与外界环境接触,能阻挡异物和病原体侵入,防止组织液丢失,具有重要的保护作用。皮肤内有丰富的感觉神经末梢,能感受外界的多种刺激。皮肤还有调节体温、分泌、排泄及参与免疫应答等多种生理功能。

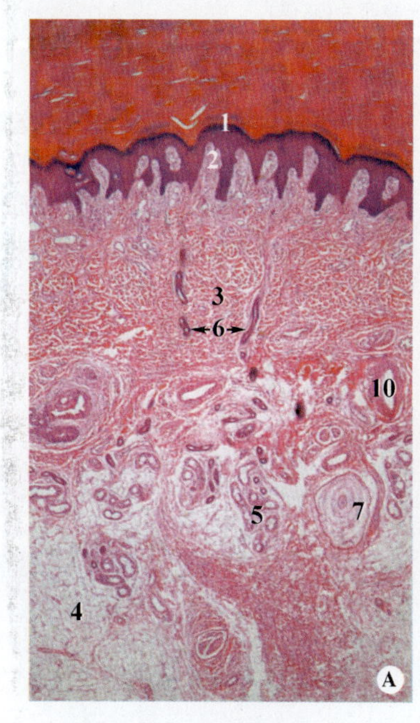

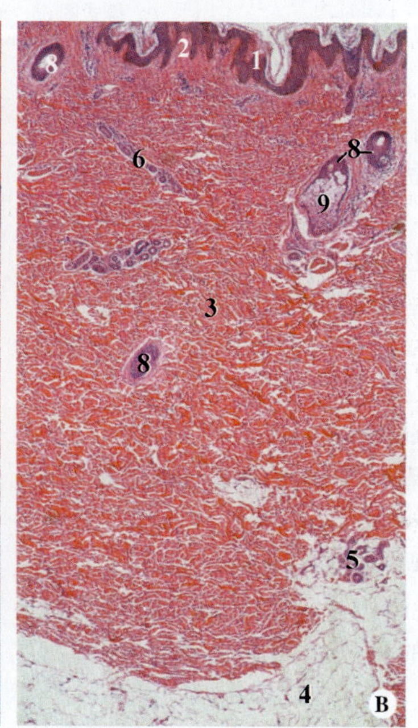

图11-1 皮肤(低倍)

A. 手指皮(厚皮肤,无毛皮);B. 体皮(薄皮肤,有毛皮);

1. 表皮;2. 真皮乳头;3. 网织层;4. 皮下组织;5. 汗腺;6. 汗腺导管;7. 环层小体;8. 毛囊;9. 皮脂腺;10. 血管

一、表 皮

表皮(epidermis)位于皮肤浅层,由角化的复层扁平上皮构成。表皮细胞分为两大类,一类是角质形成细胞(keratinocyte),是构成表皮的主要细胞成分;另一类是非角质形成细胞,散在于角质形成细胞之间。

(一) 表皮的分层与角化

人体不同部位的表皮厚薄不一。一般厚度为0.07~0.12mm,手掌和足底最厚,达0.8~1.5mm。手掌和足底的厚表皮结构较典型,从基底到表面可依次分为五层(图11-2)。

1. 基底层(stratum basale) 附着于基膜上,与深层结缔组织的连接面弯曲不平,扩大了两者的接触面。基底层由一层矮柱状或立方形的基底细胞(basal cell)组成。细胞核椭圆形或圆形,胞质内含有丰富的游离核糖体,故在HE染色标本上呈强嗜碱性。电镜下还可见胞质内有散在或成束的角蛋白丝(keratin filament),又称张力丝(tonofilament);细胞的侧面以桥粒相连,基底面借半桥粒与基膜相连。基底细胞是未分化的幼稚细胞,有活跃的分裂能力。新生细胞逐渐向浅层移动,并分化为表皮其余几层的细胞。

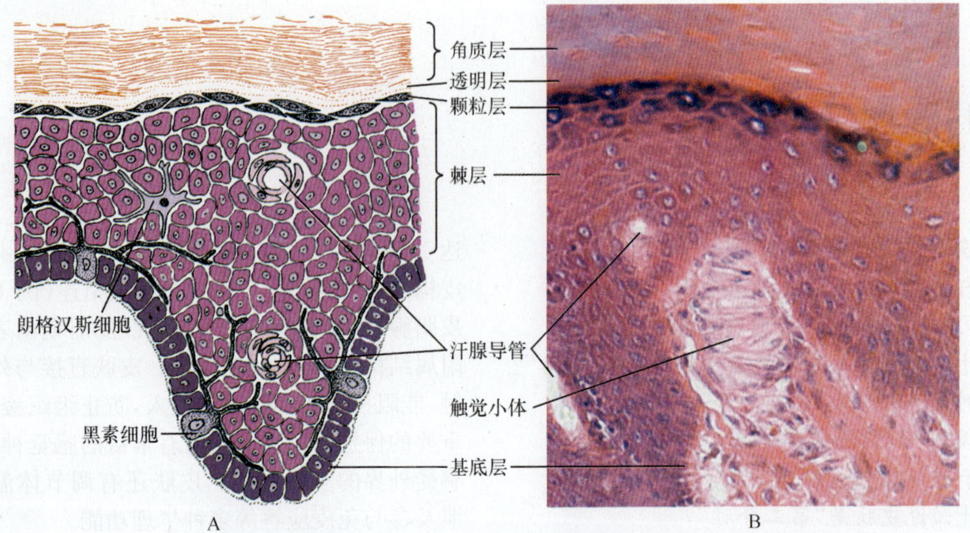

图 11-2 厚表皮细胞组成

A. 模式图；B. 光镜照片(高倍)

2. 棘层(stratum spinosum) 一般由 4～10 层多边形、体积较大的棘细胞(spinous cell)组成。棘细胞表面有许多细短的棘状突起，相邻细胞突起间以桥粒相连。胞质弱嗜碱性，游离核糖体较多，并含有许多较粗的角蛋白丝束，附着在桥粒上。电镜下还可见胞质内有多个有膜包裹的分泌颗粒，呈明暗相间的板层状，故称为板层颗粒(lamellar granule)，其内容物主要为糖脂和固醇，排放到细胞间隙，形成膜状物。

3. 颗粒层(stratum granulosum) 由 3～5 层较扁的梭形细胞组成。颗粒层细胞的核与细胞器渐趋退化，胞质内板层颗粒增多，还出现许多形状不规则、强嗜碱性的透明角质颗粒(keratohyalin granule)。电镜下，透明角质颗粒无膜包裹，呈致密均质状，角蛋白丝常伸入其中。颗粒的来源尚不明，主要成分为富有组氨酸的蛋白质。

4. 透明层(stratum lucidum) 由 2～3 层更扁的梭形细胞组成，只在厚表皮中明显易见。于 HE 染色标本上，细胞呈均质透明状，细胞界限不清，胞质强嗜酸性，折光性强，细胞核和细胞器均已消失。细胞的超微结构与角质细胞相似。

5. 角质层(stratum corneum) 为表皮的最浅层，由多层扁平的角质细胞(horny cell)组成。角质细胞为完全角化的、干硬的死细胞，细胞轮廓不清，无细胞核和细胞器，HE 染色呈均质状，胞质嗜酸性。电镜下，胞质内充满密集、粗大的角蛋白丝束浸埋在均质状物质中，均质状物质主要为透明角质颗粒所含的富有组氨酸的蛋白质，其与角蛋白丝结合的复合体即为角质，是角质细胞中的主要成分。细胞膜的内面附有一层不溶性的蛋白质，使细胞膜明显增厚而坚固。细胞间隙充满由板层颗粒释放的脂类物质构成的膜状物。角质层浅表细胞间的桥粒已消失，细胞连接松散，脱落后成为皮屑。

人体大部分皮肤的表皮较薄，棘层、颗粒层及角质层层数均少，无透明层(图 11-3)。表皮由基底层到角质层的结构变化，反映了角质形成细胞增殖、迁移、分化和脱落的过程，同时也反映了角质形成细胞逐渐生成角质和角化的过程。表皮角质形成细胞不断脱落和更新，更新周期为 3～4 周。

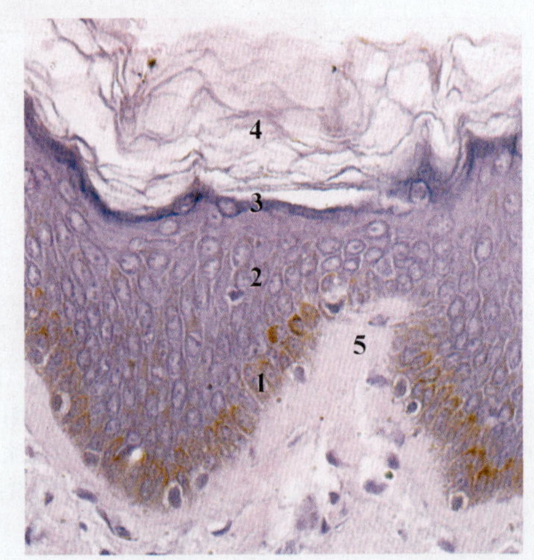

图 11-3 薄表皮(高倍)

1. 基底层(可见细胞内有黑素颗粒)；2. 棘层；3. 颗粒层；4. 角质层；5. 真皮乳头

表皮是皮肤的重要保护层。干硬的角质细胞赋予表皮对多种物理和化学刺激很强的耐受力；棘层到角质层的细胞间隙中的脂类膜状物构成一道屏障，可阻止外界病原体入侵，并防止组织液外渗。

案例 11-1

银屑病又称为“牛皮癣”，是一种常见的慢性复发性炎症性皮肤病，多发生于青壮年，好发部位为头皮、四肢，尤其是肘、膝伸侧及骶尾部，常呈对称分布，可局限，也可泛发。患者皮损呈多种形态。初期皮损为红色丘疹或斑丘疹，逐渐扩展为境界清楚的红色斑块，其上覆有多层银白色鳞屑；刮去鳞屑后可见淡红色半透明薄膜；刮除薄膜出现许多小出血点，呈露珠状。患者自觉有不同程度瘙痒，严重者流水流脓，血迹斑斑。全身健康一般不受影响。银屑病春冬季节易复发或加重，而夏秋季节多缓解。

问题：

1. 表皮的分层如何？具有活跃的分裂能力的是哪种细胞？

2. 银屑病的组织学基础是什么？

(二) 非角质形成细胞

1. 黑素细胞(melanocyte)　是生成黑色素的细胞，有多个较长的分支突起，其胞体多散在于基底细胞之间，突起伸入基底细胞和棘细胞之间。黑素细胞在 HE 染色标本上不易辨认。电镜下，黑素细胞与角质形成细胞之间无桥粒连接，胞质内含有丰富的游离核糖体、粗面内质网和发达的高尔基复合体。胞质内还有特征性的黑素体(melanosome)，它由高尔基复合体形成，内含酪氨酸酶，能将酪氨酸在小体内转化为棕黑色的黑色素。当黑素体充满黑色素后则改称为黑素颗粒(melanin granule)(图 11-4)。黑素颗粒迁移到细胞突起末端，然后输送到邻近的角质形成细胞胞质内，故黑素细胞内黑素颗粒很少，而邻近的角质形成细胞内反而较多(图 11-3)。

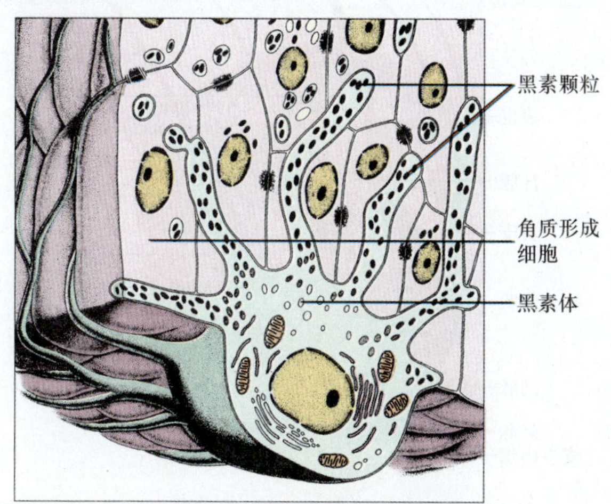

图 11-4　黑素细胞模式图

黑素细胞内黑素颗粒的大小、含量及其合成黑色素的速度是决定皮肤颜色的重要因素。黑色素能吸收和散射紫外线，保护深层幼稚细胞等免受辐射损伤。

案例 11-2

患者，女性，29 岁，工人。患者 2 年前原因不明于颈部、面部等多处皮肤出现边界清楚、大小不等的圆形白斑，无不适感觉。白斑不消退，并逐渐增多、扩大，相邻的白斑融合。曾较长时期服用过维生素 B、烟酸，外擦 0.5%升汞乙醇溶液，均未见效。体格检查：颈部、面部、臀骶、肩臂等处皮肤多发性白色斑片，边缘不规则，境界清楚。白斑区内毛发变白。其他无异常。患者经过疏肝解郁、活血祛风、调理肝肾等综合治疗，达到了临床治愈。

问题：

1. 你生活中见到过类似病症吗？

2. 你认为该病症与皮肤中哪种细胞相关？

2. 朗格汉斯细胞(Langerhans cell)　散在于棘层浅部，具有树枝状突起，在 HE 染色标本上不易辨认。电镜下，可见细胞核呈弯曲形或分叶状，胞质内有特征性的伯贝克颗粒(Birbeck granule)，颗粒一端或两端可有电子透明的膨大，切面呈杆状或球拍状，内有纵向的致密线(图 11-5)。朗格汉斯细胞是一种抗原提呈细胞，能识别、结合、处理侵入皮肤的抗原，并将抗原提呈给 T 细胞，引发免疫应答，是皮肤行使免疫功能的重要细胞，在对抗侵入皮肤的病原体、监视癌变细胞及排斥移植的异体组织中起重要作用。

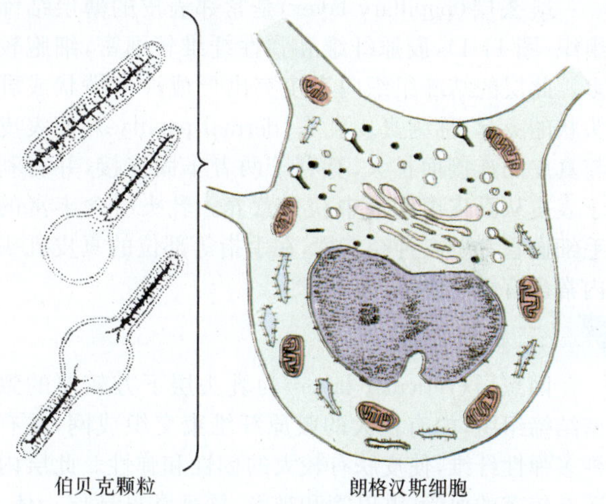

图 11-5　朗格汉斯细胞超微结构模式图

3. 梅克尔细胞(Merkel cell)　多位于毛囊附近的表皮基底细胞之间，有短指状突起，深入角质形成细胞之间，在 HE 染色标本上不易辨认。电镜下可见细胞核较小，形状不规则。细胞基底部胞质内含有许多致密核心的小泡，基底面可与感觉神经末梢形成类似突触的结构(图 11-6)，可能为接受刺激的感觉细胞。另外，在表皮中还存在一些不与神经末梢接触的梅克尔细胞，故推测梅克尔细胞还可能有其他功能。有学者提出，部分梅克尔细胞可能是旁分泌细胞，对附近的角质形成细胞和皮肤附属器的发生、皮肤内神经纤维的生长起诱导和调节作用。

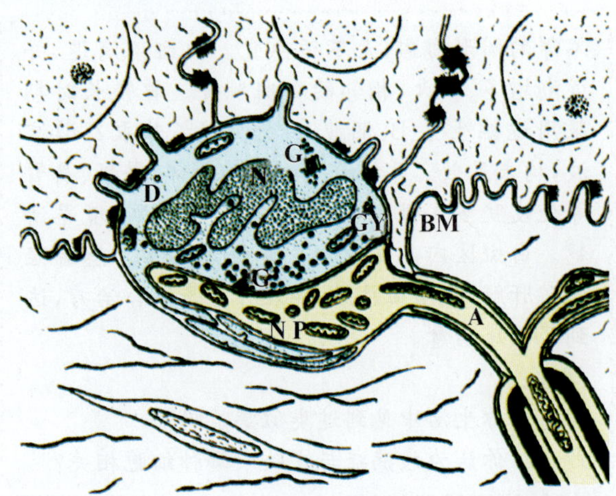

图 11-6 梅克尔细胞超微结构模式图

N. 梅克尔细胞核；P. 细胞质突起；D. 桥粒；GY. 糖原；G. 高尔基复合体；BM. 基膜；A. 轴突；NP. 神经板

二、真 皮

真皮(dermis)位于表皮下方，分为乳头层和网织层，二者之间无明显界限(图 11-1)。身体各部位真皮的厚薄不一，一般为 1～2mm。

(一) 乳头层

乳头层(papillary layer)是紧邻表皮的薄层结缔组织(图 11-1)，胶原纤维和弹性纤维较细密，细胞较多。此层的结缔组织向表皮突出形成许多嵴状或乳头状的突起，称为真皮乳头(dermal papillae)，使表皮与真皮的连接面扩大，有利于两者牢固连接，并有利于表皮从真皮组织液中获得营养。乳头层含丰富的毛细血管和游离神经末梢，在手指等部位的真皮乳头内常含有触觉小体(图 11-2)。

(二) 网织层

网织层(reticular layer)为乳头层下方较厚的致密结缔组织，内有粗大的胶原纤维束交织成网，并有许多弹性纤维，使皮肤有较大的韧性和弹性。此层内还有较多的血管、淋巴管和神经，深部常见环层小体。毛囊、皮脂腺、汗腺也多存在于此层(图 11-1)。有的婴儿骶部皮肤真皮中有较多的黑素细胞，使局部皮肤显灰蓝色，称为胎斑(Mongolian spot)。

三、皮 下 组 织

皮下组织(hypodermis)即解剖学所称的浅筋膜，位于真皮下方，由疏松结缔组织和脂肪组织构成，还含有较大的血管、淋巴管、神经和汗腺的分泌部等(图 11-1)。皮下组织将皮肤与深部组织相连，并使皮肤有一定的可动性，还具有缓冲、保温、能量储存等作用。其厚薄因个体、年龄、性别和部位而异。皮下注射时，此层可容纳较多的药液。

四、皮肤的附属器

(一) 毛

除手掌、足底等处外，人体大部分皮肤都有毛(hair)分布。尽管各处毛的粗细、长短和颜色各不相同，但基本结构都是由毛干、毛根和毛球三部分组成(图 11-7，图 11-8)。露在皮肤外的为毛干(hair shaft)，埋于皮肤内的为毛根(hair root)。毛干和毛根由排列规则的角化上皮细胞组成，细胞内充满角质并含有数量不等的黑素颗粒。毛根包在毛囊(hair follicle)内。毛囊分为两层，内层为上皮性鞘，与表皮相连续，其结构也与表皮相似；外层为结缔组织鞘，由致密结缔组织构成。毛根和毛囊下端合为一体，形成膨大的毛球(hair bulb)。毛球是毛和毛囊的生长点，此处的细胞较幼稚，称为毛母质(hair matrix)，有活跃的分裂增殖能力，新产生的细胞向上推移，形成新的毛根、毛干和上皮性鞘的细胞。毛球处有黑素细胞，产生黑色素供应毛根、毛干角质细胞，决定毛的颜色。毛球底面凹陷，有结缔组织突入其中，形成毛乳头(hair papilla)，内含丰富的毛细血管和神经末梢，对毛的生长起诱导和营养作用。

毛和毛囊斜长在皮肤内，在毛根与皮肤表面呈钝角的一侧有一束斜行的平滑肌，连接毛囊和真皮乳头层，称为立毛肌(arrector pilli muscle)(图 11-7～图 11-9)。立毛肌受交感神经支配，遇冷或感情冲动时收缩，使毛竖立并促进皮脂腺分泌。

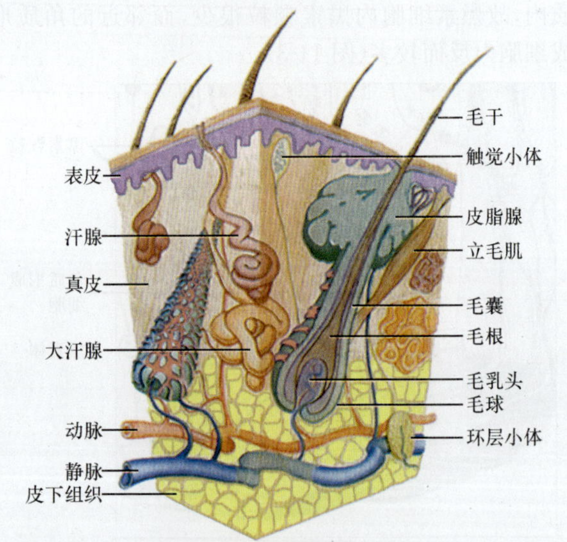

图 11-7 皮肤附属器模式图

(二) 皮脂腺

皮脂腺(sebaceous gland)多位于毛囊和立毛肌之间，为泡状腺。导管为复层扁平上皮，大多开口于毛囊上段，也有的直接开口于皮肤表面(图 11-7～图 11-10)。分泌部由一个或几个囊状腺泡构成，其周边部是一层较小的幼稚细胞，有丰富的细胞器，并有很强的分裂能力，生成新的腺细胞。新生的腺细胞逐渐变大，并向腺泡中心移动。腺泡中心的细胞更大，呈多边形，核固缩，细胞器消失，胞质内充满脂滴。在近导管处，腺细胞解体，连同脂滴一起排出，即为皮脂。皮脂是几种脂类的混合物，可能有柔润皮肤和杀菌的作用。

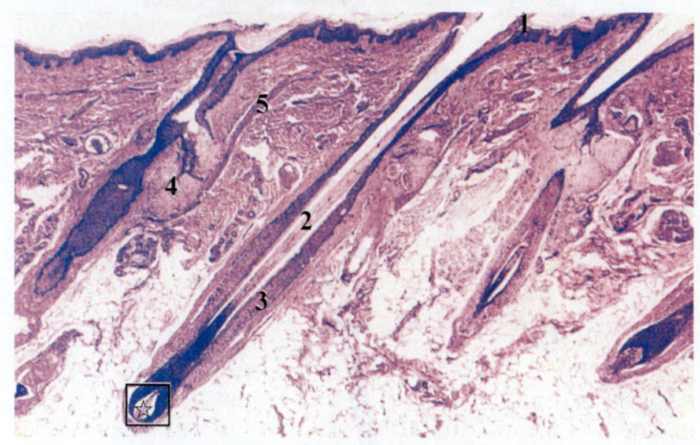

图 11-8 人头皮(低倍)

1. 毛干；2. 毛根；3. 毛囊；4. 皮脂腺；5. 立毛肌；□毛球；☆毛乳头

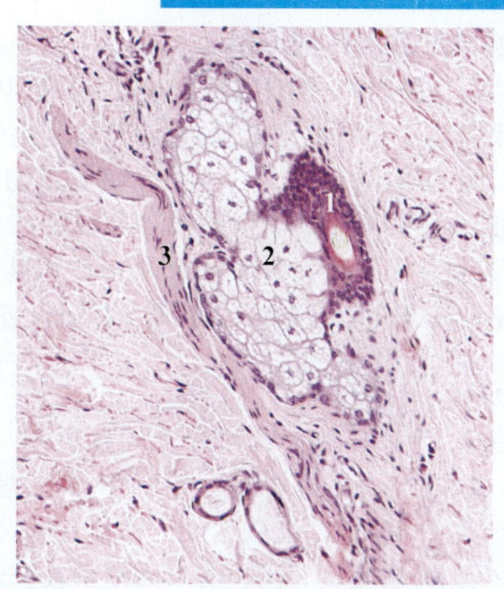

图 11-9 毛囊、皮脂腺、立毛肌(高倍)

1. 毛囊；2. 皮脂腺；3. 立毛肌

皮脂腺的发育和分泌受性激素的调节，青春期分泌活跃。

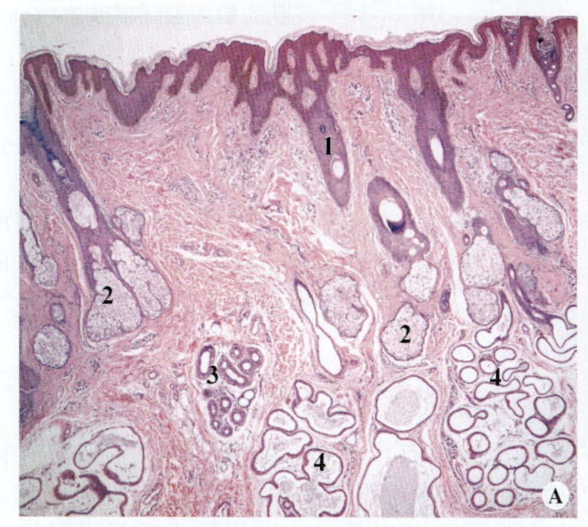

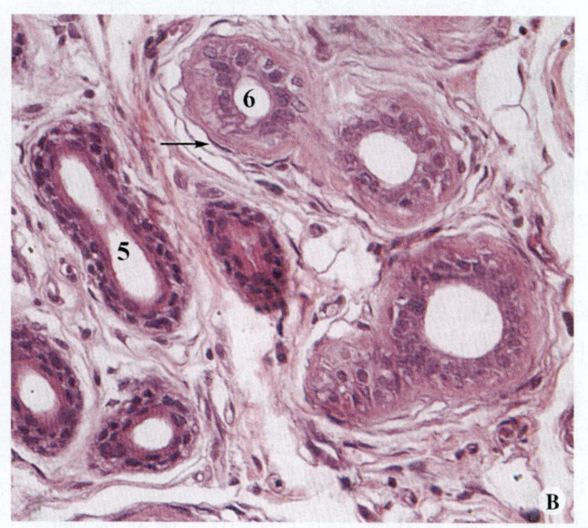

图 11-10 腋窝处皮肤

A. 低倍；B. 汗腺高倍

1. 毛囊；2. 皮脂腺；3. 汗腺；4. 大汗腺；5. 汗腺导管；6. 汗腺分泌部；→肌上皮细胞

案例 11-3

患者，女性，19 岁，学生。3 年前，患者前额及面颊出现小皮疹，针尖大小，有些逐渐变成小黑点。几个月后又发生红色丘疹，有的有脓头，个别有疼痛感。近几年皮疹增多，并反复发作，尤其在考试期间和月经前期加重。曾外用面康净，内服四环素，均无明显效果。皮肤科检查：患者面部皮脂溢出增多，粟粒状丘疹 30 余个。个别丘疹中央有脓疱。还有几个红色稍凹陷性损害。患者经过去脂、角质溶解、杀菌、消炎和调节激素水平治疗，得到了满意效果。

问题：

1. 你生活中见到过类似病症吗？
2. 你认为该病症的组织学基础是什么？

(三) 汗腺

汗腺(sweat gland)又称为外泌汗腺(eccrine sweat gland)，遍布于全身大部分皮肤内，以手掌、足底和腋窝处最多(图 11-1，图 11-10)。汗腺为单管状腺，分泌部盘曲成团，位于真皮深层和皮下组织中(图 11-7)。分泌部由一层浅染的锥体形腺细胞组成，其外基膜明显。在腺细胞与基膜之间有肌上皮细胞(图 11-10B)，其收缩有助于分泌物的排出。导管由两层立方形细胞围成，细胞小，胞质弱嗜碱性(图 11-10B)。导管由真皮进入表皮后，呈螺旋走行，开口于皮肤表面的汗孔(图 11-7，图 11-8)。腺细胞分泌的汗液中除含大量水分外，还有钠、钾、氯、乳酸盐和尿素等。汗腺分泌是机体散热的主要方式，有调节体温、湿润皮肤和排泄废物等作用。

此外，腋窝、乳晕、肛门、会阴部等处还有大汗腺，又称为顶泌汗腺(apocrine sweat gland)。其分泌部较粗,管腔大,盘曲成团,腺细胞呈立方形或矮柱状,腺细胞与基膜之间也有肌上皮细胞,导管开口于毛囊上端(图 11-7,图 11-8,图 11-10A)。大汗腺的分泌物为黏稠的乳状液,含蛋白质、脂类等,被细菌分解后产生特殊气味;分泌过盛而导致气味过浓时,则形成狐臭。大汗腺的分泌活动受性激素影响,青春期分泌较旺盛。

案例 11-4

患者,男性,1 岁。就诊时正值盛夏,患儿前额、面部有密集如粟米状的红色丘疹,局部瘙痒,并有灼热感,伴烦躁、哭闹不安。体格检查:患儿精神不振,疹出之处,皮肤色红,丘疹累累。在保持患儿皮肤清洁干燥的基础上,经过清凉、收敛、止痒治疗,患儿一周后痊愈。

问题:

1. 你生活中见到过类似病症吗?
2. 你认为该病症与皮肤中哪种附属器相关?

(四) 指(趾)甲

指(趾)甲(nail)由甲体(nail body)及其周围和下方的几部分组织组成(图 11-11)。甲体是甲的外露部分,为坚硬透明的长方形角质板,由多层连接牢固的角质细胞构成,细胞内充满角蛋白丝。甲体下面为未角化的复层扁平上皮和真皮组成的甲床(nail bed),其真皮内血管丰富,并有动-静脉吻合分布。甲体的近端埋在皮肤内,称为甲根(nail root);甲根周围为复层扁平上皮,其基底层细胞分裂活跃,称为甲母质(nail matrix),是甲的生长区。甲体周缘的皮肤为甲襞(nail fold);甲体和甲襞之间的沟为甲沟(nail groove)。甲对指(趾)末节起保护作用。甲床真皮中有丰富的感觉神经末梢,故指(趾)甲能感受精细触觉。

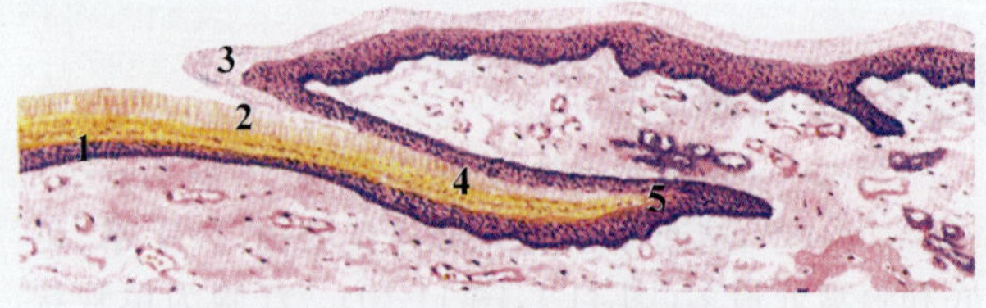

图 11-11 指甲纵切面模式图

1. 甲床;2. 甲体;3. 甲上皮;4. 甲根;5. 甲母质

五、皮肤的血管、淋巴管和神经

(一) 血管

表皮内无血管,但真皮和皮下组织的血管非常丰富(图 11-12)。皮肤内有两组平行排列的网状血管丛,浅层血管丛位于真皮乳头层和网织层之间,主要分布于真皮乳头和毛囊,在真皮乳头中分支形成毛细血管襻,供应表皮营养。深层血管丛位于真皮和皮下组织之间,其分支分布于皮下组织、毛囊深部和汗腺等处。在指(趾)端等处的皮肤内有较多的动-静脉吻合,有调节体温的作用。

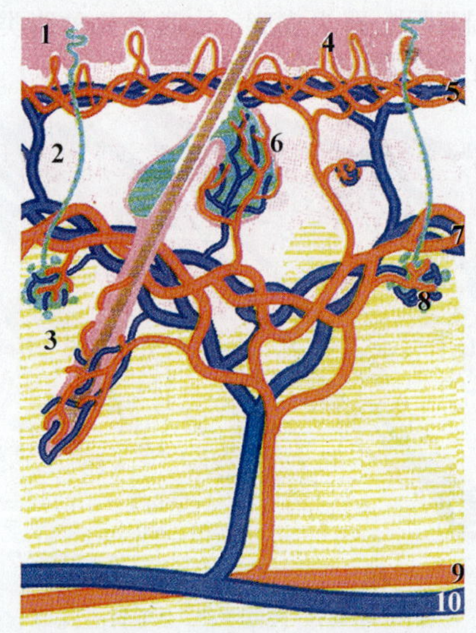

图 11-12 皮肤的血液循环模式图

1. 表皮;2. 真皮;3. 皮下组织;4. 襻状毛细血管;5. 浅丛;6. 皮脂腺;7. 深丛;8. 外泌汗腺;9. 小动脉;10. 小静脉

(二) 淋巴管

表皮内无淋巴管。真皮乳头层内的毛细淋巴管汇集成小淋巴管进入皮下组织,继而又与皮肤附属器附近的毛细淋巴管汇合成较大的淋巴管,与皮下组织的静脉伴行。

(三) 神经

皮肤内有丰富的感觉神经末梢,如游离神经末梢、触觉小体和环层小体,分别感受冷觉、热觉、痛觉、触觉和压力刺激等。皮肤内的内脏运动神经末梢分布于血管、腺体和立毛肌,调节腺体的分泌和平滑肌的收缩。动-静脉吻合处的运动神经末梢较多。

案例 11-5

皮肤的真皮乳头凸向表皮深面,排成许多平行的行列,使表皮向表面突出显示呈皮嵴,嵴间是皮沟,皮沟是由真皮层中胶原纤维的排列和牵引所形成的,沟嵴相间,称为皮纹(dermatoglyph)。厚皮肤的皮纹数量很多,肉眼可见。常用于观察研究的部位是指纹、掌纹、跖纹,还有掌和指部的屈纹等。皮纹的排列模式是一种多基因遗传。世界上没有完全相同的两枚指纹。自胚胎发育第 13 周开始出现细部纹路,24 周纹路形成,然后就固定下来,终生不变。皮纹的这些特性广泛应用于法医学和人类学的研究中。专门对皮纹构型的研究和检查称为皮纹学(dermatoglyphics),其中手纹学在我国历史悠久,古代的手纹学和医学的关系较密切。《灵枢·本脏》

篇说："视其外应，以知其内脏，则知其所病矣。"手纹的变异可以反映多种疾病，如染色体或脑部异常的病例，都有异于常人的皮纹。故手纹检查可为临床提供诊断依据。

六、皮肤的再生

皮肤的再生能力很强，有生理性再生和补偿性再生两种方式。在正常情况下，表皮角质层细胞不断脱落，由基底层细胞增殖补充，这是生理性再生。补偿性再生是指皮肤受损伤后的修复过程。其再生过程和修复时间因受损的深度和面积等因素而有所不同。小面积的损伤，数天即能愈合，且不留瘢痕。补偿性再生的过程是：损伤面发生凝血，随后伤口处周围表皮基底层细胞活跃分裂，新生的细胞逐渐向损伤面移动，伤口内残存的毛囊和汗腺的上皮细胞也不断分裂，形成覆盖损伤面的上皮小岛；此后损伤面全部被新生的表皮细胞覆盖，形成薄的表皮；最后，表皮细胞继续增殖，形成正常的表皮。在表皮再生的同时，真皮和皮下组织中的成纤维细胞增殖，毛细血管生长，形成富有血管的新生结缔组织，即肉芽组织(granulation tissue)。肉芽组织的生长渐将其上方的表皮向外推移，使创面新生表皮与周围的表皮平齐，完成创伤愈合。如果皮肤损伤面积较大、较深，表皮修复则比较困难。由于表皮的生长速度赶不上受损处结缔组织的生长速度，使得新生上皮不能覆盖伤口，代之以新生结缔组织形成的瘢痕。临床上，常采取植皮的方法来促进创伤的修复。

【案例的组织学基础】

1. 银屑病患者表皮基底层细胞有丝分裂象增加，基底层细胞分裂周期及新生的角质形成细胞从基底层移行至表面而脱落的时间均大幅度缩短，由此造成患者表皮广泛的角化过度伴成层融合的角化不全。在角化不全区，表皮颗粒层减少或消失；棘层增厚，表皮突向下延伸成钉突状。表皮中有中性粒细胞浸润。真皮乳头顶部呈杵状，其上方的棘层变薄。乳头层毛细血管扩张充血，向上延伸至乳头顶部，周围可见淋巴细胞、中性粒细胞等浸润，有时还可见中性粒细胞从真皮乳头向表皮的移行。

2. 白癜风患者表皮中黑素细胞数量明显减少或消失。表皮中黑素颗粒也明显减少或消失。早期，黑素细胞数量正常，真皮浅层血管周有稀疏的淋巴细胞浸润，表皮中有时亦可见少数淋巴细胞。充分发展的皮损，在白斑邻近处外观正常皮肤的表皮下层，特别是基底层可发现灶性空泡变性，表皮中黑素细胞和黑素颗粒数量明显减少，而真皮浅层血管周有稀疏的淋巴细胞浸润。晚期皮损表皮中无黑素细胞和黑素颗粒，真皮浅层血管周无淋巴细胞浸润。据报道，白癜风患者表皮内朗格汉斯细胞可有增加、正常或重新分布。

3. 痤疮是多种原因导致的毛囊皮脂腺的慢性炎症性疾病，多发于青春期男女。临床表现首先出现粉刺，它是由于毛囊角化过度，毛囊开口逐渐被角化细胞堵塞，皮脂排出受阻而淤积在毛囊内形成的。其中白头粉刺为闭合性粉刺，无明显开口，可挤出白色豆腐渣样物质；黑头粉刺为开放性粉刺，内含脂栓，为皮脂氧化所致，中央有黑素沉积所致的黑点。病情较重时黑头粉刺形成炎性丘疹，顶端可有小脓疱，愈后遗留暂时性色素沉着和凹坑状瘢痕。炎症继续发展，可形成大小不等的淡红至暗红色结节或囊肿。囊肿挤压时有波动感，经久不愈者可形成脓肿，破溃后形成瘘管和萎缩性瘢痕。毛囊壁的上皮因内容物压迫而变薄。晚期毛囊壁破裂，真皮内可见大量中性粒细胞浸润。在痊愈过程中，炎症浸润被纤维化取代而形成瘢痕。

4. 痱子的发生是因为在炎夏或湿热环境里，汗液分泌增加，若未及时蒸发或清洗，表皮汗腺导管细胞则浸渍肿胀，导致汗腺导管阻塞，淤积的汗液不断增多，使导管在不同水平上发生扩张或破裂，汗液得以渗入周围组织，刺激周围组织发生丘疹、水疱等炎症。由于汗腺导管阻塞的位置不同，临床表现也不相同。①红痱：汗腺导管阻塞发生在表皮螺旋形的汗管内，皮肤损害为圆而尖如针头大小的丘疹，周围有红晕，痒感重，成批对称出现。②白痱：汗腺导管阻塞部位浅表，是角质层内导管阻塞，损害为微小透明小水疱，壁薄易破，无红晕，痒感很轻。

Summary

The skin covers the surface of the body and serves many functions such as protection, sensory reception, excretion and thermoregulation. It is composed of the epidermis, the surface epithelial layer, and the dermis, the subjacent layer of connective tissue. The epidermis consists of a stratified squamous keratinized epithelium. The cells of the epidermis can be classified into 2 types: keratinocytes and nonkeratinocytes. From the dermis outward, the thick epidermis consists of 5 layers of keratinocytes as follows: stratum basale, stratum spinosum, stratum granulosum, stratum lucidum, and stratum corneum. Stem cells of the epidermis are located in the stratum basale. Nonkeratinocytes are less abundant and found between the keratinocytes, including melanocytes, Langerhans cells, and Merkel's cells. Melanocytes can synthesize melanin to protect skin against the sun's UV rays. Langerhans cells can present antigens to T lymphocytes. Consequently, they have a significant role in immunologic skin reactions. Merkel's cells may serve as sensory mechanoreceptors. The dermis is the connective tissue that supports the epidermis and binds it to hypodermis. The surface of the dermis is very irregular and has many dermal papillae, which increase and reinforce the dermal-epidermal junction. The deeper layer of the dermis is reticular layer. The reticular layer is thicker, composed of irregular dense connective tissue, therefore has more fibers and fewer cells than does the papillary layer. The dermis contains such skin appendages as the hair follicles, sebaceous gland, and sweet glands.

进一步阅读文献

高天文,孙建方. 2001. 现代皮肤组织病理学. 北京:人民卫生出版社. 46~47,174,194~195

Berger CL, Vasquez JG, Shofner J, et al. 2006. Langerhans cells: mediators of immunity and tolerance. Int J Biochem Cell Biol, 38(10): 1632-1636

Green H, Fuchs E, Watt F. 1982. Differentiated structural components of the keratinocyte. Cold Spring Harb Symp Quant Biol, 46(Pt 1): 293-301

Lucarz A, Brand G. 2007. Current considerations about Merkel cells. Eur J Cell Biol, 86(5): 243-251

Schallreuter KU. 2007. Advances in melanocyte basic science research. Dermatol Clin, 25(3): 283-291

思 考 题

1. 试述厚表皮角质形成细胞的依次分层及各层细胞的主要结构特点。
2. 试述表皮非角质形成细胞的分类及各自的分布、主要结构特点、功能。
3. 试述毛的结构。

（胡　军）

第12章　内分泌系统

【相关知识导读】

1. 激素如何调节机体的代谢活动？
2. 甲状腺激素与体温的保持有什么关系？
3. 那些激素参与机体血压与血容量的调节？
4. 巨人与侏儒是什么激素在作祟？
5. 性器官怎样在激素作用下发育成熟？

内分泌系统（endocrine system）是机体的重要调节系统，由内分泌腺和分散在其他器官内的内分泌细胞组成。内分泌系统包括：体内独立存在的内分泌腺，如甲状腺、甲状旁腺、肾上腺、垂体和松果体等；位于其他器官内的内分泌细胞群，如胰腺中的胰岛、睾丸中的间质细胞、卵巢中的黄体等；以及散在分布于消化、呼吸、泌尿、生殖等管道及神经系统中的内分泌细胞（图 12-1）。

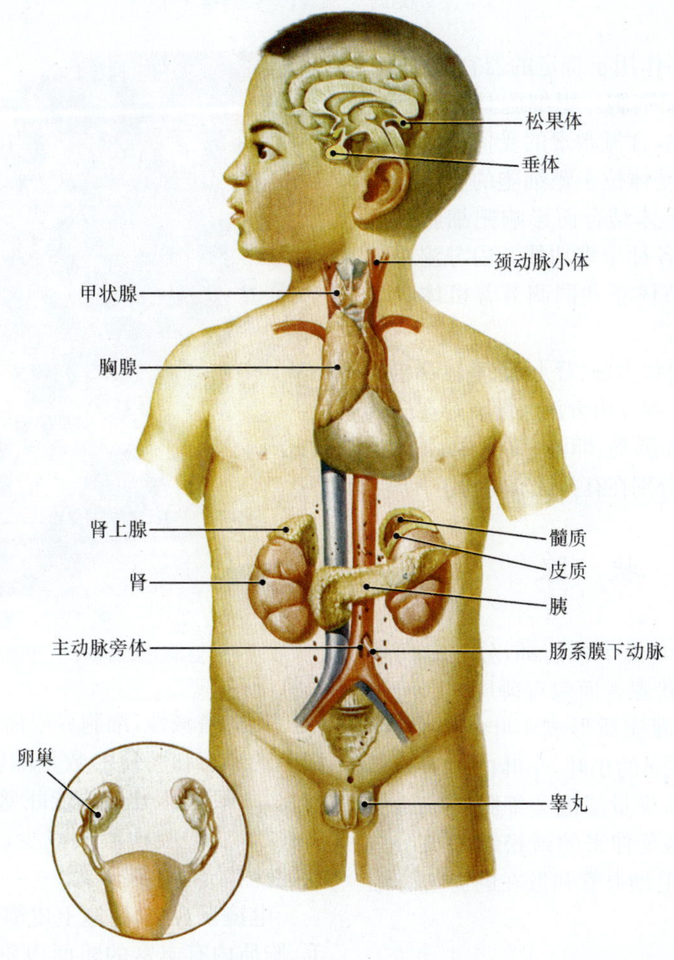

图 12-1　内分泌腺分布

内分泌腺的一般结构特点是腺细胞通常排列成团、索或球形，有些则围成滤泡状；腺细胞或滤泡间有丰富的毛细血管和毛细淋巴管；腺体无导管，分泌物被称为激素（hormone），直接进入血液循环，故称内分泌。而一些内分泌细胞分泌的激素可直接作用于其邻近细胞，称为旁分泌（paracrine）。

内分泌细胞按其分泌激素的化学性质不同可分为两类：含氮激素分泌细胞和类固醇激素分泌细胞。含氮类激素分泌细胞分泌的激素为蛋白质、肽和胺类等；其超微结构特点是粗面内质网较多，高尔基复合体发达，含有膜包裹的分泌颗粒；此类细胞起源于外胚层或内胚层。类固醇激素分泌细胞，其超微结构特点是滑面内质网丰富，线粒体嵴呈管状，胞质内含较多脂滴；此类细胞起源于中胚层（图 12-2）。

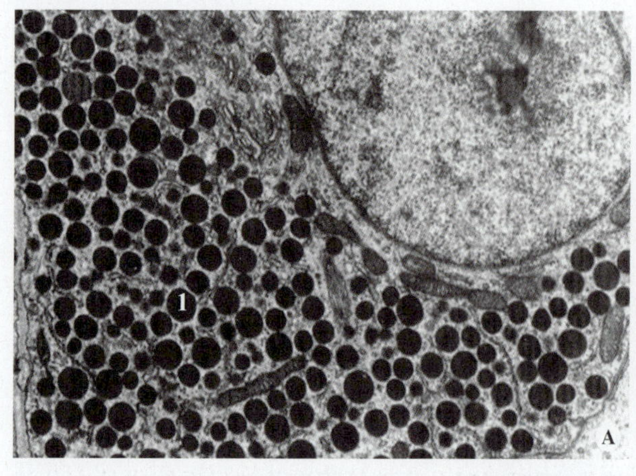

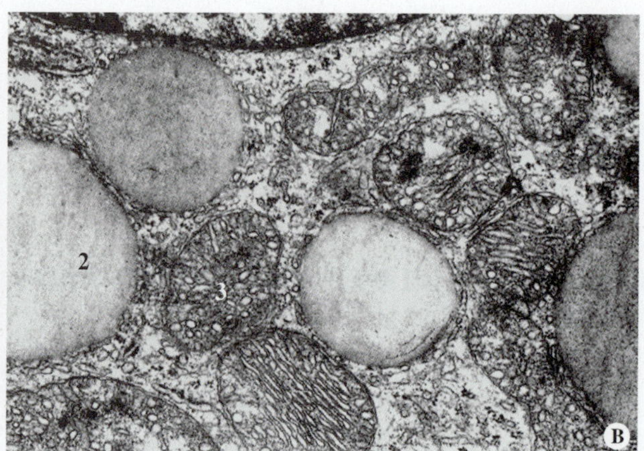

图 12-2 内分泌细胞电镜结构
A. 含氮激素细胞；B. 类固醇激素细胞；
1. 分泌颗粒；2. 脂滴；3. 线粒体

各种激素经血液循环作用于特定的器官或细胞，称为该激素的靶器官或靶细胞。靶细胞具有与特定激素相结合的特异性受体，含氮激素的受体位于靶细胞的质膜上，类固醇激素受体位于靶细胞的胞质或核内。激素通过与靶细胞受体结合而影响靶细胞的生理活动，从而调节机体的各种生理功能。内分泌系统和神经系统构成两大调节体系共同调节着机体的生长、发育和各种代谢活动。

本章仅叙述甲状腺、甲状旁腺、肾上腺、垂体和松果体等内分泌腺，并简介弥散神经内分泌系统。存在于其他器官内的内分泌细胞，如胰岛、卵泡、黄体、睾丸间质细胞、胃肠内分泌细胞等，分别在有关章节内阐述。

一、甲 状 腺

甲状腺(thyroid gland)位于颈前部，分左右两侧叶，中间以峡部相连。甲状腺表面包有薄层结缔组织被膜，被膜结缔组织深入腺实质形成小叶间隔，将甲状腺分为许多界限不很明显的小叶，小叶内含有许多由甲状腺滤泡上皮细胞和少量滤泡旁细胞围成的滤泡。滤泡间有从小叶间隔延伸来的疏松结缔组织构成间质，其内含有丰富的毛细血管和散在的滤泡旁细胞(图 12-3)。

(一) 甲状腺滤泡

甲状腺滤泡(thyroid follicle)大小不等，直径 0.02～0.9mm，呈圆形、椭圆形或不规则形。滤泡由单层滤泡上皮细胞(follicular epithelial cell)围成，中央为滤泡腔，腔内充满胶质(colloid)。胶质是滤泡上皮细胞的分泌物，呈均质状，嗜酸性，被伊红染成红色。它是一种糖蛋白，称甲状腺球蛋白。胶质的边缘常存在不着色的空泡，有人认为是滤泡上皮细胞吞饮胶质滴所致。滤泡上皮细胞通常为立方状，核圆形位于中央，

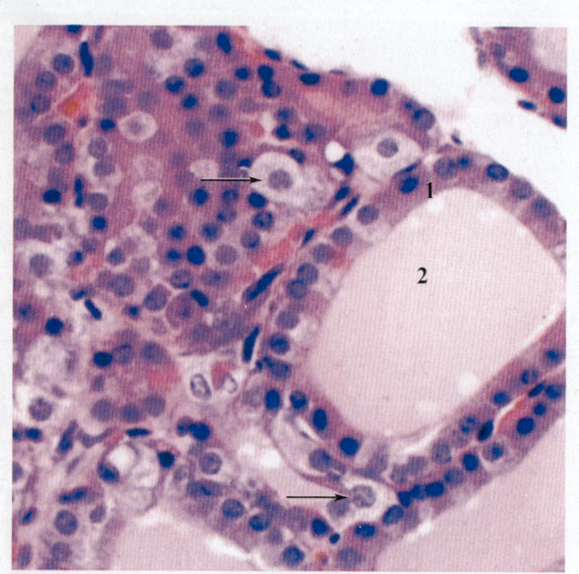

图 12-3 甲状腺
1. 滤泡上皮细胞；2. 滤泡腔；→示滤泡旁细胞

细胞质弱嗜碱性，细胞界限清晰(图 12-3)。滤泡上皮细胞的形态和胶质的数量随腺体的功能状况而发生变化，一般腺体分泌功能旺盛时，滤泡上皮细胞增高呈柱状，滤泡腔内胶质减少；反之，细胞变低呈扁平状，腔内胶质增多。

电镜下观察，滤泡上皮细胞的游离面有少量微绒毛，胞质内有丰富的粗面内质网，核上部有发达的高尔基复合体，线粒体和溶酶体也较多。细胞顶部含有膜包被的分泌颗粒，中等电子密度，体积较小，直径约 150～200nm。同时还有由细胞胞吞作用形成的胶质小泡，胶质小泡低电子密度，体积较大，直径约 1μm。滤泡上皮细胞外周有完整的基膜，少量结缔组织和丰富的有孔毛细血管(图 12-4)。

甲状腺滤泡上皮细胞具有合成、储存和分泌甲状腺激素(thyroid hormone)的功能。它一方面从血液中摄取酪氨酸等氨基酸，在粗面内质网合成甲状腺球

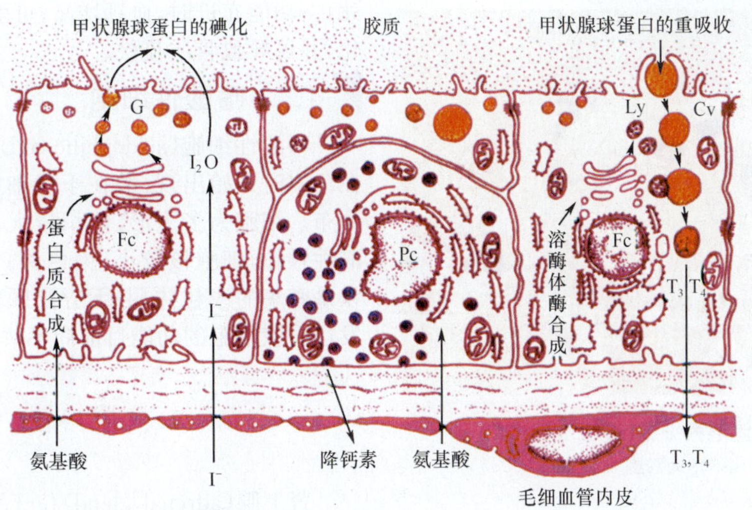

图 12-4 甲状腺滤泡上皮细胞(Fc)和滤泡旁细胞(Pc)超微结构及甲状腺素合成与分泌模式图

蛋白前体，运到高尔基复合体加工包装成分泌颗粒，然后以胞吐方式将甲状腺球蛋白前体排到滤泡腔。同时从血液中摄入碘离子，在细胞过氧化酶的作用下使碘活化，并排入滤泡腔内，与甲状腺球蛋白前体结合形成碘化甲状腺球蛋白，储存在滤泡腔。另一方面，在垂体分泌的促甲状腺激素的作用下，滤泡上皮细胞以胞吞方式将碘化甲状腺球蛋白吞入胞内，形成胶质小泡，并与细胞内的溶酶体融合，将碘化甲状腺球蛋白水解为四碘甲状腺原氨酸(T_4，即甲状腺素 thyroxine)，以及少量的三碘甲状腺原氨酸(T_3)。T_4 和 T_3 经细胞基底部释放入毛细血管，随血流到达靶细胞，产生激素效应(图 12-4)。

甲状腺激素的功能主要是促进机体的物质和能量代谢，以及与这些代谢有关的生长发育过程，尤其对婴幼儿的骨骼和中枢神经系统发育具有很大影响。甲状腺功能减退时，在婴幼儿表现为身材矮小，脑发育障碍，导致呆小症；在成人出现结缔组织显著水肿，称黏液性水肿。甲状腺功能亢进，新陈代谢率升高，氧消耗量增加，可以表现为突眼性甲状腺肿。

案例 12-1

甲状腺肿民间称之为“粗脖子病”，它是严重危害人们健康的一种疾病。据调查我国有为数不少的省市也都有不同程度的流行。据估计全世界患有甲状腺肿的人达 2 亿之多。缺碘是引起甲状腺肿的主要原因。甲状腺的主要功能是合成甲状腺激素，这种激素促进人体的新陈代谢和生长发育。而碘是合成甲状腺激素的原料。成人体内含碘 15～20mg，其中 70%～80%存在于甲状腺中，以供给甲状腺合成甲状腺激素，若长时间得不到碘的补充，甲状腺激素合成会减少，致使血液中甲状腺激素浓度相应降低，从而使垂体前叶分泌促甲状腺激素，其目的是促使甲状腺滤泡上皮细胞合成、分泌更多的甲状腺激素，并刺激滤泡上皮细胞增生，引起甲状腺的增生和肿大，但由于缺碘造成甲状腺激素合成障碍，从而使血液中甲状腺激素浓度进一步降低，结果促甲状腺激素再一次作用于甲状腺，周而复始，最终导致甲状腺肿。当增生肿大的甲状腺在正常碘供给情况下甲状腺激素合成增高，则转归为甲亢。

问题：

1. 什么是甲状腺肿？甲状腺肿的成因是什么？
2. 甲状腺功能亢进对机体有哪些影响？

(二) 滤泡旁细胞

滤泡旁细胞(parafollicular cell)，又称 C 细胞，数量相对较少，一般多位于滤泡之间的疏松结缔组织中。也有一些位于滤泡上皮细胞与基膜之间，细胞顶端被滤泡上皮细胞覆盖而不达滤泡腔。HE 染色标本可见：滤泡旁细胞呈卵圆形，胞体较大，胞质着色浅(图 12-5)。用镀银法显示，可见胞质内有嗜银颗粒(图 12-5)。电镜观察胞质内含有发达的粗面内质网和高尔基复合体，细胞基部有许多膜包的分泌颗粒(图 12-2)，细胞以胞吐方式释放颗粒内的降钙素(calcitonin)。滤泡旁细胞的功能是合成和分泌降钙素，降钙素是一种多肽物质，可促进成骨细胞的成骨活动使钙盐沉积于类骨质，并抑制肾小管和胃肠道上皮细胞对钙的吸收，从而使血钙下降。

二、甲状旁腺

甲状旁腺(parathyroid gland)为扁椭圆形小体，一般有四个分上下两对贴附于甲状腺两侧叶的后面。

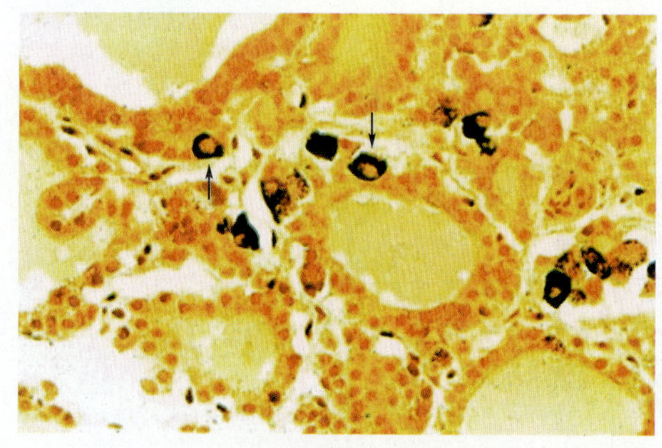

图 12-5 滤泡旁细胞(镀银法)

↑示滤泡旁细胞

其表面包有薄层结缔组织被膜,被膜结缔组织伸入实质。实质由两种细胞组成,可分为主细胞和嗜酸性细胞,排列成团或索状,其间有从被膜延伸来的少量结缔组织及丰富的毛细血管构成间质(图 12-6)。

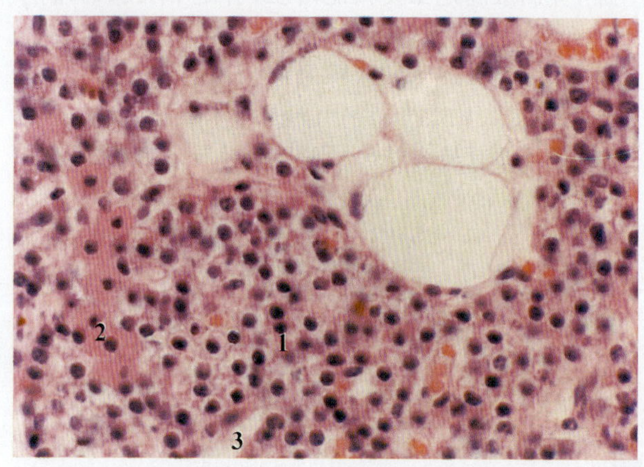

图 12-6 甲状旁腺

1. 主细胞;2. 嗜酸性细胞;3. 毛细血管

(一) 主细胞

主细胞(chief cell)是甲状旁腺的主要细胞,数量多。胞体较小,呈多边形或圆形,界限清楚,核圆形,位于细胞中央。由于细胞质的着色深浅不同,又可分为静止期细胞和活动期细胞两种类型,光镜下,静止期细胞大而亮;活动期细胞小而暗。电镜下,胞质内含粗面内质网、高尔基复合体和直径 200～400nm 的分泌颗粒,还有一些糖原和脂滴。分泌颗粒以胞吐方式释放入毛细血管。

主细胞分泌甲状旁腺激素(parathyroid hormone)为肽类激素,主要功能是作用于骨细胞和破骨细胞,甲状旁腺素可增强破骨细胞的活动,使骨盐溶解,并促进肠及肾小管对钙的吸收,使血钙升高;其与降钙素共同调节和维持机体血钙浓度的稳定。甲状旁腺功能低下时,血钙降低,可引起肌肉抽搐,严重时导致死亡;功能亢进时,血钙增高,可引起软组织病理性钙化,并可导致骨质疏松。

(二) 嗜酸性细胞

嗜酸性细胞(acidophilic cell)数量较少,人体一般在 7 岁时开始出现,散在于主细胞之间,单独或成群分布。细胞为多边形,体积较大,胞质内含有许多嗜酸性颗粒,细胞核较小,染色深。电镜表明嗜酸性颗粒是密集的线粒体,并无分泌颗粒,其他细胞器也不发达。该细胞的功能目前尚不清楚。

三、肾 上 腺

肾上腺(adrenal gland)位于肾上端的前内侧,右侧肾上腺呈扁平三角形,左侧呈半月形。成人每侧肾上腺重 4～5g。肾上腺表面包有一层结缔组织被膜,被膜结缔组织伴随血管和神经进入实质。肾上腺实质分为外周的皮质和中央的髓质两部分,在胚胎起源上皮质来自中胚层,腺细胞具有分泌类固醇激素分泌细胞的结构特点;髓质来自外胚层,腺细胞具有分泌含氮激素分泌细胞的特点。

(一) 皮质

皮质约占肾上腺体积的 80%～90%,根据皮质腺细胞的形态结构和排列方式不同,可将皮质由外向内分为三个带:球状带、束状带和网状带(图 12-7)。

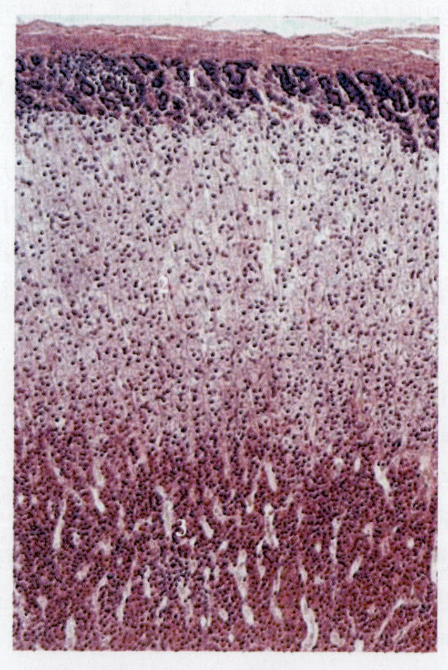

图 12-7 肾上腺

1. 球状带;2. 束状带;3. 网状带

1. 球状带(zona glomerulosa) 位于被膜下,较薄,约占皮质总体积的 15%。细胞排列成团状,细胞团外有薄层基膜和少量结缔组织及窦状毛细血管。

腺细胞较小，呈矮柱状或多边形。胞质弱嗜碱性，内有少量脂滴，细胞核小染色较深(图 12-8)。电镜下，滑面内质网和游离核糖体较多。

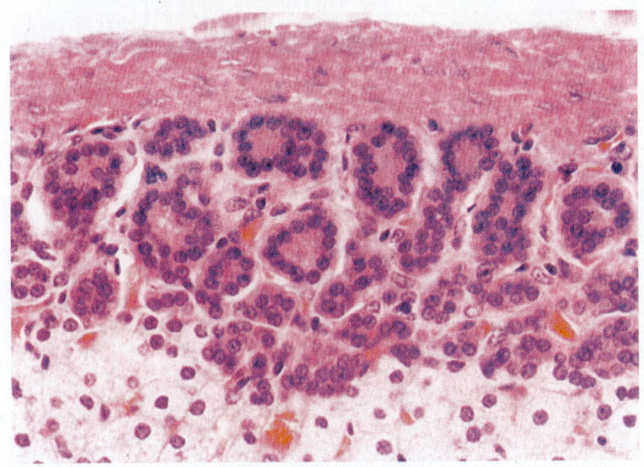

图 12-8　肾上腺皮质球状带

球状带细胞分泌盐皮质激素(mineralocorticoid)，如醛固酮(aldosterone)，它能促进肾远曲小管和集合小管重吸收 Na^+ 及排出 K^+，同时刺激胃黏膜、唾液腺和汗腺吸收 Na^+，使血 Na^+ 浓度升高，K^+ 浓度降低，维持血容量，其对维持体内电解质和体液的动态平衡具有十分重要的作用。盐皮质激素的产生受肾素-血管紧张素系统的影响，球旁细胞分泌的肾素(renin)可使血浆中的血管紧张素原(angiotensinogen)变成血管紧张素(angiotensin)，后者可刺激球状带细胞分泌盐皮质激素。

2. 束状带(zona fasciculata)　位于球状带下部，最厚，约占皮质总体积的 78%。细胞排列成单行或双行细胞索，细胞索间有少量结缔组织和窦状毛细血管。束状带的腺细胞体积较大，呈多边形，细胞界限清晰，胞质中含较多脂滴，在染色中由于脂滴被溶解，故胞质着色浅，呈空泡状。核圆形或卵圆形位于中央，着色浅，少数细胞可有两个核(图 12-9)。电镜观察可见丰富的滑面内质网；线粒体呈圆形，嵴呈管状；脂滴丰富。

束状带细胞分泌糖皮质激素(glucocorticoid)，主要为皮质醇(cortisol)和皮质酮(corticosterone)，其主要作用可使细胞中蛋白质和脂肪分解转化为糖；并有抑制免疫反应，延缓伤口愈合等作用。

3. 网状带(zona reticularis)　位于皮质的最深面，与髓质相交界。约占皮质总体积的 7%。细胞呈条索状交织成网，网眼中是结缔组织和窦状毛细血管。腺细胞较小，形状不规则，界限不清楚，胞质弱嗜酸性，常有脂褐素及少量脂滴。核小着色深，有时核有固缩现象(图 12-10)。

网状带细胞主要分泌性激素(sex-hormone)，但以雄激素为主，也有少量雌激素。

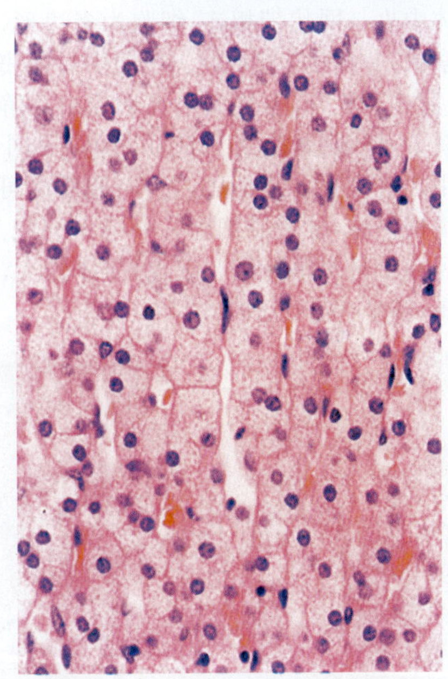

图 12-9　肾上腺皮质束状带

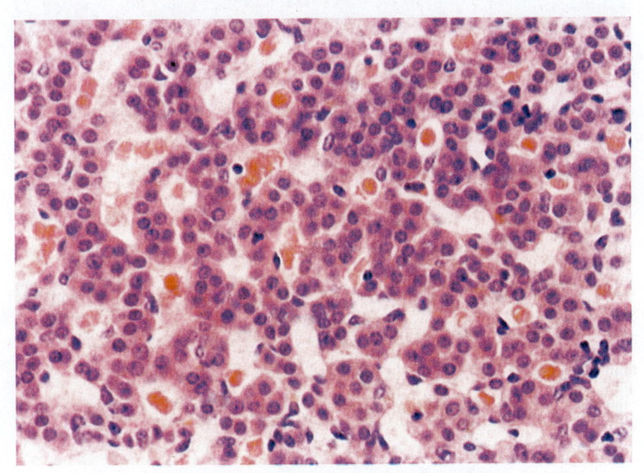

图 12-10　肾上腺皮质网状带

案例 12-2

患者 男性，35 岁，食欲亢进、体重增加 2 年。体检：身高 170cm，体重 85kg，腹部、臀部脂肪肥厚，下腹部及大腿上部可见淡红色紫纹。血压 160/110 mmHg。血皮质醇增高，小剂量地塞米松不能抑制，尿游离皮质醇 1052 nmol/24h，大剂量地塞米松试验抑制率 57%，血清 ACTH 浓度为 34pmol/L。该患者诊断为 Cushing 综合征。

问题：

1. 何谓 Cushing 综合征，其病因和发病机制是什么？

2. 糖皮质激素如何影响机体的糖代谢？

(二) 髓质

髓质主要由髓质细胞组成，仅占腺体的小部分，位于腺体中央与网状带相连，细胞为多边形，排列成团或条索状，并相互连接成网。网眼中有血窦和结缔组织，血窦相互汇合，至髓质中央形成中央静脉。髓质细胞较大，核圆形，着色浅；胞质内含有细小的分泌颗粒。用含铬盐的固定液固定标本，胞质内可见呈黄褐色的嗜铬颗粒，故髓质细胞又称嗜铬细胞。此外，髓质内还有少量交感神经节细胞，胞体较大，单个或成群分布，核呈空泡状(图 12-11)。

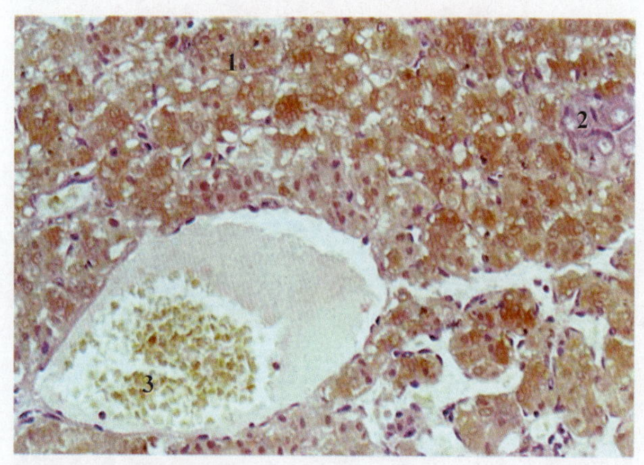

图 12-11 肾上腺髓质

1. 嗜铬细胞；2. 交感神经节细胞；3. 中央静脉

根据组织化学反应，嗜铬细胞又可分为两种：肾上腺素细胞和去甲肾上腺素细胞。肾上腺素细胞分泌肾上腺素，细胞体积较大，数量较多，常呈团分布；去甲肾上腺素细胞分泌去甲肾上腺素，这种细胞体积较小，数量也少，呈散在分布。电镜观察，肾上腺素细胞分泌颗粒一般较小，呈圆形，电子密度低；去甲肾上腺素细胞分泌颗粒较大，呈不规则形，电子密度高或有致密核心。

肾上腺素可使心肌收缩力增强，心率加快。去甲肾上腺素主要使血管平滑肌收缩，血压升高。

髓质中的交感神经节细胞可与髓质细胞形成突触联系，交感神经兴奋时，神经末梢释放乙酰胆碱，调节髓质细胞的分泌活动。

(三) 肾上腺皮质与髓质的功能关系

肾上腺动脉进入被膜后，大部分分支进入皮质，形成窦状毛细血管网，经皮质进入髓质，与髓质毛细血管相连通；少数小动脉分支穿越皮质直接进入髓质，形成窦状毛细血管。髓质内的毛细血管汇成小静脉，再由多条小静脉汇合成一条中央静脉，经肾上腺静脉出肾上腺(图 12-12)。从肾上腺的血管分布可以看出，肾上腺的大部分血流是从皮质到达髓质，因而皮质的激素便可进入髓质。其中糖皮质激素能激活髓质细胞内的苯乙醇胺 *N*-甲基转移酶，该酶可使去甲肾上腺素甲基化，变成肾上腺素。从而调控两种激素的释放比例，调节机体的生理反应。由此可见，肾上腺皮质和髓质在功能上有密切关系。

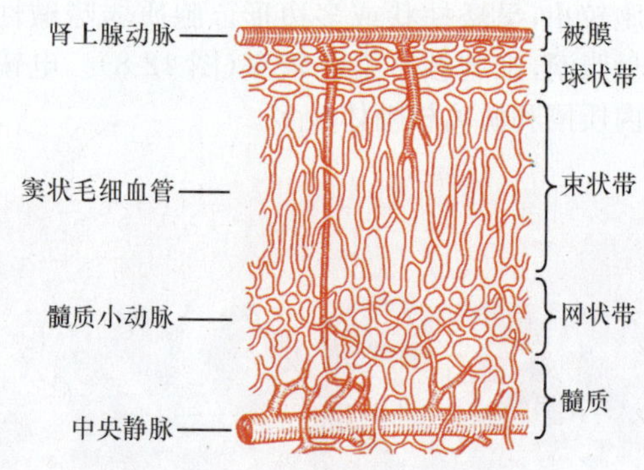

图 12-12 肾上腺的血管分布

四、垂　　体

垂体(hypophysis)为椭圆形小体，位于蝶骨的垂体陷窝中。体积约 0.5cm×1cm×1cm，重约 0.5g。表面包有一薄层结缔组织被膜；垂体由腺垂体和神经垂体两部分组成。腺垂体分为远侧部、中间部和结节部；神经垂体分为神经部和漏斗，漏斗又可分为正中隆起和漏斗柄。远侧部又称前叶，神经部和中间部合称后叶。神经垂体以漏斗与下丘脑相连(图 12-13)。

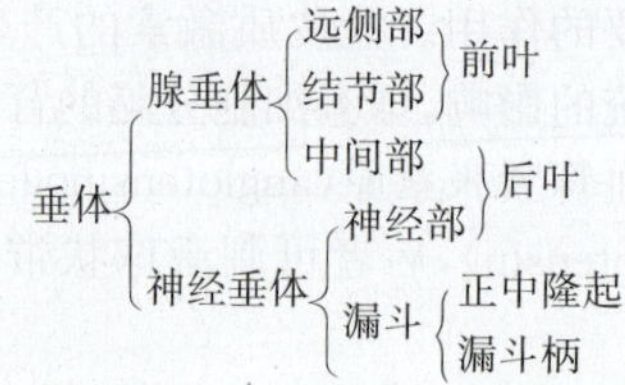

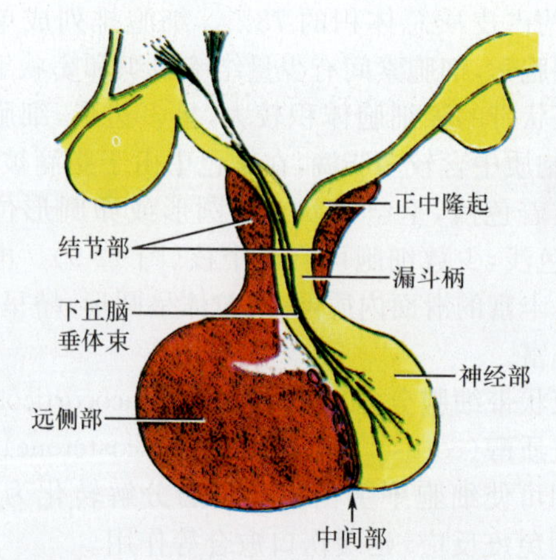

图 12-13 垂体模式图

(一) 腺垂体

1. 远侧部 远侧部(pars distalis)是腺垂体的主要部分。腺细胞排列成索、团或连接成网，其间有丰富的窦状毛细血管和少量结缔组织。在 HE 染色标本上，可将腺细胞分为嗜酸性细胞、嗜碱性细胞和嫌色细胞三种(图 12-14)。

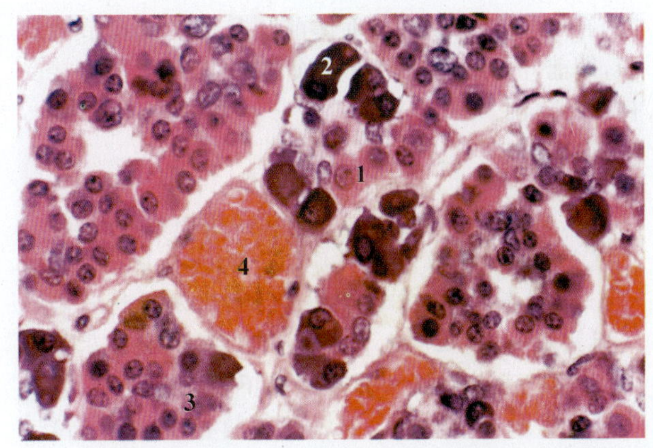

图 12-14　腺垂体远侧部
1. 嗜酸性细胞；2. 嗜碱性细胞；3. 嫌色细胞；4. 窦状毛细血管

(1) 嗜酸性细胞：约占远侧部腺细胞总数的 40%。细胞较大，直径为 15～20μm，圆形或多边形，细胞内充满粗大的嗜酸性颗粒，核圆位于中央。嗜酸性细胞(acidophilic cell)根据其分泌的激素不同，分为下述两种细胞。

生长激素细胞：电镜下，可见细胞质内充满电子密度高的圆形分泌颗粒(图 12-15)。主要分泌生长激素(growth hormone，GH)作用于全身细胞，促进细胞蛋白质合成，尤其刺激骺板软骨细胞增生，促进骨骼生长。该激素分泌过多，在幼年时期引起巨人症，成年人则发生肢端肥大症。儿童分泌不足，可引起侏儒症。

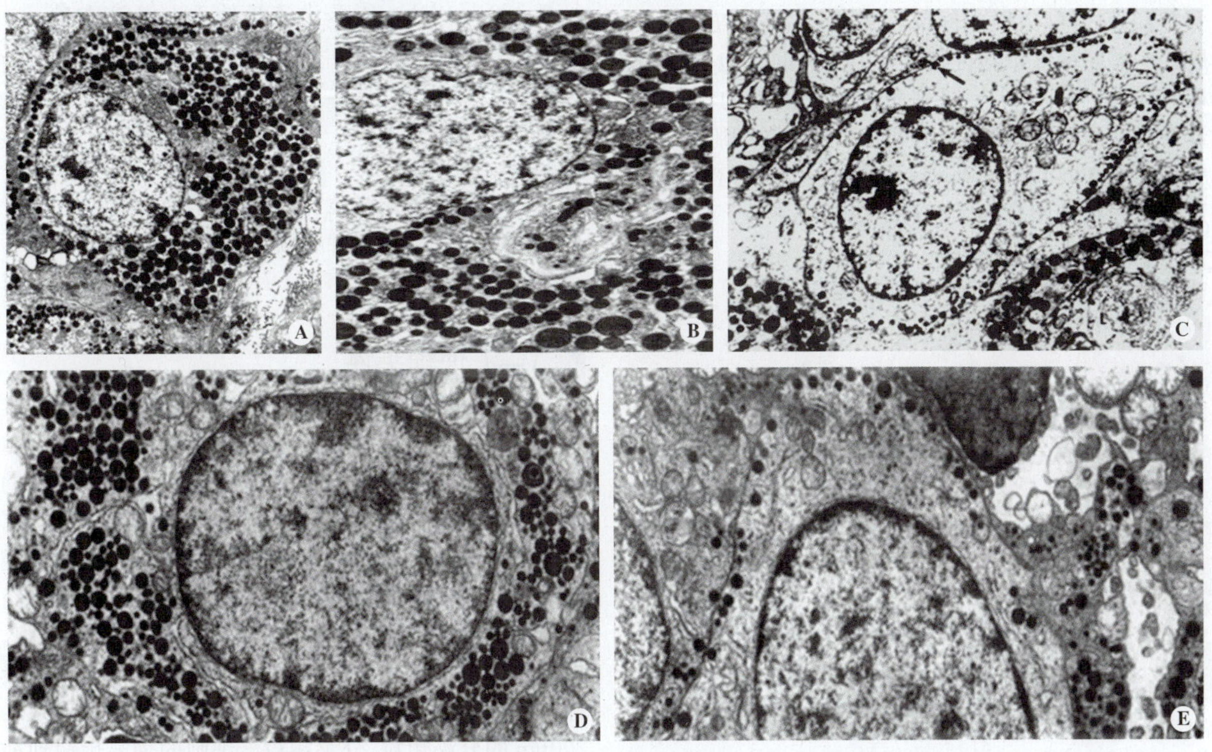

图 12-15　腺垂体细胞电镜图
A. 生长激素细胞；B. 催乳激素细胞；C. 促甲状腺激素细胞；D. 促肾上腺皮质激素细胞；E. 促性腺激素细胞

催乳激素细胞：男性和女性垂体内均存在此种细胞，但女性较多，特别是在妊娠期和泌乳期，细胞增多并增大。电镜观察，胞质内的分泌颗粒较粗大(图 12-15)。该细胞分泌催乳激素(lactotrophic hormone，LTH)，主要促进乳腺发育和乳汁的分泌。

(2) 嗜碱性细胞：约占远侧部腺细胞总数的 10%。细胞大小不等，呈椭圆形或多边形。胞质内含嗜碱性颗粒。嗜碱性细胞(basophilic cell)可根据其分泌激素的不同分为下述三种细胞。

促甲状腺激素细胞：电镜下观察，胞质内分泌颗粒呈圆形，少且小，颗粒常位于细胞周边(图 12-15)。该细胞分泌促甲状腺激素(thyroid stimulating hormone，TSH)，刺激甲状腺滤泡上皮细胞合成和分泌甲状腺激素，并可刺激滤泡上皮细胞的增生。

促肾上腺皮质激素细胞：电镜观察，胞质内颗粒大小不等，密度不均，有些颗粒有致密核心(图 12-15)。这种细胞分泌促肾上腺皮质激素(adrenocorticotrophic hormone，ACTH)和促脂素(lipotrophic hormone，LPH)，前者促进肾上腺分泌糖皮质激素，后者作用于脂肪细胞促其合成脂肪酸。

促性腺激素细胞：电镜观察，胞质内有圆形而致密的颗粒(图 12-15)，分泌卵泡刺激素(follicle stimulating hormone，FSH)和黄体生成素(luteinizing hormone，LH)。应用免疫电镜细胞化学方法研究证明，两种激素同时存在于同一细胞的分泌颗粒内。卵泡刺激素促进女性卵巢中卵泡的发育，而对男性则刺激睾丸生精小管中的支持细胞合成和分泌雄激素结合蛋白。黄体生成素对女性，促进成熟卵泡排卵和黄体形成；对男性，则刺激睾丸间质细胞分泌雄激素，故又称间质细胞刺激素（interstitial cell stimulating hormone，ICSH）。

（3）嫌色细胞：数量最多，占远侧部腺细胞的50%。光镜下，体积较小，界限不清，胞质着色很淡。电镜下，绝大部分嫌色细胞（chromophobe cell）有细小的分泌颗粒。目前认为它们是嗜酸性细胞和嗜碱性细胞的前体细胞，随着功能的需要可进一步分化为各种内分泌细胞。也有人认为此种细胞可能是上述各种内分泌细胞脱颗粒后的状态。

2. 中间部 中间部（pars intermedia）位于远侧部和神经部之间，人类中间部不发达，主要为嗜碱性细胞。一些嗜碱性细胞可围成大小不等的滤泡，滤泡腔内有胶质（图12-16）。某些鱼类和两栖类动物，中间部发育较完善，嗜碱性细胞可分泌黑色素细胞刺激素（melanocyte-stimulationg hormone，MSH），有调节表皮内黑色素细胞合成黑色素的作用。

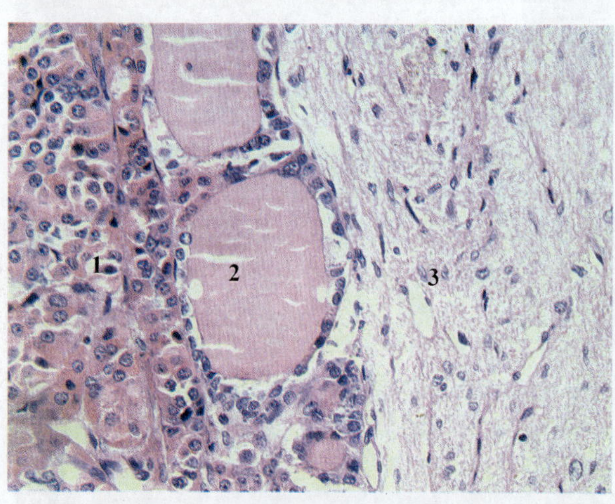

图12-16 垂体

1. 远侧部；2. 中间部；3. 神经部

3. 结节部 结节部（pars tuberalis）位于神经垂体漏斗的周围。结节部含丰富的纵行毛细血管。腺细胞沿血管呈条索状排列，主要为嫌色细胞，也有少量嗜碱性细胞，此处的嗜碱性细胞分泌促性腺激素（FSH和LH）。

4. 腺垂体的神经支配 传统认为垂体前叶仅有少量自主神经纤维，支配前叶内血管的舒缩；而腺细胞的分泌活动则主要受下丘脑各种激素的调节，并无神经的直接支配。近年来采用光镜及电镜免疫组织化学技术，发现垂体前叶有肽能神经纤维分布，并发现含SP（P物质）的神经纤维与各类腺细胞形成突触连接。前叶内肽能神经纤维的起源还不清楚，究竟是来自下丘脑或周围神经系统，还是两者兼有，尚未确定。前叶内肽能神经纤维的发现及其功能的研究，有可能修正目前对垂体前叶分泌功能调节的认识，即前叶腺细胞除接受体液调节外，还可能直接受神经的支配。

案例12-3

患者，女性，42岁，5个月前精神受刺激，睡眠差。常口渴难忍夜间亦需大量饮水，每日饮水4～5暖壶，喜饮凉水。尿量明显增加平均每小时排尿一次，夜间也需排尿5次以上，全天尿量达9L。患者觉吞咽困难几乎不能咽下干粮，只能进食带水的食物。发病以来精神差，烦躁，消瘦，心悸，近期出现头痛。实验室检查：①血钠80mmol/L。②尿钠低于30mmol/L。③血浆渗透压120mmol/L。④尿渗透压低于血浆渗透压。⑤尿比重多在1.005～1.003以下，⑥血浆ADH相对于血浆渗透压呈不适当的低水平。用ADH治疗有明显效果。

问题：

1. 什么是尿崩症？其常见病因有哪些？

2. 如何鉴别精神性烦渴、中枢性尿崩症与肾性尿崩症？

（二）神经垂体

神经垂体主要由神经胶质细胞和无髓神经纤维组成（图12-17），其间有少量结缔组织和较丰富的窦状毛细血管。垂体细胞是一种特殊分化的神经胶的细胞，形态多样，胞质内常有脂滴和棕色的色素颗粒。垂体细胞对神经纤维起支持和营养作用。无髓神经纤维来自下丘脑视上核和室旁核内神经元的轴突，经漏斗而达神经部，此类神经元又称神经内分泌细胞。视上核和室旁核的大型神经内分泌细胞除具有一般神经元的结构外，胞体内还含有许多直径为100～200nm的分泌颗粒，分泌颗粒沿细胞的轴突运输到神经部，轴突沿途呈串珠状膨大，膨大部内可见分泌颗粒聚集。光镜下可见神经部内有大小不等的嗜酸性团块，称赫令体（Herring body）即为轴突内分泌颗粒大量聚集所成的结构（图12-18）。视上核和室旁核的神经元胞体产生的分泌颗粒，沿轴突送到神经部，将分泌颗粒中的激素释放入毛细血管。视上核和室旁核神经元分别分泌抗利尿激素（antidiuretic hormone，ADH）和催产素（oxytocin）。抗利尿激素能增强肾远曲小管和集合管对水的重吸收，使尿量减少；如果这些神经元功能受损，ADH分泌减少时，将出现尿崩症。当超过生理剂量时能使血管收缩，血压升高，故又称加压素（vasopressin）。并能增强肾远曲小管和集合管对水的重吸收，使尿量减少；如果这些神经元功能受损，ADH分泌减少时，将出现尿崩症。催产素使妊娠子宫平滑肌收缩，并可促进乳腺分泌乳汁。

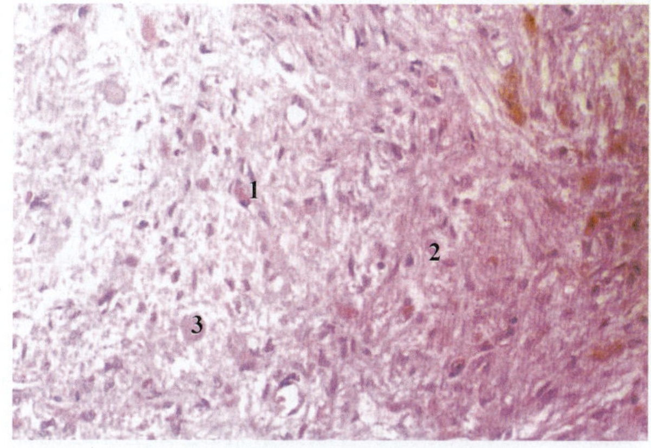

图 12-17 神经垂体
1. 无髓神经纤维；2. 垂体细胞；3. 赫令体

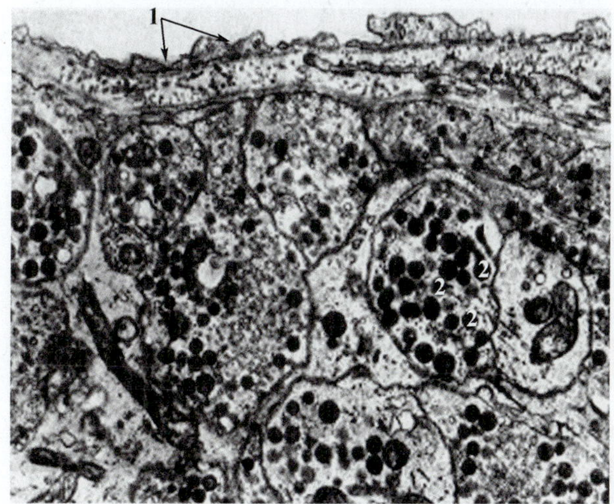

图 12-18 神经垂体中赫令体电镜结构
1. 毛细血管内皮；2. 分泌颗粒

（三）下丘脑与垂体的关系

下丘脑和垂体在结构和功能方面均有密切关系。下丘脑神经元对腺垂体细胞分泌活动具有调节作用，而下丘脑神经元的轴突又构成神经垂体的无髓神经纤维（图 12-19）。

1. 下丘脑与腺垂体的关系 下丘脑对腺垂体的调节作用，是通过垂体门脉系统而实现的。

（1）垂体门脉系统：腺垂体主要由垂体上动脉供血。垂体上动脉从结节部上端伸入神经垂体的漏斗部形成初级毛细血管网，而后在结节部汇集成数条垂体门微静脉，沿漏斗部下行入远侧部再度形成次级毛细血管网。初级毛细血管网、垂体门微静脉和次级毛细血管网构成垂体门脉系统（图 12-19）。这是 20 世纪 30 年代确立的经典垂体血流模式，阐明了下丘脑控制垂体功能的基本机制。此后又通过新技术的应用和研究，对垂体的血流模式提出了新见解，认为远侧部的血液可输入神经垂体的漏斗，然后经毛细血管回流入下丘脑；也可流入神经部，再逆向流入漏斗，然后再循环到远侧部或下丘脑，构成整个垂体血流在垂体内的循环流动。

（2）下丘脑对腺垂体的调节：下丘脑弓状核一些神经内分泌细胞分泌两类激素：一类是促进腺垂体细胞分泌的激素，称释放激素（releasing hormone，RH）；另一类是抑制腺垂体细胞分泌的激素，称为释放抑制激素（releasing inhibiting hormone，RIH）。这两类激素都经轴突送到漏斗部，释放入初级毛细血管网内，再经垂体门微静脉输至远侧部的次级毛细血管网。对远侧部各种腺细胞的分泌活动进行调节。目前已知的释放激素有：生长激素释放激素（GRH）、催乳激素释放激素（PRH）、促甲状腺激素放激素（TRH）、促性腺激素释放激素（GnRH）、促肾上腺皮质激素释放激素（CRH）及黑素细胞刺激素释放激素（MSRH）等。释放抑制激素有：生长激素释放抑制激素（或称生长抑素，SOM）、催乳激素释放抑制激素（PIH）和黑素细胞刺激素释放抑制激素（MSIH）等。下丘脑通过所产生的释放激素和释放抑制激素，经垂体门脉系统，调

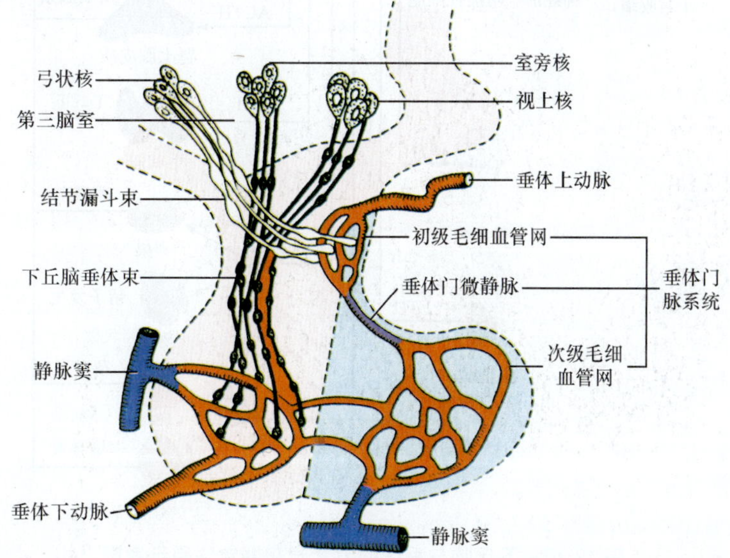

图 12-19 垂体的血管分布及其与下丘脑的关系

节腺垂体内细胞的功能活动，使下丘脑和腺垂体形成一个功能整体，称为下丘脑-腺垂体系。

2. 下丘脑与神经垂体的关系 下丘脑视上核和室旁核的神经元轴突组成下丘脑垂体束，这些无髓神经纤维构成神经垂体的主要部分，所以下丘脑与神经垂体是一个整体，两者共同构成下丘脑-神经垂体系。神经垂体并无分泌功能，赫令体是下丘脑神经内分泌细胞的分泌物在神经垂体内的储存形式（图 12-19）。由此可见，神经垂体与下丘脑是一个整体，神经垂体只起储存、释放下丘脑激素的作用。

神经部的血管主要来自左右颈内动脉发出的垂体下动脉，血管进入神经部分支成为窦状毛细管网。部分毛细血管血液经垂体下静脉汇入海绵窦。部分毛细血管血液逆向流入漏斗，然后从漏斗再循环到远侧部或下丘脑（图 12-19）。

（四）下丘脑和腺垂体与其他内分泌腺的相互关系

在正常状态下，各类激素的分泌量是相对稳定的。内分泌腺活动的稳定性，除受神经系统的调节控制外，某些内分泌腺之间的相互协调也起重要作用，其中下丘脑和腺垂体与其他几种内分泌腺之间的相互调节尤为重要。下丘脑的各种神经内分泌细胞分泌的释放激素或释放抑制激素，调节腺垂体相应腺细胞的分泌活动，腺垂体分泌的各种激素又调节相应靶细胞的分泌和其他功能活动。另一方面，靶细胞的分泌物或某种物质（如血糖、血钙等）的浓度变化，反过来又可影响腺垂体和下丘脑的分泌活动，这种调节称为反馈。通过正、负反馈调节以维持机体内环境的相对稳定和正常生理活动。例如，下丘脑的神经内分泌细胞分泌促甲状腺激素释放激素，促进腺垂体远侧部的促甲状腺激素细胞分泌促甲状腺激素，后者又促进甲状腺滤泡上皮细胞合成和分泌甲状腺激素。当血液甲状腺激素达到一定水平时，则引起负反馈作用，抑制下丘脑或腺垂体相应激素的分泌，这样又使甲状腺的分泌功能和血液中的甲状腺激素水平下降。当激素下降到一定水平时，再以正反馈调节使激素分泌增多（图 12-20）。

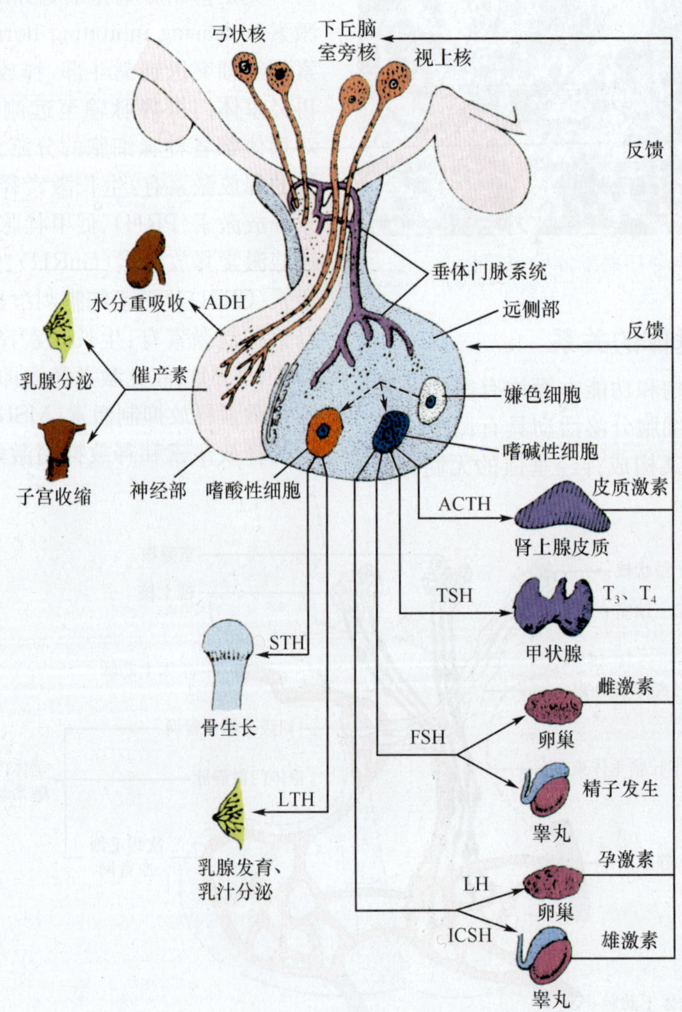

图 12-20 下丘脑与垂体的激素对靶器官作用示意图

案例 12-4

患者，女性，34 岁，因前置胎盘，分娩时大出血，经剖宫产下一健康男婴，产后无乳，乳房萎缩，无月经再来；疲倦乏力，怕冷，嗜睡。查 FSH、LH 、TSH、GH、ACTH、PRL 均减低；雌激素、孕激素、皮质醇、T_4、T_3 下降。诊断为 Sheehan 综合征。

问题：

1. 妊娠期垂体会发生怎样的变化？
2. 该患者为什么会出现各种激素水平降低？

五、松 果 体

松果体（pineal body）又称脑上体，呈扁圆锥形，以细柄连于第三脑室顶。松果体表面包以软膜，软膜结缔组织伴随血管伸入腺实质，将实质分为许多小叶，小叶内主要由松果体细胞、神经胶质细胞和无髓神经纤维等组成。松果体细胞（pinealocyte）与神经内分泌细胞类似，在 HE 染色片中，胞体呈圆形或不规则形，核大，胞质少，弱嗜碱性。在银染色切片中，可见细胞具有突起，短而细的突起终止在邻近细胞之间，长而粗的突起多终止在血管周间隙（图 12-21）。电镜下，松果体细胞内线粒体和游离核糖体较多，高尔基复合体较发达，可见少量滑面内质网和粗面内质网；胞质内还常见小圆形分泌颗粒，颗粒内含有细胞合成的褪黑激素（melatonin）。此外，胞质尚有一种称为突触带（synaptic ribbon）的结构，它由电子致密的杆状体和周围的许多小泡组成。在低等动物，松果体作为光感受器，松果体细胞的突触带为突触前成分的组成部分；但在哺乳动物，则见突触小带分布于相邻松果体细胞相互接触处，或松果体细胞与细胞外基质或脑脊液相接触的部位。因此，哺乳动物突触带系突触前成分的提法不能成立。突触带可能与化学介质的运输和释放有关。

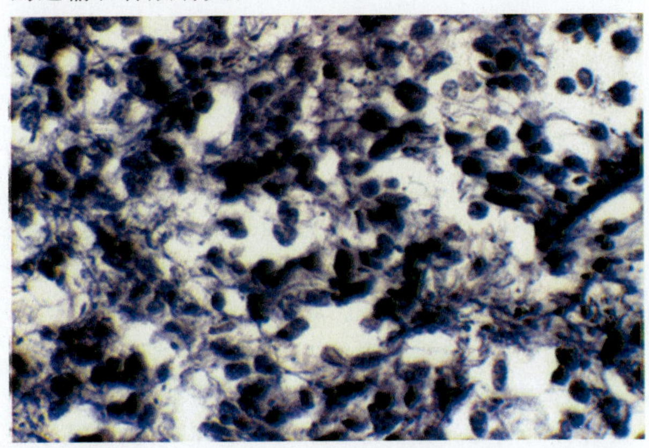

图 12-21 松果体细胞（银染法）

神经胶质细胞位于松果体细胞之间，胞体较小，核小着色深。在成人的松果体内常见脑砂（brain sand），它是松果体细胞分泌物经钙化而成的同心圆结构，其意义不明（图 12-22）。松果体细胞分泌褪黑激素。在两栖类，褪黑激素的作用与黑素细胞刺激素相拮抗，可使皮肤褪色。在哺乳动物，褪黑激素具有抑制生殖腺发育的效应，主要是通过抑制垂体促性腺激素而间接影响生殖腺的活动。近年研究报道，褪黑激素的合成分泌不足，可能会引起睡眠紊乱、情感障碍、肿瘤发生等。经给予外源性褪黑激素，可见其具有抗紧张、抗高血压、抗衰老、抗肿瘤、增强免疫力和促进睡眠等效应。白天日照时，松果体几乎停止分泌活动，至夜间才分泌褪黑激素。故生物体能依外界的日照变化，有节奏地控制松果体的功能活动。哺乳动物松果体昼夜节奏性变化是受视交叉背侧的视交叉上核的调节；反之，松果体也影响视交叉上核的昼夜节奏变化。此外，松果体除接受颈上交感神经节的神经支配外，还可能受其他来源的神经支配。

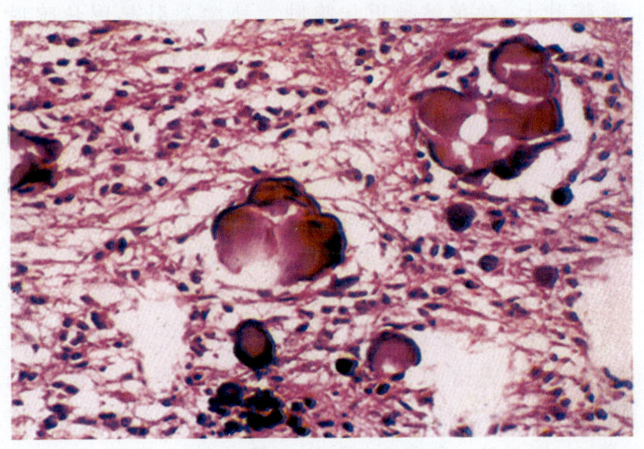

图 12-22 松果体脑砂

六、弥散神经内分泌系统

人体除了独立的内分泌腺外，在许多器官内还存在大量散在的内分泌细胞。某些细胞能摄取胺的前体物质，并使其脱羧转变为胺类产物，具有这种特性的细胞统称为摄取胺前体脱羧细胞（amine precursor uptake and decarboxylation cell，APUD 细胞）。APUD 细胞可产生胺和肽类物质，而神经系统内的许多神经元也合成和分泌此类物质。因此，把具有内分泌功能的神经元和 APUD 细胞统称为弥散神经内分泌系统（diffuse neuroendocrine system，DNES）。

目前已明确属于这一系统的细胞有 50 余种，分中枢和周围两大部分：中枢部分包括下丘脑、垂体等处的神经内分泌细胞；周围部分包括分布在消化、呼吸、泌尿和生殖管道的散在内分泌细胞，甲状腺滤泡旁细胞、甲状旁腺主细胞和肾上腺髓质细胞，以及交感神经节的小强荧光细胞、颈动脉体细胞、血管内皮细胞、胎盘内分泌细胞和部分心肌细胞与平滑肌细胞等。这些细胞产生的胺类物质如儿茶酚胺、多巴胺、5-羟色胺、去甲肾上腺素、褪黑激素、组胺等;肽类物质如:下丘脑分泌的释放激素与释放抑制激素、加压素和催产素,腺垂体分泌的各种激素,以及诸多散在内分泌细胞分泌的胃泌素、P物质、生长抑素、铃蟾肽、促胰液素、胆囊收缩素、神经降压素、高血糖素、胰岛素、脑啡肽、血管活性肠肽、甲状旁腺激素、降钙素、肾素、血管紧张素、心钠素、内皮素等。弥散神经内分泌系统把神经系统和内分泌系统联系起来,构成一个整体,共同调节和控制机体的生理活动。

【案例的组织学基础】

1. 甲状腺肿是由于体内缺碘或某些致甲状腺肿因子引起的甲状腺非肿瘤性增生、肿大的一类疾病。根据有无甲状腺功能亢进,可将甲状腺肿分为非毒性甲状腺肿和毒性甲状腺肿。非毒性甲状腺肿是由于缺碘使甲状腺素分泌减少,促甲状腺激素(TSH)分泌过多,甲状腺滤泡上皮增生,滤泡内胶质堆积而使甲状腺肿大,称单纯性甲状腺肿。缺碘是引起甲状腺肿的主要原因。甲状腺肿一般无临床症状,后期部分病人可出现吞咽困难、呼吸困难或声音嘶哑等压迫症状。毒性甲状腺肿是指甲状腺肿大的同时伴有甲状腺功能亢进。目前认为本病可能与自身免疫有关,本病患者多有家族史,提示可能与遗传有关。临床上患者主要表现为甲状腺肿大、甲状腺功能亢进和眼球突出三大症状。①甲状腺肿大:是由于甲状腺滤泡上皮增生所致。严重时,可出现压迫症状。②甲状腺功能亢进:由于患者血中 T_3、T_4 增高,致使基础代谢率和中枢神经兴奋性增高,出现心悸、多汗、多食易饥、消瘦、脉搏加快、手震颤、易激动等症状。③眼球突出:这是由于眼外肌水肿、球后纤维脂肪组织增生、淋巴细胞浸润所致。

2. Cushing综合征是由于长期分泌过多的糖皮质激素,促进机体蛋白质异化、脂肪沉积,表现为满月脸、向心性肥胖、高血压、皮肤紫纹、多毛、糖耐量降低、月经失调、性欲减退、骨质疏松、肌肉乏力等。至病后期,因肌肉消耗,四肢显得相对瘦小,皮肤菲薄,微血管脆性增加,轻微损伤即可引起瘀斑和紫纹。大量皮质醇促进肝糖原异生,并拮抗胰岛素的作用,减少外周组织对葡萄糖的利用,从而引起代谢紊乱。本症成人多于儿童,常见20~40岁,女性多于男性。其病因及病变如下。①垂体性:垂体肿瘤或下丘脑功能紊乱,分泌ACTH或下丘脑分泌皮质激素释放因子过多,血清中ACTH增高。双肾上腺弥漫性中度肥大,切面皮质厚度可超过2 mm。镜下主要是网状带和束状带细胞增生。②肾上腺性:由于肾上腺功能性肿瘤或增生,分泌大量皮质醇;双肾上腺皮质增生并显著肥大。③异位性:为异位分泌的ACTH引起。最常见的原因为小细胞性肺癌,其他有恶性胸腺瘤、胰岛细胞瘤等,血内ACTH增高。④医源性:长期使用糖皮质激素引起。如地塞米松等。由于反馈抑制垂体释放ACTH,故血中ACTH降低,可导致双肾上腺皮质萎缩。

3. 尿崩症是由于ADH缺乏,使肾远曲小管对水分重吸收功能显著降低,因而表现为多尿、尿比重显著低下。由于大量水分丧失,从而引起多尿、烦渴、多饮与低比重尿和低渗尿为特征的一组综合征。其病因可分为继发性和原发性两大类,并应和精神性烦渴相区别。尿崩症临床主要表现为多尿、烦渴与多饮,起病常较急,一般起病日期明确。24h尿量可多达5~10L,最多不超过18L。尿比重常在1.005以下,尿渗透压常为50~200 mmol/L。由于低渗性多尿,血浆渗透压常轻度升高,因而兴奋口渴中枢,患者因烦渴而大量饮水,喜冷饮。如有足够的水分供应,患者一般健康可不受影响。继发性尿崩症约50%患者为下丘脑-神经垂体部位的肿瘤所引起,10%由头部创伤所致。此外,少数中枢性尿崩症由脑部感染性疾病如脑膜炎、结核、梅毒等引起。原发性尿崩症约30%病因不明,一般认为可能与自身免疫有关,患者存在下丘脑室旁核神经核团抗体,导致合成ADH的神经内分泌细胞损伤。少数中枢性尿崩症有家族史,呈常染色体显性遗传,由ADH-NPⅡ基因突变导致合成ADH障碍。而肾性尿崩症是一种家族性X连锁遗传性疾病,是肾小管对ADH缺乏反应能力所致,临床表现与尿崩症极相似;往往出生后即出现症状,多为男孩,并有生长发育迟缓。而精神性烦渴主要表现为烦渴、多饮、多尿、低比重尿,与尿崩症极相似,但ADH并不缺乏。

4. Sheehan综合征是分娩后垂体坏死,使垂体前叶激素全部分泌减少的一种临床表现。多由于分娩时大出血或休克引起。妊娠期垂体增生肥大,压迫自身的血管,血流供应相对不足,因此对任何原因引起的局部血液灌注降低十分敏感,易发生梗死。当坏死面积超过垂体前叶的60%,可出现轻度功能障碍,超过90%时出现功能衰竭。典型病例在分娩后2~3周出现乳腺急骤退缩,乳汁分泌停止,以后出现生殖器官萎缩、闭经,再过一段时间出现甲状腺功能低下及肾上腺皮质功能低下,皮肤色素脱失,阴毛、腋毛、眉毛脱落,进而表现为全身萎缩与老化。各种原因引起腺垂体细胞破坏、功能减退均可导致腺垂体功能低下,通常50%以上腺垂体组织破坏后才出现症状,75%破坏时才有明显的临床症状,待破坏达95%时可有严重垂体功能减退。成人最常见病因为垂体瘤,腺瘤增大可压迫正常垂体组织,其他如自身免疫性垂体炎、空泡蝶鞍、海绵窦处颈内动脉瘤也可压迫垂体,使其功能减退。其次为垂体缺血性坏死,主要见于妊娠分娩时大出血引起的Sheehan综合征。此外蝶鞍区手术、放射治疗、创伤、感染和炎症等均可引起正常垂体组织损伤。下丘脑病变，如肿瘤、炎症、浸润性病变、肉芽肿及其他恶性肿瘤的转移等，可直接破坏下丘脑神经分泌细胞，使释放激素分泌减少。糖皮质激素长期治疗可抑制下丘脑 CRH-垂体 ACTH，突然停用糖皮质激素后可出现医源性腺垂体功能减退，表现为肾上腺皮质功能减退。

Summary

Endocrine system is a collection of hormone-producing glands and cells located in various parts of the body. Endocrine glands are also known as ductless glands. The major glands that make up the human endocrine system are the hypothalamus, pituitary, thyroid, parathyroids, adrenals, pineal body, and the reproductive glands, which include ovaries and testes. The islets of pancreas are also part of this hormone-secreting system. Hormones are complex chemical substances that are secreted into the bloodstream and regulate body functions such as growth, metabolism, sexual development and function and importantly our mood. Hormone secretion is usually controlled by negative and positive feedback mechanisms that ensure a proper level of hormone activity at the target tissue. More than fifty different hormones are secreted. There are two types of hormones secreted in the endocrine system: the steroidal and the nonsteroidal (protein, peptide and amines) hormones. Endocrine glands arise during development for all three embryologic tissue layers (endoderm, mesoderm, and ectoderm). The type of endocrine product is determined by which tissue layer a gland originated in. Glands of ectodermal and endodermal origin produce peptide and amine hormones; mesodermorigin glands secrete steroidal hormones based on lipids. The endocrine system acts by releasing hormones that in turn trigger actions in specific target cells. Paracrine is a form of cell signaling in which the target cell is near the signal-releasing cell.

The thyroid gland is situated in the neck region, in front of the trachea and below the larynx. Thyroid gland is made up of follicles and connective tissue between it. The cavities within these follicles are lined with a single layer of follicular epithelial cells, and filled with colloid. Parafollicular cells are located between follicular cells and between follicles. The follicular epithelial cells produce thyroid hormones including T_4 and T_3 which contains the element iodine. The functions of the thyroxine (T_4) are stimulating body oxygen and energy consumption, thereby controlling the metabolic rate and regulating development especially of the nervous and skeletal tissues. The absence of thyroid hormones causes mental and physical slowing, and in children, mental retardation and dwarfism. Parafollicular cells produce calcitonin. Calcitonin stimulates osteoblasts and thus bone construction, and inhibits Ca^{2+} release from bone, thereby reducing blood Ca^{2+}. The parathyroid glands are found in the neck just behind the thyroid glands. Parathyroid glands are mainly composed of chief cells and oxyphil cells. Chief cells secrete the parathyroid hormone (PTH). The action of PTH is to stimulate osteoclasts, thus stimulating Ca^{2+} release from bone, thereby increasing blood Ca^{2+}, and stimulates Ca^{2+} reabsorption and vitamin D production in kidney. The adrenal glands are triangular-shaped glands located on top of each kidney. The adrenal glands are made up of two parts. The outer part is called the adrenal cortex, and the inner part is called the adrenal medulla. The cortex comprises three layers: the zona glomerulosa, the zona fasiculata and the zona reticularis. The adrenal cortex mainly secretes the mineralocorticoid aldosterone, the glucocorticoid cortisol and some sex hormones. The main secretions of the adrenal medulla are the catecholamines epinephrine, norepinephrine and dopamine. The mineralocorticoid aldosterone regulates the balance of salt and water in the body; the glucocorticoid cortisol regulates the body's metabolism, and suppresses immune system; and sex hormones regulate sexual function. The adrenal medulla produces hormones to help the body cope with physical and emotional stress by increasing the heart rate and blood pressure. The pituitary gland (hypophysis) is located at the base of the brain beneath the hypothalamus and is no larger than a pea. It is often considered the most important part of the endocrine system because it produces hormones that control many functions of other endocrine glands. The pituitary gland is divided into three parts: Anterior pituitary lobe (adenohypophysis), posterior pituitary lobe (neurohypophysis), and Intermediate pituitary lobe (pars intermedia). The glandular cells in the pars distalis are classified into acidophilic cells, basophilic cells and chromophobic cells. The neurohypophysis consists of unmyelinated nerve fibers derived from neurosecretory neurons in the hypothalamus. The dilated portions of it can be seen as so called Herring bodies, accumulating neurosecretory granules. Six important hormones are secreted by the anterior pituitary, which plays major roles in the control of metabolic functions throughout the body, thus: ①Growth hormone (GH) promotes growth of the entire body by enhancing protein formation, cell multiplication and differentiation; ② lactotrophic hormone (LTH) stimulates development of breasts and secretion of milk; ③Thyroid-stimulationg hormone(TSH) causes the thyroid gland to secrete T_3 and T_4; ④Adreno corticotropic hormone (ACTH) controls the secretion of some of adrenocortical hormones in particular cortisol; ⑤Follicle-stimulating hormone (FSH) and Luteinizing hormone (LH) control growth of the gonads as well as their hormonal secretions and reproduction. In females FSH stimulates maturation of ovarian follicles in ovary. In males it stimulates maturation of seminiferous tubules, spermatogenesis, and production of androgen-binding protein from Sertoli cells of the testes. In females LH stimulates ovulation and formation of corpus luteum, and in males it stimulates testosterone synthesis from Leydig cells(interstitial cells). Posterior pituitary stores and releases oxytocin and antidiuretic hormone. The hormones secreted by the posterior pituitary are actually produced in the brain and carried to the pituitary gland through nerves. Oxytocin contracts the uterus during childbirth and stimulates milk production. Antidiuretic hormone (or Vasopressin) increases water permeability in the distal convoluted tubule and collecting duct of nephrons, thus promoting water reabsorption and increasing blood volume. Intermediate pituitary releases Melanocyte-stimulating hormone (MSH) stimulates melanin synthesis and release from skin/hair melanocytes. The pineal body, or pineal gland(epiphysis), is located in the middle of the brain. It secretes a hormone called melatonin, which may help regulate the wake-sleep cycle of the body. It is sometimes known as the "third eye" as it responds to light and day length. Melatonin also influences the development of sexual maturity and the seasonality of breeding and hibernation.

进一步阅读文献

Asby D, Arlt W, Hanley N. 2009. The adrenal cortex and sexual differentiation during early human development. Rev Endocr Metab Disord, 10(1): 43—49

Fryburg DA, Barrett EJ. 1993. Growth hormone acutely stimulates skeletal muscle but not whole body protein synthesis in humans. Metabolism, 42(1):1223—1227

Stouder C, Paoloni-Giacobino A. 2010. Transgenerational effects of the endocrine disruptor vinclozolin on the methylation pattern of imprinted genes in the mouse sperm. Reproduction, 13(9):373—379

Weiss B. 2007. Can endocrine disruptors influence neuroplasticity in the aging brain? Neurotoxicology, 28(5):938—950

思 考 题

1. 简述内分泌腺的一般结构和功能。
2. 简述甲状腺的组织结构和功能。
3. 简述肾上腺皮质的分带及各带所分泌激素的作用。
4. 简述腺垂体远侧部的细胞组成及所分泌的激素。
5. 简述神经垂体的组织结构及其所释放激素的作用。
6. 简述下丘脑与垂体的关系。

(李宝园)

第13章 消化管

【相关知识导读】

1. 正常情况下在消化管中有很多细菌，为什么不会生病？

2. 胃液中含有胃蛋白酶，但不能把胃消化，为什么？

3. 胃酸的来源？胃是如何防范盐酸的腐蚀的？

4. 为什么有些胃病患者会出现贫血的症状？

5. 阑尾为什么容易发生炎症？

消化系统（digestive system）由消化管和消化腺组成。消化管（digestive tract）是一条由口腔至肛门的连续性管道，依次为口腔、咽、食管、胃、小肠、大肠和肛门，主要功能是消化食物、吸收营养物质和排除食物残渣及代谢产物。消化管内具有多种内分泌细胞，其分泌物调节消化管和其他器官的功能活动。消化管的黏膜层和黏膜下层含多种免疫细胞和淋巴组织，以防御病原微生物和有害物质对机体的侵犯。

一、消化管壁的基本结构

消化管各段具有共同的结构，但因功能不同，结构上又各有其特点。自食管开始，消化管管壁由内至外由黏膜、黏膜下层、肌层和外膜四层结构组成（图 13-1）。

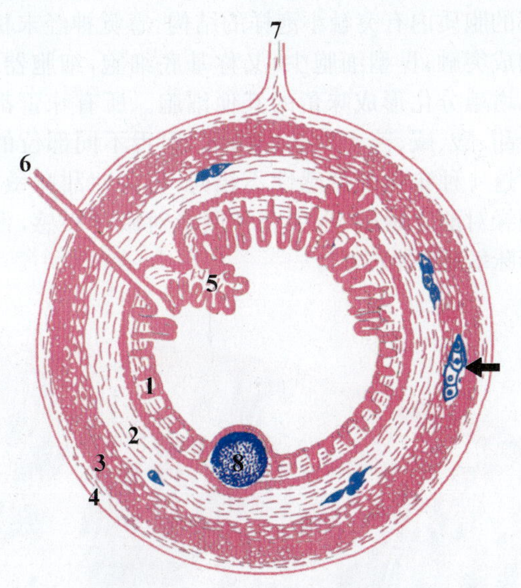

图 13-1 消化管一般结构模式图

1. 黏膜层；2. 黏膜下层；3. 肌层；4. 外膜；5. 皱襞；6. 消化管外腺导管；7. 系膜；8. 淋巴小结；←神经丛

（一）黏膜

黏膜（mucosa）是消化管完成消化吸收功能的重要结构，也是消化管各段中结构变化最大、功能最重要的部分，由上皮、固有层和黏膜肌层组成。

1. 上皮 消化管的两端（口腔、咽、食管及肛门）为复层扁平上皮，对咀嚼、运输和排泄食物残渣等产生的机械摩擦有保护作用；中段（胃肠）为单层柱状上皮，能产生黏液和多种消化酶，以消化吸收功能为主。

2. 固有层（lamina propria） 为细密结缔组织，细胞成分较多，纤维较细密，内含丰富的小血管、小淋巴管、神经、淋巴组织、腺体和少量散在的平滑肌。

3. 黏膜肌层（muscularis mucosa） 为薄层平滑肌，其收缩可促进黏膜活动，利于营养物质的吸收，血液、淋巴液的流动和固有层腺体分泌物的排出。

（二）黏膜下层

黏膜下层（submucosa）为疏松结缔组织，内含较大的血管、淋巴管和黏膜下神经丛（由多极神经元和无髓神经纤维构成），后者可调节黏膜肌层的平滑肌的收缩和腺体分泌。在食管及十二指肠的黏膜下层分别有食管腺和十二指肠腺。黏膜与部分黏膜下层共同向管腔内突出形成的皱褶突起，称为皱襞（plica）（图 13-1）。

（三）肌层

肌层（muscularis）一般为内环行、外纵行两层排列。消化管的两端为骨骼肌，中段为平滑肌。其间有肌间神经丛，结构与黏膜下神经丛相似，可调节肌层的运动。肌层的收缩和舒张有利于消化管内食物与消化液的充分混合及下行。

（四）外膜

外膜（adventitia）由疏松结缔组织构成的，称纤维膜（fibrosa），其与周围组织无明确界限，起着与周围器官联系固定的作用。浆膜（serosa）由疏松结缔组织与被覆在外表面的间皮共同组成，其表面光滑，利于消化管的蠕动。

二、口腔

口腔为消化管的起始部位，具有磨碎食物、进行初步消化和感受味觉等功能。

（一）口腔黏膜的一般结构

口腔黏膜由上皮和固有层组成。唾液腺的导管开口于口腔，其分泌物使口腔保持湿润。不同部位的口腔黏膜结构上有差异，硬腭、牙龈的上皮为角化的复层扁平上皮，其余各部上皮无角化。固有层为细密结缔组织，含丰富的毛细血管，固有层中有小唾液腺。固有层的结缔组织伸出许多乳头状突起，与上皮深面形成的上皮嵴相互嵌合。深部组织在唇、颊及软腭处为骨骼肌，在硬腭为骨膜。

（二）舌

舌具有感受味觉、搅拌食物和辅助发音等功能。舌由表面的黏膜和深部的舌肌组成，无黏膜下层。黏膜由复层扁平上皮与固有层组成。舌肌为骨骼肌，呈纵、横及垂直交错排列。舌根部黏膜固有层内有许多淋巴小结，构成舌扁桃体。舌背部黏膜形成许多乳头状隆起，称舌乳头（lingual papilla），根据形态结构和分布，人主要是丝状乳头、菌状乳头和轮廓乳头三种（图 13-2，图 13-3）。

1. 丝状乳头（filiform papilla） 数量最多，遍布舌背，以舌尖较多。乳头呈小圆锥形，浅层上皮细胞轻度角化，脱落的上皮混合食物残渣和唾液形成舌表面的舌苔。舌苔的色泽、分布、厚薄等变化反映了全身健康状况，常作为中医辨证论治的依据。

2. 菌状乳头（fungiform papilla） 数量较少，散在分布于丝状乳头之间，舌尖和舌缘较多。乳头呈蘑菇状，表面为未角化的复层扁平上皮，内有少量味蕾。固有层富含毛细血管，故呈红色。当多个菌状乳头增生、充血肿胀时，舌表面酷似草莓，称草莓舌。

3. 轮廓乳头（circumvallate papilla） 有 8～12 个，位于舌界沟前方，为体积最大的乳头。其顶端平坦，乳头周围的黏膜凹陷形成环沟，沟两侧上皮内含较多味蕾。固有层内有浆液性味腺，导管开口于沟底。味腺分泌稀薄的液体，可不断冲洗味蕾表面的食物残渣，利于感受新鲜味觉的刺激。

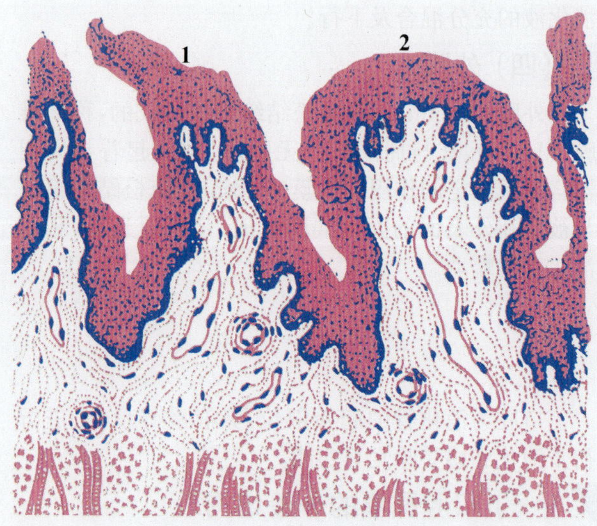

图 13-2 舌乳头模式图
1. 丝状乳头；2. 菌状乳头

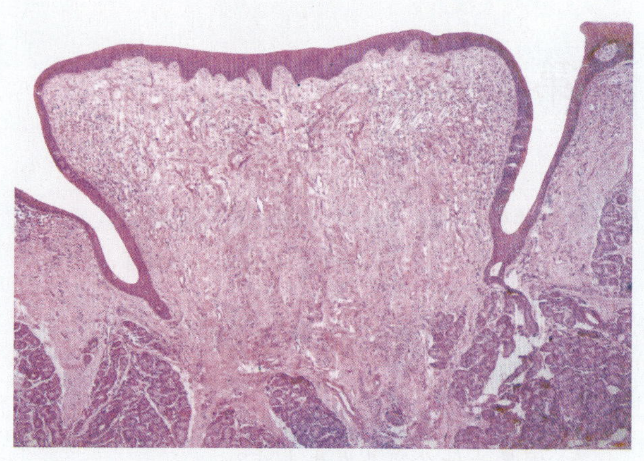

图 13-3 轮廓乳头

味蕾（taste bud）是味觉感受器。主要分布于菌状乳头和轮廓乳头的上皮内，软腭、会厌及咽等部上皮内也有少量散在分布。味蕾呈卵圆形，是上皮分化形成的特殊结构，顶端有味凹，借味孔与口腔相通。光镜下，味蕾细胞由明细胞和暗细胞构成。两种细胞均呈梭形，细胞游离面有细小的指状突起伸入味凹内。明细胞核卵圆形，核和胞质色浅。暗细胞核梭形，核和胞质色深。电镜下，味蕾细胞分Ⅰ型细胞、Ⅱ型细胞、Ⅲ型细胞、Ⅳ型细胞。Ⅰ型细胞为暗细胞，数目多，细胞游离面有粗大的微绒毛，顶部胞质含大量的微丝和致密颗粒；Ⅱ型细胞数目较多，相当于明细胞，顶部胞质清亮，游离面的微绒毛较少；Ⅲ型细胞较少，无微绒毛，细胞游离面圆钝的突起可达味孔，近基底部的胞质内有突触小泡样的结构，感觉神经末梢与其构成突触；Ⅳ型细胞少，又称基底细胞，细胞器少，可以增殖分化形成味蕾的其他细胞。所有味蕾都能感受甜、酸、咸、苦 4 种基本味觉，但舌不同部位的味蕾对这 4 种味觉的敏感性不相同，舌尖对甜味敏感，舌侧缘对酸味敏感，舌尖和舌侧缘对咸味敏感，舌根对苦味敏感（图 13-4）。

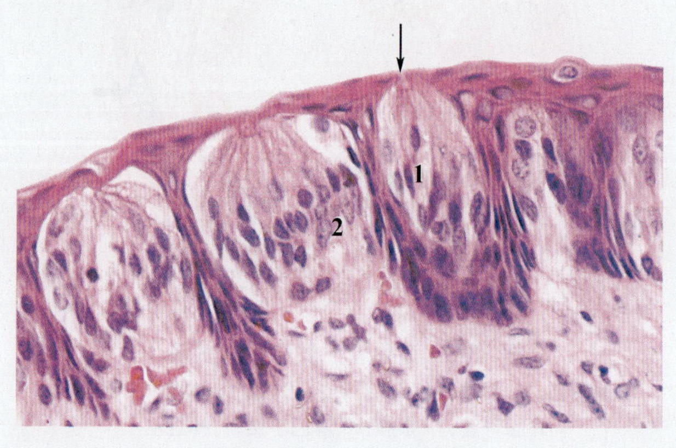

图 13-4 味蕾
1. 暗细胞；2. 明细胞；↑示味孔及味凹

(三) 牙

牙由牙冠、牙根和牙颈组成。暴露在口腔内的为牙冠，埋在牙槽骨内的为牙根，两者交界部为牙颈。牙中央有牙髓腔，内含牙髓。牙的硬组织结构是由三种坚硬钙化的组织——牙釉质、牙本质及牙骨质构成。包在牙根外周的牙周膜、牙槽骨及牙龈统称牙周组织(图 13-5)。

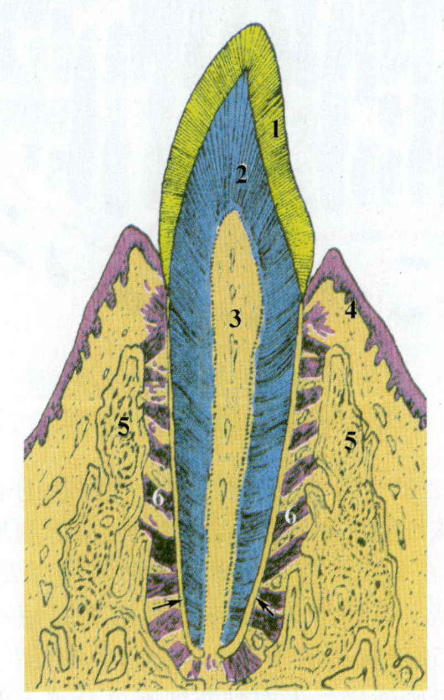

图 13-5 牙结构模式图

1. 牙釉质；2. 牙本质；3. 牙髓；4. 牙龈；5. 牙槽骨；6. 牙周膜；←. 牙骨质

1. 牙釉质(enamel) 是覆盖在牙冠表面的高度钙化的硬组织，由成釉细胞分泌的基质钙化而成。其中无机物约占 96%，主要成分为羟基磷灰石结晶，有机物占 1%，其余为水，是体内最坚硬的结构。牙釉质由釉柱和极少量的釉柱间质构成。釉柱呈细长棱柱状，从与牙本质交界处向牙冠表面呈放射状紧密排列，贯穿釉质全层；间质是釉柱之间钙化的粘连物质。在牙磨片标本中还可见釉质生长线(或称 Retzius 线)，是釉质周期性生长速率改变所形成的间歇线。

2. 牙本质(dentin) 包绕着牙髓腔，无机物占 70%～80%，有机物和水约占 20%～30%。牙本质有机物、无机物的含量及硬度在不同部位不相同。牙本质由牙本质小管(dentinal tubule)与间质构成。牙本质小管从牙髓表面向周围放射状排列，贯穿整个牙本质，愈向周边愈细，且有分支吻合。成牙本质细胞(odontoblast)胞体位于牙髓的近牙本质处，突起伸入牙本质小管，称牙本质纤维(dentinal fiber)，分出的细支在小管分支内与邻近的突起分支相联系，牙本质纤维和牙本质小管之间有组织液。间质由成牙质细胞产生的胶原纤维与钙化的基质组成，其无机成分约占 80%，故较骨组织坚硬。在牙磨片中，牙本质的牙冠部有一些不规则的球间隙，牙根部呈现斑点状的颗粒层，是因钙化不全而成。在与牙小管垂直方向上可见周期性的生长线，它是牙本质与釉质交替间歇性生长所致。牙本质对冷、痛、触觉刺激较敏感，其感觉机制目前尚不明确。

3. 牙骨质(cementum) 是包绕在牙根表面的一薄层骨样组织。结构与骨组织相似，由细胞与钙化的细胞外基质构成，但不形成骨单位，无血管和神经。

4. 牙髓(dental pulp) 由疏松结缔组织构成，内含丰富的血管、淋巴管和神经末梢，故牙髓感觉敏锐，在发炎时易引起剧烈疼痛。感觉神经末梢包绕牙本质细胞并伸入牙本质小管内。

5. 牙周膜(peridental membrane) 为致密结缔组织，位于牙根与牙槽骨之间，起牢固连接的作用。老年人的牙周膜常萎缩，易引起牙松动或脱落。

6. 牙龈(gingiva) 是包绕牙颈部的口腔黏膜，由复层扁平上皮及固有层组成，具有保护牙齿、牙槽骨和牙周膜的作用。随着年龄增长，牙龈常萎缩致牙颈外露。

7. 牙槽骨(alveolar bone) 是上下颌骨包绕和支持牙根的部分，结构与骨组织相似，其生长发育与牙的发育密切相关，如果牙脱落，牙槽骨随之萎缩。

三、咽

咽分为口咽、鼻咽和喉咽。

(1) 黏膜由上皮和固有层组成，无黏膜肌层。口咽与喉咽处为未角化的复层扁平上皮，鼻咽主要为假复层纤毛柱状上皮。固有层由富含弹性纤维的细密结缔组织构成，内有黏液腺或混合腺，并含丰富的淋巴组织，在鼻咽后壁处集中形成咽扁桃体。

(2) 肌层为内纵行及外斜行或环行的骨骼肌，其间可有黏液腺。

(3) 外膜为纤维膜。

四、食 管

食管是将食物从口腔运输到胃的管道，腔面有纵行皱襞，食物通过时皱襞消失。食管壁由黏膜、黏膜下层、肌层和外膜四层组成。

(一) 黏膜

(1) 上皮为未角化的复层扁平上皮，对粗糙食物可耐摩擦，有保护作用，其表面细胞不断脱落，由基底层细胞增殖补充。食管下端的复层扁平上皮与胃贲门部的单层柱状上皮骤然相接，是食管癌的易发部位。

(2) 固有层为细密结缔组织，在食管上端与下端的固有层内可见少量黏液性腺。食管下端固有层毛细血管丰富，在肝硬化导致门脉高压时，食管静脉回流障碍、黏膜缺氧受损，容易发生食管静脉曲张破裂出血。

(3) 黏膜肌层为一薄层的纵行平滑肌。

(二) 黏膜下层

为疏松结缔组织，内含混合性的食管腺(图13-6)，分泌物经导管排入食管腔，起润滑作用，食管腺周围常有较多的淋巴细胞。此层含丰富的小血管、淋巴管和神经纤维，靠近肌层有黏膜下神经丛。

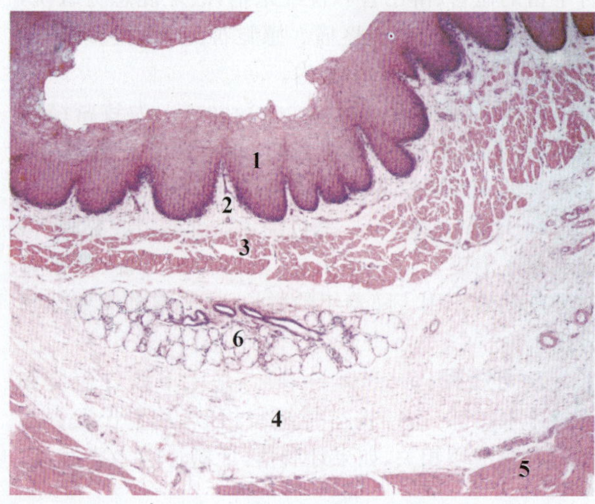

图13-6 食管

1. 复层扁平上皮；2. 固有层；3. 黏膜肌层；4. 黏膜下层；5. 肌层；6. 食管腺

(三) 肌层

肌组织内环行、外纵行两层排列。食管上1/3段为骨骼肌，下1/3段为平滑肌，中1/3段则两者兼有。在某些动物食管两端的内环行肌稍厚形成括约肌，但没有发现人类的食管括约肌样结构。食管下端的肌肉张力和膈角的外括约肌样的作用，在抗胃食管反流机制中起着重要作用。

(四) 外膜

为纤维膜，由疏松结缔组织构成，与周围组织分界不清。

五、胃

胃是囊状器官，可储存食物和搅拌食物，初步消化蛋白质，并吸收部分水、无机盐和醇类。

(一) 黏膜

胃空虚时腔面可见许多纵行皱襞，充盈时皱襞几乎消失。胃黏膜表面有许多纵横交错的浅沟，将黏膜分成许多胃小区(gastric area)(图13-7)。黏膜表面上皮向固有层凹陷形成胃小凹(gastric pit)(图13-7，图13-8)。每个胃小凹底部有3~5条胃腺的开口。

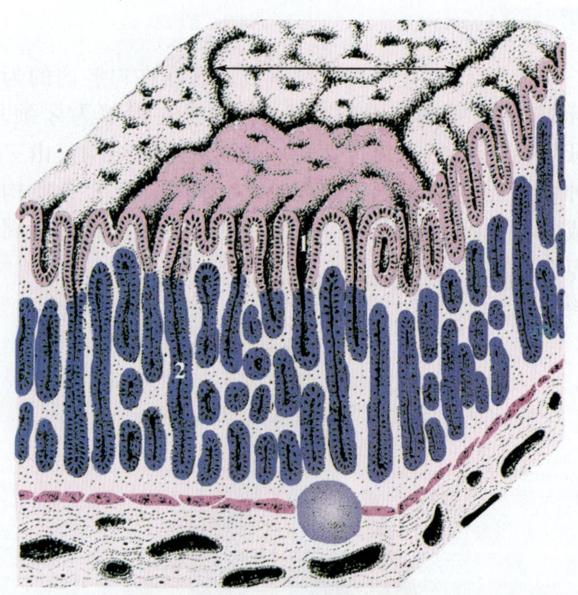

图13-7 胃底与胃体黏膜层模式图

1. 胃小凹；2. 胃腺；←→胃小区

1. 上皮 为单层柱状，主要含柱状的表面黏液细胞。该细胞核椭圆形，位于基部；顶部胞质充满黏原颗粒，在HE染色切片中颗粒被溶解消失，使胞质呈泡沫状。电镜下，上皮细胞游离面有短小的微绒毛，细胞顶部有高电子密度的分泌颗粒(图13-9)，细胞间有紧密连接。表面黏液细胞可分泌不溶性凝胶状黏液，覆盖在上皮表面，与紧密连接共同构成胃黏膜屏障，防止胃酸和胃蛋白酶对黏膜的自身消化。胃的上皮和腺体内没有杯状细胞，如果胃黏膜中出现杯状细胞，称肠上皮化生，通常被认为是癌前病变。

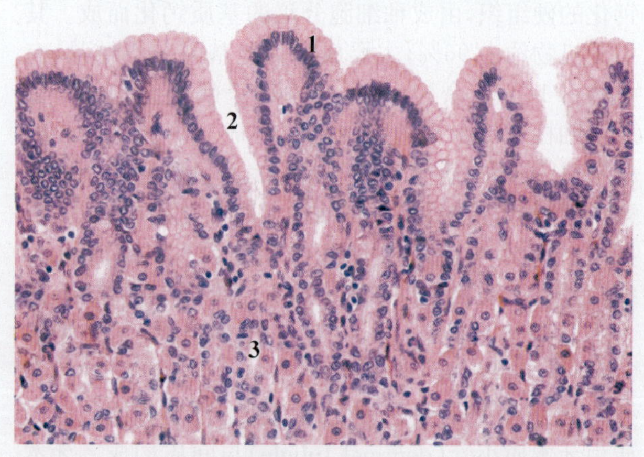

图13-8 胃底

1. 表面黏液细胞；2. 胃小凹；3. 胃底腺

2. 固有层 有大量紧密排列的胃腺，胃腺之间少量的结缔组织中有较多的成纤维细胞、淋巴细胞及一些浆细胞、肥大细胞、嗜酸粒细胞和丰富的毛细血管和散在的平滑肌。根据胃腺所在部位和结构的不同，分为胃底腺、贲门腺和幽门腺。

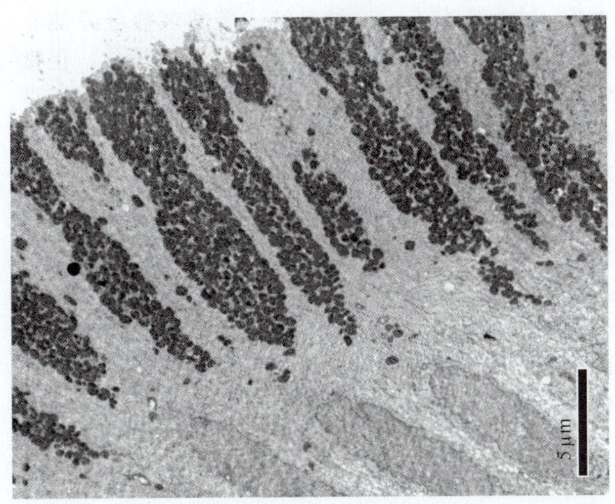

图 13-9 胃表面黏液细胞电镜图

(1) 胃底腺(fundic gland):又称泌酸腺(oxyntic gland),主要分布于胃底和胃体部。为管状或分支管状腺,是胃黏膜中数量最多、功能最重要的腺体,可分为颈、体、底三部。由主细胞、壁细胞、颈黏液细胞、干细胞和内分泌细胞组成。

1) 主细胞(chief cell):又称胃酶细胞(peptic cell),数量最多,多分布于腺底、体部。细胞呈柱状,核圆,位于基部;基部胞质呈强嗜碱性,顶部胞质内充满粗大酶原颗粒,在HE染色的切片上多溶解而呈泡沫状(图 13-10)。电镜下,主细胞具有典型的蛋白质分泌细胞的超微结构特点,核下方有大量粗面内质网,核上方有发达的高尔基复合体和丰富的圆形酶原颗粒(图 13-11)。主细胞分泌胃蛋白酶原(pepsinogen),经盐酸激活后可分解蛋白质。婴儿的主细胞还分泌凝乳酶(rennin),使乳汁凝固。

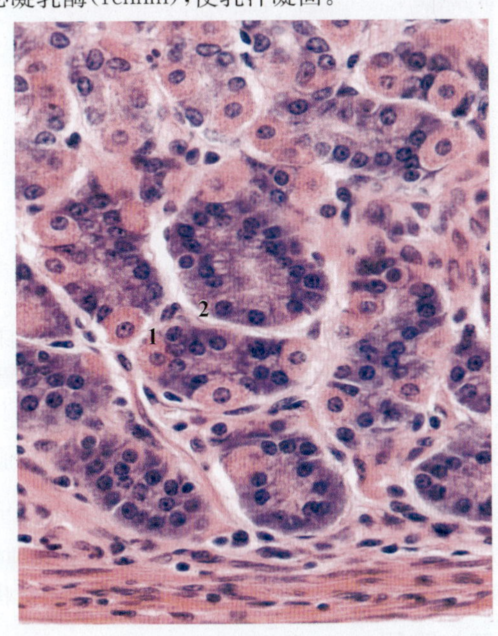

图 13-10 胃底腺
1. 壁细胞;2. 主细胞

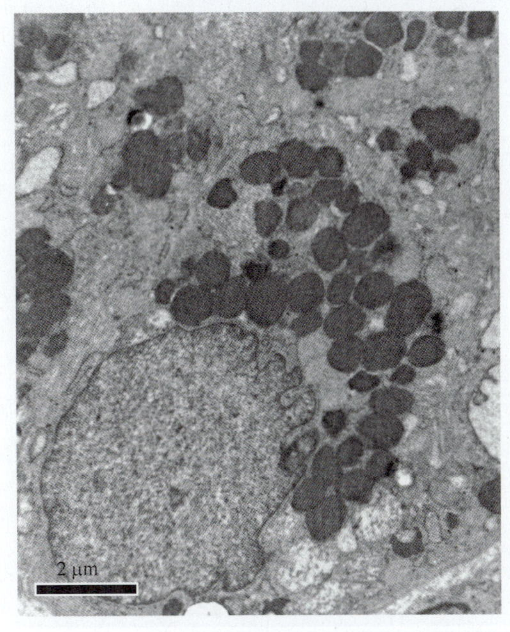

图 13-11 主细胞电镜图

2) 壁细胞(parietal cell):又称泌酸细胞(oxyntic cell),多分布于胃底腺的颈、体部。细胞体积大,呈圆锥形或三角形;核圆居中,偶见双核;胞质强嗜酸性。电镜下,壁细胞游离面的胞膜向胞质内陷,形成迂曲分支的小管,称细胞内分泌小管(intracellular secretory canaliculus),其管壁的质膜向管腔内突出形成许多微绒毛,增加了分泌盐酸的表面积。分泌小管周围有许多小管小泡,称微管泡系统(tubulovesicular system)。细胞内分泌小管和微管泡系统的质膜可以互相转换,当细胞功能活跃时,分泌小管增多,微管泡减少。当细胞功能相对静止时,分泌小管的质膜以微管泡的形式储存。胞质内还有极丰富的与盐酸生成有关的线粒体(图 13-12,图 13-13)。

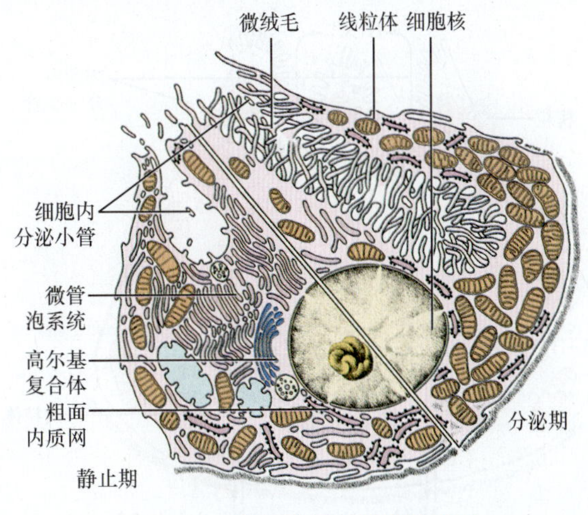

图 13-12 壁细胞超微结构模式图

壁细胞的主要功能是合成和分泌盐酸。壁细胞的胞质内有丰富的碳酸酐酶,能将细胞代谢产生或从

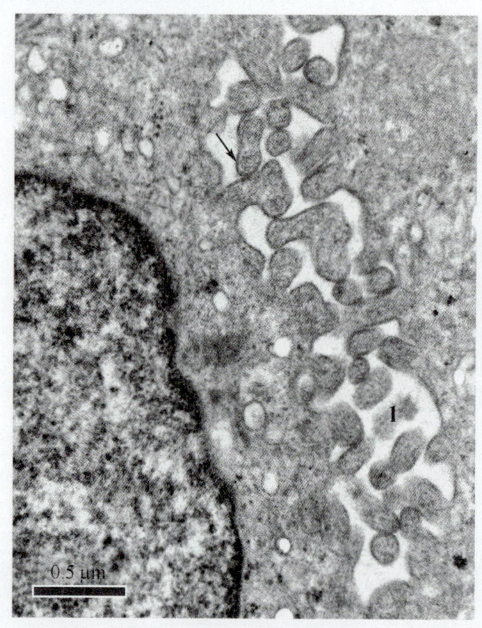

图 13-13 壁细胞电镜图
1. 细胞内小管；↓微绒毛

血液中摄取的 CO_2，和 H_2O 结合成 H_2CO_3，再解离成 H^+ 和 HCO_3^-。分泌小管膜中有大量离子泵（H^+、K^+-ATP 酶和 Cl^- 泵），能把 H^+ 和从血液摄取的 Cl^- 通过主动运输泵入分泌小管，二者结合成盐酸后进入腺腔（图 13-14），HCO_3^- 从细胞基底面弥散入固有层或血液中。盐酸能激活胃蛋白酶原变为胃蛋白酶，胃蛋白酶只有在酸性较强的环境中才能发挥对食物蛋白质进行初步分解的作用。盐酸还有杀菌作用。人的壁细胞还分泌一种糖蛋白——内因子（intrinsic factor），它在胃腔内与食物中的维生素 B_{12} 结合成复合物，使维生素 B_{12} 在肠道内不被酶分解，促进回肠对维生素 B_{12} 的吸收，供红细胞生成所需。如内因子缺乏，维生素 B_{12} 吸收障碍，可出现恶性贫血。

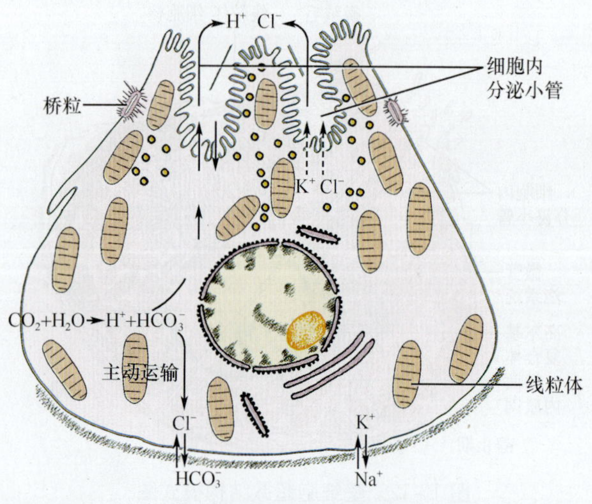

图 13-14 壁细胞合成盐酸的主要步骤

胃表面的凝胶状黏液厚约 500μm，含由表面黏液细胞分泌的 HCO_3^-。靠近胃腔 pH 为 2 左右，近黏膜上皮 pH 为 7 左右。这种黏液一碳酸氢盐屏障能有效的中和 H^+，防止胃蛋白酶对胃黏膜的消化。正常情况下，胃酸的分泌量和黏液一碳酸氢盐屏障保持平衡；一旦胃酸分泌过多、或黏液产生减少，屏障受到破坏，导致胃黏膜受损，形成胃溃疡。

3）颈黏液细胞（mucous neck cell）：位于胃底腺颈部，数量少。胞体呈烧瓶状夹在其他细胞之间。核扁平，位于基底，顶部胞质充满黏原颗粒，分泌酸性可溶性的黏液。

4）干细胞（stem cell）：位于从胃底腺颈部，HE 染色不易辨认。该细胞分化程度低，增殖能力强，可分化为表面黏液细胞及胃底腺其他细胞。

5）内分泌细胞（后述）。

（2）贲门腺（cardiac gland）：位于贲门部，胃小凹浅，贲门腺为管状黏液性腺。腺细胞以黏液细胞为主，呈柱状，胞质染色浅。

（3）幽门腺（pyloric gland）：位于幽门部，胃小凹深，幽门腺为分支较多而弯曲的管状黏液腺，可有少量壁细胞。幽门腺中有较多内分泌细胞。贲门腺和幽门腺主要分泌碱性黏液（图 13-15）。

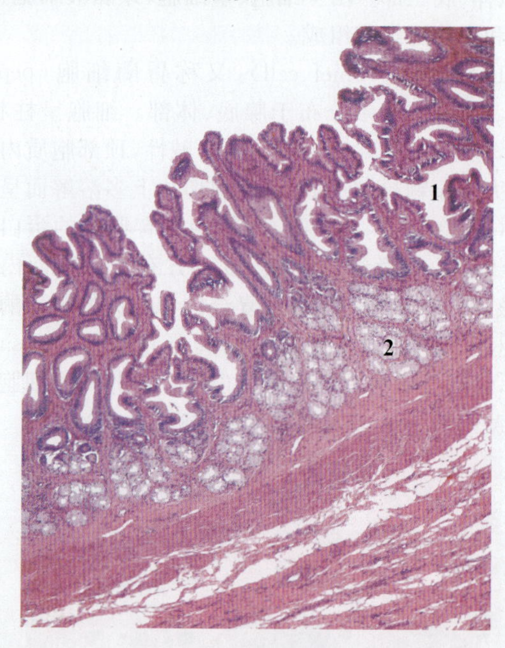

图 13-15 胃幽门
1. 胃小凹；2. 幽门腺

三种腺体的分泌物混合，统称胃液。成人每日分泌量为 1.5～2.5L，pH 为 0.9～1.5，除含有盐酸、胃蛋白酶、黏蛋白外，还有大量水、Na^+、K^+ 和氯化物等。

3. 黏膜肌层 由内环行、外纵行两层平滑肌组成。

（二）黏膜下层

为疏松结缔组织，内含粗大的血管、淋巴管和神经。胃溃疡侵犯至此层时，可使血管破裂，出现大出血症状。

（三）肌层

较厚，可分为内斜行、中环行和外纵行三层平滑肌。环行肌在幽门部增厚，分别形成幽门括约肌。

（四）外膜

为浆膜，由间皮和少量的疏松结缔组织构成。

案例 13-1

患者，男性，49 岁。反酸，嗳气，上腹部疼痛 1 个月。体格检查：贫血貌，剑突下压痛，可触及 2cm×3cm 包块，肠鸣音减弱。胃镜检查：胃体部 2.5cm×2.5cm 巨大溃疡。肝胆胰腹膜后 B 超发现肝门及腹膜后淋巴结肿大。实验室检查：CEA（癌胚抗原）增高。手术后病理检查：低分化腺癌，T2N2M0 三型胃癌。

问题：

1. 消化管肿瘤的大小、侵润深度和转移范围的临床意义是什么？

2. TNM 分型的组织学基础是什么？

六、小　　肠

小肠是消化吸收的主要部位，分为十二指肠、空肠和回肠三段。三段小肠均有消化管的四层基本结构，但各具有各自的结构特点。

（一）黏膜

小肠黏膜和部分黏膜下层向肠腔伸出许多环行皱襞，皱襞在十二指肠下段和空肠的上段最为发达。小肠单层柱状上皮和下方的固有层结缔组织向肠腔表面伸出许多细小的肠绒毛（intestinal villus），肠绒毛长约 0.5～1.5mm，形状不一，在十二指肠呈宽叶状，在空肠呈长指状，于回肠则呈短锥形。绒毛表面的单层柱状上皮细胞的游离面有大量的微绒毛。环形皱襞、肠绒毛和微绒毛三者使小肠腔面的表面积扩大约 600 倍（图 13-15），总面积可达 200～400m^2（图 13-16）。

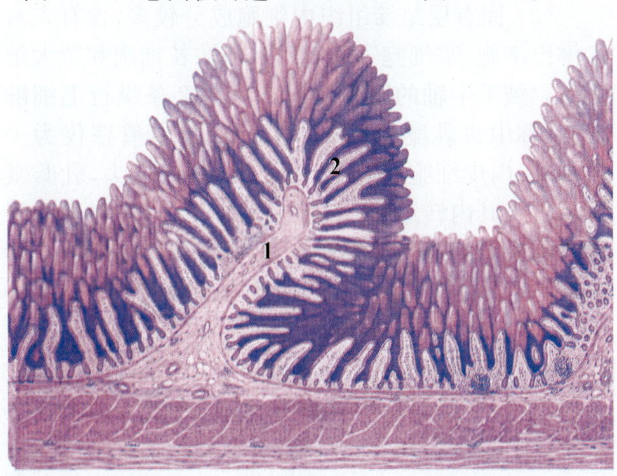

图 13-16　小肠皱襞和绒毛模式图

1. 皱襞；2. 绒毛

肠绒毛根部的上皮下陷到固有层形成管状的小肠腺（small intestinal gland），又称肠隐窝（intestine crypt），呈单管状，直接开口于肠腔，肠腺上皮与绒毛上皮相延续（图 13-17）。

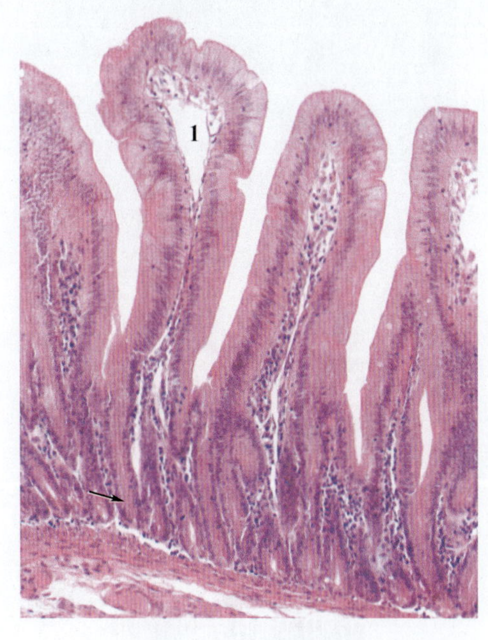

图 13-17　小肠绒毛

1. 中央乳糜管；→小肠腺

（1）上皮为单层柱状，绒毛部上皮由吸收细胞、杯状细胞和少量内分泌细胞组成；小肠腺上皮除上述三种细胞外，还有潘氏细胞和干细胞。

1）吸收细胞（absorptive cell）：呈高柱状，数量最多，核椭圆形，位于基部。绒毛表面吸收细胞游离面有明显的纹状缘，电镜下，纹状缘由大量密集而规则排列的微绒毛构成。每个吸收细胞有 2000～3000 根微绒毛，可使细胞游离面面积扩大约 20 倍。微绒毛表面有一层吸收细胞产生的糖蛋白形成的细胞衣，其中含有双糖酶、肽酶、胰蛋白酶、胰淀粉酶等，可消化糖类和蛋白质，利于吸收，细胞衣是消化吸收的重要部位。胞质内有丰富的滑面内质网和高尔基复合体，可将细胞吸收的甘油一酯、胆固醇、脂肪酸转变形成乳糜颗粒，然后在细胞侧面释出（图 13-18，图 13-19）。细胞侧面顶部有完善的紧密连接，可阻止肠腔内物质由细胞间隙进入组织，保证选择性的吸收肠腔内的物质。

2）杯状细胞（goblet cell）：散在分布于吸收细胞间，其数量从十二指肠至回肠末端逐渐增多（图 13-18，图 13-24）。其分泌的黏液为酸性糖蛋白，有润滑和保护作用。

3）潘氏细胞（Paneth cell）：是小肠腺的特征性细胞，分布于小肠腺底部，三五成群。细胞呈锥形，核卵圆位于基部，顶部胞质含有粗大嗜酸性颗粒。电镜下，细胞基部有较多粗面内质网，核上方有发达的高

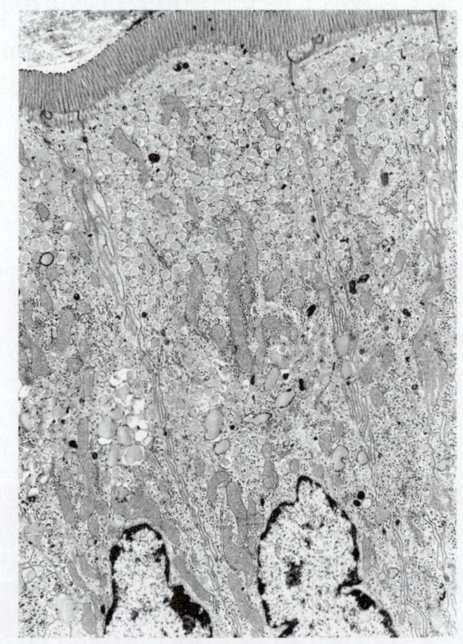

图 13-18 吸收细胞电镜图

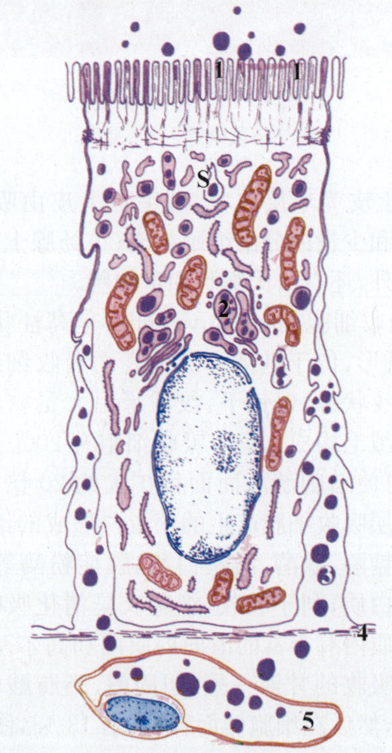

图 13-19 小肠吸收细胞超微结构模式图
1. 微绒毛；2. 滑面内质网；3. 乳糜颗粒；4. 基膜；
5. 中央乳糜管

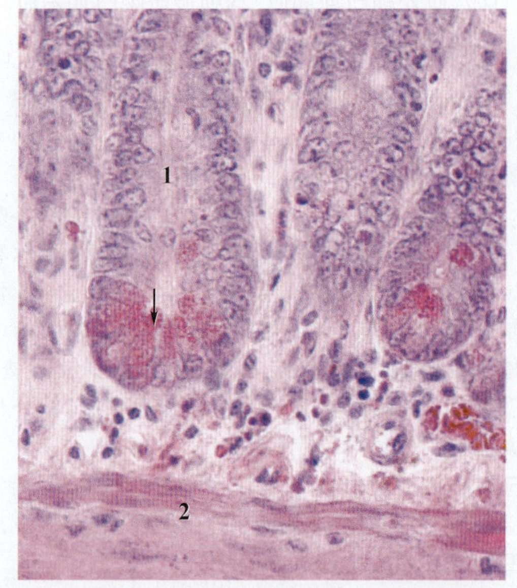

图 13-20 小肠腺
1. 小肠腺；2. 黏膜肌层；↓示潘氏细胞

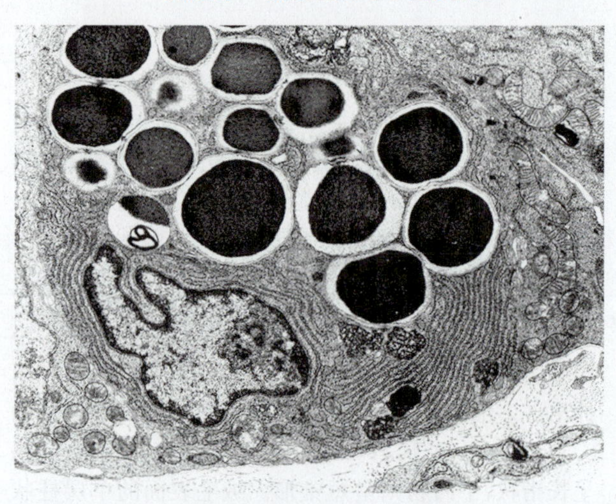

图 13-21 潘氏细胞电镜图

尔基复合体，分泌颗粒内含有防御素(defensin)、溶菌酶和表皮生长因子等多种生物活性物质，潘氏细胞对小肠内正常菌群的维持、小肠上皮的增生和黏膜屏障的维护具有重要的生理意义(图 13-20，图 13-21)。

4) 内分泌细胞：数量少，种类多(后述)。

5) 干细胞：位于小肠腺下半部，少量散在于其他细胞之间。胞体较小，HE 染色不易分辨。细胞不断增殖、分化补充上皮内的其他细胞。

(2) 固有层结缔组织内细胞成分较多，含有丰富的淋巴细胞、浆细胞、巨噬细胞、嗜酸粒细胞和肥大细胞等。绒毛中轴的固有层内，有 1～2 条纵行毛细淋巴管，称中央乳糜管(central lacteal)，其管壁仅为一层内皮，内皮细胞间隙宽，无基膜，通透性大，乳糜微粒易进入其内转运(图 13-17，图 13-19)。中央乳糜管周围有丰富的有孔毛细血管网，可将肠上皮吸收的葡萄糖、氨基酸等吸收入血。绒毛内还有散在平滑肌纤维，其收缩促进绒毛运动和血液及淋巴液的流动。

固有层内还含有淋巴组织，在十二指肠多为弥散淋巴组织，空肠多为孤立淋巴小结，在回肠多个淋巴小结聚集形成集合淋巴小结，可穿过黏膜肌层抵达黏膜下层(图 13-22)。肠伤寒病变常发生在回肠集合淋巴小结处，可引起局部肠壁溃疡出血，甚至肠穿孔。

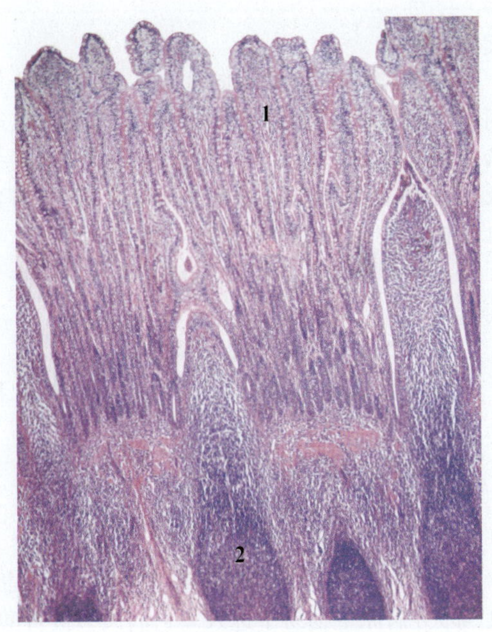

图 13-22 回肠

1. 小肠绒毛；2. 集合淋巴小结

(3) 黏膜肌层：由内环行和外纵行两层平滑肌组成。

(二) 黏膜下层

为疏松结缔组织，含较多血管、淋巴管和神经。十二指肠的黏膜下层内有十二指肠腺(duodenal gland)，为复管泡状黏液性腺，其导管穿过黏膜肌开口于小肠腺底部(图 13-23)。十二指肠腺可分泌黏稠的碱性黏液，保护十二指肠黏膜免受胃酸侵蚀，并为胰酶在小肠内发挥作用提供适宜的碱性环境；还产生表皮生长因子(epidermal growth factor，EGF)释放入肠腔，促进小肠上皮细胞增殖。

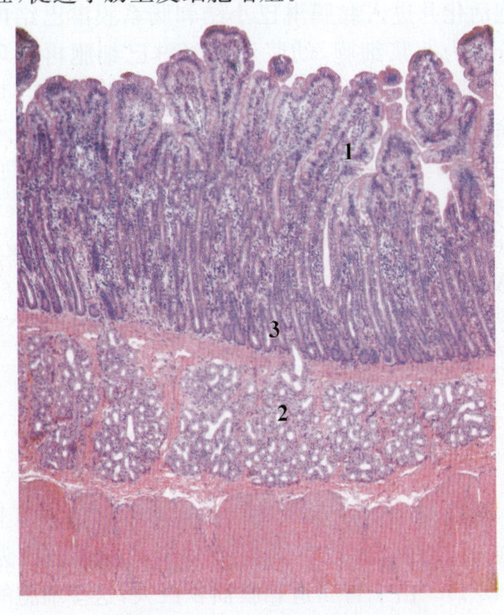

图 13-23 十二指肠

1. 小肠绒毛；2. 十二指肠腺；3. 小肠腺

(三) 肌层

由内环行和外纵行两层平滑肌组成。

(四) 外膜

除部分十二指肠后壁为纤维膜外，余均为浆膜。

七、大 肠

大肠较粗，由盲肠、阑尾、结肠、直肠(包括肛管)组成，主要功能是吸收水分、维生素和电解质，将食物残渣形成粪便排出。

(一) 盲肠、结肠与直肠

直肠上段的黏膜与结肠和盲肠相似，有半环形皱襞，无绒毛；在直肠下段有三个横行的皱襞(直肠横襞)。

1. 黏膜

(1) 上皮：为单层柱状，由吸收细胞和杯状细胞组成，杯状细胞数量多，分泌黏液，其润滑作用，利于粪便排出。在肛管齿状线下，变为未角化的复层扁平上皮，痔环下则为角化的复层扁平上皮。

(2) 固有层：内有丰富的大肠腺(图 13-24)，呈单管状，较粗、长而直，含吸收细胞和大量杯状细胞、少量干细胞和内分泌细胞，无潘氏细胞。大肠腺在齿状线处消失，近肛门处有环肛腺(大汗腺)和丰富的皮脂腺。固有层内还可见孤立淋巴小结。

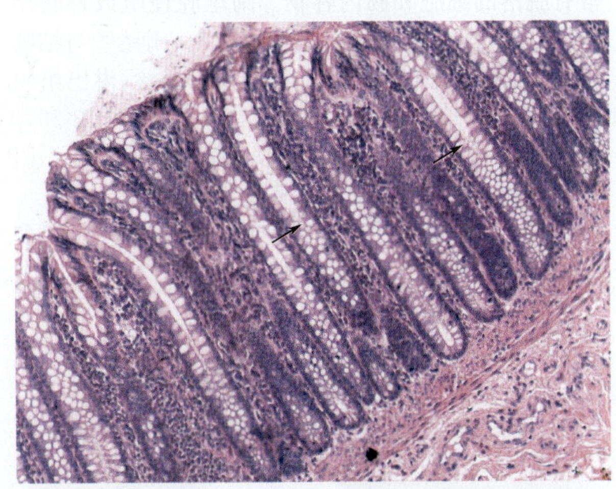

图 13-24 结肠

→大肠腺

(3) 黏膜肌层：为内环行、外纵行两层平滑肌。肛管齿状线附近黏膜肌消失。

2. 黏膜下层 疏松结缔组织内有较大的血管、淋巴管、神经及成群脂肪细胞。肛管黏膜下层的结缔组织中有丰富的静脉丛，易发生淤血导致静脉曲张，形成内痔。

3. 肌层 为内环行和外纵行两层平滑肌。内环肌节段性的增厚，形成结肠袋；外纵行肌局部增厚形成三条结肠带，各带间的纵行肌较薄。内环行肌在肛管处增厚形成肛门内括约肌；近肛门处外纵肌的外周，有骨骼肌形成肛门外括约肌。

4. 外膜 主要为浆膜，直肠下部为纤维膜。外膜结缔组织中常有脂肪细胞聚集而成肠脂垂。

案例 13-2

患者，男性，6 个月。间歇便秘 5 个月。出生时胎便排出正常，以后便秘并逐渐加重。曾用蜂蜜、开塞露等治疗。近来用灌肠维持排便，仍有腹胀、哭闹，食欲差等症状。体格检查：腹胀、营养中等、肛门无狭窄。直肠内吸引黏膜组织检查 AChE 为阴性。直肠肛管测压 20～30ml 可出现肛管松弛反射，潜伏期延长，波幅恢复延长。钡灌肠发现乙状结肠冗长，降结肠扩张，24 小时降结肠以下钡潴留。剖腹探查手术发现：降结肠、横结肠扩张，升结肠肠壁未增厚，直径、收缩正常。切除病变肠管并行升结肠与直肠“心形吻合术”。手术后病理诊断：先天性巨结肠。

问题：

1. 先天性巨结肠的组织学基础是什么？
2. 先天性巨结肠的病变部位在哪里？

(二) 阑尾

阑尾为细长蚯蚓状盲管，其管腔狭小而不规则，常有脱落的细胞和肠内容物。阑尾腔梗阻或胃肠功能紊乱时，容易导致阑尾炎性的病变。阑尾壁与结肠相似，无环形皱襞、无绒毛。固有层肠腺少，淋巴组织发达，形成集合淋巴小结可伸入黏膜下层(图 13-25)，黏膜肌层不完整。黏膜下层较厚，可有脂肪组织。肌层薄或某些部位缺乏肌层。外膜是浆膜。

阑尾可吸收水、电解质，分泌少量的碱性液体，参与肠道的局部免疫。

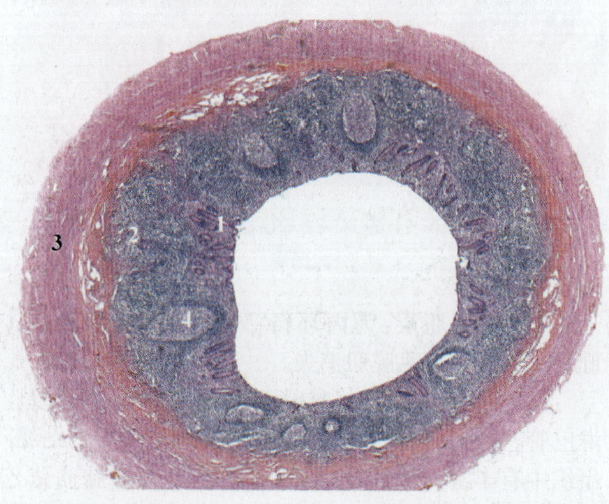

图 13-25 阑尾

1. 黏膜；2. 黏膜下层；3. 肌层；4. 淋巴小结

案例 13-3

患者，男性，23 岁。腹部疼痛一天，初为脐周疼痛，随后转移至右下腹痛伴多次呕吐。呕吐物为胃内容物。无发热、腹泻。体格检查：腹平软，全腹压痛以右下腹麦氏点周围为著，无明显肌紧张。实验室检查：WBC 24.6×10^9/L，N 0.86。手术后病理诊断：急性阑尾炎。

问题：

1. 阑尾炎的组织学基础是什么？
2. 有人认为阑尾是退化器官，可以随时摒弃，你对此有何见解？

八、消化管的免疫功能

消化管与体外环境直接相通，各种细菌、病毒、寄生虫(卵)等病原生物易于进入。它们大多被胃酸、消化酶以及潘氏细胞分泌的防御素和溶菌酶所破坏，其余可受到消化管淋巴组织的免疫抵御。消化管淋巴组织包括淋巴小结(尤以咽、回肠和阑尾处发达)、弥散分布的淋巴细胞、浆细胞、巨噬细胞和树突状细胞等，它们与肠上皮共同形成一道免疫防线。

在肠集合淋巴小结处，局部黏膜向肠腔呈圆顶状隆起，无绒毛和小肠腺。此部位上皮内有一种特殊类型的细胞，因其游离面有微皱褶，称微皱褶细胞(microfold cell，M 细胞)(图 13-26)。M 细胞在光镜下难于分辨，电镜下细胞游离面有短小的微绒毛和微皱褶，胞质内有丰富的囊泡，基底面质膜内陷形成一较大的穹隆状凹腔，内含多个淋巴细胞。M 细胞可摄取肠腔内大分子的抗原物质，以囊泡的形式转运并传递给下方的细胞间隙内，被巨噬细胞和 B 细胞摄取，B 细胞活化并进入黏膜淋巴小结和肠系膜淋巴结内增殖分化为幼浆细胞，幼浆细胞经淋巴细胞再循环途径，大部分返回消化管黏膜，并转变为浆细胞。浆细胞除产生少量免疫球蛋白 G(IgG)进入循环外，主要产生免疫球蛋白 A(IgA)。IgA 能和吸收细胞基底面和侧面膜中的一种镶嵌糖蛋白——分泌片(secretory piece)结合，形成分泌性 IgA(secretory IgA，sIgA)。sIgA 被吸收细胞吞入胞质，继而释入细胞衣。sIgA 可特异性地与抗原结合，从而抑制或杀灭细菌，中和病毒，降低抗原物质与上皮细胞的黏着和进入。

九、胃肠的内分泌细胞

在胃、小肠和大肠的上皮及腺体中散布着四十余种内分泌细胞，尤以胃幽门部和十二指肠上段为多(表 13-1)。由于胃肠道黏膜面积巨大，这些细胞的总量超过体内所有内分泌腺腺细胞的总和。因此，在某种意义上，胃肠是体内最大、最复杂的内分泌器官。所

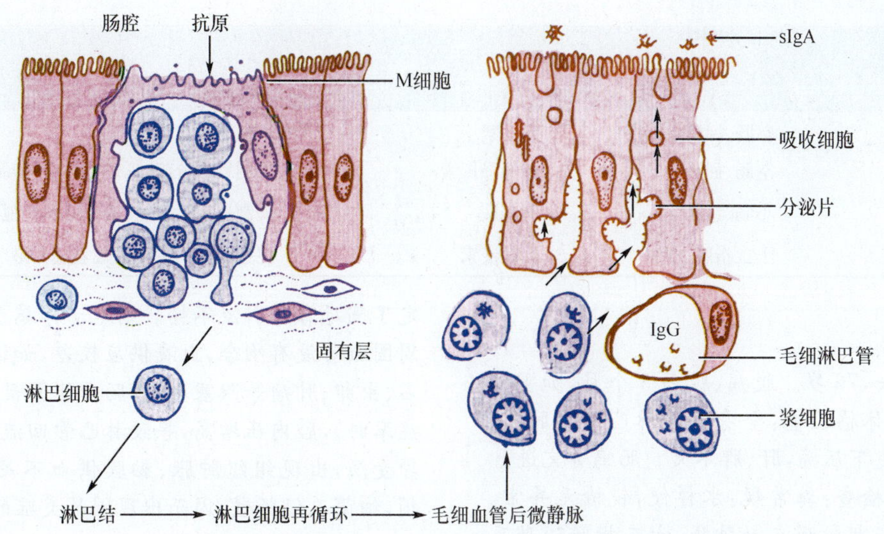

图 13-26 微皱褶细胞模式图

分泌的激素主要协调胃肠道自身的运动和消化吸收功能,也参与调节机体其他器官的生理活动。

胃肠的内分泌细胞大多散在分布于其他上皮细胞之间,呈锥形或不规则形状;基底部附于基膜,并可有基底侧突与邻近细胞相接触。胞质中含一些粗面内质网和高尔基复合体,底部有大量膜包的分泌颗粒(图 13-27),分泌颗粒的大小、形状与电子密度依细胞种类而异。根据细胞游离面是否达到腔面,内分泌细胞可分为两种类型:①开放型:细胞游离面有微绒毛,感受管腔内食物、消化液和 pH 等化学信息的刺激,从而引起其内分泌活动的变化。②封闭型:细胞游离面被相邻细胞覆盖而未伸达管腔面,主要受胃肠运动的机械刺激或其他激素的调节而改变其内分泌状态(图 13-28)。分泌颗粒含肽和(或)胺类激素,多在细胞基底面释出,经血循环运送并作用于靶细胞;少数激素直接作用于邻近细胞,以旁分泌方式调节靶细胞的生理功能。在 HE 染色切片上,内分泌细胞不易辨认,可用铬盐或银盐浸染,也可用免疫组织化学方法和电子显微镜观察显示这些细胞。

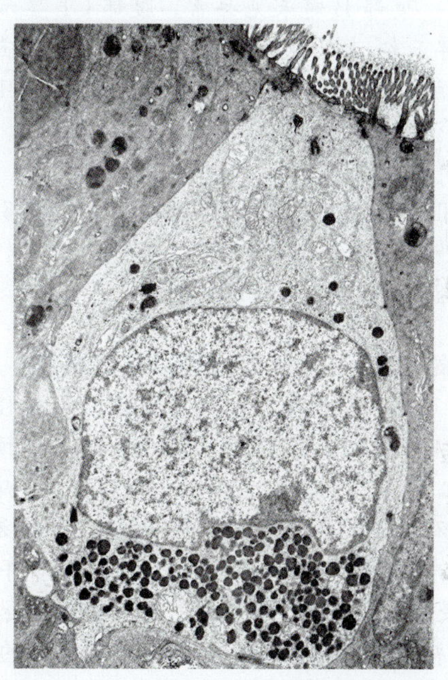

图 13-27 小肠内分泌细胞电镜图

表 13-1 主要的胃肠内分泌细胞

细胞名称	分布部位		分泌物	主要作用
	胃	肠		
D	胃底、幽门	小肠、结肠	生长抑素	抑制其他内分泌细胞的功能活动
D1	胃底、幽门	小肠、结肠	血管活性肠肽	促进离子和水的分泌、增强肠管运动
EC	胃底、幽门	小肠、结肠	5-羟色胺、P 物质	增强胃肠运动
ECL	胃底		组胺	促进胃酸分泌
G	幽门	十二指肠	胃泌素	促进胃酸分泌和胃黏膜的增生
I		十二指肠、空肠	胆囊收缩素-促胰酶素	促进胆囊收缩和胰酶分泌
K		空肠、回肠	抑胃肽	抑制胃酸分泌
L		小肠、大肠	肠高血糖素	抑制胃酸分泌、促进胰岛素的释放
			(GLP1,GLP2)	促进肠黏膜的生长和再生

续表

细胞名称	分布部位		分泌物	主要作用
	胃	肠		
M_0		空肠、回肠	胃动素	增强胃肠运动
N		空肠、回肠	神经降压素	抑制胃酸分泌、延迟胃排空、抑制小肠蠕动
PP	胃	小肠、结肠	胰多肽	抑制胃肠运动、胰液分泌和松弛胆囊
S		十二指肠、空肠	促胰液素	促进胰腺的水和碳酸氢盐分泌

案例 13-4

患者，女，76 岁。腹痛、腹泻 3 个月，加重伴呕吐 1 周。体格检查：全身浅表淋巴结无肿大。腹平软，剑突下压痛，肝、脾不大。肠鸣音亢进。

实验室检查：粪常规：水样便，镜检无异常。胃镜示：胃窦部黏膜充血肿胀，十二指肠球部及降部可见多处大小不等溃疡。结肠镜检未发现异常。腹部 B 超未见异常。腹部 CT 显示：肝、胆、脾正常，未见肿块。经抗酸治疗，腹泻症状明显缓解。经外科手术探查，见胃窦处 1cm×1.5cm 肿块。病理诊断：胃泌素瘤。

问题：

1. 为什么胃泌素瘤会出现十二指肠多发性溃疡？
2. 该患者出现腹泻的原因是什么？

【案例的组织学基础】

1. 临床上将肿瘤的大小、浸润深度和转移范围作为肿瘤病理分型分期、治疗方案的选择、判断预后的重要指标。消化管肿瘤在 4cm 以下预后较好。病变局限于黏膜及黏膜下层，5 年生存率 90%以上。侵犯肌层 5 年生存率约 70%，侵犯浆膜下与浆膜者，5 年生存率 20%，侵犯浆膜邻近组织者 5 年生存率仅 5%。

本病例病理分期法使用的是以原发灶的浸润深度和转移范围为主要指标 TNM 法。T：肿瘤深度。T1：浸润至黏膜或黏膜下。T2：浸润肌层或浆膜下。T3：穿透浆膜层。T4：浸及邻近的组织器官。N：淋巴转移。N0：无淋巴结转移。N1：距肿瘤边缘 3cm 以内的淋巴结转移。N2：距肿瘤边缘 3cm 以外的胃周围淋巴结转移，M：远处转移。M0：无远处转移。M1：有远处转移。

2. 先天性巨结肠是小儿消化道的常见畸形，病变原因是由于胚胎发育过程中神经嵴细胞迁移障碍，肠神经发育停顿，肠壁肌间神经丛的神经节细胞减少或缺如，导致受累肠段持续痉挛，近端结肠因长期淤积大量的粪便和气体，使肠壁增厚、肠腔扩张，形成巨结肠。本病的病变部位在远端的痉挛肠段，而近端的巨结肠段是肠梗阻的结果。

3. 阑尾炎是常见病。阑尾近端与盲肠相通，因阑尾系膜短小，使阑尾腔弯曲，这种结构上的特点决定了阑尾容易引流不畅。阑尾动脉属于终末血管，与周围血管没有吻合，血液供应较差，如近端有梗阻（粪石、虫卵、肿瘤等阻塞，或胃肠功能紊乱致阑尾近端肌痉挛时），腔内压增高，导致淋巴管回流受阻和毛细血管受压，出现组织肿胀、黏膜供血不足、黏膜屏障受损，细菌入侵肠壁，因而出现阑尾炎症的病变。

长期以来，阑尾一直被误解为肠道生物进化的遗迹，不具有任何生理功能。而越来越多的研究表明，阑尾属于胃肠黏膜免疫的重要组成部分，在维护肠道正常菌群的平衡和抗胃肠道肿瘤机制中发挥着重要作用。临床上，阑尾是非常理想的自体器官移植材料，常作为替代器官修补和替代病变的尿道、肝外胆管。

4. 胃泌素瘤时，胃泌素使胃的壁细胞分泌大量的盐酸，超越了碱性小肠液中和盐酸、防御腐蚀的能力，从而使小肠被盐酸腐蚀，出现难治性、多发性溃疡。

本例患者腹泻原因是：①由于胃酸大量进入肠腔，刺激了肠蠕动。②胃泌素减少了肠黏膜对水和电解质的吸收，导致渗透性腹泻。③胃酸抑制脂酶的活性以及胆盐的作用，也可以引起脂肪泻。

大量胃酸进入肠腔，使小肠黏膜上皮细胞受损，导致营养物质的吸收障碍，病人出现消瘦症状。腹痛则为消化性溃疡所致。

Summary

Digestive system is composed of digestive tract and glands. Digestive tract is a continuous passage from oral cavity to anus, which in turn consists of oral cavity, pharynx, esophagus, stomach, small intestine, colon and anus. The main function of digestive system is to digest food, absorb nutrients and excrete food debris and metabolic products. The digestive tract presents some common structural feature for the different parts. However, each part has its own characteristic in accord with the distinctive function. The wall of digestive tract beginning with esophagus is made up of four layers from the lumen outside: mucosa, submucosa, muscularis layer, and advantitial layer.

The esophagus is lined with stratified squamous epithelium. There is no gland in the underlying lamina propria. Mucosa muscularis comprises longitudinally arranged smooth muscle. Some mucus-secreting esophageal glands are present in the loose connective tissue of the submucosa. The muscularis in the upper third of the esophagus is composed of skeletal muscle cells, with the lower third being smooth muscle and the mid-region being a mixture of skeletal muscle and smooth muscle. The outmost layer is fibrosa.

The stomach is lined with simple columnar epithelium without goblet cells. The epithelium invaginates to lamina propria, forming gastric pits with gastric glands opening to the bottom. The lamina propria is filled with a large number of gastric glands. In fundus and body of stomach, the glands are named fundic glands which consist primarily of parietal cells that secrete hydrochloric acid and chief cells that secrete pepsinogen, while in cardia and pyloric portion, the representative glands are mucosal glands. The muscularis of stomach is relatively thick and made up by three layers, the inner oblique, middle circular and outer longitudinal layers. The circular layer greatly thickens to form pyloric sphincter. The outer layer of stomach is serosa.

Small intestine is lined with simple columnar epithelium containing goblet cells. The epithelium and lamina propria protrude toward intestinal lumen, forming small intestinal villi. Most of intestinal glands, aboundant capillaries and lymphatic capillaries are present in lamina propria. However duodenal gland, the mucosal gland, is located in the submucosa of duodenum. The ileum displays an increase in the amount of mucosal and submucosal lymphoid tissue. Most of outer portion of small intestine is fibrosa.

The simple columnal epithelium of large intestine is rich in goblet cells. The lamina propria contains a great abundance of glands which disappear in the dentate line. Plenty of venous plexus are distributed in the connective tissue of submucosa of anal tube. The inner circular layer of muscurilas thickens segmentally to form haustra of colon while the outer longitudinal layer thickens to three bands called teniae coli, with thin muscle between each band. The inner circular muscle in the anal tube thickens to form inner anal sphincter and the skeletal muscle surronding the longitudinal muscular layer close to anus forms outer anal sphincter. The outmost layer is largely covered by serosa except for the lower part of rectum by fibrosa. Adipose tissue in connective tissue of the outer layer accumulates to form appendices epiploicae.

进一步阅读文献

成令忠，钟翠平，蔡文琴．2003. 现代组织学．上海：上海科学技术文献出版社

萧树东，许国铭．2008. 中华胃肠病学．北京：人民卫生出版社

郑芝田．2000. 胃肠病学．第3版．北京：人民卫生出版社

Junqueira LC, Carneiro J. 2005. Basic Histology, 11th ed. New York: McGraw-Hill CO

思　考　题

1. 叙述消化管的一般结构特点。
2. 胃底黏膜与胃幽门黏膜之间有何差异？
3. 小肠内与扩大消化吸收面积的结构有哪些？其结构特点是什么？
4. 叙述小肠黏膜的结构特点。

（王小丽）

第14章 消 化 腺

【相关知识导读】

1. 消化腺及构成腺体的细胞有哪几种？
2. 唾液是由哪些消化腺的分泌产物构成？
3. 胰腺的腺泡与胰岛都是执行消化功能的结构吗？
4. 肝脏的基本结构单位是如何构成肝脏功能单位的？
5. 肝脏的血液循环特点能适应其复杂的功能吗？

人体消化腺以两种状态存在于消化系统，一是存在于消化管壁内的小消化腺，具体内容见第13章，二是构成独立器官的大消化腺，如大唾液腺、胰和肝脏。这些大消化腺位于消化管壁之外，通过导管将分泌物排入消化管，通过各种消化酶的作用，分解食物中的蛋白质、脂肪和糖类，使之成为能够吸收的小分子物质。有的消化腺还兼有内分泌或其他的重要功能。

一、唾 液 腺

唾液腺（salivary gland）是指经导管开口于口腔的外分泌腺的总称，其分泌物构成了唾液的主要成分。小唾液腺位于口腔黏膜的固有层、黏膜下层或肌层内，如颊腺、腭腺等。大唾液腺主要包括腮腺、舌下腺和下颌下腺3对，它们均位于口腔周围，为复管泡状腺，并以导管开口于口腔的一定部位。本章节主要介绍大唾液腺的组织结构。

（一）唾液腺的一般结构

大唾液腺的实质是由反复分支的导管和末端的腺泡构成。腺体表面被覆薄层结缔组织被膜，其深入腺体内，将实质分隔成许多小叶，血管、淋巴管和神经走行于小叶间的结缔组织内。

1. 腺泡 腺泡（acinus）是腺体的分泌部，呈泡状或管状，由单层立方上皮或锥状腺细胞组成，腺细胞与基膜之间有肌上皮细胞，细胞呈扁平，有突起，细胞质内含有肌动蛋白丝。肌上皮细胞的收缩功能有助于腺泡分泌物的排出。

根据腺细胞的形态和分泌物的性质，将腺泡分为浆液性腺泡、黏液性腺泡和混合性腺泡3种类型（图2-10）。

（1）浆液性腺泡（serous acinus）：由浆液性腺细胞围成。HE染色的切片，浆液性腺细胞的细胞质呈浅蓝色，基部细胞质呈强嗜碱性。电镜下，细胞质内含大量的粗面内质网和核糖体，顶部细胞质内含有分泌颗粒。细胞核圆形，位于细胞基部。腺泡分泌物较稀薄，含唾液淀粉酶。

（2）黏液性腺泡（mucous acinus）：由黏液性腺细胞围成。HE染色的切片，细胞质染色浅，细胞核扁圆形，位于细胞底部。电镜下，顶部细胞质内含有粗大的黏原颗粒。腺泡分泌物黏稠，主要含糖蛋白，因其与水结合成黏液，故又称为黏蛋白。

（3）混合性腺泡（mixed acinus）：由浆液性腺细胞和黏液性腺细胞共同组成。常见几个浆液性腺细胞排成半月形，附着在黏液性腺泡的底部或末端，故称为半月（demilune）。半月的分泌物经黏液性细胞间的小管释放入腺泡腔内。

2. 导管 导管反复分支，末端与腺泡相连。它是腺体输送分泌物的管道。根据导管的结构和分布部位可分为以下几段。

（1）闰管（intercalated duct）：直接与腺泡相连，管径细，管壁为单层立方或单层扁平上皮。

（2）纹状管（striated duct）：又称为分泌管（secretory duct），与闰管相连接，管径较粗，管壁为单层柱状上皮。上皮细胞核圆形，位于细胞顶部。HE染色的标本，细胞质嗜酸性，细胞基部有明显的纵纹结构，电镜下为质膜内褶和其间的纵行线粒体。纹状管能主动吸收分泌物中的Na^+并排出K^+，从而调节唾液的电解质含量和唾液量。

（3）小叶间导管和总导管：位于小叶间结缔组织内的小叶间导管，由纹状管汇合而成，管径较粗，管壁为单层柱状上皮或假复层柱状上皮。其逐级汇合，最终形成一条或几条总导管开口于口腔，近开口处移行为复层扁平上皮。

交感神经兴奋时，唾液腺分泌少量黏稠的液体，副交感神经兴奋时，分泌大量的稀薄液体。

（二）三对唾液腺的特点

1. 腮腺 为纯浆液性腺，闰管较长，纹状管较短。腺间质中有较多的脂肪细胞。分泌物稀薄，含唾液淀粉酶。

2. 下颌下腺 为混合腺，以浆液性腺泡为主，黏液性和混合性腺泡较少。闰管短，纹状管长（图14-1）。分泌物除含唾液淀粉酶外，还含生物活性肽。近年来，已从某些哺乳动物及人的下颌下腺中分离出近30种生物活性多肽，有的与细胞组织的分化和生长有关，如神经生长因子（NGF）、表皮生长因子（EGF）、内皮生长因子（EGSF）等。有的是内环境稳定因子，如肾素、红细胞生成素。这些物质可直接入血或随唾液进入消化道，对多种组织和细胞的生理功能起调节作用。

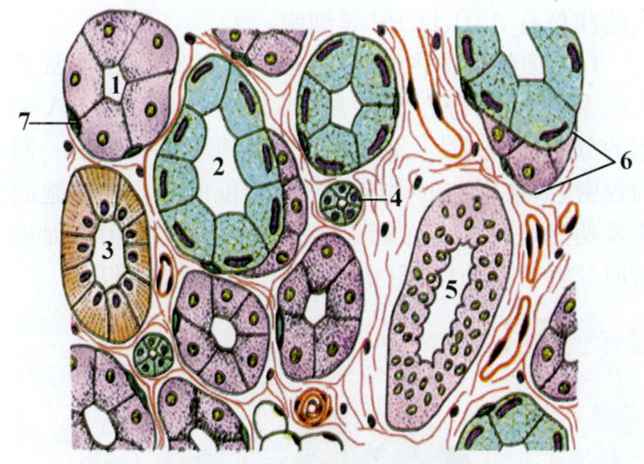

图 14-1 下颌下腺结构模式图

1. 浆液性腺泡；2. 黏液性腺泡；3. 纹状管；4. 闰管；5. 小叶间导管；6. 半月；7. 肌上皮细胞

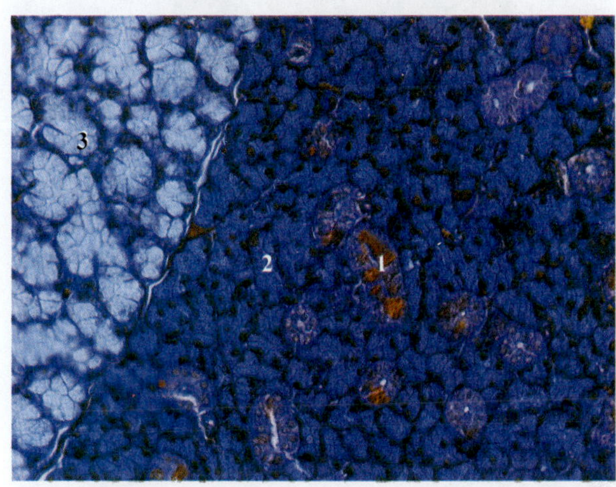

图 14-2 下颌下腺光镜图(Mallory 染色)

1. 纹状管；2. 浆液性腺泡；3. 黏液性腺泡

3. 舌下腺 舌下腺位于腭舌骨肌上方的一对较小的混合腺体，为混合腺，但以黏液性和混合性腺泡为主，闰管及纹状管不明显。分泌物以黏液为主。

(三) 唾液的组成和生理

唾液是由大小唾液腺分泌物的混合液组成，95%来自三对唾液腺。每天经唾液腺分泌的唾液大约有1500ml。其中70%来自下颌下腺，25%来自腮腺，5%来自舌下腺。唾液中的水分(占99%)和黏液起润滑口腔的作用，唾液淀粉酶可使食物中的淀粉初步分解为麦芽糖。唾液中还含有溶菌酶及干扰素，具有抵抗细菌和病毒入侵的作用；唾液腺间质中的浆细胞能分泌IgA，与腺上皮产生的蛋白质分泌片结合形成分泌性IgA(sIgA)，随唾液排入口腔，具有免疫保护功能。通过咀嚼还可反射性地引起唾液、胰液和胆汁等消化液的分泌。

案例 14-1

患儿，女性，5岁，突发发热，单侧腮部肿胀，急诊就医。当地有腮腺炎流行。查体：体温38.2℃，脉搏98次/分，呼吸24次。面色潮红，精神差，咽部充血，左侧面部以耳垂为中心肿大，约3.0cm×2.0cm，质软，触痛明显，但无局部红热现象。实验室检查：尿淀粉酶轻度增高。诊断流行性腮腺炎。

问题：

1. 你听说过此病吗？

2. 尿淀粉酶的轻度增高说明腮腺哪种细胞遭到破坏？

二、胰　　腺

胰腺(pancreas)是一个兼具外分泌和内分泌功能的器官，表面覆盖薄层结缔组织被膜，结缔组织伸入腺内将实质分隔成许多小叶。胰腺的实质由外分泌部与内分泌部两部分构成。外分泌部占腺体的绝大部分，分泌的胰液，经导管排入十二指肠，有重要的化学性消化作用。内分泌部是散在分布于外分泌部之间的细胞群，称为胰岛，分泌的激素进入血液或淋巴，主要参与糖代谢的调节。

(一) 外分泌部

1. 腺泡 腺泡为纯浆液性复管泡状腺，腺细胞表现为典型的浆液性腺细胞结构特征。胞体呈锥形，核圆，位基底部，胞质嗜碱性。腺细胞顶部可见嗜酸性分泌颗粒，其数量因功能状态不同而有差异，饥饿时分泌颗粒增多，进食后分泌颗粒减少(图14-3)。电镜下胞质含丰富的粗面内质网和核糖体。在基膜与腺细胞之间无肌上皮细胞。腺细胞合成并分泌胰蛋白酶、胰脂肪酶和胰淀粉酶，组成胰液排入小肠，参与食物的消化。腺泡腔内可见一些小的扁平或立方形细胞，称为泡心细胞(centroacinar cell)，细胞质染色浅，细胞核圆形或卵圆形。泡心细胞是延伸入腺泡腔内的闰管上皮细胞(图14-4)。

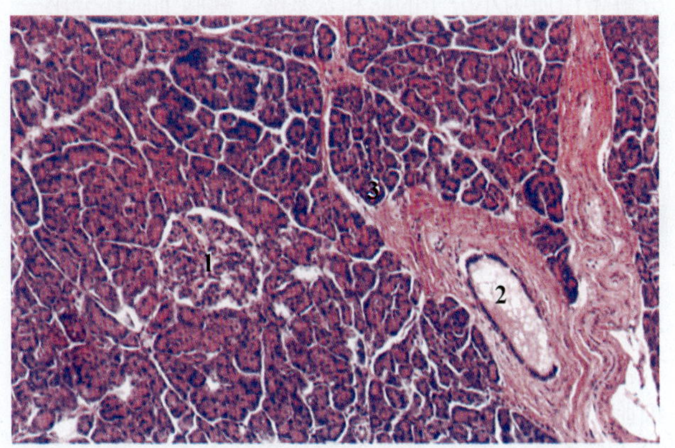

图 14-3 胰腺

1. 胰岛；2. 小叶间导管；3. 胰腺外分泌部的浆液性腺泡

2. 导管 导管起始部的闰管较长，伸入腺泡腔的部分形成泡心细胞，其余为单层扁平或立方上皮。

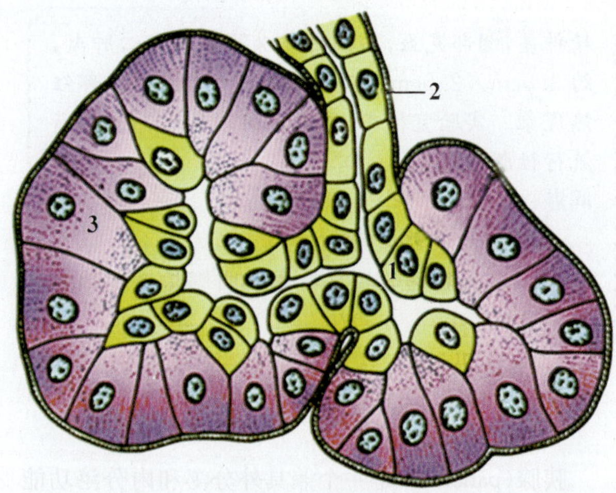

图 14-4 泡心细胞与闰管关系模式图
1. 泡心细胞；2. 闰管

闰管汇合形成小叶内导管，无纹状管。小叶内导管在小叶间结缔组织内再汇合形成小叶间导管，后者最终汇合成一条主导管，贯穿胰腺全长，在胰头部与胆总管汇合，开口于十二指肠乳头。从小叶内导管到主导管，管腔逐渐增大，上皮由单层立方逐渐变为单层柱状，主导管为单层高柱状上皮，其中可见杯状细胞和散在的内分泌细胞。主导管上皮可以分泌水和电解质，如 Na^+、K^+、Ca^{2+} 和 HCO_3^- 等。

3. 胰液 胰液为无色无臭的碱性液体，其中的水和电解质主要是由导管上皮细胞分泌，电解质成分中 HCO_3^- 的含量最高，能中和进入十二指肠的胃酸。成人每日分泌的胰液 1～2L。胰液中含有由腺细胞分泌的多种消化酶，可分为两类，一类是具有生物活性的酶如脂肪酶、淀粉酶等，分别分解甘油三酯为脂肪酸，分解淀粉为麦芽糖等。另一类是以酶原形式存在的不具活性的酶，如胰蛋白酶原、糜蛋白酶原、弹力蛋白酶原等。释放入小肠后被肠激酶或胰蛋白酶激活，成为有活性的酶，分解蛋白质为小分子的肽和氨基酸。胰腺细胞还分泌一种胰蛋白酶抑制物，可防止胰蛋白酶对胰腺组织的自身消化，并阻止胰蛋白酶对其他蛋白水解酶的激活作用。若这种内在的机制失调或某些致病因素使胰蛋白酶原在胰腺内激活，可引起胰腺组织的分解破坏，导致胰腺炎。

（二）内分泌部

胰腺的内分泌部称胰岛（pancreas islet），是由散在分布于胰腺外分泌部内的内分泌细胞团构成，大小不一，体积小的只由数个细胞组成，大的则有数百个细胞，HE 染色淡浅（图 14-3），易与外分泌部区分。成人约有 100 万个，约占胰腺体积的 1.5%，胰尾的胰岛较多，偶见单个胰岛细胞嵌于腺泡或导管上皮细胞之间。胰岛细胞呈团、索状分布，细胞间有丰富的有孔毛细血管。在腺泡之间也可见单个散在的胰岛细胞。目前多用免疫组织化学方法鉴别各种类型细胞。人的胰岛有 A、B、D、PP 等细胞。

1. A 细胞 约占胰岛细胞总数的 20%，细胞常呈大的多边形，多分布于胰岛的周边。电镜观察，A 细胞的分泌颗粒较大，呈圆形或卵圆形，含有偏于一侧的致密芯，致密芯的周围有密度较低的晕。A 细胞的主要功能是分泌高血糖素（glucagon），其作用是促进糖原分解为葡萄糖，阻止糖原的合成，使血糖升高。

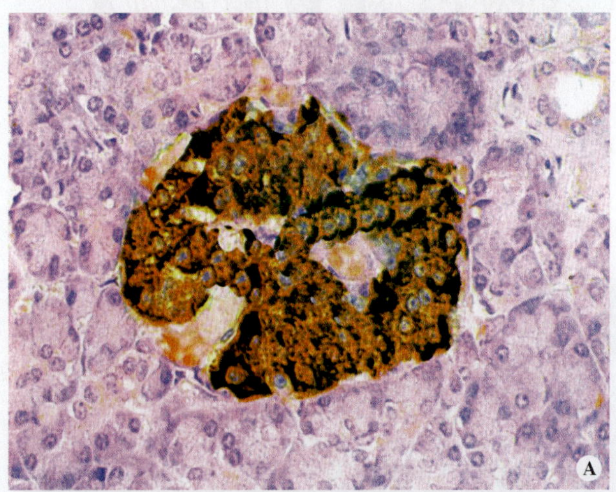

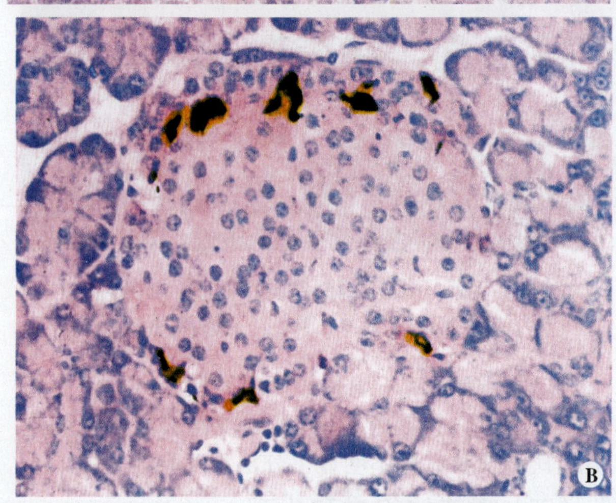

图 14-5 胰岛免疫组织化学染色
A. B 细胞；B. D 细胞

2. B 细胞 数量最多，约占胰岛细胞总数的 75%，细胞较小，多位于胰岛的中央部（图 14-5A）。光镜下。B 细胞的分泌颗粒大小不等。电镜下，B 细胞颗粒内有一至数个杆状或不规则的致密核心，质膜与核心间有较宽的间隙。由于 B 细胞是构成胰岛的主要细胞，故其分泌的激素称为胰岛素（insulin）。胰岛素的作用是促进细胞吸收血中的葡萄糖合成糖原或转化为脂肪，使血糖降低。在胰岛素和胰高血糖素的作用下，保持血糖的稳定。若胰岛素分泌不足或胰岛素受体减少，可致血糖升高，形成糖尿病。若胰岛素过多，可导致低血糖。

3. D 细胞 数量较少，约占胰岛细胞总数的 5%。D 细胞散在分布于胰岛的 A、B 细胞之间（图 14-5 B）。

电镜观察，D细胞与A、B细胞紧密相贴，细胞间有缝隙连接。D细胞的分泌颗粒较大，内容物呈均质状。D细胞分泌生长抑素（somatostatin），可通过旁分泌方式或直接经缝隙连接作用于邻近的A、B、PP等细胞，抑制这些细胞的分泌活动。生长抑素也可进入血液循环对其他靶细胞起到调节作用。

4. PP细胞 数量很少，除主要存在于胰岛外，也见于外分泌部的导管上皮内或腺泡细胞间。电镜下，PP细胞的分泌颗粒较小，内含胰多肽（pancreatic polypeptide）。人胰多肽是一种抑制性激素，能抑制胰液分泌、胃肠运动及胆囊收缩。

5. D1细胞 数量较少，占胰岛总数的2%～5%，可分泌血管活性肠肽（VIP），VIP能促进胰腺泡细胞分泌，还能抑制胃酶的分泌，刺激胰岛素和高血糖素的分泌。

胰岛-腺泡门脉系统：胰腺动脉发出入岛动脉进入胰岛，分支形成岛内毛细血管，出岛血管再一次分支形成外分泌部的毛细血管。胰岛-腺泡门脉系统可将胰岛分泌的激素送抵腺泡，影响腺泡的分泌活动。

案例14-2

患者，男性，37岁，因请朋友吃饭，暴饮暴食后，于当晚约12时因急性左上腹痛急诊住院，入院查体：该患者面色萎黄，脘胁如刀割针刺样疼痛，体温38.1℃，腹软，左上腹压痛，无肌紧张。当晚实验室检查，血、尿淀粉酶增高，CT扫描提示胰腺体积增大。提示急性胰腺炎。

问题：

1. 此病的诱因你知道吗？
2. 血、尿淀粉酶的增高说明了什么？

三、肝

肝（liver）是人体最大的腺体，由于肝合成分泌胆汁，排入十二指肠，参与脂类物质的消化，故通常将肝列为消化腺。但是肝的结构和功能特殊，能合成多种蛋白质和多类物质，使肝脏具有合成、分解、转化、储存、解毒、参与免疫等多种重要的生理功能；胚胎时期的肝脏还具有造血功能。

肝的表面大部分由浆膜覆盖，肝门处的结缔组织随门静脉、肝动脉和肝管的分支深入肝实质，将实质分隔成许多肝小叶，小叶间各种管道聚集的部位是肝门管区。

（一）肝小叶

肝的基本结构和功能单位是肝小叶（hepatic lobule）。肝小叶呈多角棱柱体，长约2mm，宽约1mm，成人肝有50万～100万个肝小叶。肝小叶之间为结缔组织。人的肝小叶间结缔组织很少，使其分界不明显；但有些动物，如猪的肝小叶间结缔组织较多，肝小叶分界非常明显（图14-6，图14-7）。肝小叶中央有一条沿其长轴走行的中央静脉（central vein），围绕中央静脉向周围呈放射状排列的是肝板和肝血窦。肝细胞以中央静脉为中心单行排列成凹凸不平的板状结构，称为肝板（hepatic plate），其切面观呈索状，故称为肝索（hepatic cord）。相邻肝板分支互相吻合连接成网，称为肝板网。在小叶周边有一环形肝板称为界板（limiting plate）。肝板之间的血流通路为肝血窦，血窦经肝板上的孔互相连通。相邻肝细胞的质膜局部凹陷，形成微细的胆小管，在肝板内也相互连接成网。

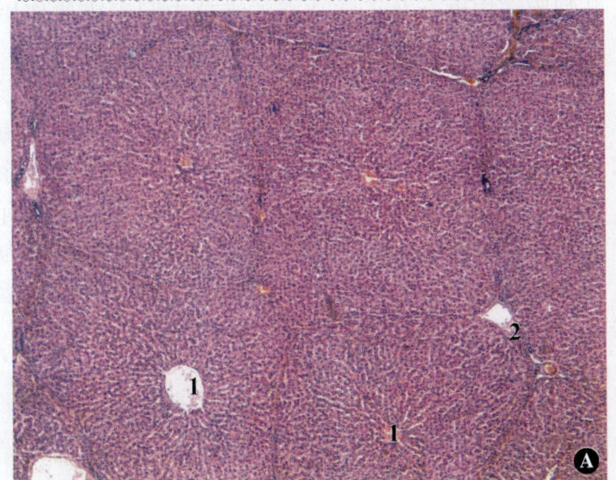

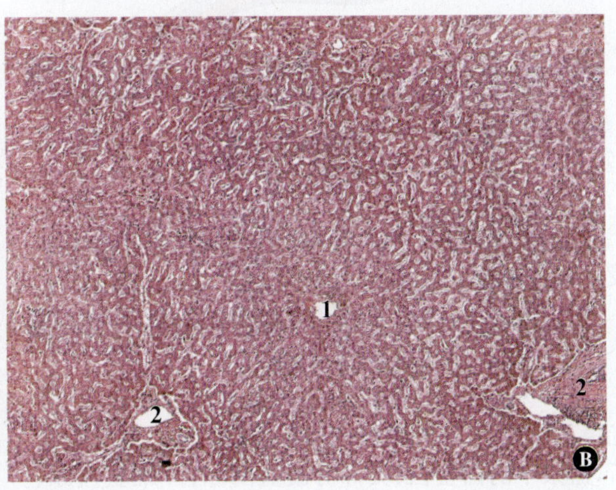

图14-6 肝小叶
A. 猪肝；B. 人肝；
1. 中央静脉；2. 小叶间结缔组织

1. 中央静脉 中央静脉位于肝小叶中央，管壁由内皮细胞围成，内皮外有少量结缔组织，管壁有肝血窦的开口。中央静脉接受肝血窦的血流，然后汇入小叶下静脉。

2. 肝细胞 肝细胞体积较大，直径20～30μm，呈多面体形。在HE染色的切片中，肝细胞的细胞质多呈嗜酸性，当蛋白质合成功能旺盛时，出现散在的嗜碱性颗粒。此外，细胞质内还含有较多的糖原颗粒和少量的脂滴。细胞核大而圆，居中，着色浅，有一至数个核仁。部分肝细胞为双核细胞，多倍体核肝细胞数量很多，这是肝细胞的特点之一，可能与肝细胞活跃的功能及物质更新有关，且与肝脏具有强大的再生能力密切相关。肝细胞存在3种不同的功能面，电镜观察，血窦面和胆小管面有发达的微绒毛，使细胞表面积增大。肝细胞面可见相邻细胞间有紧密连接、桥粒和缝隙连接等结构。

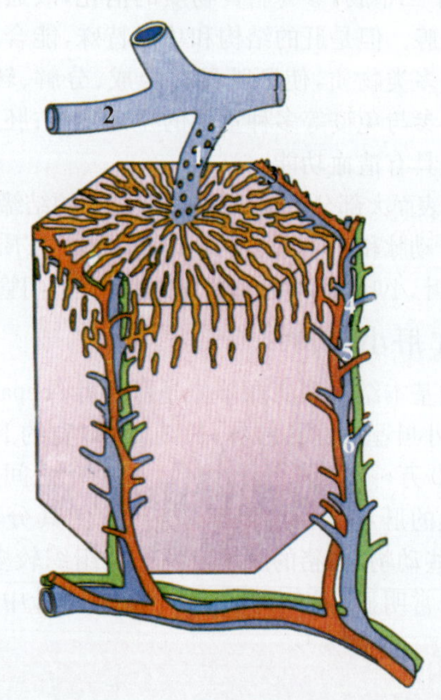

图 14-7 肝小叶模式图

1. 中央静脉；2. 小叶下静脉；3. 终末支；4. 小叶间动脉；5. 小叶间静脉；6. 小叶间胆管

电镜下，在肝细胞丰富的细胞质内可见到丰富而发达的各种细胞器和内含物（图14-8）。

（1）线粒体：每个肝细胞约有线粒体1000～2000个，为肝细胞的功能活动提供能量。

（2）粗面内质网（RER）：成群分布于胞质内，即光镜下散在的嗜碱性颗粒，是合成多种蛋白质的场所，血浆中的白蛋白、大部分凝血酶原、纤维蛋白原、脂蛋白、补体蛋白及许多载体蛋白等均是由RER合成的，并经内质网池转移至高尔基复合体。

（3）滑面内质网（SER）：数量比粗面内质网少，广泛分布于细胞质中，其质膜上有多种酶系分布，如氧化还原酶、水解酶、转移酶、合成酶系等，故功能多样。肝细胞摄取的多种有机物在SER上进行连续的合成、分解、结合、转化等反应。其主要功能是合成胆汁、进行脂肪代谢、对代谢过程中产生的有毒物质及从肠道吸收的有毒物质进行解毒等。多种激素也在肝脏灭活，肝硬化时，对雌激素的灭活能力下降，导致雌激素过多引发肝掌和蜘蛛痣出现。

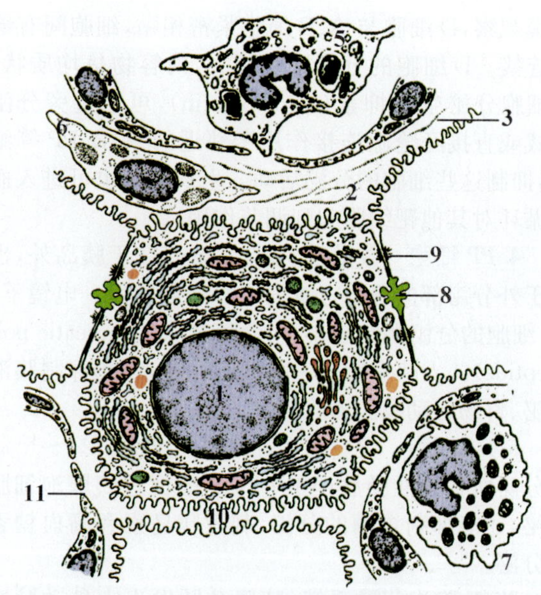

图 14-8 肝细胞模式图

1. 肝细胞核；2. 窦周隙；3. 网状纤维；4. 血窦内皮细胞；5. Kupffer 细胞；6. 储脂细胞；7. 大颗粒淋巴细胞；8. 胆小管；9. 紧密连接；10. 细胞间；11. 内皮细胞孔

（4）高尔基复合体：数量甚多，每个肝细胞约有50个，主要分布在胆小管周围及核附近。参与肝细胞的胆汁分泌；蛋白质的加工、浓缩和储存，然后组装成运输小泡，以出胞方式释放入肝血窦。

（5）溶酶体：数量和大小不一，功能活跃，除了在肝细胞结构更新及正常功能的维持中起着重要作用外，还参与胆色素的代谢、转运和铁的储存过程。

（6）过氧化物酶体（微体）：多为大小不一的圆形小体，主要含过氧化氢酶和过氧化物酶。过氧化氢酶可将细胞代谢产生的过氧化氢还原成氧和水，以消除过氧化氢对细胞的毒性作用；肝细胞的微体内含特有的黄嘌呤氧化酶，它能将核酸代谢产物黄嘌呤氧化为尿酸，经尿排出；此外，肝细胞的微体内还含有与脂类、乙醇类代谢有关的酶。

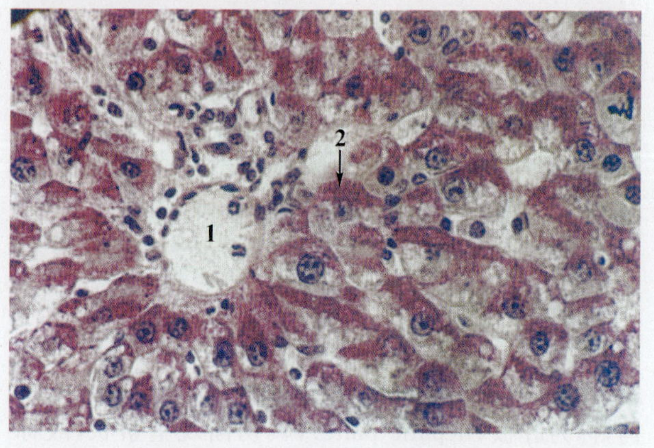

图 14-9 肝糖原（PAS 染色）

1. 中央静脉；2. 肝糖原

（7）内含物：肝细胞内有糖原（图 14-9）、脂滴、色素等内含物，其量随机体所处的不同生理和病理状况而出现变化，细胞质内的脂褐素的含量可随机体年龄的增长而增多；进食后糖原增多，饥饿时糖原减少；正常肝细胞内脂滴较少，但在某些病理情况下脂滴含量可增加。

正常成体的肝细胞是一种长寿细胞，极少见分裂象。但在肝受损后，尤其在肝部分切除后，受肝内外诸多因子（肝细胞增殖刺激因子、肝细胞增殖抑制因子和激素类辅助因子等）的调控，残余肝细胞迅速出现快速活跃的分裂增殖。肝病患者施行大部或部分肝切除后，一般可在半年内恢复到正常肝体积。

3. 肝血窦 肝血窦（hepatic sinusoid）是位于肝板之间的血流通路，腔大、不规则（图 14-11），借肝板上的孔互相吻合成毛细血管网，血液由肝小叶周边汇入中央静脉。窦壁由一层内皮细胞围成，窦腔内可见肝巨噬细胞（图 14-8，图 14-11）和大颗粒淋巴细胞。肝细胞与窦壁内皮细胞之间存在一个狭小的间隙，称为窦周隙（perisinusoidal space）。

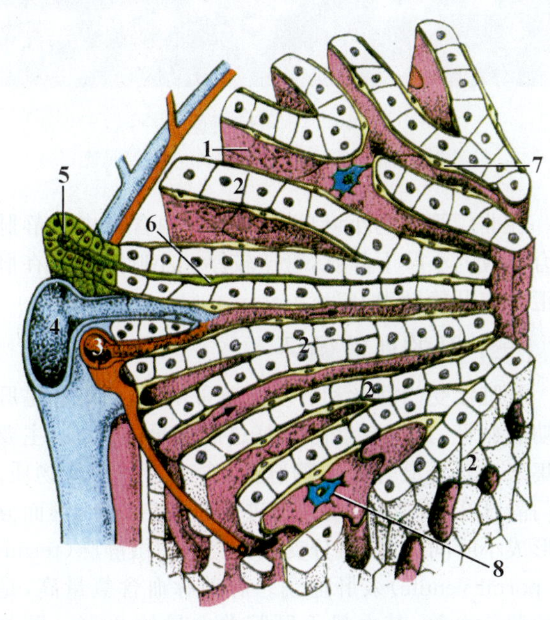

图 14-10 肝血流模式图

1. 肝血窦；2. 肝板；3. 小叶间动脉；4. 小叶间静脉；5. 小叶间胆管；6. 胆小管；7. 内皮细胞；8. Kupffer 细胞

（1）血窦内皮细胞：属有孔型，细胞扁而薄，细胞质内还有较多的吞饮小泡。细胞连接较松散，间隙较大，宽 0.1～0.5μm。内皮外无基膜，仅见散在的网状纤维（图 14-8），其对内皮起支持作用。上述结构赋予肝血窦以较大的通透性，血浆中除乳糜微粒外，其他大分子物质均可自由出入，有利于肝细胞与血液间进行物质交换。

（2）肝巨噬细胞：来自血液单核细胞的肝巨噬细胞又称为 Kupffer 细胞，是体内最大的固定型巨噬细胞群体。形态不规则的细胞常以其板状或丝状伪足附着在内皮细胞表面，或伸出伪足穿过内皮细胞窗孔或细胞间隙伸至窦周隙内（图 14-8，图 14-11）。活跃的变形运动和较强的吞噬和吞饮能力使之在清除由肠道经门静脉进入肝内的病原微生物及异物等方面发挥着重要的作用，并能杀伤肿瘤细胞、处理和传递抗原、参与机体的免疫应答，并能吞噬和清除衰老和损伤的血细胞。肝血窦内还有较多的大颗粒淋巴细胞（large granular lymphocyte，LGL）（图 14-8），他们是具有 NK 细胞活性和表面标志的淋巴细胞，在抵御病毒感染及防止肝肿瘤发生方面起着重要的作用。

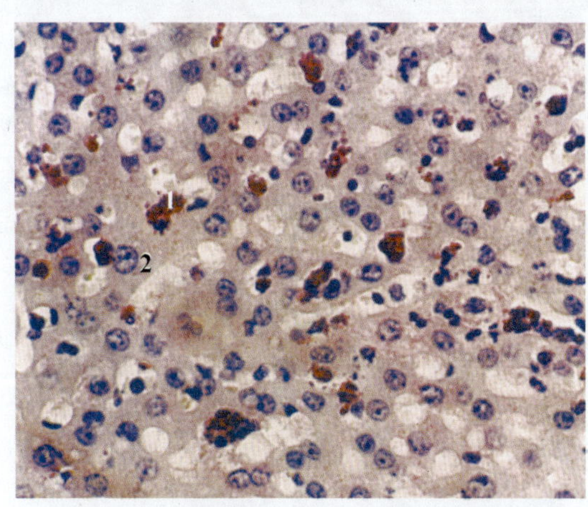

图 14-11 肝巨噬细胞（Kupffer 细胞）（活体墨汁注射）

1. 巨噬细胞；2. 肝细胞索

（3）窦周隙与储脂细胞：窦周隙（perisinusoidal space）是肝细胞与血窦内皮细胞之间的狭窄间隙，又称 Disse 间隙，宽约 0.4μm，充满来自血窦的血浆，是肝细胞与血液之间进行物质交换的场所。电镜下，肝细胞伸出的微绒毛浸于血浆中，相邻肝细胞间有细胞间通道与窦周隙相连，表面也有微绒毛，从而使肝细胞与血液之间有更大的交换面积（图 14-8）。

窦周隙内可见肝星形细胞（hepatic stellate cells，HSCs），又称为储脂细胞（fat-storing cell）和散在的网状纤维，后者由储脂细胞产生。储脂细胞形态不规则，有突起（图 14-8），在 HE 染色标本中不易辨认，而应用氯化金或硝酸银浸染法、或免疫细胞化学技术均可清楚显示。电镜下，储脂细胞的主要特征是细胞质内含有许多大脂滴。储脂细胞的功能是摄取和储存维生素 A，以及合成细胞外基质，在慢性肝病时，储脂细胞异常增生，与肝纤维增生性病变的发生有关。

4. 胆小管 相邻肝细胞连接面的局部质膜凹陷并对接而成的微细小管称胆小管（bile canaliculi），直径约 0.5～1.0μm，用银浸法或酶组织化学染色方可清晰显示其在肝板内连接成网状（图 14-12，图 14-13）。电镜下，胆小管内有肝细胞形成许多微绒毛突入；胆小管周围的相邻肝细胞膜形成紧密连接和桥粒，以封闭胆小管周围的细胞间隙，防止胆汁通过肝细胞间通道入窦周隙内。当各种原因导致胆小管正常结构遭到破坏，胆汁可溢入窦周隙，从而进入血液，造成黄疸。

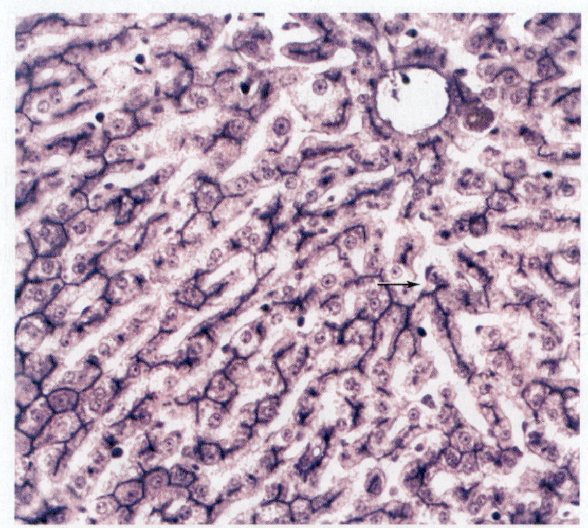

图 14-12 胆小管(碱性磷酸酶染色)
→胆小管

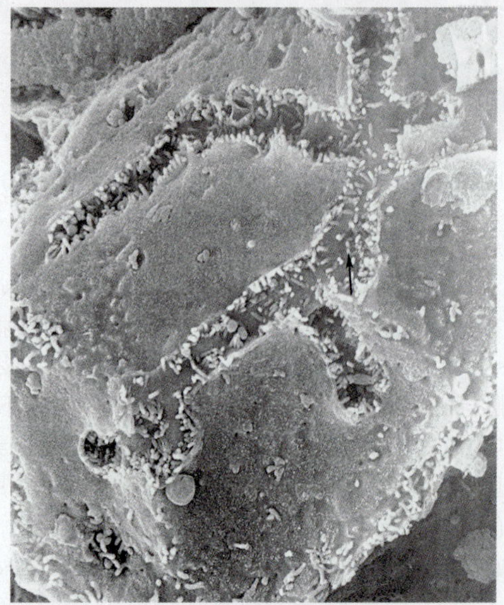

图 14-13 胆小管扫描电镜像
↑胆小管

案例 14-3

患者,男性,48岁。因患肺结核服用利福平和异烟肼后2周,出现食欲不振、口苦、黄疸,肝肿大。实验室检查:黄疸指数增高,谷氨酸氨基转移酶(ALT)和天冬氨酸氨基转移酶(AST)增高。诊断:药物性肝损伤。

问题:

1. 该病的组织学基础是什么?
2. 作为医生应该怎样避免此类状况的出现?

(二)肝门管区

在肝小叶周边的部分区域,结缔组织较多,包含有神经、胆管、淋巴管和血管的分支,可见小叶间静脉、小叶间动脉和小叶间胆管,该区域称为门管区(portal area)(图 14-14)。每个肝小叶周围有3~4个门管区。

(1)小叶间静脉是门静脉的分支,管壁薄、腔大而不规则,内皮外仅有极少量平滑肌;

(2)小叶间动脉是肝动脉的分支,腔小,管径细,管壁较厚,内皮外有环形平滑肌。

(3)小叶间胆管是肝管的分支,由单层立方或低柱状上皮构成。

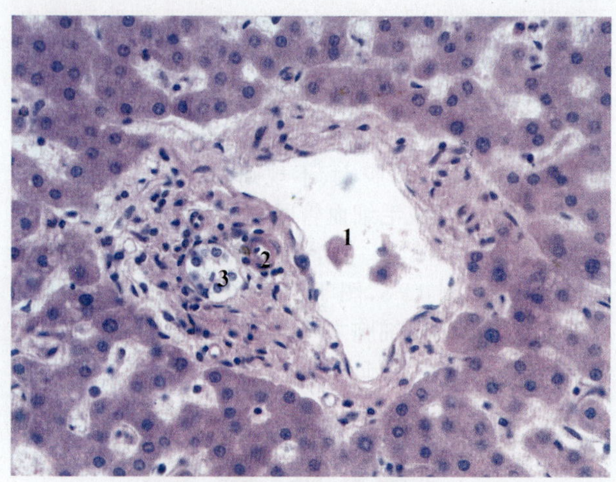

图 14-14 肝门管区
1. 小叶间静脉;2. 小叶间动脉;3. 小叶间胆管

在非门管区的小叶间结缔组织内含有中央静脉汇合形成的小叶下静脉,管壁较厚。小叶下静脉在肝门汇合成肝静脉出肝。

(三)肝的血液循环

肝脏接受门静脉和肝动脉双重供血,门静脉是肝的功能血管,其血流量占肝脏总血流量的80%,主要汇集来自胃肠道等处的静脉血,含丰富的营养物质。肝门静脉在肝门分左右两支进入肝脏左右叶,继而分支形成小叶间静脉,再分支成为终末门微静脉(terminal portal venule)入肝血窦。肝动脉血含氧量高,是肝的营养血管,其血量占肝脏总血量的20%。肝动脉入肝后与门静脉伴行分支,小叶间动脉也分支形成终末肝微动脉(teminal hepatic arteriole),最终也通入血窦。因此,肝血窦内含有动、静脉混合血,其血流方向由小叶周边流向中央,最后汇入中央静脉。若干中央静脉汇合成小叶下静脉,走行于小叶间结缔组织内,然后再汇集成肝静脉,汇入下腔静脉。

(四)肝内胆汁排出途径

胆小管的盲端起自中央静脉周围的肝板内,分泌的胆汁经胆小管从肝小叶的中央流向周边,在小叶边缘处汇集成若干短小的闰管(Herring管)。闰管较细,出肝小叶后,汇入小叶间胆管,小叶间胆管再汇合成左右肝管,于肝门处出肝(图 14-16)。

案例 14-4

患者，男性，66 岁。患胆囊结石十余年。突发性上腹部疼痛于上午 11 时入院。入院检查：体温 37.8℃，胆囊压痛阳性，腹软。B 超显示胆管结石，诊断胆结石，给予消炎利胆治疗。夜间腹痛加剧，心率 96 次/分，血压 69/100。实验室检查：血清淀粉酶和尿淀粉酶升高。B 超显示胆总管结石，胰腺体积增大。入院诊断：胆总管结石伴胰腺炎。

问题：

此患者症状和体征出现的组织学原因是什么？

四、胆囊与胆管

胆囊是储存和浓缩胆汁的器官，胆囊壁由黏膜、肌层和外膜组成(图 14-15)。

1. 黏膜 黏膜形成许多高而分支的皱襞，皱襞表面为单层柱状上皮，皱襞间的上皮向固有层凹陷，形成黏膜窦，窦内易有细菌或异物残留，常引起炎症。当胆囊扩张时，黏膜窦消失。固有层较薄，无腺体，有较多的血管和淋巴管。上皮细胞具有分泌黏液、吸收胆汁中的水和无机盐的功能。

2. 肌层和外膜 肌层较薄，为平滑肌，排列不规则，大致呈纵行和螺旋行排列。外膜大部分为浆膜，少部分为纤维膜。

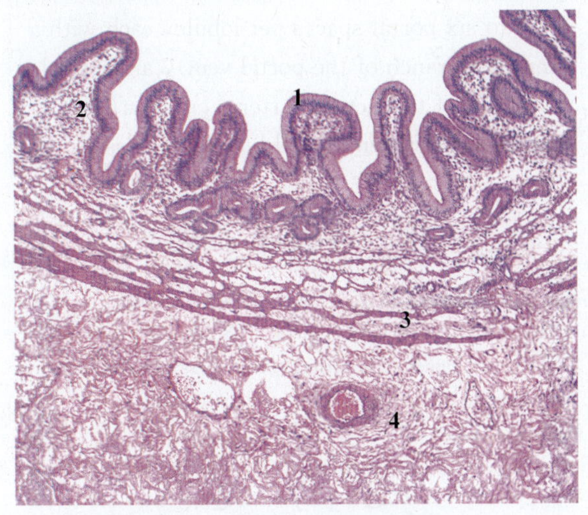

图 14-15 胆囊壁结构模式图

1. 黏膜上皮；2. 固有层；3. 肌层；4. 外膜

胆囊管是近胆囊颈的一段，黏膜形成许多螺旋形皱襞，上皮为含有少量杯状细胞的单层柱状上皮。固有层有黏液性腺。肌层较厚，以环行的平滑肌为主。

脂肪性食物可刺激小肠内分泌细胞分泌缩胆囊素，刺激肌层收缩，排出胆汁。

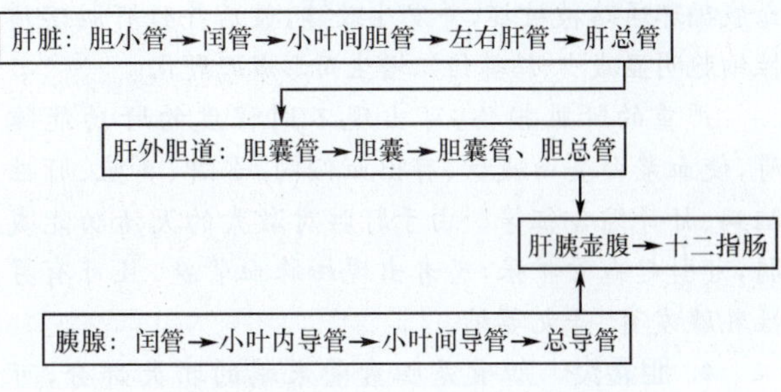

图 14-16 胆汁及胰液排泄途径

【案例的组织学基础】

1. 流行性腮腺炎 腮腺位于两侧面颊近耳垂处，故腮腺炎时肿大的腮腺是以耳垂为中心，向周围蔓延。临床症状主要表现为一侧或两侧耳垂下肿大，表面发热有压痛，张口或咀嚼时局部感到疼痛。流行性腮腺炎是由病毒侵犯腮腺引起的急性呼吸道传染病，病人是传染源，飞沫的吸入是主要传播途径，接触病人后 2～3 周发病。起病大多较急，无前驱症状。有发热、畏寒、咽痛、食欲不佳、恶心、全身疼痛等，数小时腮腺肿痛，逐渐明显，体温可达 39℃以上，成人患者一般较严重。腺体呈肿胀发红，有渗出物，镜下见有出血性病灶和白细胞浸润。导管周围及腺体间质中有浆液纤维蛋白性渗出及淋巴细胞浸润。腺上皮水肿、坏死、腺泡间血管有充血现象。约 2 周肿胀完全退尽。

2. 急性胰腺炎 急性胰腺炎是常见的急腹症之一，是指由多种病因(胆道疾病、大量饮酒或暴饮暴食因)引起胰腺组织自身消化的急性化学性炎症表现，伴或不伴其他器官功能改变的疾病。胰腺炎轻症者胰腺呈现局限或弥漫性水肿、变硬、被膜张力增高，表面充血。显微镜下可见腺泡、间质水肿，炎性细胞浸润，散在出血坏死灶。重症者表现为胰腺高度充血水肿，呈深红、紫黑色。胰腺组织内有大片出血坏死灶、大量的炎细胞浸润。若继发感染可见脓肿，胰腺周围脂肪组织出现坏死，形成皂化斑(系为胰脂肪酶分解脂肪为脂肪酸和甘油，脂肪酸与血中钙结合成此斑)。腹腔内有混浊恶臭液体，含有大量胰酶，吸收入血后各种酶含量增高，具有诊断意义。一般急性胰腺炎病人的血、尿淀粉酶均升高，但也有 10%的病人在整个病程中血清淀粉酶始终正常。重症者发病凶险、并发休克、腹膜炎、败血症等，死亡率高，甚至可在发病数小时内死亡。

3. 乙型肝炎患者肝脏的病理改变 我国乙型肝炎病毒携带者较多，携带者的肝组织正常或仅有轻度非特异性改变。急性乙型肝炎肝脏的炎症是点片状的干细胞变性，主要表现为肝细胞肿胀，嗜酸变性等，且有炎性细胞浸润、有肝细胞的再生，但肝小叶间没有胶原纤维再生。重型肝炎的肝细胞呈大片或桥接状坏死，肝小叶的支架塌陷，肝脏结构紊乱，残存的肝细胞可呈结节状再生，形成假小叶，有纤维组织增生，最终可使肝内正常血液循环通路被破坏，并发生改建，最后导致肝脏实质性细胞明显减少、结缔组织增生而形成肝硬化。

严重的肝脏损伤，可出现不同程度的肝功能障碍，使血浆白蛋白减少、有出血倾向、水肿、黄疸、肝性脑病、肝肾综合征等。由于肝脏对激素的灭活功能减弱，可引起血管扩张，患者出现蜘蛛血管痣，且可有男性乳腺发育、睾丸萎缩。

4. 胆囊炎 胆囊是胆囊管末端的扩大部分，可容胆汁30～60ml。胆囊炎是由多种原因引起的胆囊炎性改变，狭长的胆囊管很容易使胆石，寄生虫嵌入胆囊管。各种原因导致胆汁长期滞留和过于浓缩，对胆囊黏膜直接刺激而引起发炎。加之供应胆囊营养的血管是终末动脉，当胆汁排出障碍造成胆囊内压力不断增高，使胆囊壁的血管受压而缺血时，胆囊抵抗力下降，细菌就容易生长繁殖，趁机活动起来而发生胆囊炎。急性胆囊炎根据病程分四个阶段：早期单纯性胆囊炎可见胆囊壁充血，黏膜水肿，上皮脱落，炎性细胞浸润。急性化脓性胆囊炎阶段可见胆囊明显肿大，充血水肿，表明可有纤维素性脓性分泌物，炎症波及囊壁各层，出现黏膜溃疡，囊腔内充满脓液。坏疽性胆囊炎阶段，可见因胆囊过度肿大，导致血运障碍，囊壁有散在出血灶，小脓肿形成，或全层坏死。胆囊穿孔阶段可见在坏疽的基础上，胆囊顶或颈部穿孔，形成弥漫性腹膜炎、膈下感染等。

Summary

The digestive glands are the organs associated with the digestive tract including the salivary glands, the pancreas, the liver and the gallbladder. Their secretion are transported to the digestive tract that opening into the digestive tract.

The main functions of the salivary glands are to wet and lubricate the oral cavity and its contents, to initiate the digestion of food. The acinuses of salivary gland consist of serous acinus, mucous acinus and mixed acinus.

The pancreas is a mixed exocrine and endocrine gland. The exocrine portion is a compound tubuloacinar gland. The acinar cell is a serous cell. The cytoplasm near the base of the acinar cells is strongly basophilic and the apical cytoplasm is filled with large numbers of zymogen granules. The main functions of exocrine gland are to produce digestive enzymes that are delivered into the small intestine. The endocrine tissue of the pancreas is grouped into small spherical clusters known as islets of Langerhans. The islets consist mainly of the following cell types: Alpha (α) cells which secrete glucagons in response to hypoglycemia to elevate blood glucose; Beta(β) cells secrete insulin, which is in response to hyperglycemia to lower blood glucose; Delta (δ) cells secrete somatostatin, which inhibits hormone secretion from nearby cells; PP-cells secrete pancreatic polypeptide.

The main structural component of the liver is the hepatic lobules, which is the basic structural unit of liver. A hepatic lobule consists of hepatic plate, hepatic sinusoid, perisinusoidal space, bile canaliculi and central vein. The hepatocytes are radically disposed in the liver lobule. The space between these plates constitutes the sinusoid capillaries, i. e. the liver sinusoid. In addition to the fenestrated endothelial cells, the sinusoids also contain phagocytic cells known as Kupffer cells. The endothelial cells are separated from the underlying hepatocytes by a subendothelial space known as the space of Disse, in which contains reticular fibers and microvilli of hepatocytes, and are basal lamina-free. There is plasma escaping from the sinusoids in this space. The fat-storing cells are star-shaped cells located in the spaces of Disse. The human liver contains three to six portal spaces per lobule, each with a venule (a branch of the portal vein), an arteriole (a branch of the hepatic artery), a duct(part of the bile duct system), and lymphatic vessels.

进一步阅读文献

高英茂. 2010. 组织学与胚胎学. 北京：高等教育出版社

Kuo TK, Hung SP, Chuang CH, et al. 2008. Stem cell therapy in liver disease: parameters governing the success of using bone marrow mesenchymal stem cells. Gastrenterology, 134 (7): 2111－2121

思考题

1. 简述三种大唾液腺的结构特点与功能。
2. 试述胰腺内分泌部的结构特征与功能。
3. 试述胰腺外分泌部的结构特点及功能。
4. 试述肝小叶的结构与功能。
5. 试述肝血循环的特点及胆汁排放途径。

（王燕蓉）

第15章 呼吸系统

【相关知识导读】

1. 呼吸系统的主体设计仿佛是一棵倒置的树，其寓意是什么？

2. 气管的软骨环为何设计成“C”字形，其中的奥秘是什么？

3. 气体交换为何只能在肺泡进行？

4. 呼吸系统有哪些防御措施？

5. 吸烟的人为何痰多，经常咳嗽？

6. 早产儿为何容易发生呼吸窘迫综合征？

呼吸系统（respiratory system）由连续的充满气体的中空性器官组成，从头至尾分别是：鼻、咽、喉、气管、主支气管和肺。呼吸系统的主要功能是进行气体交换，同时兼有嗅觉功能和发音功能。

呼吸系统直接与外界环境相通，容易并发各种呼吸道和肺部疾病。本章的案例引导你深入探究呼吸系统各个部分的结构特点，以此回答由案例提出的问题。

案例 15-1

患者，男性，49 岁。终年咳嗽、吐痰，吸烟史近 30 年，1 个月前加重，昼夜频繁咳嗽，痰多色白，并有腰酸腿软，脉搏无力等。体检：两肺闻及哮鸣音。

问题：

1. 你认为患者最有可能得什么疾病？理由是什么？

2. 联系气管的结构，说明咳嗽是怎样产生的？

案例 15-2

患者，女性，2 岁。3 天前始出现发热、咳嗽，为阵发性单声咳，初为干咳，后咳少量黄色痰液，无传染病接触史。精神尚可，呼吸平稳，浅表淋巴结不大，咽充血，双肺呼吸音粗，可闻及散在干啰音。外周血象偏高，胸部正位 X 线片示双肺纹理增粗。

问题：

1. 你判断该患者的疾病是否已经波及肺泡？

2. 双肺纹理增粗表明是呼吸道的导气部还是呼吸部的结构发生变化？

一、鼻 腔

鼻是呼吸和嗅觉器官。鼻腔的内表面为黏膜，由上皮和固有层构成。黏膜深部与软骨膜、骨膜或骨骼肌相连。根据结构和功能的不同，鼻黏膜可分为前庭部、呼吸部和嗅部。

1. 前庭部（vestibular region） 是邻近外鼻孔的部分。黏膜表面为未角化的复层扁平上皮，近外鼻孔处与皮肤的表皮相移行，并有鼻毛和皮脂腺等。鼻毛可阻挡吸入气体中的尘埃等异物。

2. 呼吸部（respiratory region） 占鼻黏膜的大部分，包括下鼻甲、中鼻甲、鼻道及鼻中隔中下部的黏膜。因血管丰富而呈粉红色，上皮为假复层纤毛柱状上皮，杯状细胞较多。纤毛向咽部摆动，将黏着的细菌及尘埃颗粒推向咽部而被咳出。固有层有黏液性腺、浆液性腺和混合性腺，丰富的静脉丛和淋巴组织，对吸入的空气有加温、加湿及免疫抵御作用。

3. 嗅部（olfactory region） 位于鼻中隔上部、上鼻甲及鼻腔顶部。人嗅部黏膜总面积约为 2cm²，狗嗅部黏膜总面积约为 100cm²，故狗的嗅觉发达。嗅上皮为假复层柱状上皮，嗅上皮由嗅细胞、支持细胞和基细胞等组成(图 15-1)。

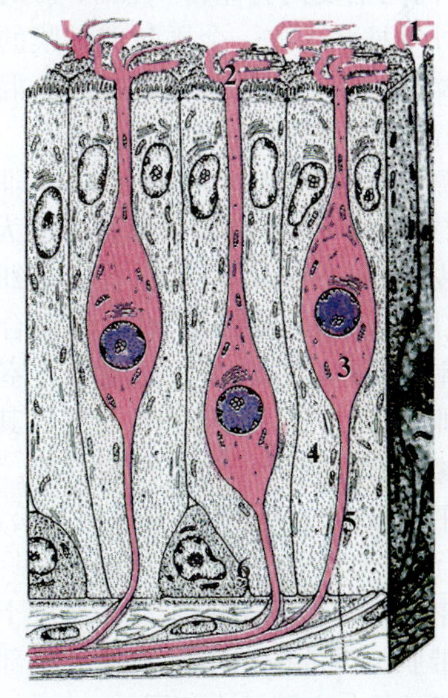

图 15-1 嗅黏膜上皮超微结构模式图

1. 嗅毛；2. 嗅泡；3. 嗅细胞；4. 支持细胞；5. 轴突；6. 基细胞

(1) 嗅细胞（olfactory cell）：是一种感受嗅觉的感

觉神经元(双极神经元),位于支持细胞之间,其树突细长,伸到上皮游离面,末端膨大呈球状,称为嗅泡(olfactory vesicle)。从嗅泡发出数十根静纤毛,称为嗅毛(olfactory cilia)。嗅毛浸于上皮表面的嗅腺分泌物中,可接受有气味物质的刺激。嗅细胞基部发出一条细长的轴突,穿过基膜进入固有层内,由嗅鞘细胞包裹形成无髓神经纤维,许多条无髓神经纤维组成嗅神经(olfactory nerve)。嗅毛可能通过其受体接受不同化学物质的刺激,产生神经冲动,传入中枢,产生嗅觉。

(2) 支持细胞(supporting cell):数目最多,细胞呈高柱状,顶部宽大,基部较细,游离面有许多微绒毛。核呈卵圆形,位于细胞的上部,胞质内线粒体较多,常见脂褐素颗粒。支持细胞起支持和分隔嗅细胞的作用,相当于神经胶质细胞。

(3) 基细胞(basal cell):圆形或锥体形,位于上皮基底部。基细胞具有干细胞的功能,可分裂分化为支持细胞和嗅细胞。

嗅黏膜固有层为薄层结缔组织,其深部与骨膜相连。固有层富含血管、淋巴管和神经,并有许多浆液性嗅腺(olfactory gland),分泌的浆液可溶解空气中有气味的化学物质,刺激嗅毛,引起嗅觉。浆液的不断分泌,又可不断清洗上皮表面,使嗅细胞对物质刺激保持高度的敏感性。

二、喉

喉上接咽腔下连气管,既是气体通道,又是发音器官。喉以软骨为支架,软骨之间借韧带、肌肉或关节相连。会厌舌面及喉面上份的黏膜覆以复层扁平上皮,其舌面的上皮内有味蕾,喉面下份的黏膜上皮为假复层纤毛柱状上皮。会厌各部黏膜的固有层均为疏松结缔组织,内有较多的弹性纤维、混合腺和淋巴组织,深部与会厌软骨的软骨膜相连。

喉的侧壁黏膜形成上下两对皱襞,即室襞和声襞,上下皱襞之间为喉室。室襞黏膜上皮为假复层纤毛柱状上皮,夹有杯状细胞,其固有层为细密结缔组织,黏膜下层为疏松结缔组织,有较多混合腺和淋巴组织。喉室的黏膜和黏膜下层的结构与室襞基本相同。声襞即为声带,分为膜部和软骨部。其膜部为声襞的游离缘,较薄;软骨部为声襞的基部。膜部上皮为复层扁平上皮,固有层较厚,其浅层疏松,炎症时易发生水肿,深层为致密结缔组织,内含大量弹性纤维,形成了致密板状结构,称声韧带。固有层下方的骨骼肌构成声带肌。声带振动主要发生在膜部。声带的软骨部黏膜结构与室襞基本相同。

三、气管和主支气管

气管和主支气管为肺外的气体通道,其管壁结构大致分三层,由内向外依次为黏膜、黏膜下层和外膜(图 15-2,图 15-3)。

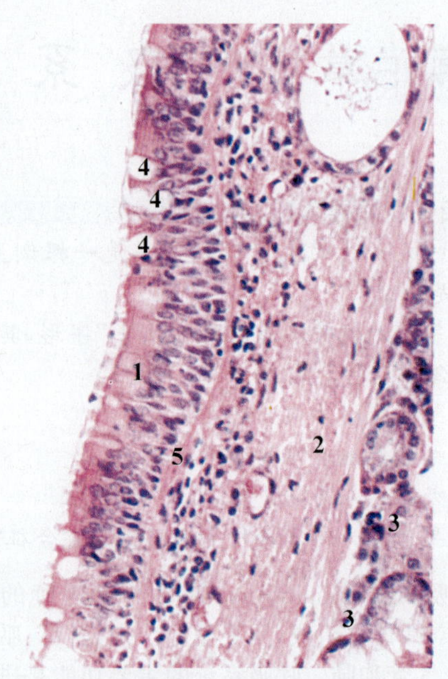

图 15-2 气管黏膜

1. 假复层纤毛柱状上皮;2. 固有层;3. 黏膜下层;4. 杯状细胞;5. 基膜

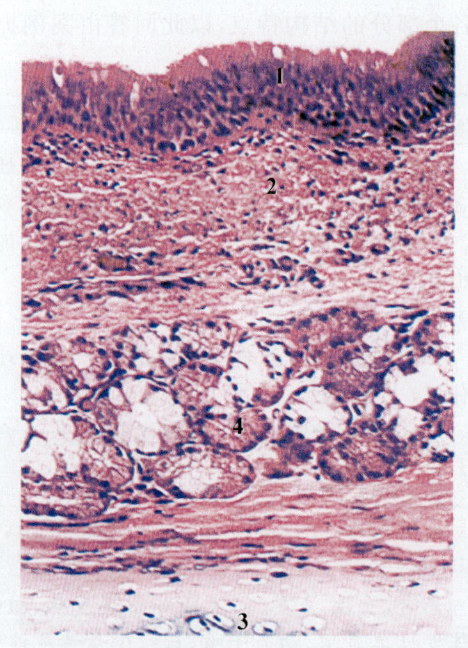

图 15-3 气管

1. 上皮;2. 固有层;3. 气管软骨;4. 混合腺

(一) 气管

1. 黏膜 由上皮和固有层构成,上皮为假复层纤毛柱状上皮,由纤毛细胞、杯状细胞、刷细胞、小颗粒细胞和基细胞构成(图 15-4)。

(1) 纤毛细胞(ciliated cell):数量最多的细胞,胞体呈柱状,游离面有纤毛(图 15-4)。纤毛向咽部作快速、定向摆动,将黏液及其黏附的尘埃和细菌等异物

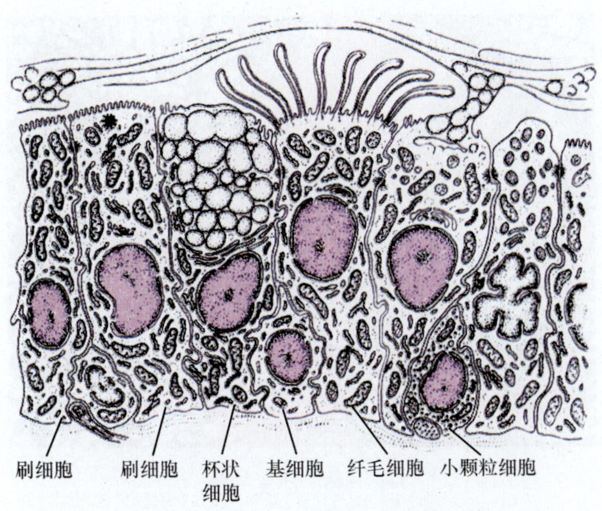

图 15-4　气管上皮超微结构模式图

推向咽部，然后咳出，净化吸入的空气。当吸入有害气体、长期吸烟或患慢性支气管炎时，均能使纤毛减少、变形、膨胀或消失。

(2) 杯状细胞 (goblet cell)：位于纤毛细胞之间，形态类似于肠道杯状细胞。其分泌的黏液覆盖在黏膜表面，与气管腺的分泌物共同构成黏液屏障，可黏附和溶解气体中的尘埃颗粒、细菌、有毒气体等。

(3) 刷细胞 (brush cell)：呈柱状，游离面有排列整齐的微绒毛，形如刷状。此种细胞的功能尚无定论，有人认为是过渡阶段的细胞，可分化为纤毛细胞；也有人发现细胞的基底面与传入神经末梢形成突触，故认为刷细胞可能具有感受刺激的功能。

(4) 小颗粒细胞 (small granule cell)：数量少，呈锥体形，散在于上皮深部，HE 染色标本中不易与基细胞相区别。电镜下胞质内有许多膜包的致密分泌颗粒，内含有 5-羟色胺、铃蟾肽、降钙素、脑啡肽等物质，可调节呼吸道和血管壁平滑肌的收缩和腺体的分泌，故小颗粒细胞是一种内分泌细胞。

(5) 基细胞 (basal cell)：位于上皮的深部，呈锥体形，细胞顶部未达到上皮的游离面。基细胞是一种未分化的干细胞，可增殖分化为上皮中其他各类型细胞。

上皮与固有层之间有明显的基膜，是气管上皮的特征之一。固有层为细密结缔组织，含有较多弹性纤维，使气管略有弹性；还有许多淋巴细胞、浆细胞和肥大细胞，具有免疫防御功能。其中的浆细胞与上皮细胞联合分泌的 sIgA，释放入管腔后，对细菌、病毒有杀灭作用。

2. 黏膜下层　为疏松结缔组织，与固有层及外膜之间没有明显界限。黏膜下层含有血管、淋巴管、神经和较多混合性腺(气管腺)。气管腺的黏液性腺泡所分泌的黏液与杯状细胞分泌的黏液共同形成厚的黏液层，覆盖在黏膜表面，气管腺的浆液性腺泡分泌的稀薄液体，位于黏液层下方，有利于纤毛的正常摆动。

3. 外膜　较厚，由 16～20 个“C”字形的透明软骨环和疏松结缔组织构成，软骨环之间以弹性纤维组成的环状韧带相连接，使气管保持通畅并有一定弹性。软骨环的缺口处为气管后壁的膜性部，内有弹性纤维组成的韧带和平滑肌束。咳嗽反射时平滑肌收缩，使气管管腔缩小，利于清除痰液。

(二) 主支气管

主支气管管壁结构与气管相似，但随着分支，管腔变小，管壁略有变化。其环状软骨逐渐变为不规则的软骨片，而平滑肌逐渐增多并呈螺旋形排列。

四、肺

案例 15-3

患者，女性，41 岁。突然发热、恶寒、头身痛、口渴、胸痛、气促、咳铁锈色痰、尿黄、便结 3 日。肺部体征：呼吸音减低，有湿啰音或病理性支气管呼吸音。血常规：白细胞计数增高、中性粒细胞达 0.80 以上，核左移，有中毒颗粒。X 线检查：右肺下叶有均匀一致的大片状密度增高阴影。痰涂片：可见大量革兰阳性球菌。痰、血培养：有肺炎球菌生长。

问题：

1. 在学习肺组织结构后，你估计患者的疾病是否严重。

2. 咳铁锈色痰意味肺组织哪些结构遭到破坏？

3. 此时病变部位的肺泡还是空泡状吗？

肺(lung)的表面有一层光滑的浆膜，即胸膜的脏层。浆膜深部的结缔组织伸入肺内，将肺分成许多小叶，因此，肺组织分实质和间质两部分。肺内支气管的各级分支及终末的大量肺泡为肺的实质，由浆膜伸入的结缔组织及其中的血管、淋巴管和神经等为肺的间质。肺实质的特点表现为支气管在肺内的反复分支呈树枝状，故称为支气管树(bronchial tree)(图 15-5)。

支气管树的具体分支为：支气管由肺门进入肺内后，分支为叶支气管(第二级分支)，左肺 2 支，右肺 3 支；叶支气管继而分支为段支气管(第 3～4 级分支)；段支气管反复分支为小支气管(第 5～10 级分支)，小支气管再分支为细支气管(第 11～13 级分支)；每个细支气管再分出 4～6 个直径为 0.5mm 的分支，称为终末细支气管(第 14～16 级分支)；终末细支气管的末梢支分别称为呼吸性细支气管(第 17～19 级分支)、肺泡管(第 20～22 级分支)、肺泡囊(第 23 级分支)和肺泡(第 24 级分支)。

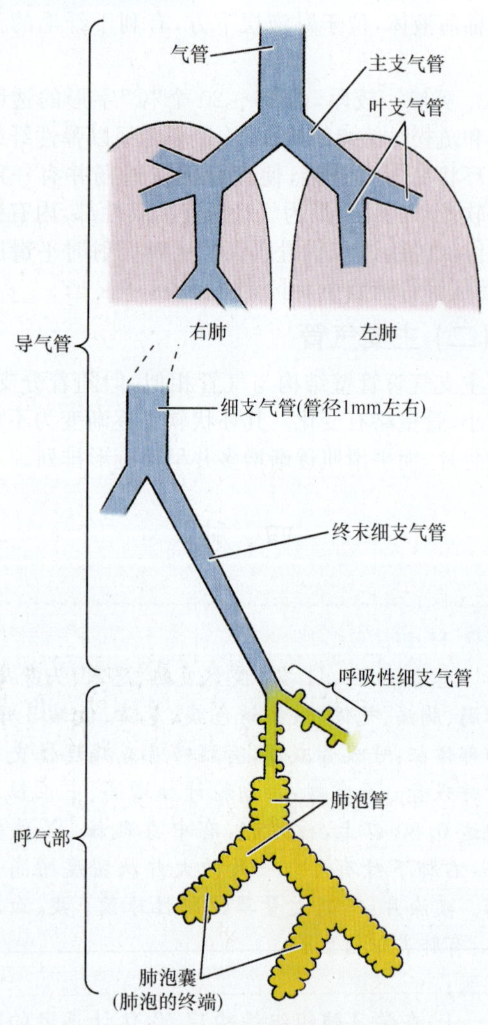

图 15-5 呼吸道主要分支(支气管树主要分支)

通常,将支气管树分为导气部和呼吸部,从叶支气管到终末细支气管为肺的导气部,呼吸性细支气管以下各段均出现了肺泡,为肺的呼吸部。每一叶支气管连同它的各级分支和肺泡,组成了一个肺叶,左肺 2 叶,右肺 3 叶。每一细支气管连同它的各级分支和肺泡,组成了一个肺小叶(pulmonary lobule),每叶肺约有 50~80 个肺小叶。临床上大叶性肺炎系指肺叶范围内的炎症病变,小叶性肺炎系指肺小叶范围内的炎症病变。

(一) 肺导气部

肺导气部的各段管道随支气管分支,管径逐渐变小,管壁变薄,结构愈趋简单。其管壁结构的规律性变化表现为:“三少一多”,即杯状细胞、腺体和软骨片逐渐减少,平滑肌逐渐增多。肺导气部无气体交换功能。

1. 叶支气管至小支气管 管壁结构与主支气管基本相似,但管径渐细,管壁渐薄,三层结构分界不明显。上皮仍为假复层纤毛柱状上皮,杯状细胞和腺体和软骨片都逐渐减少,平滑肌逐渐增多,成为环行平滑肌束(图 15-6)。

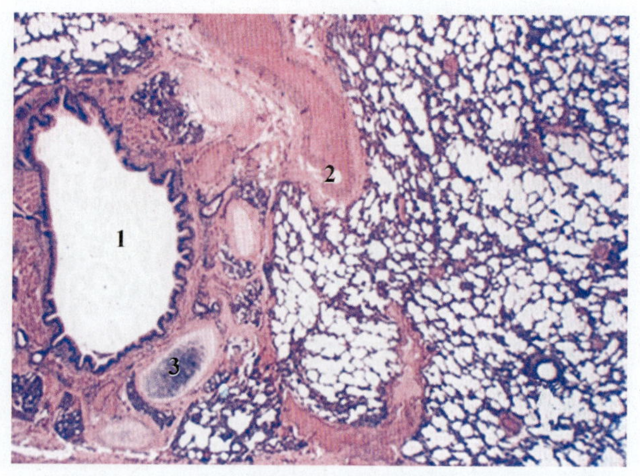

图 15-6 小支气管
1. 肺内小支气管;2. 血管;3. 软骨片

2. 细支气管(bronchiole) 管径约为 1.0mm,上皮由起始段的假复层纤毛柱状上皮逐渐变为单层纤毛柱状上皮,杯状细胞、腺体和软骨片逐渐减少至消失,环行平滑肌更加明显,黏膜常形成皱襞(图 15-7)。

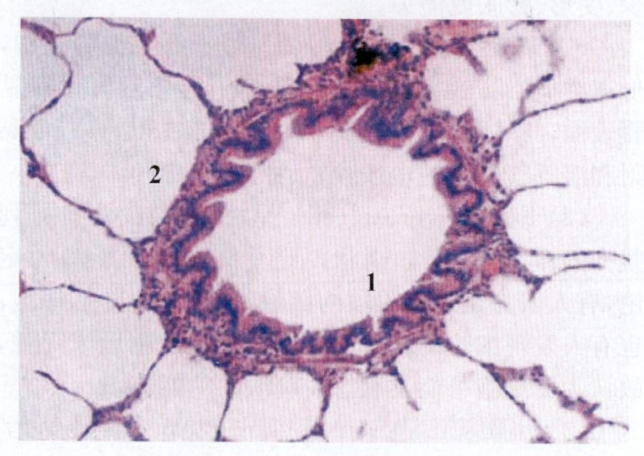

图 15-7 细支气管
1. 细支气管;2. 肺泡

3. 终末细支气管(terminal bronchiole) 管径约为 0.5mm,上皮为单层纤毛柱状上皮,杯状细胞、腺体和软骨片全部消失,出现完整的环行平滑肌层,黏膜皱襞更明显(图 15-8)。

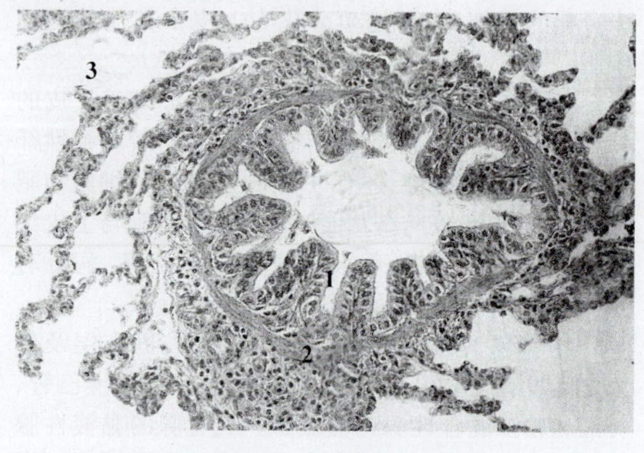

图 15-8 终末细支气管
1. 黏膜层;2. 环形的平滑肌纤维;3. 肺泡

电镜下，终末细支气管的上皮由两种细胞组成，即纤毛细胞和无纤毛的分泌细胞。其中分泌细胞数量多，又称为克拉拉细胞（Clara cell）细胞，细胞呈柱状，游离面呈圆顶状凸向管腔，顶部胞质内可见发达的滑面内质网和分泌颗粒，内含蛋白水解酶和糖蛋白，前者可分解管腔中黏液，降低分泌物的黏稠度，后者能在呼吸道表面形成一层保护膜。Clara 细胞内尚有较多的氧化酶系，可对吸入的毒物或某些药物进行生物转化和解毒。上皮损伤时 Clara 细胞增殖分裂，分化为纤毛细胞。

肺导气部的细支气管和终末细支气管管壁中的环行平滑肌可在自主神经的支配下收缩或舒张，调节进入肺小叶的气流量。

（二）肺呼吸部

肺的呼吸部出现肺泡，因此，具有呼吸功能。因为，肺泡壁菲薄并与肺毛细血管网紧密相贴，肺泡是进行气体交换的具体部位（图 15-9）。

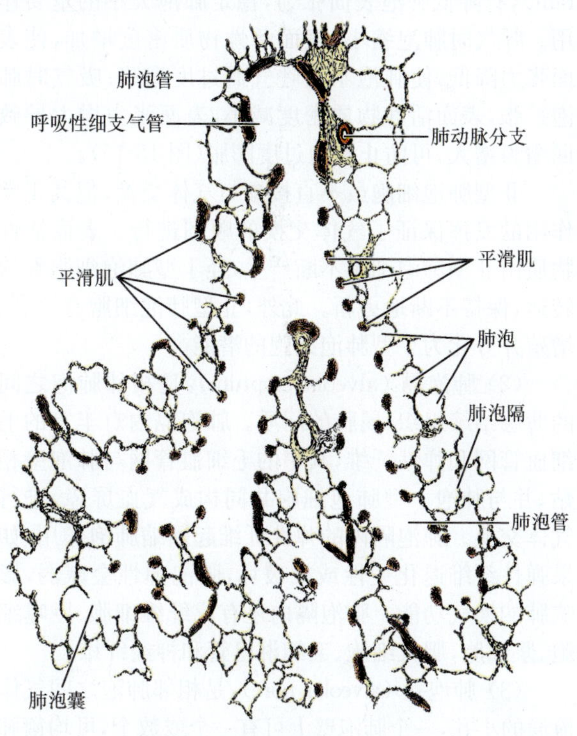

图 15-9　支气管树的呼吸部

1. 呼吸性细支气管（respiratory bronchiole）　呼吸性细支气管管壁上出现少量肺泡，其余的管壁结构特点为：上皮为单层立方上皮，其中含有克拉拉细胞和少量纤毛细胞，上皮外面有少量环行平滑肌纤维和弹性纤维。在肺泡开口处，单层立方上皮移行为单层扁平上皮（图 15-10）。

2. 肺泡管（alveolar duct）　肺泡管的管壁上出现大量肺泡，故管壁自身的结构很少，仅在相邻肺泡开口之间保留少许，其表面覆以单层立方或扁平上皮，其下方为少量平滑肌束和弹性纤维，因肌纤维环行围绕于肺泡开口处，故镜下可见相邻肺泡开口之间有结节状膨大（图 15-10）。

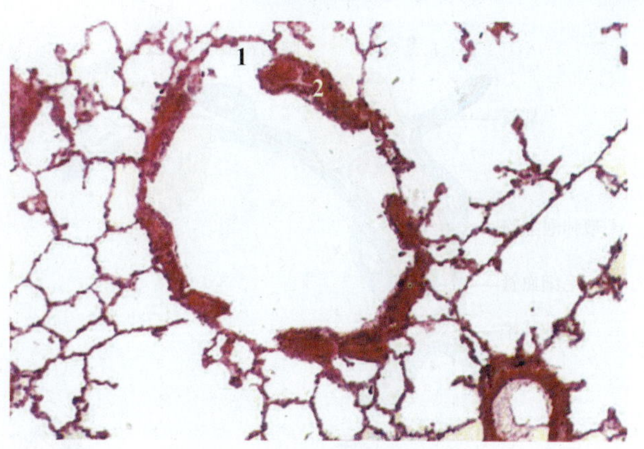

图 15-10　呼吸性细支气管
1. 肺泡；2. 呼吸性细支气管管壁

3. 肺泡囊（aveolar sac）　肺泡囊的管壁上全都是肺泡，相邻肺泡开口之间没有环行平滑肌束，仅有少量结缔组织，故切片中无结节状膨大（图 15-11）。

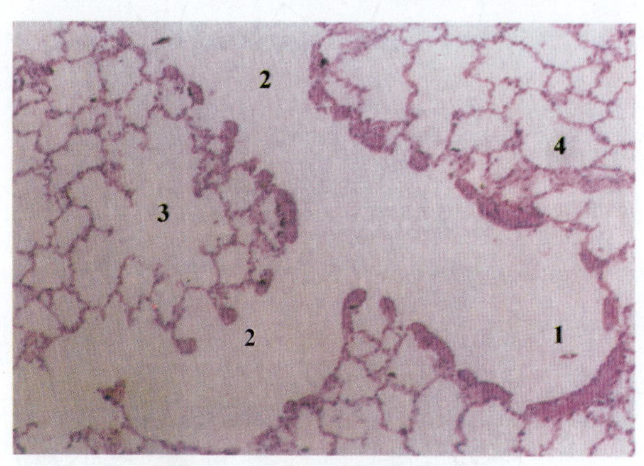

图 15-11　肺呼吸部
1. 呼吸性细支气管；2. 肺泡管；3. 肺泡囊；4. 肺泡

4. 肺泡（pulmonary alveoli）　是肺支气管树的终末部分，类似在支气管树的枝头长出叶子——肺泡，为半球形的小囊，直径约为 0.2mm，开口于肺泡囊、肺泡管或呼吸性细支气管的管腔，是肺进行气体交换的部位，构成肺的主要结构。成人肺约有 3 亿～4 亿个肺泡，吸气时总表面积可达 $140m^2$（图15-12，图 15-13）。

肺泡壁很薄，由单层肺泡上皮和基膜组成。相邻肺泡之间有少量结缔组织，称肺泡隔，富含毛细血管和弹性纤维，它们包在肺泡外表面，利于肺泡和血液之间进行气体交换。

（1）肺泡上皮：由Ⅰ型肺泡细胞和Ⅱ型肺泡细胞组成。

1）Ⅰ型肺泡细胞（type Ⅰ alveolar cell）：细胞扁平，覆盖肺泡表面积的 95%，含核部分较厚突向肺泡腔，无核部分胞质菲薄，厚约 0.2μm，参与构成气-血

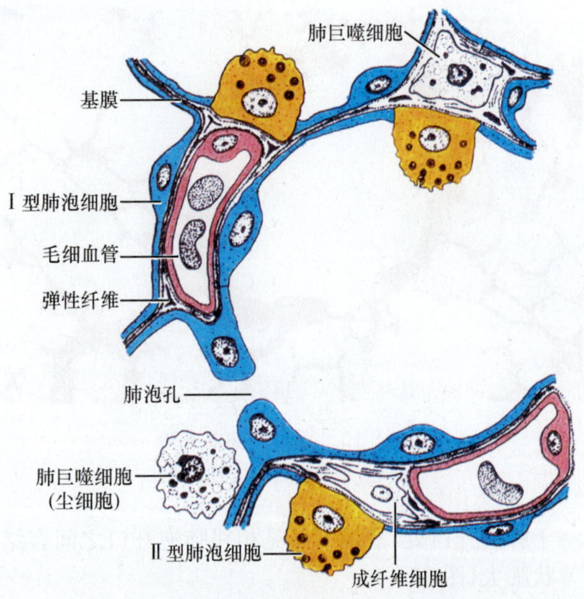

图 15-12 肺泡、肺泡孔和肺泡隔

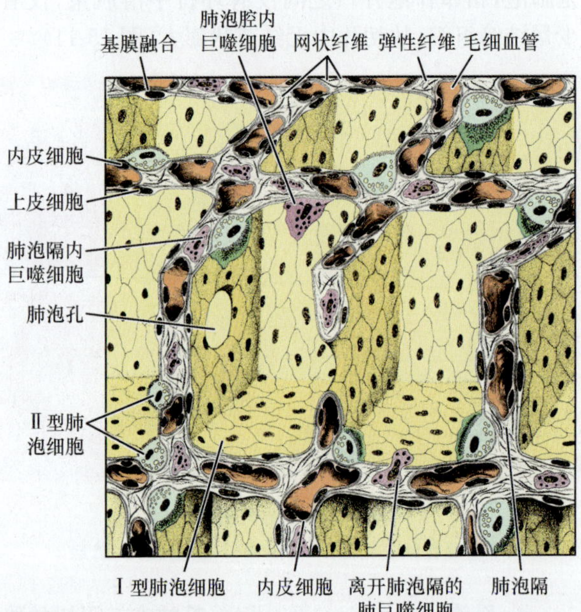

图 15-13 肺泡、肺泡孔和肺泡隔的三维结构模式图

屏障，是进行气体交换的部位。电镜下，Ⅰ型肺泡细胞细胞器少，胞质内有较多的吞饮小泡，小泡内含有表面活性物质和微小的尘粒，细胞可将这些物质转运到肺泡外的间质内，以便清除。Ⅰ型肺泡细胞无分裂增殖能力，损伤后由Ⅱ型肺泡细胞增殖分化补充(图 15-14)。

2) Ⅱ型肺泡细胞(typeⅡ alveolar cell)：位于Ⅰ型肺泡细胞之间，数量较Ⅰ型肺泡细胞多，但覆盖面积仅为肺泡表面的5%左右。细胞较小，呈立方形或圆形，顶端突入肺泡腔(图 15-10～图 15-12)。细胞核圆形，胞质着色浅、呈泡沫状。电镜下，细胞游离面有短小的微绒毛，胞质内除含一般的细胞器外，核上方有较多高电子密度的分泌颗粒，因颗粒内含同心圆或平行排列的板层状结构，称为嗜锇性板层小体(osmiophilic multilamellar body)。小体内的主要成分为磷脂，以二棕榈酰卵磷脂为主，此外还有糖胺多糖及蛋白质等。细胞将颗粒内物质释放出来，于肺泡内面的液体层形成一层薄膜，称为表面活性物质(surfactant)，有降低肺泡表面张力，稳定肺泡大小的重要作用。呼气时肺泡缩小，表面活性物质密度增加，使表面张力降低，使肺泡不至呼气而过度塌陷；吸气时肺泡扩张，表面活性物质密度减小，表面张力增大导致回缩力增大，可防止肺泡过度膨胀(图 15-15)。

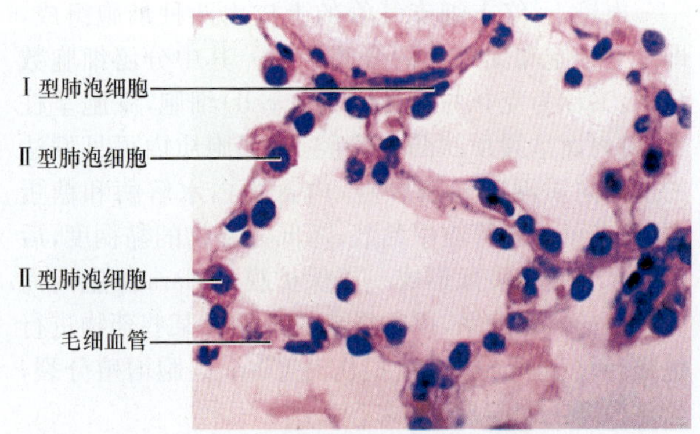

图 15-14 肺泡

Ⅱ型肺泡细胞虽不直接参与气体交换，但其正常作用的发挥保证了气体交换的顺利进行。表面活性物质由Ⅱ型肺泡细胞不断产生，经Ⅰ型肺泡细胞吞饮转运，保持不断地更新。此外，Ⅱ型肺泡细胞有分裂、增殖并分化为Ⅰ型肺泡细胞的潜能。

(2) 肺泡隔 (alveolar septum)：是相邻肺泡之间的薄层结缔组织，属肺的间质。肺泡隔内有丰富的毛细血管网和弹性纤维，其中的毛细血管网与肺泡壁相贴，并与肺泡Ⅰ型肺泡细胞共同构成气血屏障，进行气体交换。肺泡隔内的弹性纤维起回缩肺泡作用，如果弹性纤维退化变性或被破坏，肺泡弹性会减弱，影响肺的换气功能。肺泡隔内还有成纤维细胞、巨噬细胞、浆细胞，肥大细胞、毛细淋巴管和神经纤维。

(3) 肺泡孔 (alveolar pore)：是相邻肺泡之间气体流通的小孔，一个肺泡壁上可有一个或数个，可均衡肺泡间气体的含量。当某个终末细支气管或呼吸性细支气管阻塞时，肺泡孔起侧支通气作用，防止肺泡萎陷。但在肺部感染时，肺泡孔也是炎症蔓延的渠道。

(4) 气-血屏障(blood-air barrier)：是肺泡内气体与血液内气体进行交换所通过的结构，由肺泡表面液体层、Ⅰ型肺泡细胞与基膜、薄层结缔组织、毛细血管基膜与连续内皮构成。有的部位无结缔组织，两层基膜融合。气-血屏障很薄，厚约 0.2～0.5μm 有利于气体迅速交换。

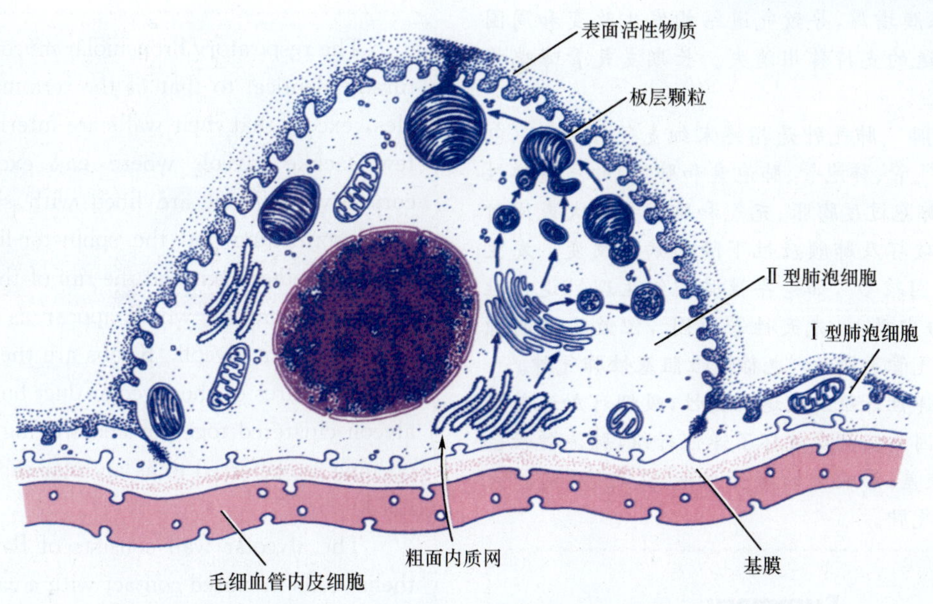

图 15-15　Ⅱ型肺泡细胞肺超微结构模式图

(三)肺间质和肺巨噬细胞

肺内结缔组织及其中的血管、淋巴管和神经构成肺的间质。肺间质主要分布于支气管树的周围,随着支气管树分支增加,间质逐渐减少。肺间质的组成与一般疏松结缔组织相同,但有较多的弹性纤维和巨噬细胞。

肺巨噬细胞(pulmonary macrophage)来源于血液中的单核细胞(图 15-16),数量较多,广泛分布于间质内,细支气管以下的管道周围及肺泡隔内更多。有的游走进入肺泡腔。肺巨噬细胞具有活跃的吞噬、免疫和产生多种生物活性物质的功能,起着重要的防御作用。肺巨噬细胞吞噬了大量进入肺内的尘埃颗粒后,称为尘细胞(dust cell)。在心力衰竭导致肺淤血时,大量红细胞穿过毛细血管壁进入肺间质内,被肺巨噬细胞吞噬,此时肺巨噬细胞胞质中含大量血红蛋白分解产物——含铁血黄素颗粒,称为心力衰竭细胞(heart failure cell)。

案例 15-4

患者,女性,65 岁,干部。在 30 年前无明显原因自觉胸闷气短,咽部发痒,阵发性咳嗽。经就医后确诊"哮喘"给予中西药治疗效果欠佳,在冬季和受凉后咳嗽气喘严重,长期服用"氨茶碱",日服 2 片来维持,方可做轻度体力劳动,在 1982 年受凉后,咳嗽、气喘加重,夜间不能平躺,经治疗病情未见明显好转。在 1988 年 7 月 16 日来我院治疗,可见该患者面色焦黄,形体消瘦,呼吸急促,查体见明显"三凹症"。双肺布满哮鸣音,叩鼓音呈桶状胸,在我院诊断为"哮喘、肺气肿"。

问题:

1. 在学习本章后,你从肺结构上分析该患者如何从"哮喘"经过 30 年后发展为"肺气肿"?

2."哮喘"的发生部位是肺的导气部还是呼吸部?

【案例的组织学基础】

1. 慢性支气管炎　是气管、支气管黏膜及其周围组织的慢性非特异性炎症。临床上以咳嗽、咳痰或伴有气喘等反复发作为主要症状,每年持续 3 个月,连续 2 年以上。早期症状轻微,多于冬季发作,春夏缓解。晚期因炎症加重,症状可常年存在。其组织学结构的改变为纤毛倒伏、脱失;杯状细胞和支气管腺体增生,黏液分泌增多。病情呈缓慢进行性进展,常并发阻塞性肺气肿,严重者常发生肺动脉高压,甚至肺源性心脏病。

2. 肺炎　根据病变累及范围不同,分为大叶性肺炎、小叶性肺炎和间质性肺炎。病变波及整个或多个大叶者称大叶性肺炎,通常由细菌引起,起病急,突发寒战、高热、胸痛和咳铁锈色痰,病程 7~10 天。小叶性肺炎是由细菌引起的以细支气管为中心的肺组织化脓性炎症,故又称支气管肺炎,肺内出现许多散在的病灶,分布于两肺各叶或仅局限一个肺叶内。患者有发热、咳嗽和咳痰症状。间质性肺炎常由病毒或支原体引起,主要病变发生在肺间质,肺泡隔明显增宽,血管充血、水肿。

3. 支气管哮喘　由多种细胞和细胞组分参与的气道慢性炎症性疾病,久之导致气道反应性增加,表现为对各种刺激因子出现过强或过早的收缩反应,出现气流受限,反复发作喘息、气急、胸闷等哮喘症状。若哮喘长期发作,支气管平滑肌肌层肥厚,气道上皮下纤维化，基膜增厚，导致气道结构发生改变和周围肺组织对气道的支持作用消失。长期支气管哮喘将导致肺气肿。

4. 肺气肿 肺气肿是指终末细支气管远端（包括呼吸细支气管、肺泡管、肺泡囊和肺泡）的气道弹性减退，造成肺泡过度膨胀、充气和肺容积增大或同时伴有气道壁破坏及肺顺应性下降的病理改变。发生肺气肿的原因较多，如老年性肺组织生理性退行性变、局灶性粉尘吸入、先天性等原因，但最主要的原因是慢性支气管炎所致，也称慢性阻塞性肺气肿。

老年人弹性纤维发生退化变性，吸烟可加速其退化进程。或因炎症病变破坏了弹性纤维，肺泡弹性会减弱，回缩较差，影响肺的换气功能，久之，肺泡扩大也可形成肺气肿。

Summary

The respiratory system includes the lungs and a system of tubes that links the sites of gas exchange with the external environment.

The wall of trachea consists of three layers: mucosa, submucosa and adventitia. The mucosa is composed of a pseudostratified ciliated columnar epithelium and the lamina propria.

The lung is divided into two principal regions that are the conducting portion and the respiratory portion. The conducting portion consisting of the small bronchi、bronchioles and terminal bronchioles. The respiratory portion consisting of the respiratory bronchioles 、alveolar ducts、alveolar sacs and alveoli.

The structure of the small bronchi is similar to that of trachea, but C-shaped hyaline cartilage becomes plates of cartilage, the number of seromucous glands decrease, the smooth muscle appears in between the mucosa and the submucosa. The epithelium of the bronchioles becomes simple columnar ciliated epithelium and the Goblet cells further decrease, the Clara cells appear, the smooth muscle gradually increases. The structure of the terminal bronchiole is the Goblet cells, the seromucous glands and cartilage entirely disappear, but smooth muscle forms a complete layer.

The respiratory bronchiolar mucosa is structurally identical to that of the terminal bronchioles, except that their walls are interrupted by a few saclike alveoli where gas exchange occurs. Alveolar duct are lined with simple flattened epithelium and the sphincter-like smooth muscle bundles surround the rim of the alveoli in the lamina propria which appear as knobs between adjacent alveoli. Knobs are the characteristic structures of the alveolar duct but groups of alveoli clustered together and sharing a common opening are referred to as alveolar sac which has not knobs.

The alveolar wall consists of flattened epithelial cells in closed contact with a capillary and a delicate connective tissue framework. The alveolar epithelium contains two types of cells: the squamous type Ⅰ alveolar cells and the larger type Ⅱ alveolar cells. Type Ⅰ alveolar cells are responsible for gas exchange and type Ⅱ alveolar cells produce surfactant. Alveoli are specialized saclike structures that make up the greater part of the lungs. They are the main sites for the principal function of the lungs.

进一步阅读文献

成令忠，钟翠平，蔡文琴. 2003. 现代组织学. 上海：上海科学技术文献出版社

邹仲之，李继承. 2008. 组织学与胚胎学. 第7版. 北京：人民卫生出版社

Luiz C J, Jose C. 2005. Basic Histology. 11th ed. International Edition

思 考 题

1. 气管的组织结构如何？
2. 肺实质按功能可分哪些部分？
3. 什么叫呼吸膜或气-血屏障？由什么组成？
4. 试述肺的导气部管壁结构变化的规律。
5. 试述肺泡的结构。
6. 空气中的 O_2 通过哪些途径，进入血液与 CO_2 进行交换？CO_2 怎样被呼出？

（谌宏鸣）

第16章 泌尿系统

【相关知识导读】

1. 身体内环境的稳定是否与肾脏的结构有至关重要的关系？

2. 肾脏通过何种方式来“建造”肾单位？

3. 为何尿液分析及其重要，看病时首先作“尿常规”？

4. 出现蛋白尿或血尿意味肾脏哪个结构遭到破坏？

5. 为什么肾衰竭后果严重？

泌尿系统（urinary system）包括肾脏、输尿管、膀胱及尿道。

机体的代谢废物，特别是蛋白质代谢产生的含氮废物，主要通过血液循环运至肾进行过滤处理，最后以尿液形式排出体外。此外，肾分泌肾素、前列腺素、促红细胞生成素等，参与调节整个机体水和电解质平衡、维持机体内环境稳定。

肾脏在一生过程中，由于受到感染或其他致病因素可能引起一些疾病，下面的案例都是肾脏疾病，在学习完本章后，你仔细分析会找到问题的答案。

案例 16-1

患者，男性，8 岁。水肿，尿少，血尿 3 天就诊。病史特点：半月前有化脓性扁桃体炎病史。3 天前双眼睑水肿，渐及颜面和双下肢，尿少、尿色加深、呈浓茶色，2 天前小便发红，呈洗肉水样，尿量更加减少，伴头痛。

临床特点：血压偏高，双眼睑水肿，双下肢水肿，扁桃体增大，肾区叩击痛（＋）。尿常规：色黄，潜血（＋），蛋白（＋＋），红细胞布满视野，并见到管型。

问题：

1. 水肿，尿少意味着身体哪一个器官出现异常？

2. 蛋白尿和血尿提示肾的组织结构遭到什么样破坏？

3. 学习肾组织结构后，你能对此患者作出正确诊断吗？

案例 16-2

患者，男性，28 岁，在 2004 年 12 月 27 日，突感腰痛，到当地医院就诊并以“尿路结石”收治入院，给予对症处理，但症状并未改善，尿量 50ml/24h，血肌酐 485μmol/L。患者在网上查到我院，因病人情况危急，电话咨询后连夜赶到我院就诊。入院时血肌酐高达 985 μmol/L，肌红蛋白 656 μg/L，伴酸中毒，我院以“急性肾衰、急进性肾炎”收入院。专家立刻进行会诊，果断采取血透，纠正酸中毒，促进肌体毒素的排出及受损肾组织的恢复。经过三天的治疗，患者病情开始缓解。至第十天，肌酐和肌红蛋白恢复正常，患者顺利出院。

问题：

1. 从本案例看，你判断病变部位主要在肾小球还是在肾小管？

2. 肾小管上皮具有再生能力吗？

案例 16-3

患者，男性，38 岁。主因面色苍白伴全身乏力 8 个月，入我院。患者于 8 个月前，无明显诱因自觉全身乏力、面色苍白伴腰痛、间断眼睑、双下肢水肿，就诊于当地医院，查尿糖（＋＋），尿蛋白（＋＋），考虑为“肾炎”，未予重视。5 个月前，上述症状加重，双肾 B 超示：双肾体积小，结构欠清晰，诊断为“慢性肾功能不全”，予以对症治疗，无明显好转。10 天前复查血红蛋白 70g/L，尿素氮 33.4mmol/L，肌酐 842μmol/L，为求进一步诊治而来我院治疗．患者入院时情况：咳嗽，咳白色痰，每日尿量约 500ml，睡眠差，恶心、呕吐，双下肢无水肿，血红蛋白 65g/L，尿蛋白（＋），血肌酐 981.5μmol/L，尿素氮 35.48mmol/L，二氧化碳结合力 10.9mmol/L，肾脏 B 超示双肾萎缩。根据病史及各项检查诊断为：慢性肾小球肾炎、慢性肾功能不全、尿毒症期。

问题：

1. 本案例诊断明确，你能从结构上解释发生双肾萎缩的原因吗？

2. 你判断该患者的有效肾单位数还多吗？

一、肾

肾（kidney）是人体主要的排泄器官。肾表面有致密结缔组织构成的被膜，肾实质由皮质和髓质构成。髓质由 10～18 个肾锥体(renal pyramid)组成。锥体尖端突入肾小盏内,称肾乳头,其内的乳头管开口于此处。锥体底部与皮质相接,从锥体底向皮质呈放射状行走的条纹称髓放线(medullary ray),髓放线之间的皮质称为皮质迷路,肾锥体之间的皮质部分称为肾柱,每条髓放线及两边各 1/2 的皮质迷路称为肾小叶,一个肾锥体与相连的皮质称为肾叶(图 16-1)。

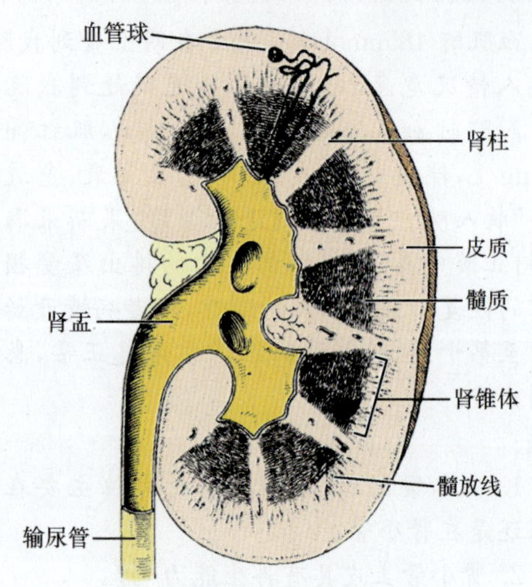

图 16-1 肾的一般结构

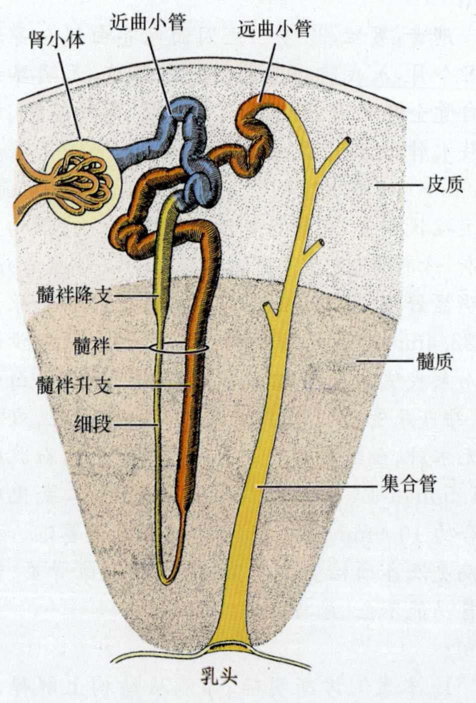

图 16-2 肾单位和集合管模式图

肾由实质和间质两部分组成,肾实质由大量肾单位和集合管构成(图 16-2,图 16-3),肾间质是肾内的结缔组织,内含血管及神经。肾单位由肾小体和肾小管两部分组成,是尿液形成的结构和功能单位。肾小管为长而不分支的弯曲管道,起始部膨大内陷成双层的肾小囊,与血管球共同构成肾小体,肾小管的末端

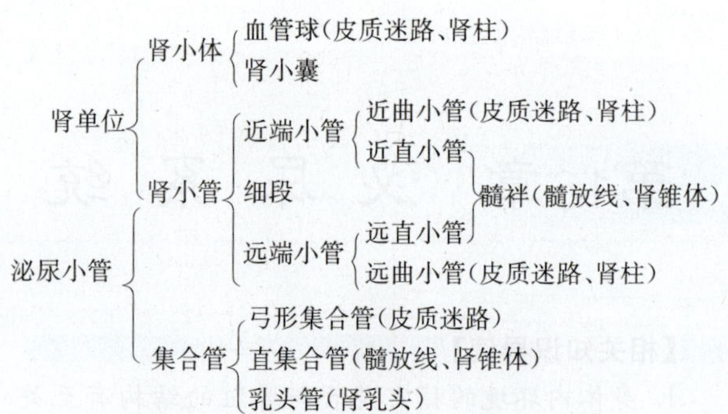

图 16-3 肾实质的组成和各段的位置

与集合管相接,由此,肾小管汇入集合管。肾小管和集合管都是单层上皮构成的管道,与尿液形成有关,又统称为泌尿小管(uriniferous tubule)。肾单位和集合管的分布是有规律的,肾小体和肾小管的曲行部分位于皮质迷路和肾柱内,肾小管的直行部分与集合管位于髓放线和肾锥体内(图 16-4,图 16-5)。

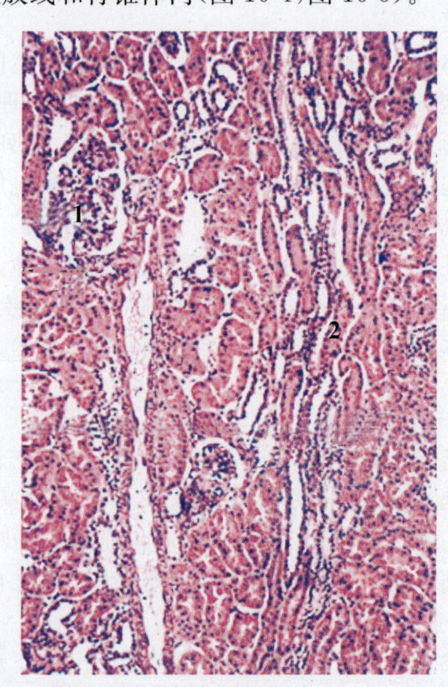

图 16-4 肾皮质(皮质迷路和髓放线)

1. 肾小球;2. 髓放线

(一)肾单位

肾单位(nephron)是肾的结构和功能单位,由肾小体和肾小管两部分组成,每个肾约有 100 万个以上的肾单位,它们与集合管共同行使泌尿功能。肾小体一端与肾小管相连,肾小管长而弯曲,可分为近端小管曲部、近端小管直部、细段、远端小管直部和远端小管曲部五段,各段均有一定的分布及走向。近端小管直部、细段和远端小管直部三者构成"U"形的袢,称为髓袢(medullary loop),又称肾单位袢(nephron loop)。髓袢由皮质向髓质方向下行的一段称降支,而由髓质向皮质方向上行的一段称升支。

由于肾小体的分布位置不同,致使髓袢的长短也

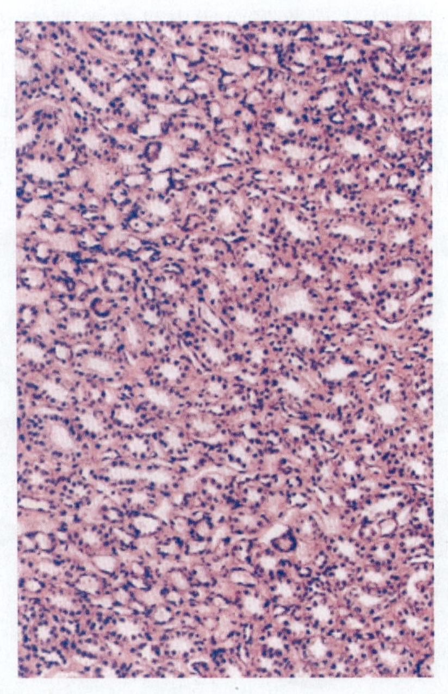

图 16-5 肾髓质

不同。位于皮质深层的髓旁肾单位的髓袢最长，可伸达髓质内带；位于皮质浅层的浅表肾单位的髓袢最短，不伸入髓质，位于髓放线内。髓旁肾单位数量较少，约占肾单位总数的15％，对尿液浓缩具有重要的生理意义；浅表肾单位数量多，约占肾单位总数的85％，在尿液形成中起重要作用。

1. 肾小体(renal corpuscle) 呈球形，故又称肾小球，直径约200μm由血管球及肾小囊两个部分构成。肾小体有两个极，血管出入端为血管极，另一极与近端小管曲部相连接，称尿极(图16-6)。

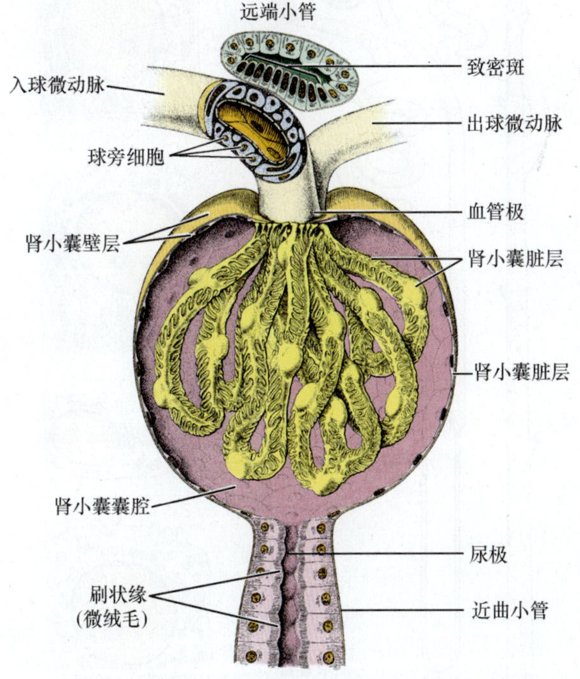

图 16-6 肾小体与球旁复合体立体模式图

(1) 血管球(glomerulus)：是肾小囊内的一团蟠曲的毛细血管，来自入球微动脉。入球微动脉从血管极进入肾小囊后，反复分支，形成网状毛细血管袢，血管袢之间有血管系膜支持。毛细血管的另一端汇成一条出球微动脉，从血管极离开肾小囊。因此，血管球是一种动脉性毛细血管网，此处无物质交换功能。但其特殊性表现在：入球微动脉管径较出球微动脉粗，故血管球内的压力较一般毛细血管内的压力高。当血液流经血管球时，大量水分和小分子物质滤出血管壁而进入肾小囊。电镜下，血管球的毛细血管为有孔型，孔径70～90nm，孔上无窗膜覆盖，有利于滤过功能。此外，在内皮细胞的腔面还覆有一层带负电荷的细胞衣，富含唾液酸，对血液中的物质有选择性通透作用。内皮的外方包有基膜，在血管系膜侧基膜缺如，内皮细胞与系膜直接接触(图16-7，图16-8)。

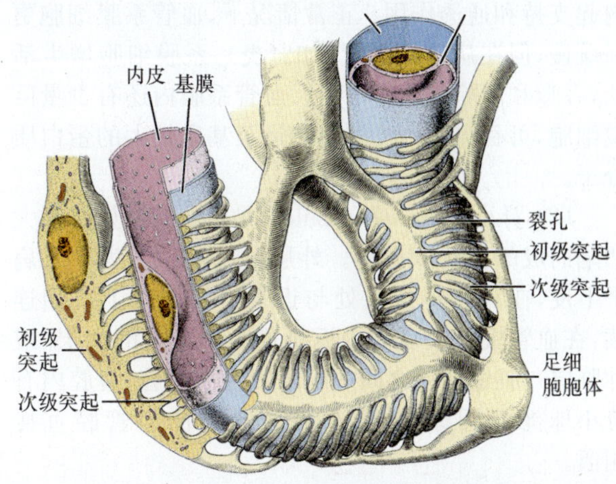

图 16-7 肾小体毛细血管与足细胞

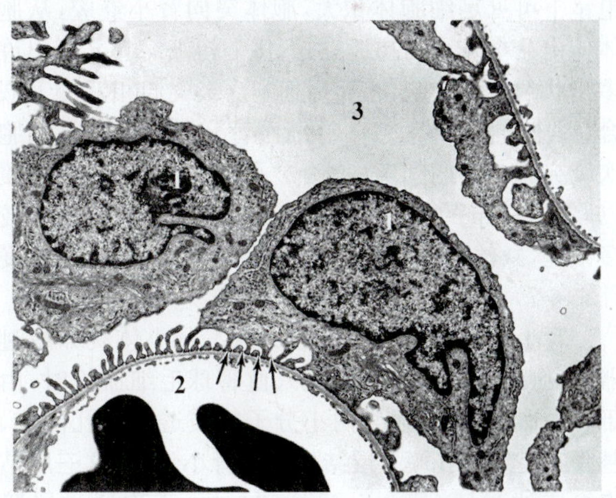

图 16-8 肾小体毛细血管与足细胞透射电镜像

1. 足细胞；2. 血管球毛细血管；3. 肾小囊腔；↑示裂孔

血管基膜 较厚，电镜下基膜分三层，中层厚而致密，内、外层薄而稀疏。基膜主要由胶原蛋白和一些带负电荷的硫酸肝素蛋白多糖和糖蛋白和蛋白多糖组成，共同形成孔径为4～8nm的分子筛，在血液物质滤过中起关键作用。

血管系膜(mesangium)又称球内系膜(intraglomerular mesangium),位于血管球毛细血管之间,由血管系膜细胞和系膜基质组成。血管系膜细胞(mesangial cell)形态不规则,核小,染色深,细胞的突起可伸至内皮与基膜之间,或经内皮细胞之间伸入毛细血管腔内。胞质内有较发达的粗面内质网、高尔基复合体、溶酶体和吞噬泡等,有时可见少量分泌颗粒。胞体和突起内还有微管、微丝和中间丝。目前认为系膜细胞为特化的平滑肌细胞,兼有多种功能。例如:系膜细胞能合成基膜和系膜基质,参与基膜更新及吞噬和降解沉积在基膜上的免疫复合物,以维持基膜的通透性。系膜细胞还可分泌肾素和多种酶,与血管球内血流量局部调节有关,此外,系膜细胞的收缩也可调节毛细血管的管径以影响血管球的血流量。系膜基质(mesangial matrix)填充在系膜细胞之间,在血管球内起支持和通透作用。正常情况下,血管系膜细胞更新缓慢,但在病理情况下(如肾炎),系膜细胞增生活跃,吞噬和清除作用也增强。血管系膜内还有少量巨噬细胞,可吞噬经内皮细胞转运至基质较大的蛋白质分子。

(2)肾小囊(renal capsule):是肾小管起始部膨大凹陷而成的杯状双层囊。外层(或称壁层)为单层扁平上皮,在肾小体尿极处与近端小管曲部上皮相连续,在血管极处上皮向内返折成为肾小囊的内层(或称脏层),脏壁两层之间的腔隙为肾小囊腔,囊腔内有肾小球滤液即原尿,肾小囊腔与近曲小管腔直接相通。

脏层细胞形态特殊,称足细胞(podocyte)。扫描电镜下可见足细胞体积大,胞体突向肾小囊腔,从胞体伸出几个较大的初级突起,每个初级突起又分出许多指状的次级突起,相邻足细胞次级突起相互交叉嵌合,形成栅栏状,紧贴在毛细血管基膜外面。足细胞次级突起之间的间隙,称为裂孔,宽约25nm,上面覆以厚4～6nm的裂孔膜(slit membrane)。突起内含较多微丝,微丝收缩可使突起变化,从而改变裂孔宽度(图16-7)。

肾小体以滤过方式形成原尿。肾小体犹如滤过器,当血液从入球微动脉流入血管球毛细血管时,由于管内血压较高,血浆内小分子物质透过有孔内皮、基膜和足细裂孔膜三层结构进入肾小囊腔,这三层结构组成滤过膜(filtration membrane)或称滤过屏障(filtration barrier)(图16-9)。一般情况下,分子量7万以下、直径4nm以下的物质可通过滤过膜,其中又以带正电荷的物质易于通过,如多肽、葡萄糖、尿素、电解质和水。滤入肾小囊腔的滤液称原尿,原尿除不含大分子的蛋白质外,其成分与血浆相似。此外,滤过膜的电荷屏障(如,毛细血管内皮表面和足细胞表面均含有带负电荷的唾液酸糖蛋白,基膜内含有带负电荷的硫酸肝素)可阻止血浆内带负电荷的物质通过滤过膜,这对防止血浆蛋白滤出具有重要意义。若移去滤过膜的负电荷,将导致蛋白尿。在病理情况下,如滤过膜遭到损坏,轻则蛋白质滤出,重则红细胞漏出,形成蛋白尿或血尿。在成人,每24小时两肾可产生原尿180L(每分钟约125ml)。

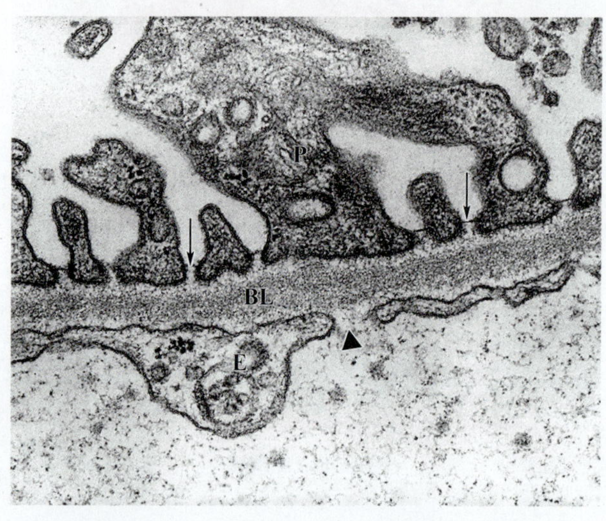

图16-9 肾小体滤过屏障

▲有孔内皮细胞窗孔;↓示裂孔;BL.基膜;P.足细胞;E.内皮细胞

2. 肾小管(renal tubule) 由单层上皮围成,上皮外有基膜及少量结缔组织。肾小管分为近端小管、细段和远端小管三个部分,近端小管与肾小囊相连,远端小管连接集合小管。肾小管具有重吸收、分泌或排泄作用(图16-10,图16-11)。

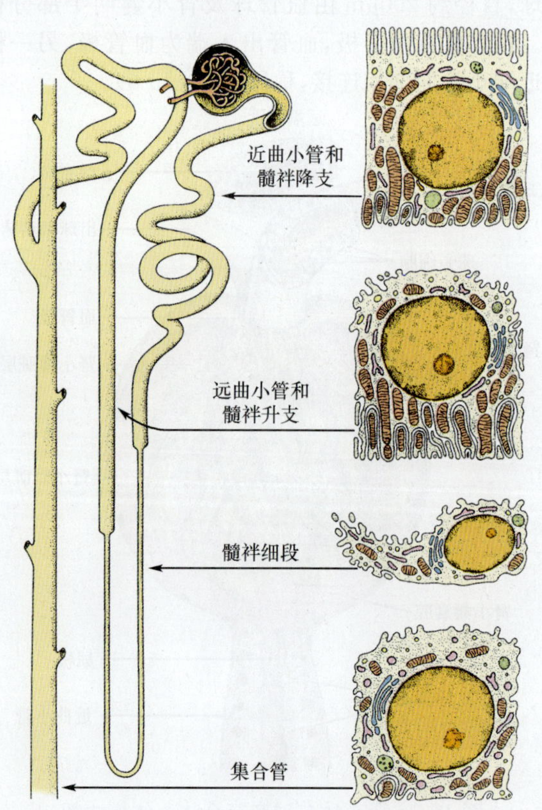

图16-10 泌尿小管各段上皮结构模式图

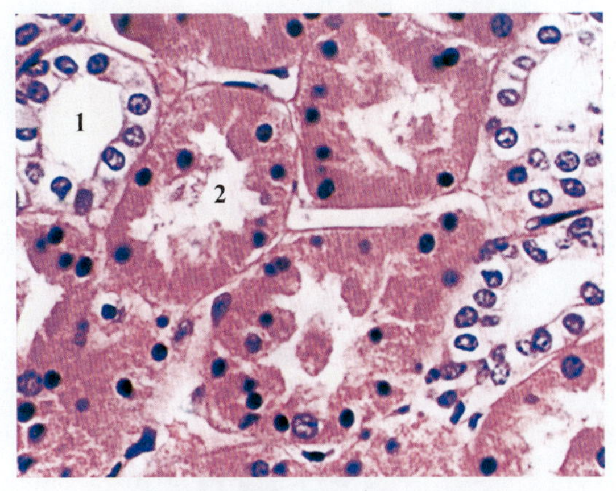

图 16-11 近曲小管和远曲小管

1. 远曲小管;2. 近曲小管

(1) 近端小管(proximal tubule):为肾小管中最粗最长的一段,管径 50~60μm,长约 14mm,占肾小管总长的一半。近端小管分曲部和直部,分别称为近曲小管和近直小管。

1) 近曲小管(proximal convoluted tubule):上皮细胞呈锥体形或立方形,核位于近基底部,胞质嗜酸性,细胞界限不清,细胞游离面上有刷状缘,基部有纵纹。

电镜下可见刷状缘为密集排列的微绒毛,极大地增加了细胞的表面积,有利于重吸收。在微绒毛基部之间有细胞膜内陷形成的顶小管和顶小泡,是细胞吞饮原尿中小分子蛋白质方式。细胞侧面有许多侧突,相邻细胞的侧突相互嵌合,故光镜下上皮细胞分界不清。细胞基底部有发达的质膜内褶,内褶之间有许多纵行排列的线粒体,侧突及质膜内褶使细胞侧面及基底面面积扩大,有利于重吸收物的排出。细胞基部质膜上具有丰富的 Na^+-K^+ ATP 酶(钠钾泵),可将细胞内钠离子泵出(图 16-12)。

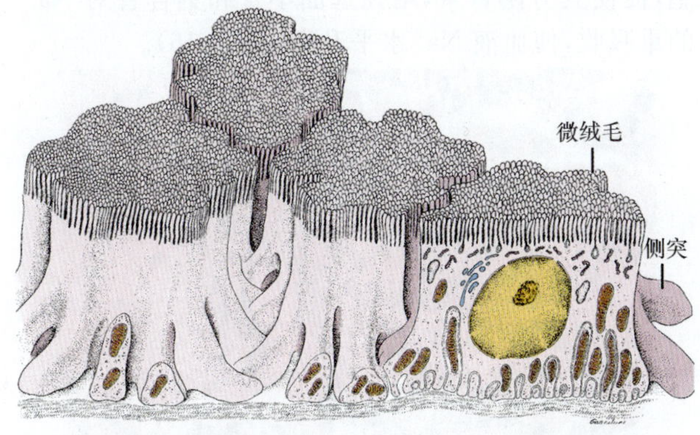

图 16-12 近曲小管曲部上皮细胞超微结构模式图

2) 近直小管:其结构与曲部基本相似,但上皮细胞较矮,微绒毛、侧突和质膜内褶等不如曲部发达。

综上所述,近端小管具有良好的吸收结构基础,它是原尿中有用成分重吸收的重要场所。原尿中 85%的钠离子和水分,全部的葡萄糖、氨基酸、多肽和小分子的蛋白质,50%碳酸氢盐溶液、磷酸盐,以及维生素等均在此重吸收;此外,近端小管还向腔内分泌代谢产物,如氢离子、氨、肌酐和马尿酸等;还能转运和排出血液中的酚红、青霉素等外来物质。临床上常利用酚红排泄试验,来检测近端小管的功能状态。

(2) 细段(thin segment):位于髓放线及肾锥体内。浅表肾单位的细段较短,参与组成髓袢降支,髓旁肾单位细段长,由降支再返折上行,又参与构成升支。细段管径细,直径 10~15μm,管壁为单层扁平上皮,细胞含核部分突向管腔,胞质着色较浅,无刷状缘。由于细段上皮薄,有利于水和离子通透。

(3) 远端小管(distal tubule):分直部和曲部,分别称为远直小管和远曲小管。远端小管比近端小管细,管腔相对较大。上皮细胞呈立方形,染色较浅,细胞界限较清楚,核位于近腔侧,游离面无刷状缘,但基部纵纹明显。

1) 远直小管:为髓袢升支的重要组成部分。电镜下,上皮细胞腔面仅有少量微绒毛。基底部质膜内褶发达,褶深可达细胞顶部,褶间胞质内有纵行排列的大而长的线粒体。基底部质膜上有丰富的 Na^+-K^+ ATP 酶,能主动向间质内转运钠离子(图 16-13)。

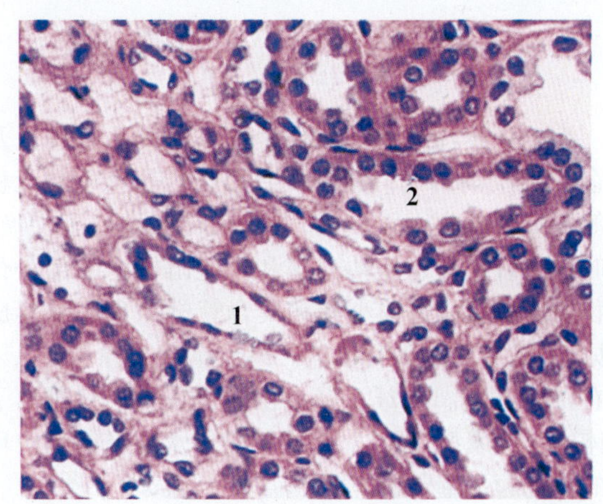

图 16-13 肾小管(肾髓质)

1. 细段;2. 远直小管

2) 远曲小管(distal convoluted tubule):其超微结构与直部相似,但质膜内褶和线粒体不如直部发达。远曲小管是离子交换的重要部位,细胞有吸收水、Na^+ 和排出 K^+、H^+、NH_3 等功能,对维持体液的酸碱平衡起重要作用。它的功能活动受醛固酮和抗利尿激素的调节,醛固酮促进其吸收 Na^+ 和排出 K^+;抗利尿激素促进其对水的重吸收,使尿液浓缩,尿量减少。

(二) 集合管

集合管(collecting tubule)全长 20~38mm,分为弓形集合管、直集合管和乳头管三段。弓形集合管短,呈弓形,一端与远曲小管相接,另一端与直集合管相通。直集合管在髓放线和肾锥体内下行至锥体乳头处,改称乳头管,开口于肾小盏。集合管的管径由细逐渐变粗，随着管径增粗，管壁上皮由单层立方逐渐增高为单层柱状，至乳头管处为高柱状上皮。集合管的上皮细胞胞质着色浅，细胞界限清晰，核圆，居中或靠近底部。细胞的超微结构简单，细胞器少，游离面有少量微绒毛，也有少量侧突和短小的质膜内褶。集合管也受醛固酮和抗利尿激素调节，从而进一步重吸收水和交换离子，使原尿进一步浓缩。此外，集合管还受心房钠尿肽的调节，减少对水的重吸收，导致尿量增多(图 16-14)。

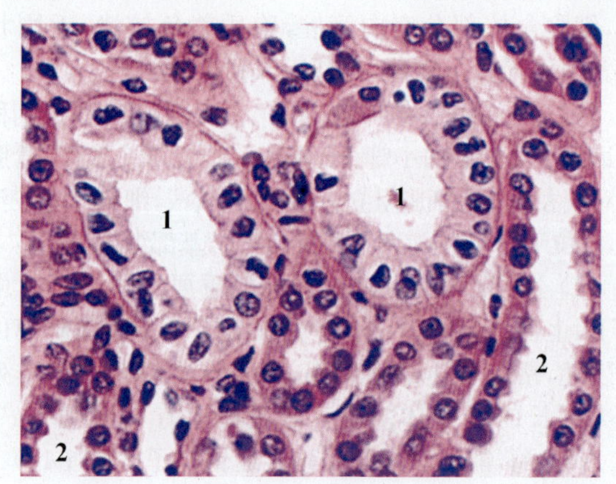

图 16-14 远直小管和集合管
1. 集合管；2. 远直小管

综上所述，肾小体形成的原尿，经肾小管各段及集合管后，原尿中 99%左右的水分、营养物质和无机盐等被重新吸收入血液，部分离子在此进行了交换；同时肾小管上皮还主动分泌和排泄出机体的部分代谢物质。最后经远曲小管和集合管进一步浓缩形成终尿，经乳头管排入肾小盏。终尿量仅为原尿的 1%左右，每天排出 1～2L。肾在泌尿过程中不仅排出了机体的代谢废物，而且对于维持机体水盐平衡和内环境的稳定起了重要的作用。

(三) 球旁复合体

球旁复合体(juxtaglomerular complex)：又称肾小球旁器(juxtaglomerular apparatus)，由球旁细胞、致密斑和球外系膜细胞组成，位于肾小体血管极处，大致呈三角形。致密斑为三角区的底，人球微动脉和出球微动脉为三角区的两边，球外系膜细胞位于三角区中心。

1. 球旁细胞(juxtaglomerular cell) 是入球微动脉行至近肾小体处的管壁平滑肌转化而成。细胞转变为上皮样细胞，胞体较大，呈立方形，核大而圆，胞质弱嗜碱性，内含分泌颗粒。电镜下，细胞内肌丝少，核糖体丰富，高尔基复合体发达，颗粒呈均质状，内含肾素(renin)(图 16-15)。在球旁细胞附近可见神经末梢，调节其分泌活动。

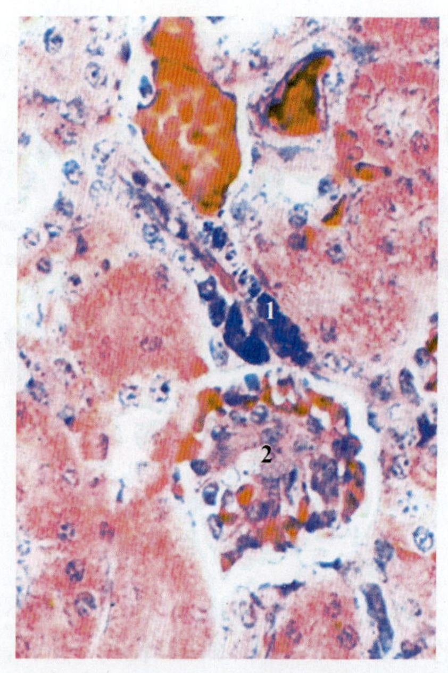

图 16-15 球旁细胞
1. 球旁细胞；2. 肾小球

肾素是一种蛋白水解酶，能使血浆中血管紧张素原转变成血管紧张素Ⅰ，后者在血管内皮细胞分泌的转换酶作用下转变为血管紧张素Ⅱ。两者均可使血管平滑肌收缩而升高血压，但血管紧张素Ⅱ的作用更强。另外，肾素还促使肾上腺皮质分泌醛固酮，作用于远端小管曲部和集合管，促进 Na^+ 的重吸收和排出 K^+，同时伴有水的进一步重吸收，致血容量增大，血压升高。肾素-血管紧张素系统是机体维持血压的重要机制之一。

2. 致密斑(macula densa) 是远端小管靠近血管极一侧的上皮转化而成。致密斑呈椭圆形，细胞高柱状，排列紧密，核椭圆形，位于细胞顶部。致密斑的基膜不完整，细胞基部有细小而分支的突起，可与邻近的球旁细胞和球外系膜细胞连接。致密斑是一种离子感受器，可感受远端小管内滤液中 Na^+ 浓度的变化。当 Na^+ 浓度降低时，致密斑将信息传递给球旁细胞，促使其分泌肾素，增强远曲小管和集合管对 Na^+ 的重吸收，使血液 Na^+ 水平升高(图 16-16)。

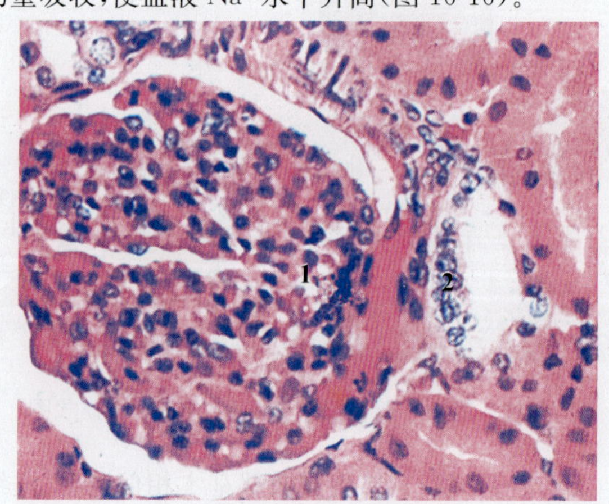

图 16-16 致密斑
1. 肾小球；2. 致密斑

3. 球外系膜细胞(extraglomerular mesangial cell)

又称极垫细胞(polar cushion cell)。球外系膜与球内系膜相延续,球外系膜细胞的形态结构也与球内系膜细胞相似,并与球旁细胞、球内系膜细胞之间有缝隙连接。因此,认为它在球旁复合体功能活动中,可能起信息传递作用。

(四)肾间质

肾间质为肾内的少量结缔组织,其中含有血管、神经等。肾间质除一般的结缔组织成分外,其中有一种特殊的间质细胞(interstitial cell),细胞呈星形或不规则形,有许多长突起,细胞内含有特征性的嗜锇性脂滴。间质细胞能合成髓脂Ⅰ(medullipin Ⅰ),分泌后在肝中转化为髓脂Ⅱ(medullipin Ⅱ),这是一种血管舒张剂,可降低血压。间质细胞还产生前列腺素。此外,肾小管周围的血管内皮细胞能产生红细胞生成素,刺激骨髓中红细胞生成。肾病晚期往往伴有贫血。

(五)肾的血液循环

肾的血液循环与肾功能直接相关。肾动脉人肾门后分成几支叶间动脉,行走于肾锥体之间。叶间动脉在肾锥体底处分支为弓形动脉,位于皮质和髓质之间。弓形动脉发出若干小叶间动脉,呈放射状行走于皮质迷路内。小叶间动脉分支发出入球微动脉进入肾小体,形成血管球。浅表肾单位的出球微动脉离开肾小体后又分支形成球后毛细血管网,分布在近端小管曲部和远端小管曲部周围。毛细血管依次汇合成小叶间静脉、弓形静脉和叶间静脉,与相应动脉伴行,最后由肾静脉经肾门出肾。髓旁肾单位的出球微动脉不仅形成球后毛细血管网,而且还发出分支形成直小动脉直行于髓质,返折为直小静脉,形成血管袢与髓袢伴行,直小静脉汇入弓形静脉(图16-17)。

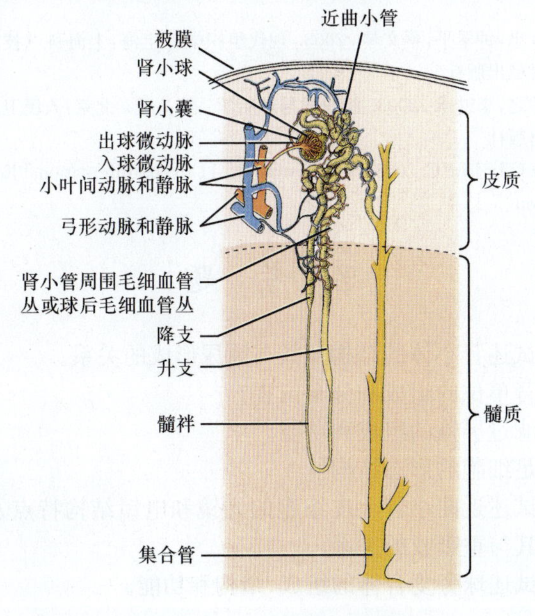

图16-17 肾的循环通路

肾血液循环有如下特点:①肾动脉直接来自腹主动脉,故血流量大,流速快,每4～5分钟人体内血液全部流经肾内而被滤过一遍;②肾皮质血流量大,占肾总血液量的90%,进入肾小体后被滤过;③入球微动脉较出球微动脉粗,故血管球内压力较高,有利于滤过作用;④血流通路中两次形成毛细血管网,血管球为动脉型毛细血管网,起滤过作用;球后毛细血管网分布于肾小管周围,起营养及运输重吸收物质的作用;⑤髓质内直小血管袢与髓袢伴行,有利于髓袢及集合管重吸收和浓缩尿液。

二、排尿管道

排尿管道包括输尿管、膀胱和尿道。三者组织结构基本相似,均有黏膜、肌层和外膜组成,其中黏膜上皮为变移上皮。

1. 输尿管(ureter) 黏膜形成许多纵行皱襞,管腔呈星形。变移上皮有4～5层细胞,固有层为结缔组织。上2/3段的肌层为内纵、外环两层平滑肌,下1/3段肌层增厚,为内纵、中环和外纵三层。在膀胱开口处黏膜折叠成瓣,膀胱充盈时,瓣膜受压封闭输尿管开口,以防止尿液倒流。外膜为疏松结缔组织。

2. 膀胱(urinary bladder) 黏膜有许多皱襞,仅膀胱三角处的黏膜平滑。皱襞在膀胱充盈时减少或消失。黏膜上皮为变移上皮,其细胞层次及形态随膀胱的功能状态而发生变化。当膀胱空虚时,上皮细胞厚约8～10层,表层盖细胞大,呈立方形;膀胱充盈时上皮变薄,仅为3～4层细胞,盖细胞变扁。表层细胞之间有广泛的紧密连接和桥粒,可防止尿液渗漏。固有层内含较多胶原纤维和弹性纤维。肌层厚,由内纵、中环、外纵三层平滑成,中层环形平滑肌在尿道内口处增厚为括约肌。外膜大多为纤维膜,仅膀胱顶部为浆膜。

【案例的组织学基础】

1. 尿液检查 肾脏的病变可影响肾小体滤过膜的通透性以及肾小管的重吸收和排泄功能,从而导致尿液成分发生变化,如蛋白尿或血尿。某些全身性疾病如,糖尿病、白血病、系统性红斑狼疮等也可引起尿液成分发生变化。因此,尿液是反映机体是否正常的一个窗口,故尿液检查被列为三大常规检查内容之一。尿常规检查的基本内容包括尿外观、尿物理学、尿化学和尿沉渣四项。

2. 急性肾小球肾炎 简称急性肾炎,多见于儿童,其特点为急性起病,患者出现眼睑等水肿、血尿和蛋白尿等症状。多见于链球菌感染后,主要病变在肾小球,肾小球毛细血管内皮细胞增生,基膜有裂隙或中断,毛细血管通透性增加,滤过屏障被破坏,红细胞和血浆内的蛋白质可滤过入肾小囊腔。因此,病人出现血尿、蛋白尿等。水肿的主要原因是肾小球滤过率降低,引起水、钠潴留。

3. 急性肾衰竭 是指由于各种病因引起肾功能

在短期内(数小时或数天)急剧下降的临床综合征。狭义的急性肾衰竭,即急性肾小管坏死,其病因主要有缺血和肾毒素引起,病变主要分布在近曲小管,上皮细胞的变性、坏死多累及细胞本身,肾小管基膜完整,一般至病期一周左右,坏死的肾小管上皮细胞开始再生,并很快重新覆盖于基膜上,肾小管的形态逐渐恢复正常。在急性肾衰竭时,常由于小叶间动脉发生痉挛收缩,使皮质浅部供血不足或中断,大量血液流往髓质直小血管袢,导致浅表肾单位滤过功能低下,甚至于缺血性坏死。患者血肌酐或尿素氮突然明显上升,同时出现少尿、无尿等急性肾衰竭症状。

4. 慢性肾衰竭 是一个临床综合征。它发生在各种慢性肾实质疾病的基础上,缓慢地出现肾功能减退而至衰竭。肾脏有强大的储备能力,只有当肾单位大量被破坏,肾小球滤过率(GFR)降低到正常的10%~20%时,患者血肌酐显著升高(约为450~707μmol/L),贫血较明显,夜尿增多及水电解质失调,并可有轻度胃肠道、心血管和中枢神经系统症状,此阶段称为肾衰竭期。尿毒症是慢肾衰的晚期,其GFR<10ml/min,血肌酐>707 μmol/L,此时慢肾衰的临床表现和血生化异常已十分显著。

Summary

The urinary system consists of the paired kidneys and ureters and the unpaired bladder and urethra. The kidney contributes to the maintenance of homeostasis by a complex process that involves filtration, active absorption, passive absorption and secretion. The result is the production of urine. The kidneys also regulate the fluid and electrolyte balance of the body and are the site of production of renin, erythropoietin etc.

The kidney can be divided into outer cortex and an inner medullary. Each kidney is composed of 1-4 million nephrons. Each nephron consists of a dilated portion, the renal corpuscle; the proximal convoluted tubule; the thin and thick limbs of medullary loop; the distal convoluted tubule. The nephron is the structural and functional unit of the kidney . The nephron consists of the renal corpuscle and the renal tubule.

The renal corpuscle consists of a tuft of capillary, the glomerulus, which is surrounded by a double walled epithelial capsule called renal capsule. The internal layer (the visceral layer) of the capsule envelops the glomerulus. The external layer(the parietal layer) forms the outer limit of the renal corpuscle. Between the two layers is the renal capsule space which receives the fluid filtered through the capillary wall and the visceral layer. Each renal corpuscle has a vascular pole, where the afferent arteriole enters and the efferent arteriole leaves, and a urinary pole, where the proximal convoluted tubule begins.

The renal tubule enters from renal capsule to its junction with a collecting tubule. It consists of 3 parts, the proximal convoluted tubule, medullary loop, and the distal convoluted tubule. Medullary loop can be further subdivided into a proximal thick straight segment (thick descending limb), the thin segment, and the distal thick straight segment (thick ascending limb). The distal convoluted tubule continues into the arched collecting tubule. The arched collecting tubules join each other to form larger straight collecting ducts, which descend through the cortex progressively merging in the medullary to form the large papillary ducts.

Juxtaglomerular apparatus are composed of the juxtaglomerular cells; the macula densa and extraglomerular mesangial cells. They contribute to the maintenance of homeostasis by secreting hormones.

进一步阅读文献

成令忠,钟翠平,蔡文琴. 2003. 现代组织学. 上海:上海科学技术文献出版社

邹仲之,李继承. 2008. 组织学与胚胎学. 第7版. 北京:人民卫生出版社

Luiz C J, Jose C. 2005. Basic histology. 11 th ed. International Edition

思 考 题

1. 试述肾小体的结构及其与原尿形成的关系。
2. 肾单位的组成和分布位置?
3. 滤过屏障的组成和功能。
4. 足细胞的形态结构?
5. 试述近曲小管上皮细胞的光镜和电镜结构特点及其与重吸收的关系。
6. 试述球旁复合体的组成、结构和功能。

(谌宏鸣)

第17章 眼和耳

【相关知识导读】

1. 为什么人和人虹膜的颜色不一样呢?

2. 你知道视觉是怎样产生的吗?

3. 人类的眼睛为什么能分辨五颜六色,有的人却不能分辨出红色或绿色呢?

4. 你知道听觉是怎样产生的吗?

5. 人体是如何感受其所处的运动状态呢?

6. 你知道眩晕和耳鸣是怎样产生的吗?

一、眼

眼(eye)是视觉器官,由眼球和眼附属器官两部分构成。前者由眼球(eye ball)壁和眼内容物组成(图 17-1,图 17-2);后者主要包括眼睑、眼外肌和泪器等。

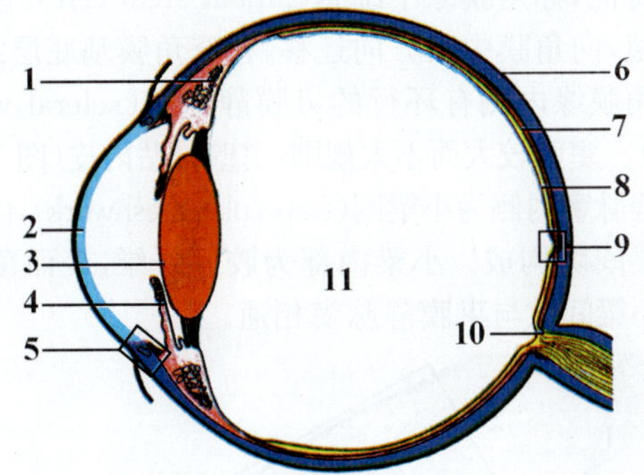

图 17-1 眼球结构模式图

1. 睫状体;2. 角膜;3. 晶状体;4. 虹膜;5. 角膜缘;6. 巩膜;7. 脉络膜;8. 视网膜;9. 黄斑和中央凹;10. 视盘;11. 玻璃体

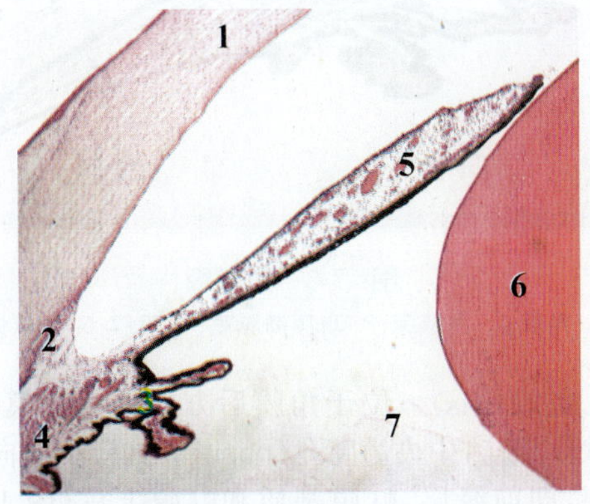

图 17-2 眼球前部

1. 角膜;2. 巩膜静脉窦;3. 睫状突;4. 睫状体;5. 虹膜;6. 晶状体;7. 睫状小带

(一) 眼球壁

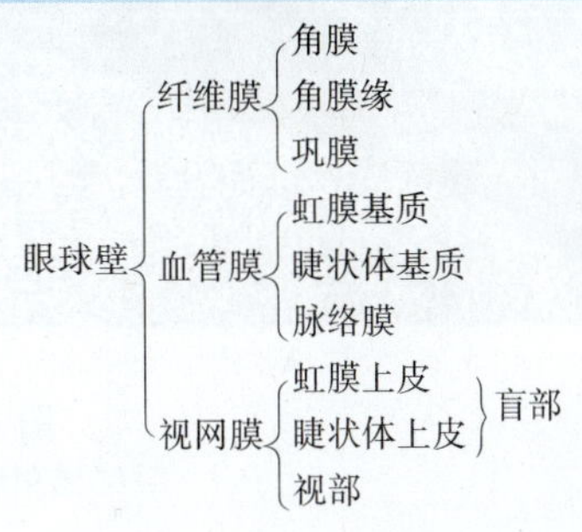

图 17-3 眼球壁组成

1. 角膜(cornea) 占纤维膜的前 1/6,为透明的圆盘状结构,略向前凸,中央较薄,约 0.5mm,周边较厚,约 1.0mm,有屈光作用。角膜从前向后分为 5 层(图 17-4)。

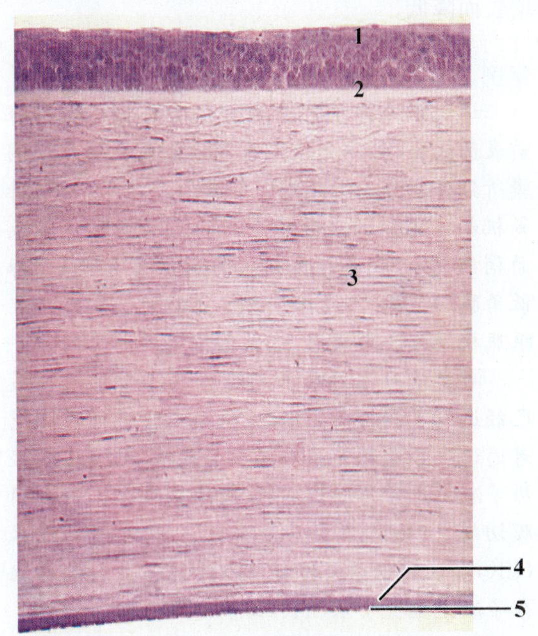

图 17-4 角膜

1. 角膜上皮;2. 前界层;3. 角膜基质;4. 后界层;5. 角膜内皮

(1) 角膜上皮(corneal epithelium):为未角化的复层扁平上皮,由 5～6 层排列整齐的细胞构成。基部平坦,基底层为一层矮柱状细胞,具有一定增殖能力,中间层细胞为多边形细胞,表层的细胞为扁平细胞,故角膜表面平整光滑。上皮内游离神经末梢丰富,感觉敏锐。

(2) 前界层(anterior limiting lamina):为不含细胞的薄层透明均质膜,含基质和胶原原纤维,此层损伤后一般不能再生。

(3) 角膜基质(corneal stroma):约占角膜全厚度的9/10,主要由许多平行排列的胶原板层构成,相邻板层的胶原原纤维排列方向互相垂直(图 17-5)。胶原板层之间散在分布着扁平并多突起的成纤维细胞,它们产生纤维和基质。角膜基质内无血管,营养由房水和角膜缘的血管供应。角膜基质内含较多水分。

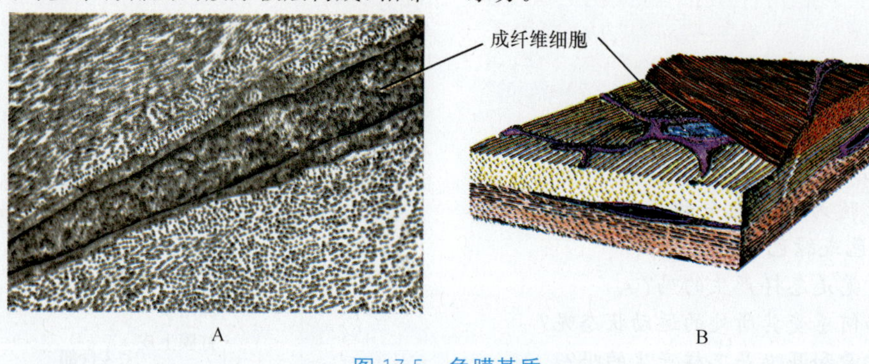

图 17-5 角膜基质

A. 透射电镜图;B. 立体模式图

(4) 后界层(posterior limiting lamina):由角膜内皮分泌物形成,结构似前界层,但更薄,随年龄增长可逐渐增厚。

(5) 角膜内皮(corneal endothelium):为单层扁平或立方上皮。角膜内皮细胞不能再生,细胞密度随年龄增长而降低。

案例 17-1

近视眼是由于眼球的前后径太长或者眼球前表面太凸,外界光线不能准确会聚在眼底视网膜所致。准分子激光角膜屈光治疗技术,是用计算机精确控制的准分子激光的光束使眼球前表面稍稍变平,改变厚度约占角膜的十分之一,降低角膜的屈光力,从而使外界光线能够准确地在眼底视网膜会聚成像,达到矫正近视的目的。

激光治疗近视眼手术经过近二十年的发展已经达到了相当高的水平,全球上千万近视眼患者通过准分子激光手术摘掉了眼镜,此项技术经历了激光光学角膜切削术(PRK)、准分子激光角膜切削术(IK)、准分子激光上皮下角膜磨镶术(EK)和虹膜识别旋转定位+波前像差引导的准分子激光近视手术(TK)四个发展阶段。

问题:

1. 近视眼是怎样产生的?
2. 准分子激光手术的组织学基础是什么?

2. 巩膜(sclera) 占纤维膜的5/6,主要由致密结缔组织构成,具有保护眼球内容物和维持眼球形态的作用。与角膜交界处的内侧,巩膜向前内侧稍凸起,形成一环形嵴状突起,称巩膜距(scleral spur),是小梁网和睫状肌的附着部位。巩膜前部的表面覆有球结膜。

3. 角膜缘(corneal limbus) 为角膜与巩膜的带状移行区域,环绕角膜周边,宽 1～2mm。角膜缘上皮不同于角膜上皮和结膜上皮。角膜缘上皮细胞通常超过 10 层,细胞较小,核深染。基底层细胞为矮柱状,排列成栅栏样,上皮内含有朗格汉斯细胞和黑素细胞,但没有杯状细胞。角膜缘基底层的细胞具有干细胞特征,称角膜缘干细胞(limbal stem cell),它们不断增殖,向角膜中央方向迁移,补充角膜基底层细胞。

角膜缘内侧有环行的巩膜静脉窦(scleral venous sinus)。窦腔较大而不太规则,窦壁衬贴内皮(图 17-6)。巩膜静脉窦内侧为小梁网(trabecular meshwork),由小梁和小梁间隙构成。小梁内部为胶原纤维,表面覆以内皮。小梁间隙与巩膜静脉窦相通。

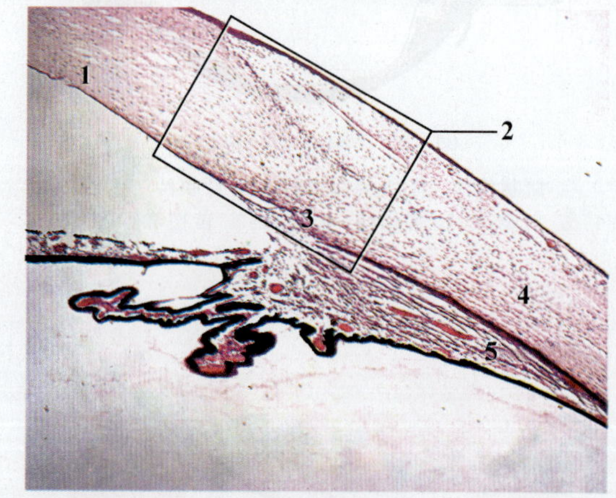

图 17-6 角膜缘

1. 角膜;2. 角膜缘;3. 巩膜静脉窦;4. 巩膜;5. 睫状体

4. 虹膜(iris) 位于角膜后方的环状薄膜,周边与睫状体相连,中央为瞳孔(pupil)。虹膜由前向后分为三层,即前缘层、虹膜基质和虹膜上皮(图 17-7)。前缘层为一层不连续的成纤维细胞和色素细胞。虹膜基质较厚,为富含血管和色素细胞的疏松结缔组织。在靠近瞳孔的虹膜基质中有一束宽带状平滑肌,环绕瞳孔，称瞳孔括约肌，收缩时使瞳孔缩小。虹膜上皮由前后两层细胞组成。前层为肌上皮细胞，称瞳孔开大肌，收缩时使瞳孔开大。后层细胞较大，呈立方形或柱状，胞质内充满色素颗粒。

5. 睫状体(ciliary body) 位于虹膜与脉络膜之间，后部平坦，终止于锯齿缘，前部向内增厚形成许多突起，伸出70个左右呈放射状排列的睫状突(ciliary process)(图17-7)，睫状突与晶状体之间有睫状小带(ciliary zonule)相连。睫状小带呈纤维状，由睫状体非色素上皮细胞产生的微原纤维和蛋白多糖构成。睫状小带一端连于睫状体，一端插入晶状体囊内，具有悬挂固定晶状体的作用。睫状体由睫状肌、基质和上皮组成。

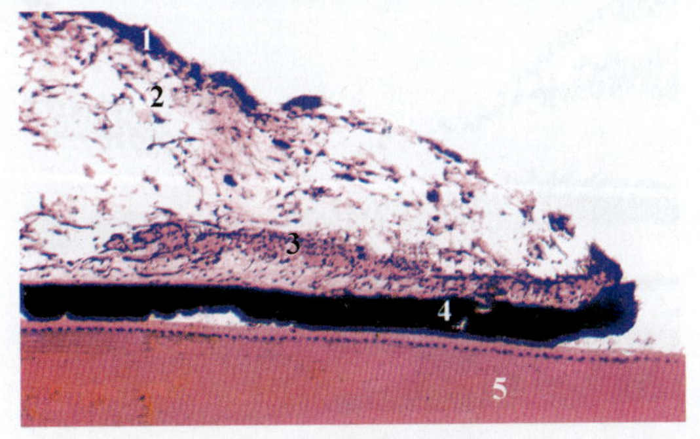

图17-7 虹膜

1. 前缘层；2. 虹膜基质；3. 瞳孔括约肌；4. 虹膜上皮；5. 晶状体

睫状肌(ciliary muscle)为平滑肌，是睫状体的主要组成成分。肌纤维有纵向、放射状和环行三种走向，前两种走向的肌纤维一端附着于巩膜距。基质为富含血管和色素细胞的结缔组织。上皮由两层细胞组成，外层为立方形的色素上皮细胞，内层为立方形或矮柱状的非色素上皮细胞，可分泌房水。

视近物时睫状肌收缩，睫状体向前内侧突出，与晶状体之间的距离缩小，故睫状小带松弛；反之，则紧张。借此改变晶状体的位置和曲度，调节焦距。长时间看近物，睫状肌持续处于收缩状态而疲劳，久而久之受损不能完全复原，导致眼中、远距离视力减退，称为近视眼。

6. 脉络膜(choroid) 占血管膜的后2/3部分，为富含血管和色素细胞的疏松结缔组织。与视网膜相贴的最内层为一均质透明的薄膜，称玻璃膜，由纤维和基质组成。

7. 视网膜(retina) 紧贴于血管膜内面，由神经外胚层的视杯发育而来。由虹膜上皮、睫状体上皮和视网膜视部组成，前两部分无感光作用，故称为视网膜盲部(pars blind retinae)。以下所述视网膜指视网膜视部。视网膜为神经组织，由外向内依次分为色素上皮层、视细胞层、双极细胞层和节细胞层4层(图17-8)。

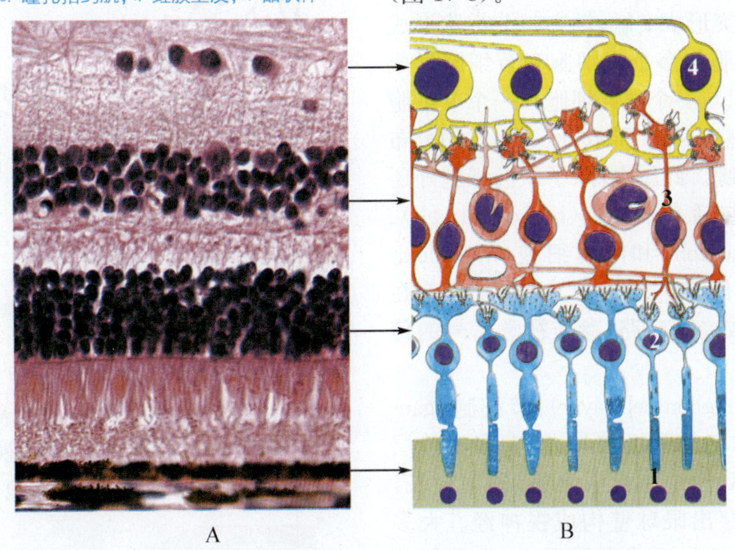

图17-8 视网膜光镜结构(A)及其各细胞超微结构模式图(B)

1. 色素上皮层；2. 视细胞层；3. 双极细胞层；4. 节细胞层

(1) 色素上皮层(pigment epithelial layer)：是由色素上皮细胞(pigment epithelial cell)构成的单层立方上皮，基底面紧贴玻璃膜；细胞间有紧密连接、中间连接和缝隙连接，具有屏障作用；细胞顶部有大量的突起伸入视细胞的外节之间。色素上皮细胞胞质内含有大量粗大的黑素颗粒和吞噬体，黑素颗粒可防止强光对视细胞的损害，吞噬体内通常为视杆细胞脱落的膜盘。色素上皮细胞还具有储存维生素A、分泌蛋白多糖的功能。

(2) 视细胞层(visual cell layer)：主要由视细胞(visual cell)构成。视细胞又称感光细胞(photoreceptor cell)，是接受光刺激的感觉神经元。细胞分为胞体、外突和内突3部分。内突即轴突，其末端主要与双极细胞形成突触联系。外突即树突，外突中段有一缩窄而将其分为内节(inner segment)和外节(outer segmet)，缩窄处为纤毛性结构，称连接纤毛。内节紧邻胞体，含丰富的线粒体、粗面内质网和高尔基复合体，是合成感光蛋白的部位，感光蛋白经缩窄处转移到外节。外节为感光部位，含大量平行层叠的扁平状膜盘(membranous disc)，它们是由外节基部一侧的胞膜向胞质内陷形成，膜中有能感光的镶嵌蛋白。根据外突形状和感光物性质不同，视细胞分为视杆细胞(rod cell)和视锥细胞(cone cell)(表 17-1)。

表 17-1 视杆细胞与视锥细胞的区别

视细胞	视杆细胞	视锥细胞
分布特点	主要分布在视网膜周边	主要分布在视网膜中央
细胞形态	细长，核小染色深	粗壮，核大染色浅
内突	末端膨大呈小球状	末端膨大呈足状
外突	呈杆状(视杆)	呈圆锥形(视锥)
膜盘	与细胞表面胞膜分离而独立，膜盘不断更新，顶端膜盘老化脱落	大多与细胞膜不分离，顶端的膜盘也不脱落
感光物质	视紫红质(rhodopsin)	视色素(visual pigment)
组成	11-顺视黄醛和视蛋白	11-顺视黄醛和视蛋白(红敏、绿敏和蓝敏)
感光特性	感受弱光	感受强光和颜色
缺乏	夜盲症	色盲

(3) 双极细胞层(bipolar cell layer)：双极细胞(bipolar cell)是连接视细胞和节细胞的中间神经元。其树突与视细胞的内突形成突触，轴突与节细胞形成突触。大多数双极细胞与多个视细胞和节细胞形成突触联系；少数细胞只与一个视锥细胞和一个节细胞联系，称侏儒双极细胞(midget bipolar cell)，它们分布在视网膜中央凹的边缘。此层中，除了双极细胞外还有多种中间神经元，包括水平细胞(horizontal cell)、无长突细胞(amacrine cell)和网间细胞(interplexiform cell)。它们与其他细胞之间，以及相互之间存在广泛的突触联系，构成局部环路，参与视觉信号的传导和调控。

(4) 节细胞层(ganglion cell layer)：节细胞(ganglion cell)是具有长轴突的多极神经元，大多为单层排列，其树突主要与双极细胞形成突触，轴突较长，向眼球后极汇聚，并穿出眼球壁构成视神经。大多数节细胞与多个双极细胞形成突触联系，少数细胞只和一个侏儒双极细胞联系，称侏儒节细胞(midget ganglion cell)。

神经胶质细胞：主要为放射状胶质细胞(radial neuroglia cell)，又称米勒细胞(Müller cell)。此细胞狭长，几乎贯穿除色素上皮外的视网膜全层；细胞的突起呈叶片状，伸展于神经元之间。突起的末端常膨大分叉，外侧突起的末端于视细胞内节外相互连接构成保护性的膜，内侧的于视网膜内表面相互连接形成胶质界膜；细胞核位于双极细胞层。米勒细胞具有营养、支持、绝缘和保护等作用。除米勒细胞外，视网膜内还有星形胶质细胞、少突胶质细胞和小胶质细胞。

黄斑与中央凹：黄斑(macula lutea)是视网膜后极的一浅黄色区域，正对视轴处，呈椭圆形，直径1～3mm，其中央有一浅凹，称中央凹(central fovea)。中央凹为视网膜最薄的部分，厚度仅为0.1mm，只有色素上皮和视锥细胞(图 17-9)。其视锥细胞与侏儒双极细胞、后者与侏儒节细胞之间形成一对一的联系，能精确地传导信号。此处的双极细胞和节细胞均向外周倾斜，从而形成一局部凹陷，光线可直接落在视锥细胞上。因此，中央凹是视觉最敏感的部位。

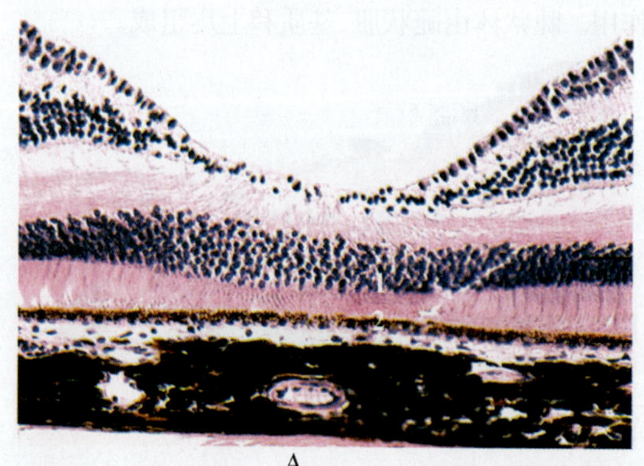
A

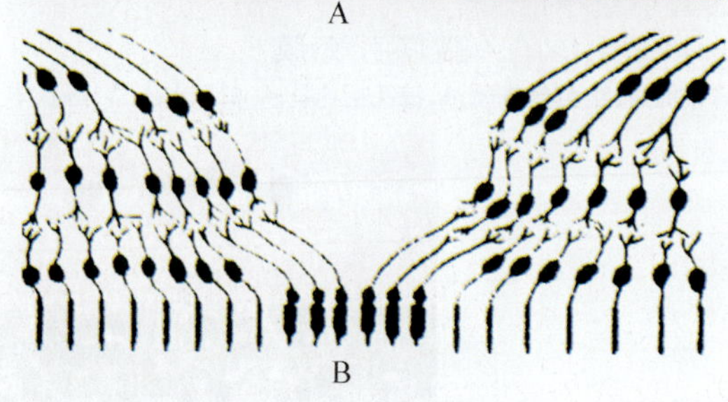
B

图 17-9 黄斑与中央凹
A. 光镜图；B. 细胞联系示意图
1. 视细胞层；2. 色素上皮层

视盘(optic disc)：又称视神经乳头(papilla of optic nerve)，位于黄斑鼻侧，圆盘状，呈乳头状隆起，中央略凹，为视神经穿出处，并有视网膜中央动、静脉通过(图 17-10)。此处无感光细胞，故又称生理盲点。

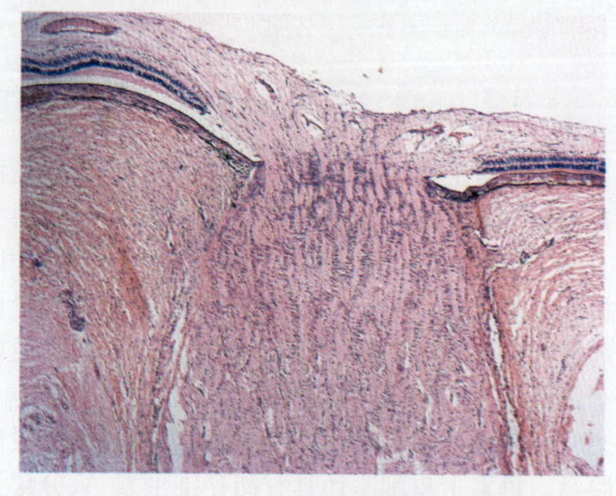

图 17-10 视盘与视神经

案例 17-2

患者，男性，35岁。患者为高度近视眼(700度)，在和朋友一起打高尔夫球时，忽然发现自己左眼看到的物体都发生了扭曲，眼前有点状的黑影飘动。2天后，他的左眼视力迅速下降到0.01(视力低于0.05属法定盲人)，手指放在眼前也只能看到模糊的影子。患者经多次手术治疗，视力有所恢复。

问题：

1. 在日常生活中，你对该病症有所了解吗？
2. 你知道该病症的组织学基础吗？

(二) 眼内容物

眼内容物包括房水、晶状体和玻璃体，均无色透明，与角膜共同组成眼的屈光系统。

1. 晶状体(lens) 位于虹膜后方、玻璃体前方的双凸透镜状透明体，富有弹性。晶状体外包晶状体囊，是由基膜和胶原原纤维等构成的薄层结构。晶状体实质分为外周的皮质和中央的晶状体核。皮质的前表面有一层立方形细胞构成的晶状体上皮。在前后面交界的赤道部，细胞逐渐变成长柱状，称晶状体纤维(lens fiber)，呈环层状排列。新形成的纤维构成皮质，老的纤维被推向中心，胞核逐渐消失，含水量减少，参与构成晶状体核。无血管和神经分布，营养来源于房水供给。晶状体可因病变或创伤而变混浊，称白内障(图17-11)。

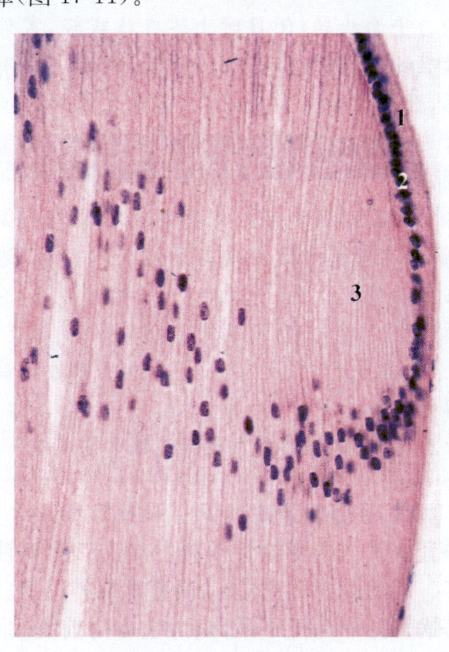

图17-11 晶状体

1. 晶状体囊；2. 晶状体上皮；3. 晶状体纤维

案例 17-3

患者，女性，52岁，教师。出现无痛无觉的进行性视力减退和视物模糊，眼前有固定不飘动的黑点4年，眼有疲劳不适感。查体：视力右0.4、左0.5；晶体皮质和核混浊，玻璃体正常；眼底正常。患者经手术治疗后右眼视力0.6，左眼视力提高至1.0，即已达正常视力。

问题：

1. 在日常生活中，你对该病症有所了解吗？
2. 你知道该病症的组织学基础吗？

2. 玻璃体(vitreous body) 位于晶状体、睫状体与视网膜之间，为无色透明的胶状体，水分占99%，其余为胶原原纤维、玻璃蛋白、透明质酸和少量细胞。玻璃体流失后不能再生。玻璃体除具有屈光作用外，还有维持眼球形状和支撑视网膜的作用。

3. 房水(aqueous humor) 是充满眼房内的无色透明液体。由睫状体的血液渗出和非色素上皮细胞分泌产生后，由后房经瞳孔到前房，继而在虹膜角膜角经小梁间隙进入巩膜静脉窦最后由睫前静脉导出。房水具有屈光作用，并可营养角膜和晶状体及维持眼内压。房水的产生和回流处于动态平衡，若回流受阻，可引起眼压增高，导致视网膜受压而出现视力减退甚至失明，临床上称青光眼。

眼的屈光系统：包括四种不同的传光介质，即角膜、房水、晶状体和玻璃体。

(三) 眼附属器官

眼附属器官包括眼睑、泪器和眼外肌等，对眼球起遮盖、保护和运动等作用。

眼睑(eyelid)为薄板状结构，共5层，由浅入深依次为皮肤、皮下组织、肌层、睑板和睑结膜(图17-12)。眼睑的皮肤细薄。睑缘生有睫毛，睫毛根部的皮脂腺称睑缘腺或Zeis腺，若此腺导管阻塞、发生感染称为睑腺炎(麦粒肿)。睫毛附近还有腺腔较大、呈螺旋状的汗腺，称睫腺或Moll腺。皮下组织为疏松结缔组织，缺乏脂肪组织，易水肿和淤血。肌层主要为骨骼肌，还有少量平滑肌，控制睑裂的闭合。睑板由致密结缔组织构成，呈半月形，质硬如软骨，为眼睑的支架。睑板内有许多睑板腺(tarsal gland)。其导管开口于眼睑的后缘，分泌脂性液体，有润滑睑缘、防止泪液外溢和保护角膜的作用。该导管受阻时，形成睑板腺囊肿，称睑板腺炎(霰粒肿)。睑结膜紧贴于睑板内面，为薄层黏膜，上皮为复层柱状，有杯状细胞，固有层为薄层结缔组织，富含血管。睑结膜在结膜穹隆处移行为球结膜。

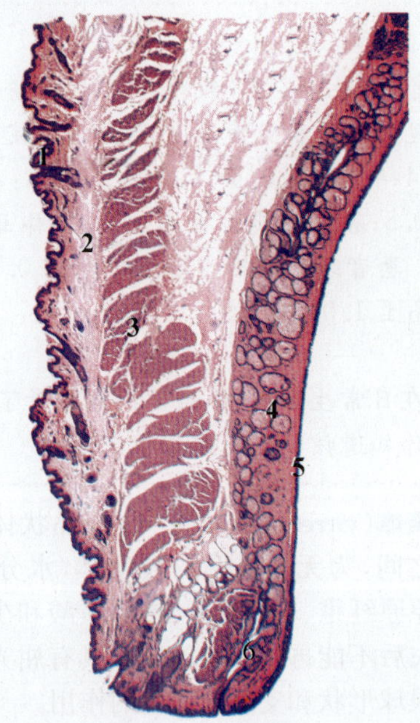

图 17-12 眼睑

1. 皮肤;2. 皮下组织;3. 肌层;4. 睑板;
5. 睑结膜;6. 睑板腺导管

二、耳

耳由外耳、中耳和内耳组成(图 17-13),前两者传导声波,后者为听觉感受器和位觉感受器所在部位。

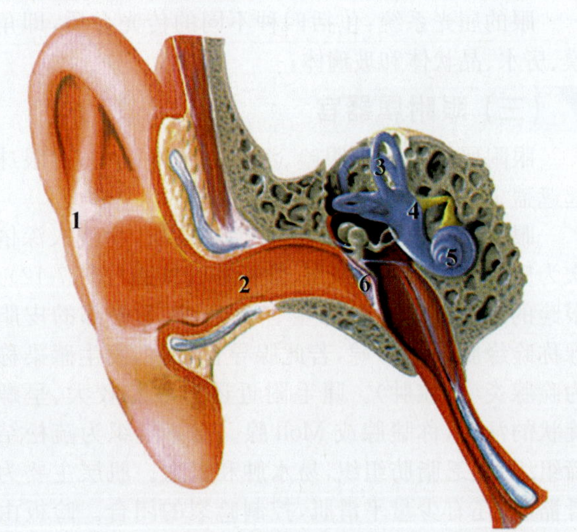

图 17-13 耳的模式图

1. 耳廓;2. 外耳道;3. 半规管;4. 前庭;5. 耳蜗;6. 鼓膜

(一) 外耳

外耳由耳廓、外耳道和鼓膜构成。耳廓以弹性软骨为支架,外包薄层皮肤。外耳道的皮肤内有耵聍腺,结构类似大汗腺,分泌耵聍。鼓膜(tympanic membrane)分三层,外层为复层扁平上皮,与外耳道的表皮连续;中层主要由胶原纤维束组成,与鼓膜的振动有关;内层为黏膜层,由单层扁平上皮和薄层疏松结缔组织构成。鼓膜的作用是将声波的振动传递到中耳。

(二) 中耳

中耳包括鼓室和咽鼓管。鼓室内表面和三块听小骨表面覆有薄层黏膜。咽鼓管近鼓室段的黏膜上皮为单层柱状,近鼻咽段为假复层纤毛柱状,固有层内有混合性腺。

(三) 内耳

内耳位于颞骨岩部内,是一系列结构复杂的弯曲管道,故又称迷路。它包括骨迷路(osseous labyrinth)和膜迷路(membranous labyrinth)。骨迷路由前至后分为耳蜗(cochlea)、前庭(vestibule)和半规管(semicircular canals)(图 17-14),它们依次连通,内壁上都衬以骨膜。膜迷路悬系在骨迷路内,形态与骨迷路相似,相应地分为膜蜗管、膜前庭(椭圆囊和球囊)和膜半规管三部分,三者相通。膜迷路管壁的黏膜由单层立方上皮或单层扁平上皮和固有层构成,某些部位的黏膜增厚,上皮细胞特化形成感受器。

膜迷路腔内充满内淋巴,内淋巴由膜蜗管的血管纹产生。膜迷路与骨迷路之间的腔隙充满外淋巴,其来源和成分与内淋巴不同。内、外淋巴互不相通。淋巴有营养内耳和传递声波等作用。

案例 17-4

患者,女性,32 岁。自诉反复发作的旋转性眩晕和耳鸣。患者睁眼时自觉周围物体沿一定方向与平面旋转,闭目时上述症状减轻,常伴有恶心呕吐、面色苍白、出冷汗等,头部和耳内有胀满感,数分钟后自然缓解,但有时眩晕的时间也可长达数小时。右耳由低调吹风声耳鸣,渐变成高调持续性耳鸣。听力检查:音感神经性耳聋。患者经采用以调节自主神经功能,改善内耳微循环,解除迷路积水为主要目的综合治疗后,达到了临床治愈。

问题:

1. 该患者可能的诊断是什么?你对该病症了解吗?

2. 你知道此病症发生的组织学基础吗?

1. 耳蜗、膜蜗管及螺旋器 耳蜗形如蜗牛壳,骨蜗管和套嵌其内的膜蜗管围绕中央锥形的蜗轴盘旋两周半。蜗轴由松质骨构成,内有耳蜗神经节。骨蜗管被膜蜗管分隔为上下两部分,上方为前庭阶,下方为鼓室阶,两者在蜗顶处经蜗孔相通。膜蜗管的横切面呈三角形,上壁为前庭膜,由两层单层扁平上皮夹一层基板组成。外侧壁黏膜较厚,上皮内含有毛细血管网,该上皮称血管纹(stria vascularis),与内淋巴的产生有关。血管纹下方为增厚的骨膜,称螺旋韧带

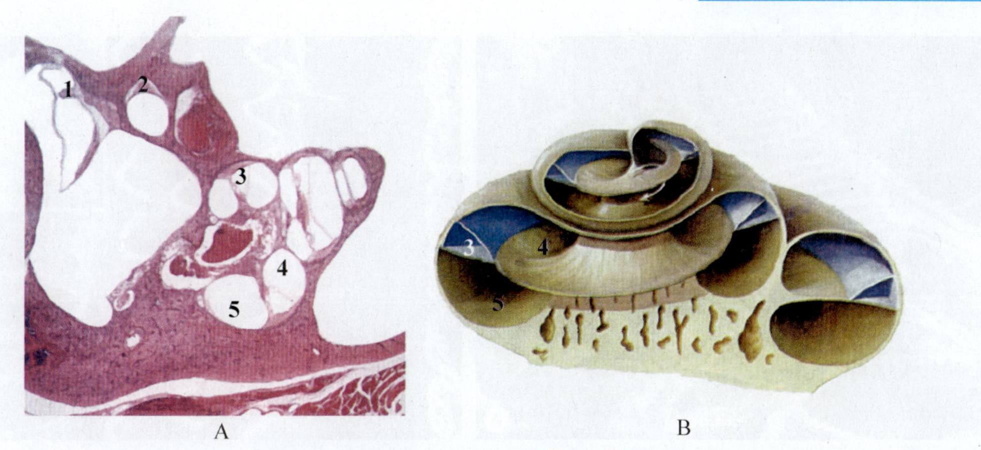

图 17-14　耳蜗光镜图(A)及其模式图(B)

1. 壶腹嵴；2. 位觉斑；3. 膜蜗管；4. 前庭阶；5. 鼓室阶

(spiral ligament)。下壁由骨螺旋板和基底膜共同构成。骨螺旋板(osseous spiral lamina)是蜗轴的骨组织向外侧延伸而成的薄板，其起始处的骨膜增厚，突入膜蜗管形成螺旋缘(图 17-15A)。基底膜为薄层结缔组织膜，内侧与骨螺旋板相连，外侧与螺旋韧带相连。基底膜中含有大量的胶原细丝束，称听弦(auditory string)，听弦从蜗轴向外呈放射状排列。从蜗底至蜗顶，基底膜由窄变宽，听弦由短变长，故蜗底的基底膜能与高频振动发生共振，蜗顶的基底膜能与低频振动发生共振。基底膜的上皮增厚形成螺旋器(spiral organ)，螺旋器上方覆盖着由螺旋缘向蜗管中伸出的薄板状的胶质性盖膜(tectorial membrane)(图 17-15B，图 17-15C)。

螺旋器又称柯蒂器(organ of Corti)，是膜蜗管基底膜上呈螺旋状走行的膨隆结构，由支持细胞和毛细胞组成。支持细胞主要有柱细胞(pillar cell)和指细胞(phalangeal cell)。柱细胞基部较宽，中部细长，排列为内、外两行，分别称内柱细胞和外柱细胞。内、外柱细胞在基底部和顶部彼此连接，细胞中部分离，围成一条三角形的内隧道(inner tunnel)。内柱细胞内侧有一列内指细胞，外柱细胞外侧有 3～4 列外指细胞。指细胞呈杯状，顶部凹陷内托着一个毛细胞，一侧伸出一个指状突起抵达螺旋器的游离面，扩展形成薄板状结构，并与临近的指细胞和柱细胞等形成网状膜，网孔内是毛细胞的游离面(图 17-16)。支持细胞的胞质富含张力丝，对稳定螺旋器的结构、固定毛细胞的位置具有很强的支持作用。

毛细胞(hair cell)是感受声音刺激的细胞，位于指细胞顶部的凹陷内，分为内毛细胞和外毛细胞。内毛细胞呈烧瓶形，外毛细胞呈高柱状，其胞质的嗜酸性强于指细胞。细胞游离面有数十至上百根粗而长的微绒毛，称静纤毛(stereocilium)。内毛细胞的静纤毛分为 3～4 行，总体上呈 U 形或弧形排列。外毛细胞的静纤毛分为 3～5 行，呈 V 形或 W 形排列(图 17-16)。静纤毛的排列呈阶梯状，外侧的静纤毛较内侧的逐排增

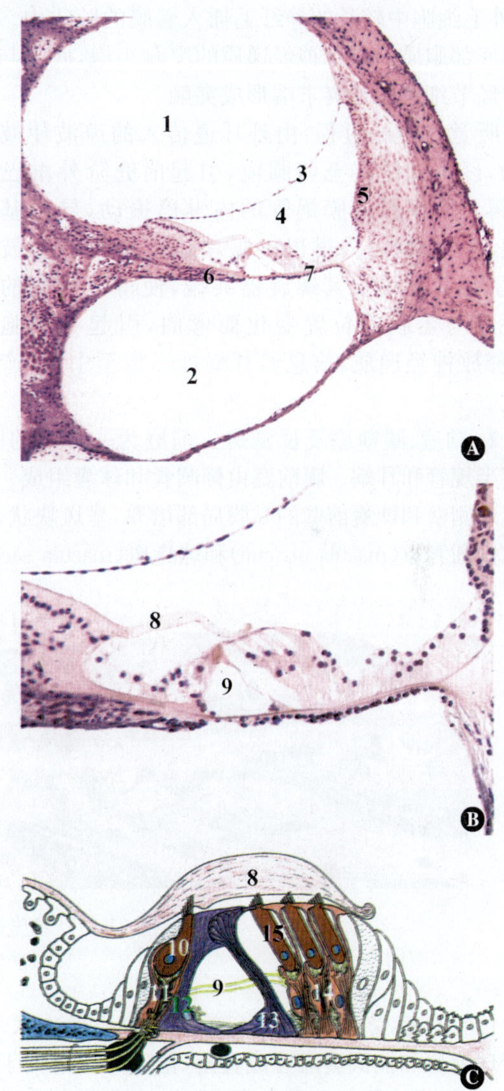

图 17-15　膜蜗管与螺旋器

光镜图(A、B)和模式图(C)

1. 前庭阶；2. 鼓室阶；3. 前庭膜；4. 膜蜗管；5. 血管纹；6. 骨螺旋板；7. 基底膜；8. 盖膜；9. 内隧道；10. 内毛细胞；11. 内指细胞；12. 内柱细胞；13. 外柱细胞；14. 外指细胞；15. 外毛细胞

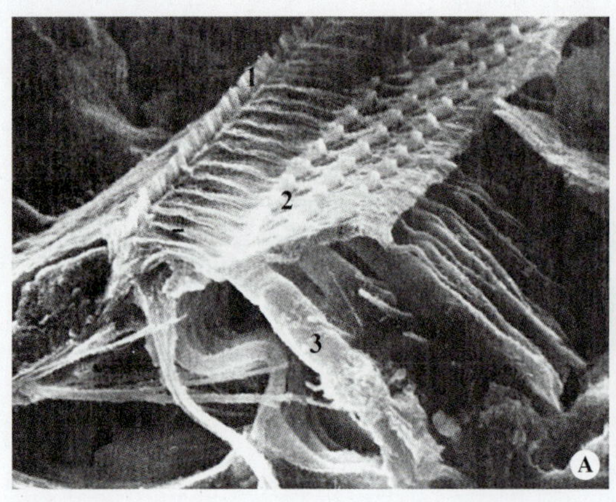

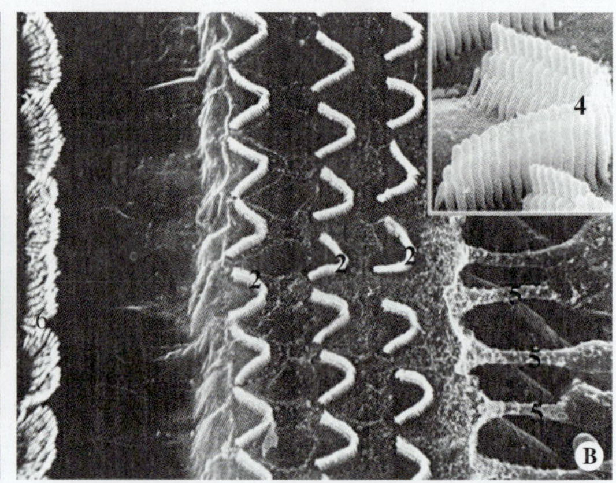

图 17-16　螺旋器侧面(A)和顶部(B)扫描电镜图

1. 内毛细胞的纤毛;2. 外毛细胞的纤毛;3. 外毛细胞;4. 毛细胞的纤毛;5. 外指细胞及其突起

高,外毛细胞中较长的静纤毛插入盖膜的胶质中。毛细胞底部胞质内有含神经递质的突触小泡,底部与耳蜗神经节细胞的树突末端形成突触。

听觉产生的过程:由外耳道传入的声波使鼓膜振动,经听骨链传至卵圆窗,引起前庭阶外淋巴振动,再经前庭膜使膜蜗管的内淋巴振动,导致基底膜振动。前庭阶外淋巴的振动也经蜗孔传到鼓室阶,引起基底膜及其螺旋器共振,使得毛细胞的静纤毛因与盖膜的位置变化而弯曲,引起毛细胞兴奋,释放神经递质,信息经耳蜗神经传至中枢,产生听觉。

2. 前庭、膜前庭及位觉斑　前庭为一膨大的腔,连接半规管和耳蜗。膜前庭由椭圆囊和球囊组成。椭圆囊外侧壁和球囊前壁的黏膜局部增厚,呈斑块状,分别称椭圆囊斑(macula utriculi)和球囊斑(macula sacculi),均为位觉感受器,合称位觉斑(maculae acustica)。

位觉斑表面平坦,上皮为高柱状,由支持细胞和毛细胞组成。支持细胞分泌胶状的糖蛋白,在位觉斑表面形成位砂膜(otolithic membrane),内有细小的碳酸钙结晶,即位砂(图 17-17)。毛细胞位于支持细胞之间,细胞顶部有 40～80 根静纤毛和一根动纤毛(kinocilium),呈阶梯状排列,最长的静纤毛一侧有一根较长的动纤毛,离动纤毛越远的静纤毛越短,皆插入位砂膜内。细胞基底部与传入神经末梢形成突触联系。毛细胞为Ⅰ型和Ⅱ型,Ⅰ型细胞呈烧瓶状,细胞的绝大部分被前庭神经末梢包裹,仅露出细胞顶部。神经末梢与毛细胞形成突触,形似酒杯,故称神经杯。Ⅱ型细胞为长圆柱状,细胞基部和多个前庭神经末稍有突触联系,不形成神经杯。

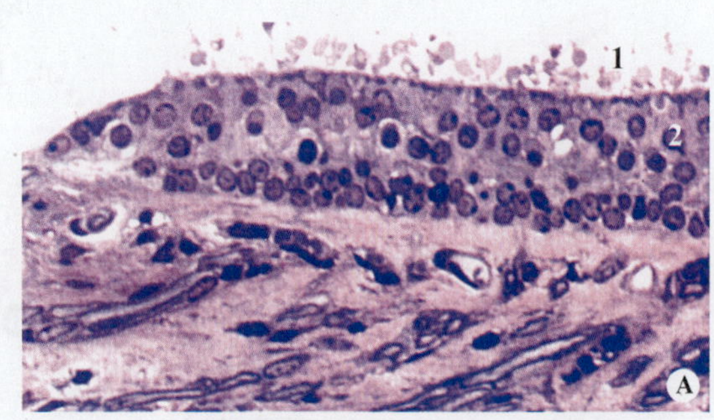

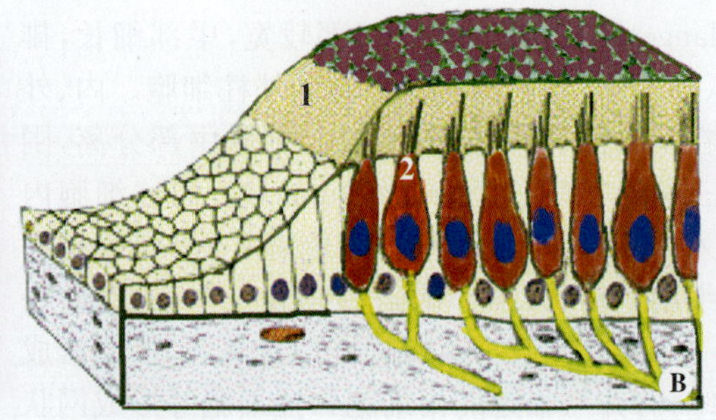

图 17-17　位觉斑光镜图(A)及模式图(B)

1. 位砂与位砂膜;2. 毛细胞

位觉斑感受身体的直线变速运动和静止状态。由于球囊斑和椭圆囊斑互成直角,位砂的比重大于内淋巴,这样无论头处于任何位置,位砂膜可在直线变速运动或其重力作用下,与毛细胞胞体的位置发生相对移动,从而使纤毛弯曲,毛细胞兴奋,并将兴奋传递给传入神经末梢入脑。

3. 半规管、膜半规管及壶腹嵴　半规管位于内耳的后外侧,为三个互相垂直的半环形骨管,每个半规管与前庭相连处个形成一个膨大的壶腹。相应的膜半规管及其壶腹套嵌其内。膜性壶腹底部黏膜局部增厚,形成横行的山嵴状隆起,称壶腹嵴(crista ampullaris)。

壶腹嵴的上皮也由支持细胞和毛细胞组成,毛细胞也分Ⅰ型和Ⅱ型,其动纤毛和静纤毛的数量和排列情况与位觉斑类似。支持细胞分泌的糖蛋白形成圆锥形胶质的壶腹帽(cupula),动纤毛和静纤毛插入壶腹帽基部。前庭神经中的传入纤维末梢分布于毛细胞的基部(图17-18)。壶腹嵴是位觉感受器,感受头部的旋转变速运动。由于3个半规管互相垂直排列,不管身体或头部向那个方向旋转,都会有半规管内淋巴流动使壶腹帽倾斜,使毛细胞兴奋,兴奋经前庭神经传入中枢。

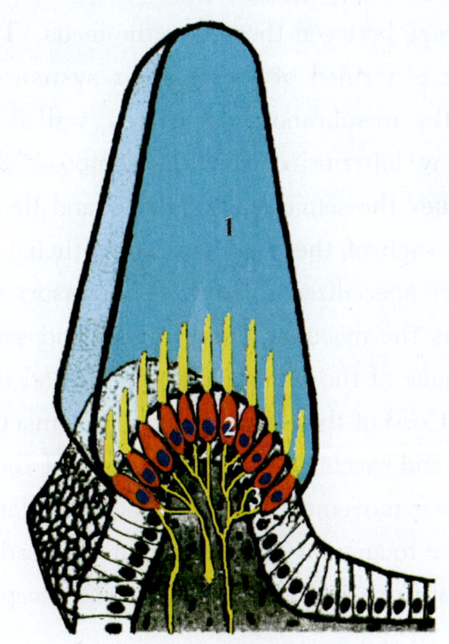

图17-18 壶腹嵴模式图

1. 壶腹嵴;2. 毛细胞;3. 支持细胞

【案例的组织学基础】

1. 准分子激光角膜表面切削术(简称:PRK) 1985年应用于临床治疗近视,多应用于治疗700度以下中低度近视,缺点是存在术后疼痛、角膜浑浊、眩光和屈光回退等并发症,PRK破坏了角膜的正常解剖结构,现较少使用。

准分子角膜原位磨镶术(LASIK,简称:IK):目前主流术式,先用一种微型刀在角膜上切出一个带蒂的薄层角膜瓣,掀开此瓣,在瓣下将基质层切削,然后将瓣附于原位。LASIK保持了角膜上皮及前弹力层的完整,拓宽了近视度数的矫治范围,术中术后无疼痛,视力恢复快,角膜不遗留斑翳,可用于低、中、高度近视。

准分子激光上皮下角膜磨镶术(LASEK,简称:EK)是PRK手术的改良术式,用激光或低浓度酒精浸泡角膜手术区,做成一个角膜上皮瓣,激光切削上皮瓣下组织,当角膜上皮瓣复位后,依然要在其表面盖上一片隐形眼镜。LASEK手术针对不能通过LASIK手术进行矫治的较薄角膜、高度、超高度近视患者的一种全新激光治疗近视手术,可用于角膜厚度相对较薄、瞳孔较大的患者。

TK手术是LASIK技术的最新进展,是根据患者眼球的各项屈光数而"量身定做"设计出来的最佳方案。它不但考虑患者的远视、近视度数,更重要的是根据每一个患者具体的角膜情况,进行个体化的综合治疗,使得手术后视力有可能达到或接近人正常视力的极限。

2. 视网膜脱离 临床上的视网膜脱离实质上是视网膜的视细胞层与视网膜的色素上皮层之间的分离,并非是视网膜与脉络膜分离。视细胞层与色素上皮层除在视盘(视乳头)和锯齿缘处紧密粘连外,其余部分仅由色素上皮的突起及蛋白多糖将二者连在一起,而色素上皮层与玻璃膜结合牢固。故在一些致病因素作用后,色素上皮层与视细胞层分离,形成视网膜脱离,之后色素上皮细胞也容易游离、萎缩而消失。

视网膜脱离的早期表现为眼前点状或带状的黑影飘动、眼前闪光等,其典型症状为视野中的某一个区域缺损。在视网膜脱离没有影响到黄斑区之前病人视野的中心部可能是好的,若病变累及到黄斑区,病人会出现突然的视力下降。如果得不到及时的治疗,甚至会导致失明。

3. 白内障 是致盲的主要眼病之一。各种原因引起房水成分和晶状体囊通透性改变及代谢紊乱时,晶状体蛋白变性,纤维之间出现水隙、空泡、上皮细胞增生等改变,晶状体由透明变为混浊,称为白内障。白内障的主要症状是视力减退,视物模糊。由于白内障部位及程度的不同,其对视力的影响也不同,若混浊发生在晶状体的周边部,视力可不受影响;若混浊位于晶状体的中央,轻者视力减退,重者视力可能只看见手动或光感,此外还可表现为近视度数加深,需要经常频繁更换眼镜;单眼复视或多视症,眼前固定性黑影或视物发暗,畏光等症状。

4. 梅尼埃病 又称膜迷路积水,系内耳膜迷路水肿而致发作性眩晕、波动性耳聋和耳鸣为主要表现的内耳疾病。一般为单耳发病,青壮年多见。此病的病因至今仍不明确,可能与先天性内耳异常、植物神经功能紊乱、病毒感染、变应性、内分泌紊乱、盐和水代谢失调等有关。目前普遍认为内淋巴回流受阻或吸收障碍是主要的致病原因,如内淋巴管狭窄或堵塞;植物神经功能紊乱可致内耳小血管痉挛,导致迷路微循环障碍,组织缺氧,内淋巴生化特性改变,渗透压增加而引起膜迷路积水。

Summary

Each eye is composed of 3 concentric layers: an external layer that consists of the sclera and the cornea; a middle layer-also called the vascular layer-consisting of the choroids, ciliary body, and iris; and an inner layer of nerve tissue, the retina, which consists of an outer pigment epithelium and an inner retina proper. The photosensitive retina proper communicates with the cerebrum through the optic nerve and extends forward to the oral serrata. In contrast to the posterior five sixths of the eye, the anterior one sixth-the cornea-is colorless and transparent. A transverse section of the cornea shows that it consists of 5 layers: epithelium, anterior limiting lamina, stroma, posterior limiting lamina, and endothelium. The sclera, composed of dense connective tissue, forms the posterior five-sixths of the wall, supporting and protecting the eyeball. The uveal layer is a highly vascularized layer that forms three components: choroids, ciliary body, and iris. The retina, the inner layer of the globe, consists of 2 portions. The posterior portion is photosensitive; the anterior part, which is not photosensitive, constitutes the inner lining of the ciliary body and the posterior part of the iris. In adults, the outer wall gives rise to a thin membrane called the pigment epithelium; the optical or functioning part of the retina-the neural retina-is derived from the inner layer. The retina consists of 4 layers: the pigment epithelium, visual cell, bipolar cell, ganglion cell. The visual cell consists of two photosensitive cells: the rods and cones. The rods and cones, named for the forms they assume, are polarized neurons; at one pole is a single photosensitive dendrite, and at the other are synapses with cells of the bipolar layer. The rod and cone cells can be divided into outer and inner segments, a nuclear region, and a synaptic region. The outer segments are modified cilia and contain stacks of membrane-limited saccules with a flattened, disklike shape. The photosensitive pigment of the retina is in the membranes of these saccules. The nuclei of the cones are generally disposed near the limiting membrane, whereas the nuclei of the rods lie near the center of the inner segment.

The ear may be divided into three parts: the external ear, the middle ears, and the inner ear. The external ear consists of the auricle, the external auditory meatus, and the tympanic membrane or eardrum. The middle ear is characterized by a chain of three auditory ossicles. The malleus contacts the tympanic membrane; the base of the stapes closes the oval window of the inner ear; between them lays the incus. The inner ear is formed of an irregular system of canals, the membranous labyrinth, walled in by the bony labyrinth, which is composed of the vestibule, the semicircular canals, and the cochlea. In each of these areas, the epithelial lining becomes specialized to form such sensory structures as the maculae of the utricle and saccule, the cristae of the semicircular ducts, and the organ of Corti of the cochlear duct. The maculae of utricle and saccule sense the position of the head and linear movement. The cristae ampullaris are sensitive to angular acceleration of the head. The organ of Corti functions as the sound receptor.

进一步阅读文献

Ahmad S, Osei-Bempong C, Dana R, et al. 2010. The culture and transplantation of human limbal stem cells. J Cell Physiol, 225(1): 15—19

Locker M, El Yakoubi W, Mazurier N, et al. 2010. A decade of mammalian retinal stem cell research. Arch Ital Biol, 148(2): 59—72

Schwander M, Kachar B, Müller U. 2010. Review series: The cell biology of hearing. J Cell Biol, 190(1): 9—20

思 考 题

1. 叙述神经网膜的细胞层次及各层细胞的结构特点。
2. 叙述房水的产生、回流及作用。
3. 光线进入眼部要经过眼球的哪些结构？
4. 内耳中的感受器有哪些？各自的结构特点和功能是什么？

（李雅娜　时　彦）

第18章 男性生殖系统

【相关知识导读】

1. 男性生殖细胞(精子)是怎样产生的?
2. 精子产生后马上就有运动能力吗?
3. 精液是怎样生成的?
4. 男性不育症是怎么发生的?
5. 前列腺肥大是怎么回事?

男性生殖系统(male reproductive system)由睾丸、生殖管道、附属腺及外生殖器组成。睾丸是产生精子和分泌雄性激素的器官。生殖管道具有促进精子成熟,营养、储存和运输精子的作用。附属腺与生殖管道的分泌物参与精液的组成。

一、睾 丸

案例 18-1

患者,男性,11 岁,学生,患流行性腮腺炎 3 天后,一侧睾丸肿痛,并向同侧腹股沟、下腹部放射。体格检查:体温 39℃,患侧阴囊皮肤红肿,睾丸肿大,张力高,有明显的触痛。初步诊断为流行性腮腺炎性睾丸炎。经抗菌消炎治疗 7 天,症状基本消失后出院。

问题:

1. 该患者睾丸的哪些结构发生变化能够引起以上症状?

2. 结合所学组织学知识,你认为病情严重者会发生哪些后续变化?

睾丸位于阴囊内,表面覆以浆膜,即鞘膜脏层,深部为致密结缔组织构成的白膜(tunica albuginea),白膜在睾丸后缘增厚形成睾丸纵隔(mediastinum testis)。纵隔的结缔组织呈放射状伸入睾丸实质,将睾丸实质分成约 250 个锥形小叶,每个小叶内有 1～4 条弯曲细长的生精小管(seminiferous tubule),生精小管在近睾丸纵隔处变为短而直的直精小管(tubulus rectus)。直精小管进入睾丸纵隔并相互吻合形成睾丸网(rete testis)。生精小管之间的疏松结缔组织称睾丸间质(interstitial tissue)(图 18-1)。

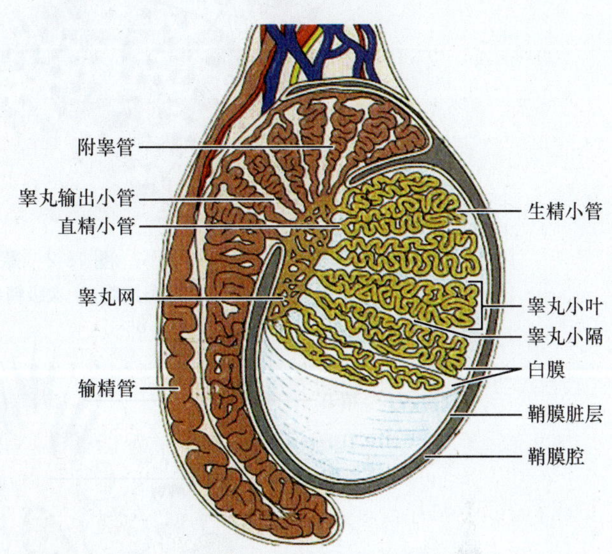

图 18-1 睾丸与附睾模式图

(一) 生精小管

成人的生精小管长 30～70cm,直径 150～250μm,由生精上皮(spermatogenic epithelium)构成。生精上皮由支持细胞和 5～8 层生精细胞(spermatogenic cell)组成。上皮基膜外侧有胶原纤维和梭形的肌样细胞(myoid cell)。肌样细胞收缩有助于精子进入生殖管道(图 18-2,图 18-3)。

1. 生精细胞 自生精小管基底部至腔面,依次有精原细胞、初级精母细胞、次级精母细胞、精子细胞和精子。在青春期前,生精上皮中只有支持细胞和精原细胞。自青春期开始,在垂体促性腺激素的作用下,生精细胞不断增殖分化,形成精子。从精原细胞到形成精子的过程称精子发生(spermatogenesis)(图 18-4)。

(1) 精原细胞(spermatogonium):紧贴上皮基膜,圆形或椭圆形,直径约 12μm。精原细胞分为 A、B 两型。A 型精原细胞核卵圆形,染色质细粒状,染色深、核中央常见淡染区;或染色质细密,染色浅,核仁多位于周边部。A 型精原细胞是生精细胞中的干细胞,经过分裂增殖,一部分子细胞继续作为干细胞,另一部分则分化为 B 型精原细胞。B 型精原细胞核圆形,核仁多位于核中央,核周边有较粗的染色质颗粒。B 型精原细胞经过数次分裂后,分化为初级精母细胞。

(2) 初级精母细胞(primary spermatocyte):位于精原细胞近腔侧,圆形,体积较大,直径约 18μm,核大而圆,核型为 46,XY。初级精母细胞经过 DNA 复制后($4n$ DNA),进行第一次成熟分裂,形成两个次级精母细胞。由于第一次减数分裂的分裂前期历时较长,可长达 22 天,所以在生精小管的切面中常可见到处于不同增殖阶段的初级精母细胞。

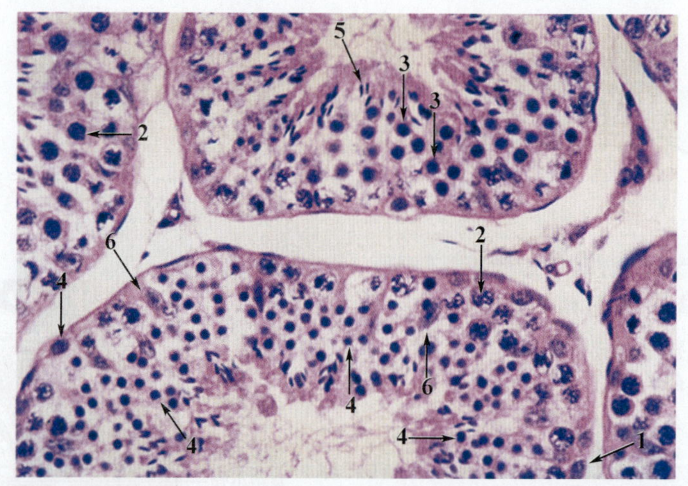

图 18-2 睾丸生精小管

1. 精原细胞；2. 初级精母细胞；3. 次级精母细胞；4. 精子细胞；5. 精子；6. 支持细胞

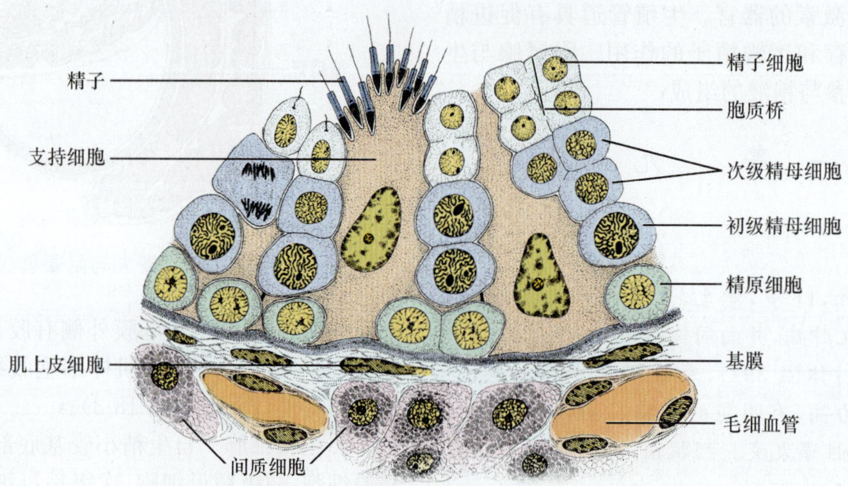

图 18-3 支持细胞与生精细胞关系模式图

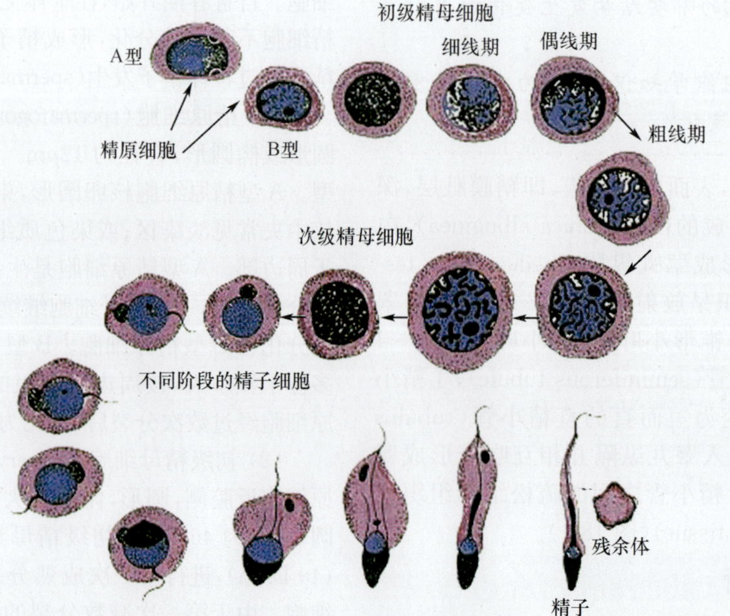

图 18-4 精子发生示意图

（3）次级精母细胞（secondary spermatocyte）：位置靠近腔面，直径约 12μm，核圆形，染色较深，核型为 23，X 或 23，Y（2*n* DNA）。次级精母细胞不进行 DNA 复制，迅速进入第二次成熟分裂，产生两个精子细胞。精子细胞的核型为 23，X 或 23，Y（1*n* DNA）。成熟分裂又称减数分裂（meiosis），仅见于生殖细胞的发育过程。经过两次成熟分裂后的生殖细胞，染色体数目减少一半，由二倍体细胞变成了单倍体细胞。

（4）精子细胞（spermatid）：位置更靠近管腔，直径约 8μm，核圆，染色质细密。精子细胞不再分裂，经过复杂的形态变化，由圆形逐渐变为蝌蚪状的精子，这一过程称精子形成（spermiogenesis）。精子形成的主要变化是：①细胞核染色质高度浓缩，核变长并移向细胞的一侧，构成为精子头部的主要结构；②高尔基复合体形成顶体泡，呈帽状覆盖在核的前半部，成为顶体（acrosome）；③中心粒迁移到顶体的对侧，其中一个中心粒的微管延长，形成轴丝，成为精子尾部（或称鞭毛）的主要结构；④线粒体聚集，缠绕在轴丝近段周围，形成线粒体鞘；⑤多余的胞质汇聚于尾侧，形成残余胞质，最后脱落（图 18-5）。

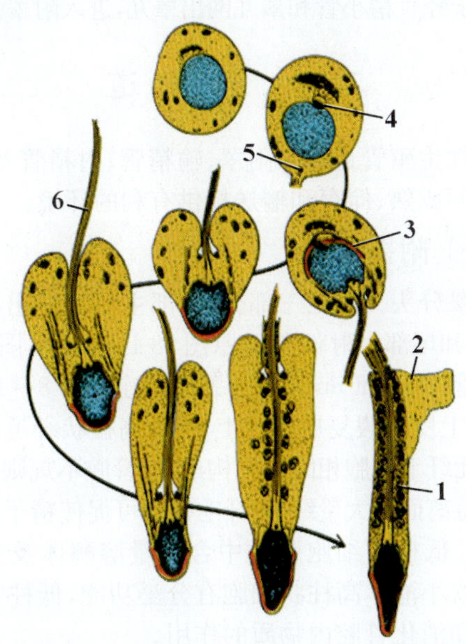

图 18-5　精子形成

1. 线粒体鞘；2. 残余胞质；3. 顶体；4. 顶体泡；5. 中心粒；6. 尾部轴丝

（5）精子（spermatozoon）：人的精子形似蝌蚪，长约 60μm，分头、尾两部分（图 18-6）。头部嵌入支持细胞的顶部胞质中，尾部游离于生精小管内。头部正面观呈卵圆形，侧面观呈梨形，长 4～5μm。头内有一个高度浓缩的细胞核，核的前 2/3 由顶体覆盖。顶体是特殊的溶酶体，内含多种水解酶，如顶体蛋白酶、透明质酸酶、酸性磷酸酯等。尾部是精子的运动装置，可分为颈段、中段、主段和末段四部分。颈段短，其内主要是中心粒，由中心粒发出 9＋2 排列的微管，构成尾部中心的轴心。中段的轴丝外有 9 根纵行的外周致密纤维，外侧再包有一层线粒体鞘。主段最长，外周无线粒体鞘，有纤维鞘。末段短，仅有轴丝。

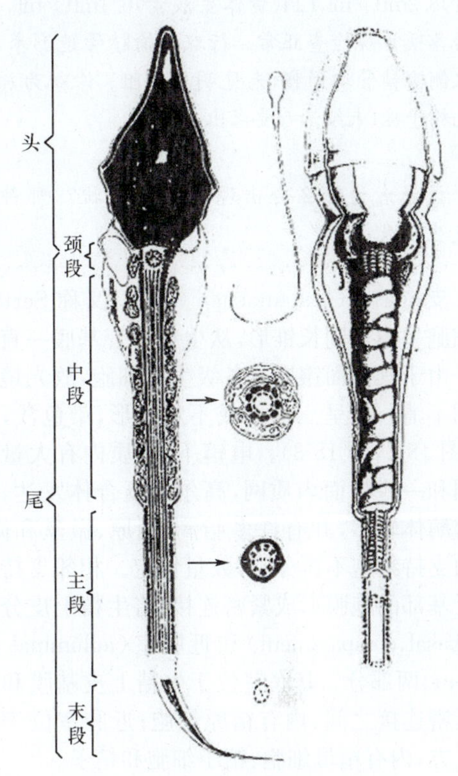

图 18-6　精子超微结构模式图

中图示尾部横断面；右图示立体结构

从精原细胞发育为精子，在人约需 64±4.5 天。一个精原细胞增殖分化所产生的各级生精细胞，其胞质并未完全分开，有胞质桥（cytoplasmic bridge）相连，形成同步发育的细胞群（图 18-3）。但从生精小管全长来看，精子发生是不同步的，后一节段稍晚于前一节段。因此在睾丸组织切片上，可见生精小管不同断面具有不同发育阶段的生精细胞组合。

在精子的发生和形成过程中，经常出现错误而形成一些畸形精子。在有生育力男子的精液中，畸形精子可占 20%～40%，其原因不明，但机体感染、创伤、辐射和激素失调等可增加畸形精子的数量，若超过 40%，可致不育。

案例 18-2

患者，男性，32 岁。主诉：结婚 5 年未育。患者 5 年前结婚后一直未采取避孕措施，但其爱人一直未怀孕，自诉性生活正常，能勃起、射精，曾服中药治疗，疗效不佳入院。入院检查：身高 171cm，体重 67kg，血压 12/8kPa，全身皮肤细腻，喉结明显，有胡须及腋毛生长，阴毛分布呈三角形，阴茎及双侧睾丸大小正常，尿道口黏膜正常，双侧输精管无明显增粗，亦无结节样改变，双侧精索静脉正常。辅助检查：肾、输尿管、膀胱B超均正常。精液常规：未见精子。激素测定：FSH(卵泡刺激素)8.2mIU/ml，LH(黄体生成素)6.1mIU/ml。入院后各项常规检查正常。行双侧输精管造影术，发现双侧输精管均通畅，未见明显梗阻。诊断为原发性无精子症，未经治疗要求出院。

问题：

该患者为什么会出现无精子症状？哪种组织发生变化？

2. 支持细胞(sustentacular cell) 又称Sertoli细胞。细胞呈不规则长锥形，从生精小管基底一直伸达腔面。由于其侧面镶嵌着各级生精细胞，故光镜下细胞轮廓不清。核呈三角形或不规则形，染色浅，核仁明显(图18-2，图18-3)。电镜下，胞质内有大量滑面内质网和一些粗面内质网，高尔基复合体发达，线粒体和溶酶体较多，并有许多脂滴、糖原、微丝和微管。成人的支持细胞不再分裂，数量恒定。相邻支持细胞侧面近基部的胞膜形成紧密连接，将生精上皮分成基底室(basal compartment)和近腔室(adluminal compartment)两部分。基底室位于生精上皮基膜和支持细胞紧密连接之间，内有精原细胞；近腔室位于紧密连接上方，内有精母细胞、精子细胞和精子。

支持细胞有多方面的功能。它对生精细胞起支持和营养作用。支持细胞在卵泡刺激素和雄激素的作用下，合成和分泌雄激素结合蛋白(androgen binding protein, ABP)，这种蛋白可与雄激素结合，以保持生精小管内有较高的雄激素水平，促进精子发生。同时，支持细胞又能分泌抑制素(inhibin)，释放入血，可反馈性地抑制垂体合成和分泌卵泡刺激素。支持细胞还分泌少量液体进入生精小管管腔，有助于精子的运送。而其微丝和微管的收缩可使不断成熟的生精细胞向腔面移动，并促使精子释放入管腔。精子成熟后脱落的残余胞质，被支持细胞吞噬和消化。支持细胞间的紧密连接是构成血-睾屏障(blood testis barrier)的主要结构。除此之外，血-睾屏障还包括间质中毛细血管的内皮及其基膜、结缔组织和生精上皮基膜，其中紧密连接最重要。血-睾屏障可阻止某些物质进出生精上皮，形成并维持有利于精子发生的微环境，还能防止精子抗原物质逸出到生精小管外而引发自身免疫反应。

(二) 睾丸间质

位于生精小管之间，为富含血管和淋巴管的疏松结缔组织，含有睾丸间质细胞(testicular interstitial cell)，又称Leydig细胞。细胞成群分布，体积较大，圆形或多边形，核圆居中，胞质嗜酸性，具有分泌类固醇激素细胞的超微结构特征(图18-3，图18-7)。从青春期开始，睾丸间质细胞在黄体生成素的刺激下，分泌雄激素(androgen)。雄激素可促进精子发生和男性生殖器官发育以及维持第二性征和性功能。

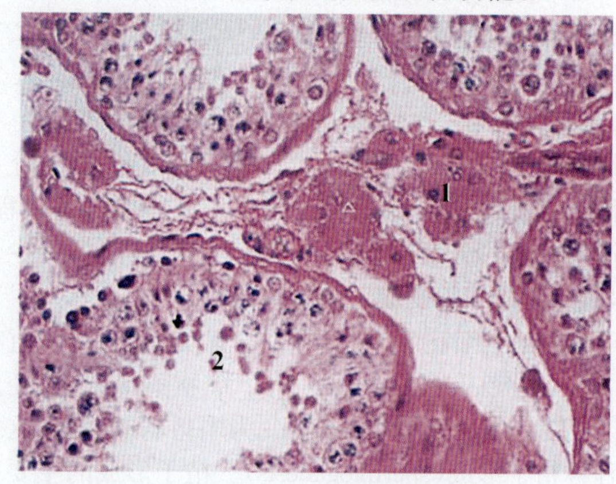

图18-7 睾丸间质

1. 间质细胞；2. 生精小管

(三) 直精小管和睾丸网

生精小管近睾丸纵隔处变成短而细的直行管道，称直精小管，管壁上皮为单层立方或矮柱状，无生精细胞。直精小管进入睾丸纵隔内分支吻合成网状的管道，为睾丸网(rete testis)，由单层立方上皮组成，管腔大而不规则。精子经直精小管和睾丸网出睾丸，进入附睾。

二、生殖管道

男性生殖管道包括附睾、输精管、射精管及尿道，为精子的成熟、储存和输送提供有利的环境。

(一) 附睾

附睾分头、体、尾三部分，头部主要由输出小管组成，体部和尾部由附睾管组成(图18-1，图18-8，图18-9)。输出小管(efferent duct)是与睾丸网连接的8～12根弯曲小管，上皮为假复层柱状上皮，由高柱状纤毛细胞及低柱状无纤毛细胞相间排列构成，故管腔不规则。高柱状细胞游离面有大量纤毛，纤毛摆动可促使精子向附睾管运行。低柱状细胞胞质中含大量溶酶体及大小不等的吞饮小泡。高柱状细胞有分泌功能，低柱状细胞有吸收和消化管腔内物质的作用。

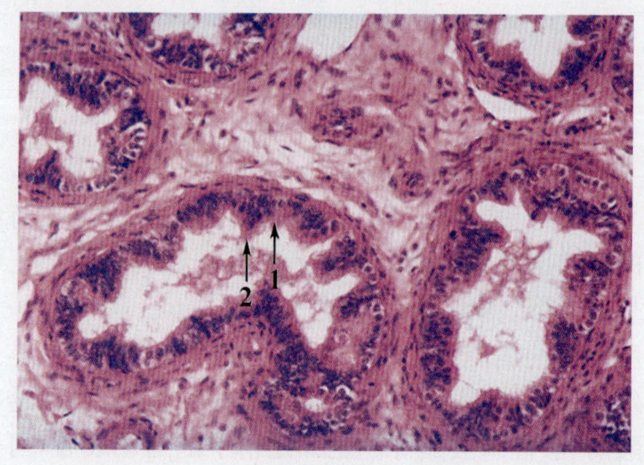

图18-8 附睾输出小管

1. 低柱状细胞；2. 高柱状细胞

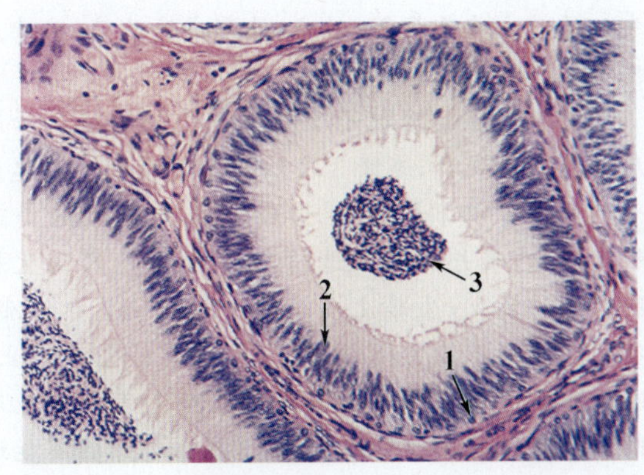

图 18-9　附睾管

1. 基细胞；2. 高柱状细胞；3. 精子

附睾管（epididymal duct）为一条长 4～6m 并极度蟠曲的管道，远端与输精管相连，其管腔规则，充满精子和分泌物。附睾管上皮为假复层纤毛柱状，由主细胞和基细胞组成。主细胞在附睾管起始段为高柱状，而后逐渐变低，至末段转变为立方形。细胞表面有成簇排列的粗而长的静纤毛，胞质中富含线粒体和粗面内质网，核上方有数个高尔基复合体，还可见较多膜被小泡，细胞有分泌和吸收功能。基细胞矮小，呈锥形，位于上皮深层。

附睾管的上皮基膜外侧有薄层平滑肌和富含血管的疏松结缔组织，平滑肌的收缩有助于管腔内精子向输精管方向移动。

精子在附睾内停留 8～17 天，并经历一系列成熟变化，才能获得运动能力，达到功能上的成熟。这不仅依赖于雄激素的存在，而且与附睾上皮细胞分泌的肉毒碱、甘油磷酸胆碱和唾液酸等密切相关。附睾的功能异常也会影响精子的成熟，导致不育。

（二）输精管

输精管是壁厚腔小的肌性管道，管壁由黏膜、肌层和外膜三层组成。黏膜表面为较薄的假复层柱状上皮，固有层结缔组织中弹性纤维丰富。肌层厚，由内纵行、中环行和外纵行排列的平滑肌纤维组成（图 18-10）。在射精时，肌层强力收缩，将精子快速排出。

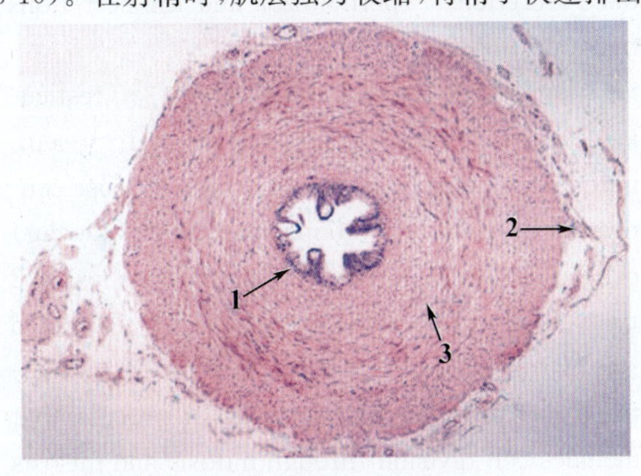

图 18-10　输精管

1. 黏膜；2. 外膜；3. 肌层

三、附属腺

附属腺和生殖管道的分泌物以及精子共同组成精液（semen）。每次射精量为 3～5ml，每毫升精液含 1 亿～2 亿个精子；若每毫升的精子数低于 400 万个，可导致不育症。

1. 前列腺（prostate）　呈栗形，环绕于尿道起始段。腺的被膜与支架组织均由富含弹性纤维和平滑肌纤维的结缔组织组成。腺实质主要由 30～50 个复管泡腺组成，有 15～30 条导管开口于尿道精阜的两侧。腺实质可分三个带：尿道周带（又称黏膜腺），最小，位于尿道黏膜内；内带（又称黏膜下腺），位于黏膜下层；外带（又称主腺），构成前列腺的大部。腺分泌部由单层立方、单层柱状及假复层柱状上皮构成，故腺腔很不规则。腔内可见分泌物浓缩形成的圆形嗜酸性板层状小体，称前列腺凝固体（prostatic concretion），随年龄的增长而增多，甚至钙化成为前列腺结石（图 18-11，图 18-12）。

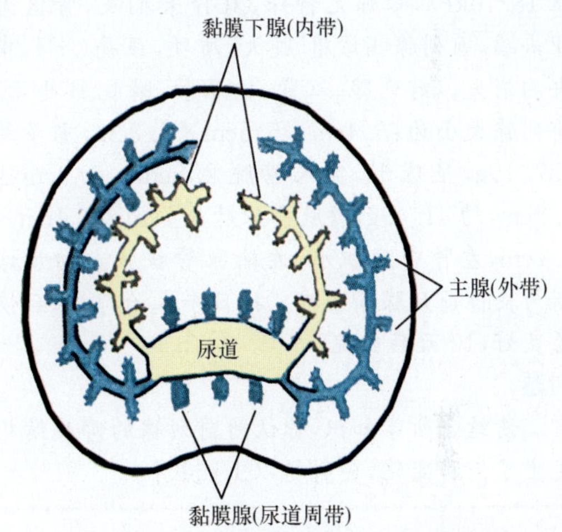

图 18-11　前列腺分部示意图

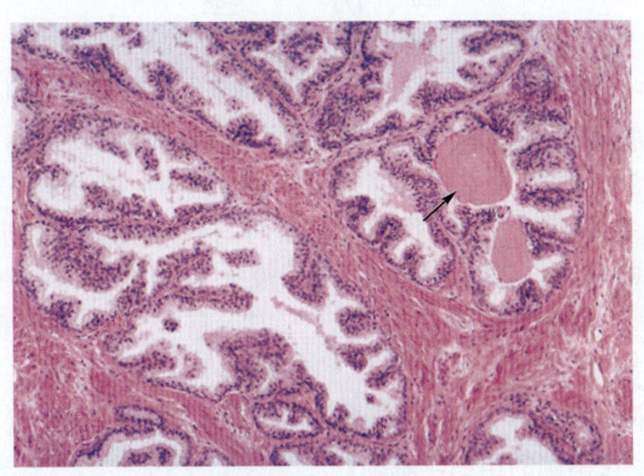

图 18-12　前列腺

↗示前列腺凝固体

从青春期开始，前列腺在雄激素的刺激下分泌活动增强，分泌物为稀薄的乳白色液体，富含酸性磷酸酶和纤维蛋白溶酶，还有柠檬酸和锌等物质。老年人的前列腺常增生肥大（多发生在黏膜下腺），压迫尿道，造成排尿困难。

2. 精囊（seminal vesicle） 是一对蟠曲的囊状器官。黏膜向腔内突起形成高大的皱襞，黏膜表面是假复层柱状上皮，胞质内含有许多分泌颗粒和黄色的脂色素。固有层为富含弹性纤维的结缔组织。黏膜外有薄层平滑肌和结缔组织外膜。在雄激素刺激下，精囊分泌弱碱性的淡黄色液体，内含果糖、前列腺素等成分。果糖为精子的运动提供能量。

3. 尿道球腺 是一对豌豆状的复管泡状腺。上皮为单层立方或单层柱状，上皮细胞内富含黏原颗粒。腺体分泌的黏液于射精前排出，以润滑尿道。

案例 18-3

患者，男性，66 岁，退休干部。病史：排尿困难 10 余年，不能排尿 2 个月。患者自 10 年前出现排尿困难，尿等待，尿线细，尿滴沥。近两个月出现不能排尿，多次留置导尿管。体格检查：血压 18/10kPa，心肺无特殊，双肾未扪及，肾区无叩击痛，前列腺指诊Ⅲ°肿大，质硬，压痛（+），中央沟消失。前列腺、双肾、输尿管、膀胱 B 超示：前列腺大小为：6.4cm×6.5cm×6.3cm，重量约 137.15g，呈球形，突入膀胱 2.8cm×5.9cm×4.8cm，约 41.49g，膀胱排尿后 3.7cm×5.1cm×5.7cm，左肾中度积水，左输尿管扩张。初步诊断为良性前列腺增生症。择日手术治疗，术后恢复良好，10 天后出院。

问题：

请结合所学知识，你认为前列腺的哪些结构发生了何种变化，会引起以上症状？

四、阴　　茎

阴茎主要由两条阴茎海绵体、一条尿道海绵体、白膜和皮肤构成。海绵体主要由小梁和血窦构成，阴茎深动脉的分支螺旋穿行于小梁中，与血窦通连。静脉多位于海绵体周边部白膜下方，白膜为质地坚韧的致密结缔组织。一般情况下，流入血窦的血液很少，血窦呈裂隙状，海绵体柔软。当大量血液流入血窦，血窦充血而胀大，白膜下的静脉受压，血液回流一时受阻，海绵体变硬，阴茎勃起。

【案例的组织学基础】

1. 流行性腮腺炎性睾丸炎 流行性腮腺炎性睾丸炎是病毒性睾丸炎最常见的类型之一。其组织结构的主要改变为：睾丸弥漫性肿大，间质水肿，中性粒细胞、淋巴细胞和组织细胞浸润，生精小管扩张，腔内含炎症细胞。严重者生精细胞脱落、变性，生精功能消失。治疗主要是抗菌、对症、局部减痛治疗，病情严重发生脓肿者行手术治疗。

2. 无精子症 无精子症是指射出精液经离心沉淀后经显微镜观察，连续 3 次均未发现精子。引起无精子症主要有以下原因：①造精功能低下：特点是造精程度减少，而并非停止造精，表现为各阶段的生精细胞数目的减少，生精上皮变薄。②精子成熟停滞：所有的生精细胞在生精小管内成熟到某一阶段停止，诊断为完全性成熟停滞。当某些生精小管内可见不规则的致密核的生精细胞，表明这些生精细胞不能进一步发育成熟或者是退变的细胞。生精小管直径变小，但管壁可以不增厚，间质和 Leydig 细胞在组织学上也可无异常。在生精小管边缘尚可见少数接近成熟的精子细胞时，称为不完全性成熟停滞。③生精细胞不发育：生精小管变小，为青春期后的 Sertoli 细胞充塞，故又称为 Sertoli 细胞综合征。Sertoli 细胞垂直于生精小管基膜，局部细胞之间相互平行，其顶端倾向一侧。

3. 良性前列腺增生症 良性前列腺增生症是老年男性常见病，男性自 35 岁以上前列腺可有不同程度的增生，50 岁以后开始出现临床症状。良性前列腺增生开始于围绕尿道精阜部位的腺体（内带）。显微镜下观察，增生的部位主要是由大小不同的结节构成，结节由不同比例的上皮、结缔组织和平滑肌构成。增大的腺体向两侧和向膀胱内突出，可陆续引起尿频、排尿困难，腺体压迫明显引起梗阻者可引起尿潴留。治疗主要是药物治疗及手术治疗。

Summary

The male reproductive system is composed of the testes, genital ducts, accessory glands and penis. The dual function of the testis is to produce androgen, the testosterone and spermatozoa. The genital ducts and accessory glands produce secretions. Spermatozoa and the secretions make up the semen.

Each testis is composed of about 250 testicular lobules. Each lobule is occupied by 1－4 seminiferous tubules enmeshed in a web of loose connective tissue that contains interstitial (Leydig) cells. The seminiferous epithelium consists of 2 types of cells: Sertoli, or supporting cells and spermatogenic cells. The production of spermatozoa is called spermatogenesis, a process that includes cell division through mitosis and meiosis and the final differentiation of spermatozoids.

The spermatogenesis begins with a primitive germ cell, the spermatogonium. At sexual maturity, spermatogonia begin dividing by mitosis, producing successive generations of cells. The newly formed cells can follow one of 2 paths: They can continue dividing as stem cells, also called type A spermatogonia, or they can differentiate during progressive mitotic cycles to become type B spermatogonia. Type B spermatogonia replicate their DNA shortly after they form. So that each primary spermatocyte contains 4N amount of DNA before meiosis begins. The primary spermatocyte enter the first meiotic division, from which arise small cells called secondary spermatocytes with only 23 chromosomes(22+X or 22+Y) and 2N of DNA. Then the cells quickly enter into the second meiotic division. Division of each secondary spermatocyte results in 2 cells that contain 23 chromosomes, the spermatids. Because no DNA synthesis occurs between the first and second meiotic division of the spermatocytes each spermatid has 1N of DNA. The meiotic process therefore results in the formation of cells with a haploid number of chromosomes. The spermatids undergo spermiogenesis, by which spermatids transform into spermatozoa with a series of morphologic changes.

The Sertoli cells are elongated pyramidal cells that partially envelop cells of the spermatogenic lineage. The bases of the Sertoli cells adhere to the basal lamina, and their apical ends frequently extend into the lumen of the seminiferous tubule. Studies with electron microscope reveal that these cells contain abundant smooth endoplasmic reticulum, some rough endoplasmic reticulum, a well-developed Golgi complex, and numerous mitochondria and lysosome. The elongated nucleus possesses numerous infoldings and a prominent nucleolus. Adjacent Sertoli cells are bound together by occluding junction at the basal lateral part of the cell, forming a blood-testis barrier.

The Leydig cells have the characteristics of steroid-secreting cells. These cells produce the male hormone testosterone, which is responsible for the proliferation and differentiation of the spermatogenic cells, and for the development of the secondary male sex characteristics.

进一步阅读文献

Amann RP. 2008. The cycle of the seminiferous epithelium in humans: a need to revisit? J Androl, 29(5): 469－487

Li MW, Mruk DD, Lee WM, et al. 2009. Cytokines and junction restructuring events during spermatogenesis in the testis: an emerging concept of regulation. Cytokine Growth Factor Rev, 20(4): 329－338

McClusky LM, Patrick S, Barnhoorn IE, et al. 2009. Immunohistochemical study of nuclear changes associated with male germ cell death and spermiogenesis. J Mol Histol, 40(4): 287－299

Shalet SM. 2009. Normal testicular function and spermatogenesis. Pediatr Blood Cancer, 53(2): 285－288

Sofikitis N, Giotitsas N, Tsounapi P, et al. 2008. Hormonal regulation of spermatogenesis and spermiogenesis. J Steroid Biochem Mol Biol, 109(3－5): 323－330

思 考 题

1. 简述精子发生的主要过程。
2. 试述支持细胞的结构和功能。
3. 简述前列腺的结构。

(付文玉 庄文欣)

第19章　女性生殖系统

【相关知识导读】

1. 你知道青春期后卵巢会发生哪些变化吗？生产卵子的“车间”又是怎样制造孕育下一代的物质基础——卵子的吗？

2. 你想知道女性不孕的原因是什么吗？

3. 一个小小的子宫，在怀孕期间却能装下偌大的胎儿及其附属结构，你知道其奥妙之处吗？

4. 你知道月经是怎么回事吗？

5. 为什么怀孕的妇女没有月经？

6. 为什么子宫颈外口处是宫颈癌的好发部位？

7. 临床进行阴道涂片检查的组织学意义是什么？

8. 听说过乳腺炎和乳腺癌吗？你知道乳腺的组织结构吗？

女性生殖系统（female reproductive system）由外生殖器和内生殖器两部分组成。女性的外生殖器又叫外阴，是女性生殖器的外露部分，主要包括：阴阜、大阴唇、小阴唇、阴道口及处女膜等结构。女性的内生殖器官包括阴道、子宫、输卵管及卵巢，后两者又统称子宫附件，本章主要介绍女性内生殖器的组织学结构以及相关的功能特点。乳腺虽然不属于生殖器官，但其腺组织的功能与女性激素密切相关，故也在本章讲述。

案例 19-1

患者，女性，15 岁，主诉：“经量增多，经期延长，周期缩短半年，持续阴道流血 10 余天，头晕、心慌 2 天”。现病史：患者 11 岁月经初潮，经期 5～6 天，经量不多。近半年出现经量明显增多，经期延长为 10 余天，月经周期缩短。未就诊。10 余天前月经如期来潮，但经量明显增多，伴血块，无腹痛及组织物排除。近两天出现乏力，头晕，活动后心慌就诊。查体：贫血貌，神志清，精神可，心肺听诊未闻及明显异常。外阴血染，因患者年幼，否认有性生活史，故未行阴道检查。辅助检查：血常规：血红蛋白 72g/L，B 超：子宫及卵巢未见器质性病变。

初步诊断：①青春期功能失调性子宫出血（简称青春期功血）。②失血性贫血（中度）。

治疗原则：①补血补液，纠正贫血；②抗生素预防感染；③雌、孕激素周期疗法。

问题：

1. 雌、孕激素周期治疗对子宫内膜的影响是什么？

2. 此种病人为什么要抗生素预防感染？

一、卵　巢

卵巢是女性的性腺器官，位于盆腔深部，子宫的侧后方，左右各一，灰红色，质地较韧，呈扁平的椭圆形，重约 5～6g，体积约 4cm×3cm×1cm。卵巢的主要功能是分泌性激素和产生孕育下一代的物质基础——卵子。卵子分泌的性激素主要有雌激素和孕激素，还有少量雄激素。

（一）卵巢的组织学结构

卵巢表面被覆一层与腹膜相连续的单层扁平或立方上皮，称表面上皮（superficial epithelium）。上皮下方为薄层致密结缔组织，称白膜（tunica albuginca）。白膜下方为卵巢实质，其实质周围部为皮质，中央部为髓质，两者分界不明显。皮质较厚，由发育不同阶段的卵泡、黄体、白体及结缔组织构成。此处的结缔组织内含有较多的网状纤维和梭形的基质细胞（stroma cell）。髓质较少，由疏松结缔组织构成，其中含较多的弹性纤维和较大的血管（图 19-1）。近卵巢门处的结缔组织内有少量平滑肌束及门细胞（hilus cell），电镜下，门细胞具有分泌类固醇激素细胞的结构特征，一般认为门细胞可分泌雄激素，其增生或发生肿瘤时，患者可出现男性化症状。

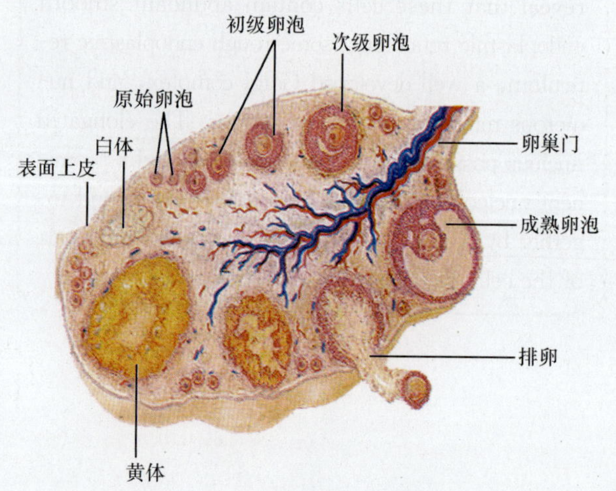

图 19-1　卵巢结构模式图

(二)卵泡的发育与成熟

卵巢的结构有明显的年龄变化,位于卵巢皮质的卵泡从胚胎时期已开始发育,胚胎发育至四个月时,女性胎儿双侧卵巢约有700万个原始卵泡;出生时,约有100万～200万个;青春期时约有4万个;至50岁左右仅所剩无几。从青春期至未绝经期,卵巢在腺垂体周期性分泌的促性腺激素的作用下,每隔28天左右约有一批卵泡生长发育,但通常只有1个卵泡发育成熟并排出1个卵细胞。女子一生中两侧卵巢共排卵约400余个,左右卵巢往往交替排卵,其余均在发育的不同阶段退化。绝经期后,卵巢内卵泡已消耗殆尽,卵巢停止排卵。

卵泡的生长发育过程分原始卵泡、初级卵泡、次级卵泡和成熟卵泡四个阶段(初级卵泡和次级卵泡又合称生长卵泡)。每一阶段的卵泡均由一个卵母细胞和包绕在其周围的卵泡细胞构成。

1. 原始卵泡 原始卵泡(primordial follicle)是处于静止状态的卵泡,数量多,体积小,位于卵巢皮质的浅层,由中央的一个大而圆的初级卵母细胞(primary oocyte)和周围一层小而扁平的卵泡细胞(follicular cell)组成(图19-2)。初级卵母细胞直径约30～40μm,胞质嗜酸性,核大而圆,染色质稀疏,核仁明显。电镜下,胞质含丰富的线粒体,高尔基复合体和成层排列的滑面内质网。初级卵母细胞是在胚胎时期由卵原细胞分化而成的,其随即进行第一次成熟分裂,并长期停留在分裂前期,直到排卵前才完成第一次成熟分裂。卵泡细胞与周围结缔组织之间有较薄的基膜。卵泡细胞对卵母细胞有支持和营养作用。

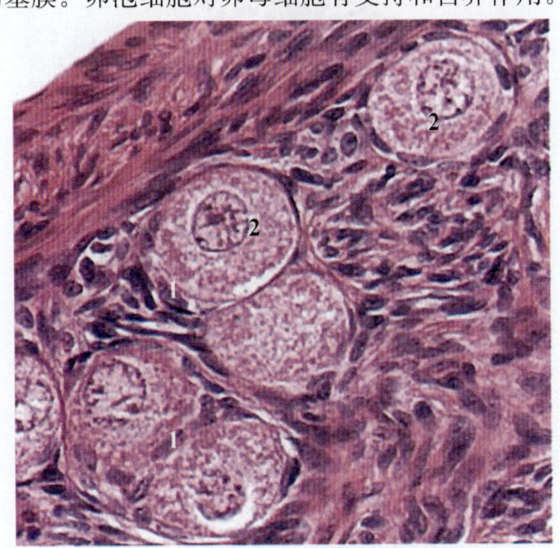

图19-2 原始卵泡
1. 卵泡细胞;2. 初级卵母细胞

2. 初级卵泡 初级卵泡(primary follicle)由中央的一个初级卵母细胞和周围多层卵泡细胞组成(图19-1,图19-3)。从青春期开始在垂体分泌的卵泡刺激素(FSH)作用下,原始卵泡开始发育转变为初级卵泡。其结构的主要变化是:①初级卵母细胞体积增大,电镜下,胞质内高尔基复合体、粗面内质网、游离核糖体等增多,并在靠近其细胞膜的胞质中出现电子密度高的溶酶体形成的皮质颗粒(cortical granule),其内含有酶类物质,在受精的过程中发挥重要作用。②卵泡细胞由扁平变成立方或柱状,由一层增殖为多层。③紧靠卵母细胞的一层卵泡细胞逐渐变成高柱状细胞并呈放射状排列,形成放射冠(corona radiata)。④在初级卵母细胞与卵泡细胞之间出现一层富含糖蛋白的均质状、折光性强的嗜酸性膜,称透明带(zona pellucida),由透明带蛋白(zona protein,ZP)构成,是初级卵母细胞和卵泡细胞共同分泌形成的,分ZP1、ZP2和ZP3等类型,其中ZP3又称精子受体,参与精卵结合。电镜下初级卵母细胞的微绒毛和卵泡细胞的突起伸入透明带,两者之间以桥粒和缝隙连接相连(图19-4)。这些结构有利于细胞间离子、激素等物质交换和功能协调,也有利于卵泡细胞向卵母细胞输送营养。

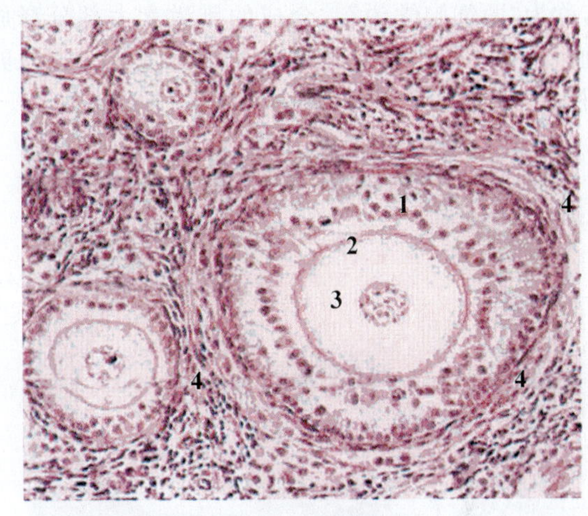

图19-3 初级卵泡
1. 卵泡细胞;2. 透明带;3. 初级卵母细胞;4. 卵泡膜

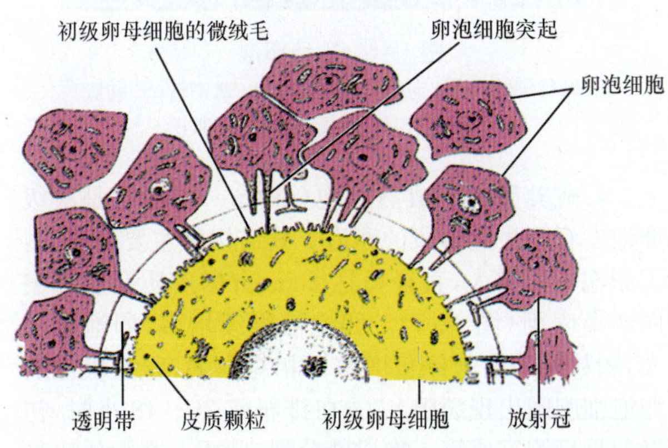

图19-4 初级卵母细胞和卵泡细胞超微结构示意图

3. 次级卵泡 由初级卵泡发育形成次级卵泡(secondary follicle)的过程中,其结构的主要变化是:①随着卵泡继续生长,卵泡细胞分裂增殖到6～12层时,卵泡细胞间出现大小不等的腔隙,并逐渐汇合成一个大的腔，称卵泡腔（follicular antrum）（图 19-5）。此时的卵泡又称囊状卵泡（antral follicle）。卵泡腔内充满由卵泡细胞分泌以及血浆渗入而成的卵泡液，其内含有脑垂体和卵巢分泌的激素及透明质酸酶等。②由于卵泡液增多，卵泡腔扩大，将初级卵母细胞与其周围的透明带、放射冠和部分卵泡细胞挤于卵泡腔的一侧，形成一个突入卵泡腔的圆形隆起，称卵丘（cumulus oophorus）（图 19-5）。③分布在卵泡腔周围的卵泡细胞排列密集呈颗粒状，故称颗粒层（stratum granulosum），卵泡细胞改称为颗粒细胞，构成卵泡壁。④卵泡周围结缔组织内的梭形细胞增殖分化，形成卵泡膜（theca folliculi）。卵泡膜分化成内、外两层，内层含有较多的血管和由基质细胞分化形成的膜细胞（theca cell）。膜细胞呈多边形，具有分泌类固醇激素细胞的结构特点。外层含较多的纤维，少量血管和平滑肌。膜细胞合成的雄激素透过基膜进入颗粒细胞，在芳香化酶系的作用下转变为雌激素，故雌激素是由膜细胞和颗粒细胞共同合成的，称为“两细胞学说”。合成的雌激素大部分释放入血，调节子宫等靶器官的生理活动，小部分进入卵泡腔。

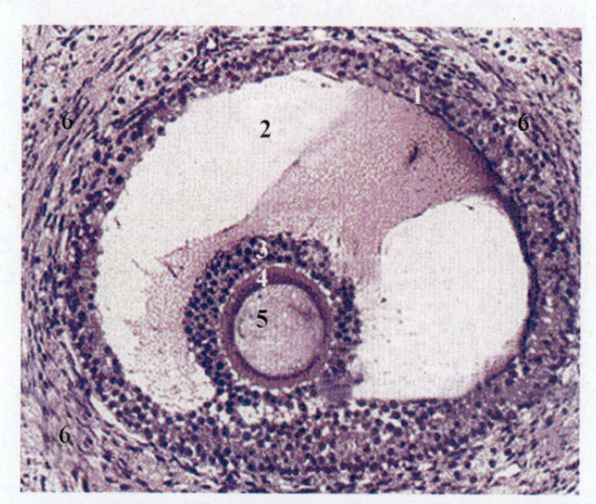

图 19-5 次级卵泡

1. 颗粒细胞；2. 卵泡腔；3. 放射冠；4. 透明带；5. 初级卵母细胞；6. 卵泡膜；圈内所示卵丘

4. 成熟卵泡 成熟卵泡（mature follicle）是次级卵泡发育到最后阶段的卵泡。其结构的主要变化是：①卵泡体积增大，直径可达 2cm，占据皮质全层并突向卵巢表面（图 19-1）。卵泡液继续增多，卵泡腔变大，颗粒层的细胞停止增殖而相对变薄，卵丘根部的卵泡细胞间出现裂隙 。②在排卵前 36～48 小时，初级卵母细胞完成第一次成熟分裂，形成一个大的次级卵母细胞和一个小的第一极体（first polar body），极体位于卵母细胞和透明带之间的卵周间隙内。继之，次级卵母细胞迅速开始第二次成熟分裂，并停留在分裂中期。

（三）排卵

成熟卵泡的卵泡液剧增，卵泡的体积更大并进一步突向卵巢表面，使局部卵泡壁、表面上皮和白膜变薄缺血，形成半透明的卵泡小斑（follicular stigma）（图 19-6）；接着小斑处的组织被胶原酶、透明质酸酶等分解和消化；同时，卵泡膜外层的平滑肌收缩，导致卵泡小斑破裂；从卵泡壁脱落的次级卵母细胞连同透明带、放射冠和卵泡液一起从卵巢排出，这一过程称排卵（ovulation）（图 19-7）。排卵一般发生在月经周期的第 14 天。排出的次级卵母细胞若受精，其继续完成第二次成熟分裂，形成单倍体的卵细胞（ovum，23，X）和一个第二极体；若未受精，次级卵母细胞则在排卵后 24～48 小时退化消失。

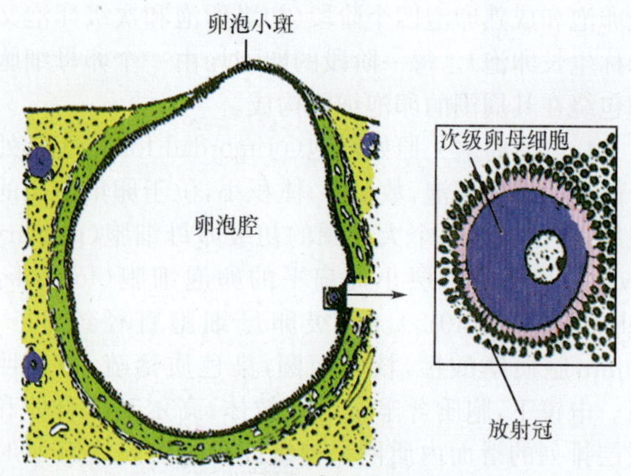

图 19-6 成熟卵泡模式图

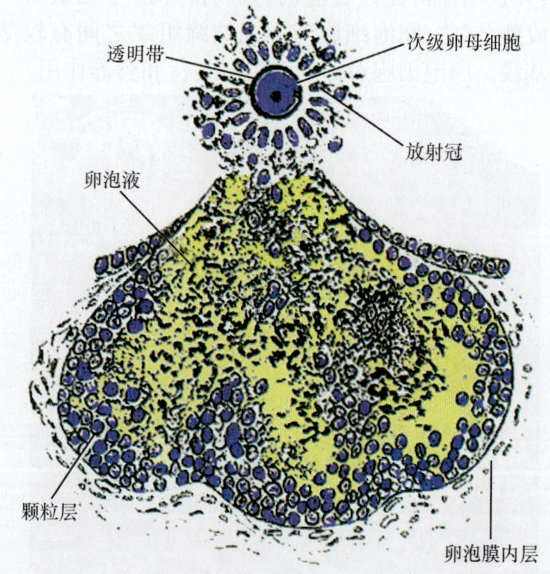

图 19-7 成熟卵泡排卵模式图

（四）黄体的形成与退化

1. 黄体的形成 排卵后，残留在卵巢内的卵泡颗粒层和卵泡膜向卵泡腔内塌陷，卵泡膜的结缔组织和毛细血管也伸入颗粒层，这些结构在黄体生成素（LH）的作用下逐渐发育成体积较大、富含血管并具有内分泌功能的细胞团，新鲜时呈黄色，故称黄体(corpus luteum)(图19-1，图19-8)。其中的颗粒细胞分化成颗粒黄体细胞(granular lutein cell)，而此时的膜细胞改称为膜黄体细胞(theca lutein cell)。颗粒黄体细胞位于黄体的中央，数量多，胞体大，染色浅，可分泌孕激素和松弛素；膜黄体细胞位于黄体周边，数量少，胞体小，染色深，可以单独合成分泌或和颗粒黄体细胞协同合成分泌雌激素。这两种黄体细胞都具有类固醇激素分泌细胞的结构特征。

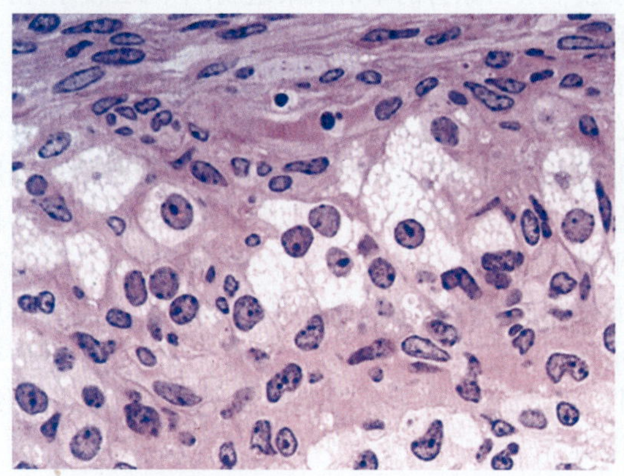

图19-8 黄体

2. 黄体的退化 黄体的发育取决于排出的卵是否受精。如卵未受精，黄体维持两周左右即退化，称月经黄体(corpus luteum of menstruation)；如卵受精，则在黄体生成素和胎盘分泌的绒毛膜促性腺激素(HCG)的作用下，黄体继续发育增大，直径可达4～5cm，维持六个月左右退化，称妊娠黄体(corpus luteum of pregnancy)。退化后的黄体逐渐被增生的结缔组织取代，称为白体(corpus albicans)。

(五) 卵泡的闭锁与间质腺

在卵泡生长发育的过程中，绝大部分卵泡不能发育成熟而在不同阶段退化，退化的卵泡称闭锁卵泡(atretic follicle)。卵泡的闭锁可发生在卵泡发育的任何阶段，形态结构也不一致。原始卵泡和初级卵泡退化时，卵母细胞变为不规则形，卵泡细胞变小而分散，最后变性消失。次级卵泡退化时，卵泡细胞和卵母细胞萎缩溶解，透明带皱缩、碎裂消失，中性粒细胞、巨噬细胞侵入。卵泡膜内层的膜细胞增生肥大，形似黄体细胞，被结缔组织和血管分隔成分散的细胞索团，称为间质腺(interstitial gland)，间质腺能分泌雌激素。人的间质腺不发达，兔和猫等动物的间质腺较发达。

二、输　卵　管

输卵管(fallopian tube or oviduct)为一对细长的管状器官，全长8～14cm，直径(外径)约0.5cm。输卵管可分为四部，即子宫部、峡部、壶腹部和漏斗部(伞端)。输卵管伞端具有“拾卵”的作用，将卵子“抓吸”到输卵管的壶腹部，等待精子与其受精。

输卵管与其他空腔器官相似，其管壁由内向外为黏膜层、肌层和外膜。

(一) 黏膜层

黏膜层包括上皮和固有层。黏膜层沿输卵管长轴向管腔突出许多皱襞，每个皱襞又有第二级甚或第三级分支突起。因此，在输卵管横切面上，输卵管腔被无数的皱襞所占据。黏膜层的厚度和皱襞的多寡不一，以壶腹部黏膜层最厚，皱襞最多(图19-9)。从峡部到子宫部皱襞的数量、高度及分支逐渐减少。深入了解输卵管的黏膜结构特点，对女性不孕的诊断及治疗、子宫输卵管造影检查摄片的正确阅读与分析、输卵管堵塞的复通治疗及输卵管镜检查等方面有着非常重要的意义。

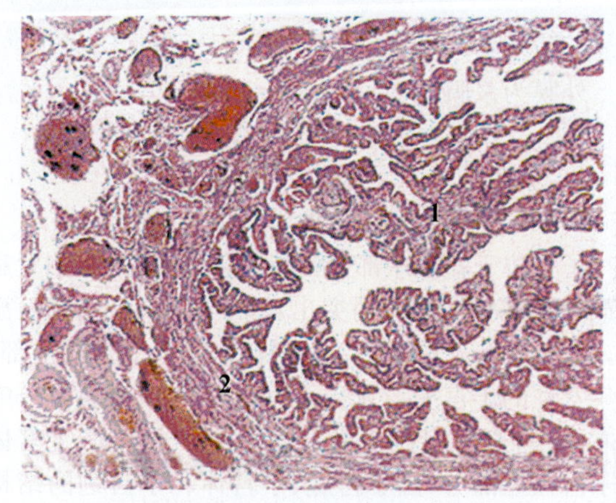

图19-9 输卵管

1. 黏膜皱襞；2. 肌层

1. 上皮 黏膜层的上皮为单层高柱状细胞所构成，壶腹部细胞最高。上皮细胞可分为4种不同类型：纤毛细胞、分泌细胞、楔形细胞和未分化细胞。

(1) 纤毛细胞(ciliated cell)：纤毛细胞较高且宽，胞质中含有匀细颗粒，细胞核较大，呈卵圆形，其长轴常与细胞长轴垂直，并远离基底膜，染色较淡。纤毛细长，约7～8μm，在固定的切片中，纤毛往往融合成片，像一层嗜酸性物质附着在细胞表面。纤毛细胞常成堆出现，且在伞部和壶腹部最多，愈近峡部则愈少。纤毛向子宫方向的摆动有助于受精卵的运送。

(2) 分泌细胞(secretory cell)：胞质染色深且布满微细颗粒，细胞核呈卵圆形、染色深、核染色体致密。分泌细胞在上皮皱襞的底部及皱襞间较为明显，其形态及核的位置随月经周期而不同。分泌细胞的分泌物构成输卵管液，在纤毛表面形成黏稠的膜，可营养卵细胞，防止病菌侵入并有助于卵子及受精卵向子宫输送。

(3) 楔形细胞(wedge cell):楔形细胞表现为有被挤压在细胞间、染色深而狭长的细胞核,仅少量或无细胞质。电镜下顶缘有胞质形成的微绒毛突起,在月经前期和月经期,楔形细胞较多而明显。

(4) 未分化细胞:亦称游走细胞。细胞呈小圆形,位于上皮深部。胞质少而明亮,深染核居位于中央。

2. 固有层 为上皮下的薄层结缔组织,内有许多游走细胞和肥大细胞。固有层内有血管、淋巴管网和无髓鞘神经,壶腹部血管特别丰富。输卵管妊娠时,固有层内的结缔组织可转化为蜕膜细胞。一旦输卵管妊娠流产或破裂,会导致急性腹腔内出血,甚至会威胁生命。

(二) 肌层

输卵管肌层与子宫肌层相连,子宫最内层的纵行肌至峡部消失。因此,在横断面上,输卵管肌层由2~3层平滑肌组成,但并无明显分界,漏斗部最薄,峡部最厚。

(三) 外膜

外膜为浆膜。

三、子 宫

子宫位于盆腔中部,膀胱与直肠之间。呈倒置扁梨形,前面扁平,后面稍突出,壁厚腔小,上端宽而游离,朝前上方;下端较窄,呈圆柱状,插入阴道的上部。成年女性的子宫平均为7cm×5cm×3cm,重量约50g左右,子宫腔容量约5ml。子宫分为子宫底、子宫体和子宫颈三部分,因子宫底、子宫体和子宫颈的结构有所差异,故分别叙述。

> **案例 19-2**
>
> 在月经周期的前半期,是卵巢中的卵子发育期,卵巢中主要分泌的是雌激素,它使子宫内膜、宫颈及阴道增厚和乳房胀大。其后卵巢中的卵泡释放出成熟的卵子,也就是排卵。对于月经周期正常的妇女,月经周期一般为28~30天,多在下次月经前14天排卵。根据,卵从卵巢排出后可存活1~2天,而受精能力最强时间是在排卵后24小时内;精子进入女性生殖道可存活2~3天。因此,在排卵前后4~5天内为"能孕期",其余时间不宜受孕故称为"安全期"。采用安全期进行性生活(而不用药具)能达到避孕目的称安全期避孕法,亦称为自然避孕法。但是应当注意的是妇女排卵过程可受生活、情绪、性活动、健康状况及外界环境等因素影响而推迟或提前,因此,安全期避孕并不十分可靠,失败率达20%。
>
> **问题:**
>
> 你知道"安全期避孕"吗?

(一) 子宫底部和子宫体部

子宫壁的结构由外向内可分外膜、肌层和内膜三层(图19-10)。

1. 外膜 外膜为浆膜。

2. 肌层 由平滑肌和结缔组织组成。结缔组织中除了一般细胞成分外,未分化间充质细胞非常丰富。子宫的平滑肌特点:①很厚,自内向外大致可分三层,即黏膜下层,中间层和浆膜下层(图19-10)。黏膜下层和浆膜下层由纵行的平滑肌束组成;中间层较厚,由环行和斜行肌束组成,有丰富的血管穿行其中。②富于伸展性,一般情况下子宫平滑肌纤维长约50μm,妊娠时在卵巢激素作用下肌纤维增生肥大,可使其增长达500μm,层数也增厚。在此,雌激素可促使平滑肌细胞数量增加,孕激素能使平滑肌细胞体积增大,并可抑制平滑肌收缩。新增多的平滑肌纤维来自未分化间充质细胞或平滑肌自身的分裂。分娩后,子宫平滑肌纤维可逐渐恢复原状,部分平滑肌纤维自溶分解而被吸收。③肌层的收缩有助于胎儿娩出、精子运行和经血排出。

3. 内膜 由单层柱状上皮和固有层组成(图19-10)。上皮的细胞有分泌细胞和纤毛细胞两种。固有层较厚,有较多的子宫腺(uterine gland)和丰富的网状纤维、血管、淋巴管及神经,还有大量低分化的梭形或星形细胞,称基质细胞(stroma cell)。基质细胞呈星形,可合成和分泌胶原蛋白,并随妊娠及月经周期变化而增生与分化;子宫腺是上皮下陷而成的单管状腺,其末端分支可达肌层。腺上皮主要为分泌细胞和少量纤毛细胞。

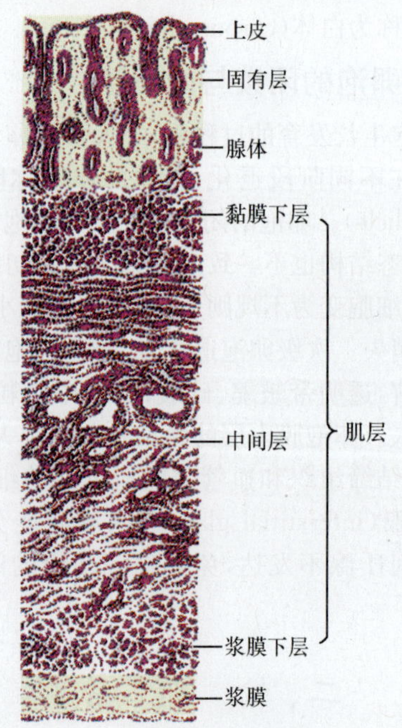

图19-10 子宫壁模式图

子宫底部和体部的内膜，按其结构和功能特点，又可分深浅两层：浅层为功能层(functional layer)，较厚。青春期开始，功能层受卵巢激素的作用，随着月经来潮而发生周期性脱落出血。妊娠时，受精卵(胚泡)也在此层植入；深层为基底层(basal layer)，较薄，不随月经而周期脱落，有较强的增生和修复能力，以修复脱落的功能层。

子宫内膜的血管来自子宫动脉的分支。子宫动脉进入子宫壁后，分支行走至肌层的中间层，呈弓形走行，并发出许多与子宫腔面垂直的小动脉，在进入内膜之前，每条小动脉分为两支：一支短而直，营养基底层，称基底动脉，不受性激素的影响；另一支为主支，对性激素的刺激敏感，进入功能层呈螺旋状走行，故称螺旋动脉(coiled artery)(图19-11)。并在浅层时形成毛细血管网和窦状毛细血管，然后汇入小静脉，经肌层汇入子宫静脉。

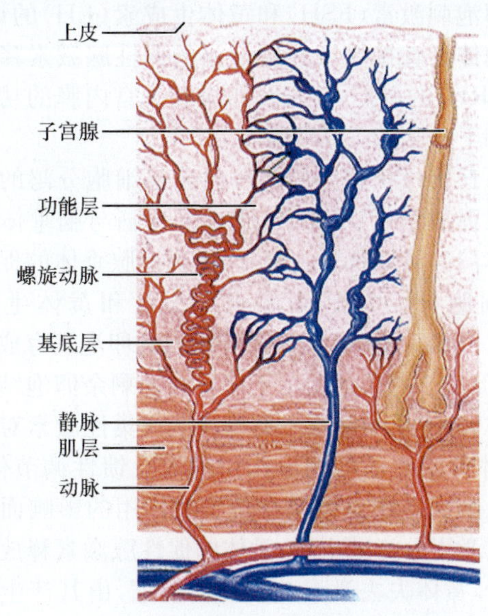

图19-11 子宫内膜血管与子宫腺结构模式图

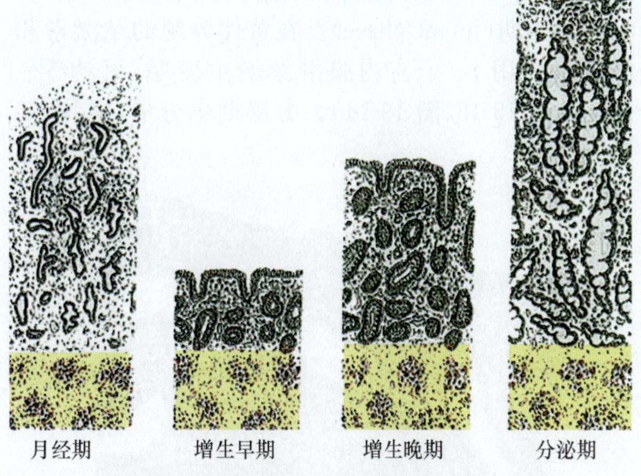

图19-12 子宫内膜周期性变化示意图

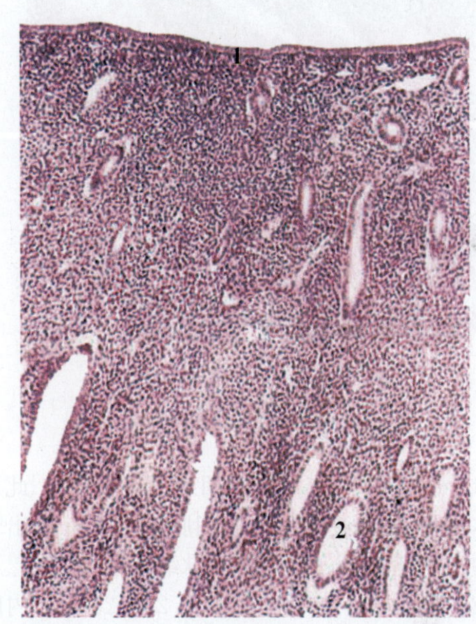

图19-13 增生期子宫内膜
1. 上皮；2. 子宫腺

(二) 子宫内膜的周期性变化

自青春期开始，子宫底部和体部的内膜在卵巢分泌的雌激素和孕激素作用下出现周期性变化，即每隔28天左右发生一次内膜剥脱出血和修复增生过程，称月经周期(menstrual cycle)。每个月经周期是从此次月经的第一天起至下次月经来潮的前一天止。月经周期可分三个时期，即增生期、分泌期和月经期(图19-12)。

1. 增生期 增生期(proliferative phase)指周期的第5～14天。此期卵巢内的若干卵泡开始生长发育，故又称卵泡期(follicular phase)。在生长卵泡分泌的雌激素作用下，上皮细胞和基质细胞分裂增殖，产生大量的纤维和基质。月经期剥脱的子宫内膜由基底层增生修补，并逐渐增厚到2～4mm(图19-12，图19-13)。增生期又分早、中、晚期3期。

(1) 增生早期：在月经周期第5～7天。内膜的增生与修复在月经期即已开始。此期内膜较薄，仅1～2mm。腺上皮细胞呈立方形或矮柱状。间质较致密，细胞呈星形。间质中的小动脉较直，其壁薄。

(2) 增生中期：在月经周期第8～10天。此期特征是间质水肿明显；腺体数增多、增长，呈弯曲形；腺上皮细胞表现增生活跃，细胞呈柱状，且有分裂相。

(3) 增生晚期：在月经周期第11～14天。此期内膜增厚至2～4mm，表面高低不平，略呈波浪形。上皮细胞呈高柱状，腺体继续增长，腺腔扩大，形成弯曲状。腺细胞顶部有分泌颗粒，核下区糖原集聚，故在染色切片上因糖原被溶解而显示核下空泡的特点(图19-13)。继之，子宫腺开始分泌，腺腔变宽，同时螺旋动脉伸长和弯曲。此时，卵巢内有一个卵泡发育成熟并排卵，子宫内膜随之进入分泌期。

2. 分泌期 分泌期(secretory phase)指月经周期

的第15～28天。此期因排卵后卵巢内黄体形成，故又称黄体期(luteal phase)。在黄体分泌的孕激素和雌激素作用下，子宫内膜继续增生变厚，可达5～10mm(图19-12、图19-14)。分泌期也分早、中、晚期3期。

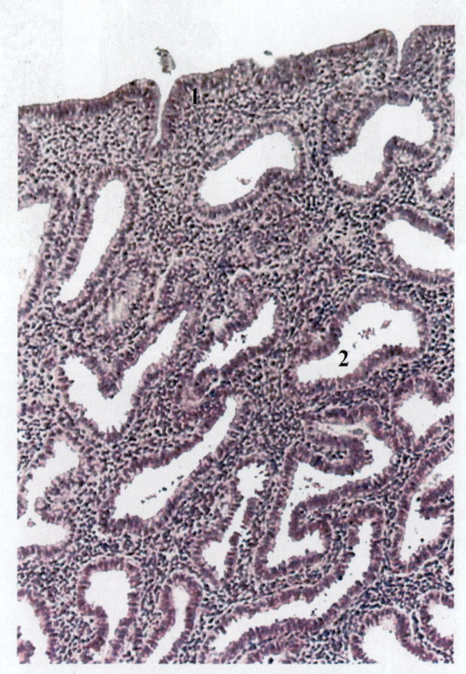

图19-14 分泌期子宫内膜
1. 上皮；2. 子宫腺

(1) 分泌早期：在月经周期第15～19天。此期子宫腺体更长，屈曲更明显。腺细胞的核下开始出现含糖原的小泡，间质水肿，螺旋动脉继续增生。

(2) 分泌中期：在月经周期第20～23天。内膜较前更厚并呈锯齿状。糖原大多数转移至核上区，并以顶浆分泌方式溢出至腺腔。此期间质更加水肿、疏松，螺旋动脉增生、卷曲。

(3) 分泌晚期：在月经周期第24～28天。此期为月经来潮前期。子宫内膜厚达10mm并呈海绵状。内膜腺体开口面向宫腔，腺腔内充满含有糖原等营养物质的分泌物(图19-13)。有糖原等分泌物溢出，间质更疏松、水肿，表面上皮细胞下的间质分化为肥大的蜕膜样细胞。此时，卵巢内排出的卵子若受精，此蜕膜样细胞继续发育增大变为蜕膜细胞(decidual cell)。若卵子未受精，卵巢内的月经黄体退化，进入月经期。

3. 月经期 月经期(menstrual phase)指月经周期的第1～4天。由于卵巢黄体退化，雌激素和孕激素水平骤然下降，螺旋动脉收缩，内膜缺血，使功能层的组织细胞萎缩坏死。而后螺旋动脉又突然短暂的扩张，导致功能层的血管破裂，血液涌入内膜功能层，内膜表层崩溃(图19-12)，血液及坏死的组织块一起进入子宫腔并经阴道排出，即为月经(menstruation)。在月经期末，功能层全部脱落，基底层残留的子宫腺上皮开始增生，使子宫内膜表面上皮逐渐修复，进入增生期。正常一次月经血的排出量约为35ml。因内膜含有激活剂，可使纤维蛋白溶解，故月经血是不凝的。

必须说明，子宫内膜组织学变化是连续的，在各期之间存在着相互交叉的关系。近年通过电镜观察子宫内膜的超微结构，发现在月经周期的任何阶段，内膜腺腔中均存在分泌现象。因此，也有学者提出“增生期”与“分泌期”的名称不够确切，建议代之以“排卵前期”与“排卵后期”为宜。

(三) 下丘脑-垂体-卵巢轴与子宫内膜周期性变化的关系

子宫内膜在卵巢分泌的孕激素和雌激素的影响下发生周期性变化，同时，卵巢的功能又受腺垂体分泌的卵泡刺激素(FSH)和黄体生成素(LH)的调节，而腺垂体又直接受下丘脑分泌的促性腺激素释放激素(GnRH)的调控。因此，卵巢和子宫内膜的功能与垂体和下丘脑的关系非常密切。

下丘脑弓状核内的神经内分泌细胞分泌的促性腺激素释放激素(GnRH)通过下丘脑与脑垂体之间的垂体门静脉系统进入腺垂体，调控腺垂体的促性腺激素细胞分泌卵泡刺激素(FSH)和黄体生成素(LH)。FSH与LH能刺激卵巢内的卵泡发育成熟并排卵，促使排卵后的残留于卵巢内的剩余卵泡结构生成黄体，并产生孕激素与雌激素。卵巢性激素对下丘脑-垂体分泌活动的调节作用称为反馈性调节作用。当下丘脑因受卵巢性激素负反馈作用的影响而使卵巢释放激素分泌减少时，垂体的促性腺激素释放也相应减少，黄体失去激素的支持而萎缩，由其产生的两种卵巢激素也随之减少。子宫内膜因失去卵巢性激素的支持而萎缩、坏死、出血、剥脱，促成月经来潮。在卵巢性激素减少的同时，解除了对下丘脑的抑制，下丘脑得以再度分泌有关释放激素，于是又开始另一个新的周期，如此反复循环。下丘脑、垂体与卵巢激素彼此相互依存，又相互制约，调节着正常的月经周期。

(四) 子宫颈

子宫颈壁由外向内也分为外膜、肌层和黏膜三层(图19-15)。外膜为纤维膜，由纤维性结缔组织组成。肌层为散在的平滑肌，其间结缔组织较多。黏膜由上皮和固有层组成，并形成许多大而分支的皱襞，相邻皱襞之间的裂隙形成腺样的隐窝，在切面上形似分支管样腺，称子宫颈腺。上皮为单层柱状，由少量纤毛细胞、较多分泌细胞及储备细胞(reserve cell)构成。宫颈黏膜无周期性剥落，但其分泌物的性质却随卵巢活动而发生周期变化。雌激素使分泌细胞的分泌增多，分泌物黏稠度低，清亮透明，有利于精子穿过；孕激素则使其分泌减少，分泌物黏稠度高呈凝胶状，使精子难以通过。妊娠时，其分泌物的黏稠度更高，起到阻止精子和病菌进入子宫的屏障作用。纤毛细胞游离面的纤毛朝阴道方向摆动，可促使相邻分泌细胞的分泌物排出并流向阴道。储备细胞为干细胞，较小，圆形或椭圆形，散在于柱状细胞和基膜之间，分化程度较低，参与上皮的更新和损伤的修复。储备细胞在慢性炎症时可增殖化生为复层扁平上皮，在此过程中可能发生癌变。宫颈阴道部的黏膜光滑，由复层扁平上皮覆盖，细胞内含有丰富的糖原。宫颈外口处，单层柱状上皮移行为复层扁平上皮（图 19-15），此处是宫颈癌的好发部位。

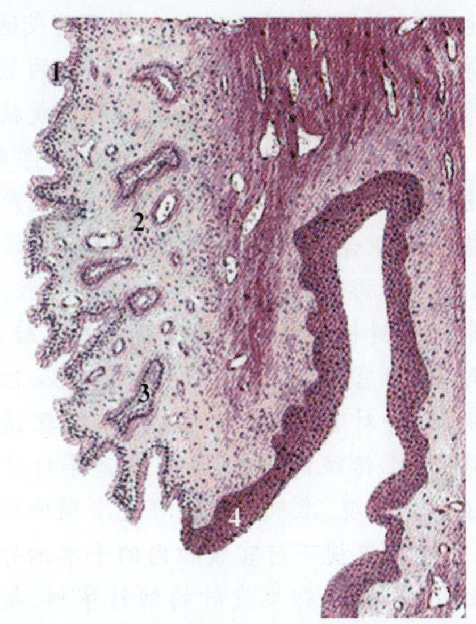

图 19-15 子宫颈阴道部

1. 单层柱状上皮；2. 固有层；3. 宫颈腺；4. 复层扁平上皮

四、阴 道

阴道壁由内向外分为黏膜、肌层和外膜。黏膜由上皮和固有层组成。黏膜向阴道腔内突出形成许多横行皱襞。上皮较厚，为非角化型复层扁平上皮；排卵前后，在卵巢分泌的雌激素作用下，上皮细胞内聚集大量糖原。浅层细胞脱落后，糖原在阴道杆菌作用下转变为乳酸，使阴道液呈酸性，能抑制病菌生长。老年或某些原因导致雌激素水平下降时，阴道上皮细胞内的糖原减少，阴道液变为碱性，细菌容易生长繁殖而发生阴道感染。阴道上皮的脱落和新生与卵巢活动周期关系密切，因而根据阴道脱落上皮细胞类型的不同可推知卵巢的功能状态。固有层的结缔组织富含弹性纤维和血管，浅层致密，深层疏松；肌层由内环外纵并相互交织的平滑肌构成，富有扩张性。阴道外口处有骨骼肌构成的括约肌；外膜为纤维膜，为致密结缔组织，内有许多弹性纤维。

案例 19-3

患者，女性，29 岁，因“婚后 3 年，同居未孕”就诊。患者既往月经规律，3 年前意外怀孕两次，均行人工流产术。现结婚 3 年，有正常性生活，未避孕，同居未孕。查体：一般状况可，心肺听诊未闻及异常。妇科检查：外阴已婚未产式，阴道通畅，宫颈轻度糜烂，子宫前位，正常大小，无压痛，双侧附件区轻压痛，增厚明显，未触及明显包块。辅助检查：妇科 B 超：子宫及双侧卵巢未见明显异常。输卵管造影术：左侧输卵管堵塞，右侧输卵管积水。初步诊断：继发性不孕症。① 左侧输卵管堵塞；② 右侧输卵管积水。治疗原则：① 抗生素抗感染治疗；② 宫腹腔镜联合技术。

问题：

1. 你能说出输卵管堵塞的原因及后果吗？
2. 宫腹腔镜联合技术是目前世界上应用在不孕不育诊疗中的最先进的新技术，你了解这项技术原理吗？

五、乳 腺

乳腺(mammary gland)由腺泡、导管及周围的结缔组织组成。于青春期在卵巢激素的作用下开始发育。其结构因年龄和生理状态不同而有差异。性成熟未孕女性的乳腺无分泌功能，称静止期乳腺；而妊娠期和哺乳期的乳腺有泌乳活动，称活动期乳腺。

（一）乳腺的一般结构

乳腺的结缔组织呈放射状将腺体分隔成 15～25 个锥形腺叶，每个腺叶又被分隔成若干个小叶，每个小叶为一个复管泡状腺。乳腺的腺泡上皮为单层立方或柱状，腺腔很小，腺上皮与基膜之间有肌上皮细胞；导管包括小叶内导管、小叶间导管和总导管（输乳管）。小叶内导管多为单层立方或柱状上皮，小叶间导管则为复层柱状上皮。总导管管壁为复层扁平上皮，与乳头表皮相连续并开口于乳头；小叶间结缔组织内含有大量的脂肪细胞。

（二）静止期乳腺

静止期乳腺的特点是腺体和导管稀少，而脂肪组织和结缔组织丰富。此期乳腺随月经周期有些变化。排卵前后，腺体略有增生和充血，乳腺也稍增大（图 19-16）。

（三）活动期乳腺

活动期乳腺受雌激素和孕激素的影响，乳腺的腺泡和导管迅速增生，腺泡增大，而结缔组织和脂肪组织减少（图 19-17）；妊娠后期，在垂体分泌的催乳激素的作用下，腺泡开始分泌，腺腔内出现分泌物，称初乳。初乳内含有脂滴、乳蛋白、乳糖和抗体等，还有吞噬脂滴的巨噬细胞，称初乳小体(colostrums corpuscle)。哺乳期乳腺腺体更发达，结缔组织更少，腺腔内充满乳汁。因腺泡处于不同的分泌时期，故分泌前的腺细胞呈高柱状，分泌后的腺细胞呈立方形或扁平形。断乳后，随着催乳激素水平的下降，乳腺分泌停止，腺组织逐渐萎缩，结缔组织和脂肪组织增多，乳腺又回到静止期状态。

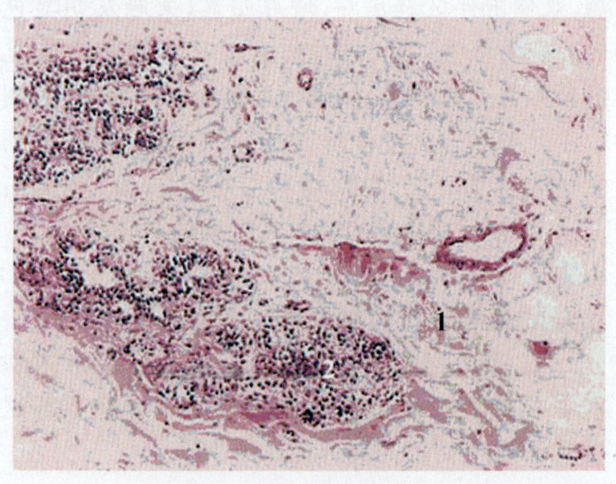

图 19-16 静止期乳腺

1. 结缔组织；2. 腺泡

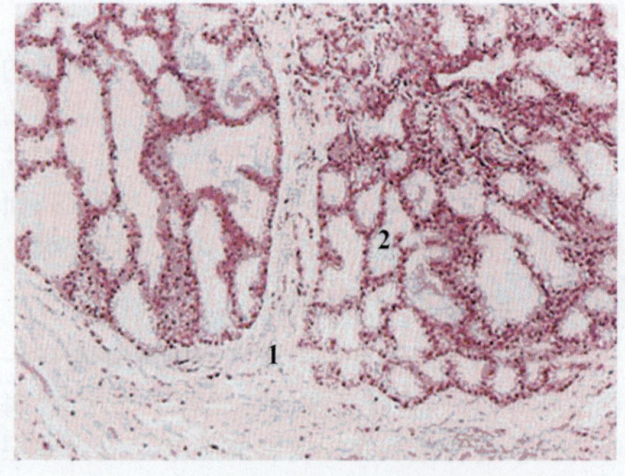

图 19-17 分泌期乳腺

1. 结缔组织；2. 腺泡

【案例的组织学基础】

1. 青春期功能失调性子宫出血 患者为青春期少女，初潮后最初两年内，月经周期不规则是常见的，多数患者能逐渐自行调整。青春期女性的卵巢尚未发育成熟，下丘脑-脑垂体-卵巢之间的协调关系不完善，使卵巢的功能很不稳定；再加上青春期女孩情绪容易波动，以及环境、气候的变化和营养不良等因素，常常影响大脑皮层对卵巢功能的调节，就会使卵巢排卵发生障碍，因而不断分泌雌激素。子宫内膜长期受到雌激素的作用而过度增生，变得很厚。当月经来潮，雌激素分泌水平急剧下降时，子宫内膜失去激素支持，而脱落出血，且子宫内膜越厚出血就越多，当发生子宫大量出血、出血时间过长，出血量过多或周期紊乱时，即为青春期功血。出血前常有一段时间停经。由于长期大量子宫出血而发生贫血，可出现头晕、无力、食欲不振、心悸、多梦、失眠等症状。一般无痛经史。检查时多有贫血貌，内、外生殖器均属正常范围，可有单侧卵巢或双侧卵巢囊性增大。治疗原则为补血，纠正贫血，同时给予雌、孕激素周期疗法即可治愈。

2. 继发性不孕 曾经怀孕过或人工流产过，而后一年内没有采取避孕措施，有正常的性生活，而不能怀孕的称为继发性不孕。随着人工流产人数和次数的增加，女性继发性不孕的患者也不断增多。人工流产已成为造成继发性不孕的主要原因之一。人工流产有可能使子宫内膜受损导致闭经或月经量少，也可能引起子宫内膜炎，使受精卵不能着床，引起继发不孕；人工流产也可以造成附件炎致使输卵管不通或通而不畅或积水等，引起继发不孕。造成继发不孕的原因还有其他因素，如：输卵管粘连、卵泡发育不良或抗精子抗体阳性、抗子宫内膜抗体阳性等。继发不孕的预防，首先要避免计划外怀孕，尽可能少做人工流产。

宫腹腔镜联合技术是应用在不孕不育诊疗中的新技术，它采用膨宫介质扩张子宫腔及腹腔，通过纤维导光束和透镜将冷光源经子宫镜导入宫腔内，直视下行宫颈管、子宫内口、宫内膜、输卵管及盆腔内情况进行观察，并对宫、腹腔内的生理及病理情况进行检查和诊断，比传统的刮宫、B型超声等对宫腹腔内情况的了解更直观、准确、可靠，可更准确地取材送病理检查；也可在直视下行宫腹腔内的手术治疗。主要应用于妇科疾病，如卵巢囊肿的细针穿刺、盆腔粘连分离、输卵管梗阻、扭曲、粘连矫治术、宫外孕手术、子宫肌瘤剔除、妇科肿瘤手术、良性疾病的子宫次全切和全切除等多方面的应用，85%以上的传统妇科手术均可由宫腹腔镜手术替代。宫腹腔镜联合技术主要优点在于：医生能一目了然、清楚直观地发现女性不孕原因，并对症施治，作为微创手术，宫腹腔镜联合术可将创伤减少到最低限度，安全、无痛苦、恢复快，是目前世界上不孕不育手术最为先进、尖端的技术。

Summary

The female reproductive system consists of the ovaries, oviducts, the uterus, the vagina, and external genitalia. The principal functions of the system include ① production of female gametes, the ova, by the process of oogenesis; ② reception of male gametes, the spermatozoa; ③ provision of a suitable environment for fertilization of ova by spermatozoa and for development of the fetus; ④ a means for the expulsion of the developed fetus to the external environment; and

⑤ nutrition of the newborn. The system also produces sex hormones estrogen and progesterone that control organs of the reproductive system and influence on other organs of the body.

The cortex of ovary contains numerous ovarian follicles at various stages of maturation. These ovarian follicles consist of an oocyte and surrounding epithelial lay of follicular cells. Follicles may be resting primordial follicles, primary follicles, secondary follicles and mature follicles. Since generally only one oocyte is liberated by the ovaries in each menstrual cycle and the reproductive life of a woman lasts about 30-40 years, only about 450 oocytes are released. All other oocytes degenerate through atresia. After oocyte is released, a temporary glandular structure, the corpus luteum, forms in the follicular remnant. Both granulosa and theca interna cells become granulosa lutein and theca lutein cells, respectively. These cells produce sex hormones estrogen and progesterone, which promote development of the ovarian follicles and development of the uterine endometrium, respectively.

The uterus is a pear-shaped organ with thick muscular wall that is composed of the endometrium, myometrium, and adventitia. The endometrium consists of epithelium and a lamina propria containing spiral arteries and simple tubular glands that sometimes branch in their deeper portions. The menstrual cycle is a sequence of morphologic and functional changes during the reproductive part of a woman's life that occurs every 28 days in the absence of pregnancy. The endometrium and ovaries undergo cyclic changes resulting from interplay of hormones produced by the pituitary, ovarian follicles, and corpus luteum. Phases in the cycle are menstrual, proliferative and secretary.

The wall of the oviduct is composed of three layers: a mucosa, a thick muscularis and a serosa. The oviduct conducts ova from the ovaries to the uterus where fetal development occurs. Fertilization of ova by spermatozoa occurs within the uterine tube. The vagina is an expansible fibromuscular tube, and its wall is composed of an inner mucosa, a middle muscularis, and an external adventitia.

The breasts are highly modified apocrine sweat glands which, in the female, develop at puberty and regress at menopause. Each breast consists of 15－25 independent glandular units called breast lobes, each consisting of a compound tublo-acinar gland. During pregnancy, the secretary components expand greatly in size and number in preparation for milk production.

进一步阅读文献

乐杰. 2009. 妇产科学. 第7版. 北京：人民卫生出版社. 13～24

于传鑫. 2004. 实用妇科内分泌学. 第2版. 上海：复旦大学出版社. 9～29

Cornillie FJ, Oosterlynck D, Lauweryns JM, et al. 1990. Deeply infiltrating pelvic endometriosis: histology and clinical significance. Fertil Steril, 53: 978-983

Herter LD, Golendziner E, Flores JA, et al. 2002. Ovarian and uterine sonography in healthy girls between 1 and 13 years old: correlation of andings with age and pubertal status. AJR Am J Roent-genol, 178: 15－31

思 考 题

1. 试述卵巢的组织学结构特点。
2. 试述卵泡的生长发育特点及排卵过程。
3. 试述黄体的形成及其功能特点。
4. 试述子宫内膜的周期性变化的特点。
5. 试述下丘脑-垂体-卵巢轴与子宫内膜周期性变化的关系。

（张洪芹）

第20章 胚胎学总论

【相关知识导读】

1. 人体是怎样由一个细胞演变而来？
2. 怀孕需要什么条件？
3. 避孕的机制是什么？
4. 在胚胎哪个阶段最容易发生畸形？
5. 怎样推算预产期？
6. 什么是双胎、多胎？
7. 妊娠过程中可能会有哪些异常病变？

一、胚胎学概述

胚胎学(Embryology)是研究从受精卵形成到发育成新生个体的过程及其机制的科学。研究内容包括生殖细胞的发生、受精、植入、胚胎发育、先天性畸形等。从受精到胎儿娩出需38周(约266天)，可分为两个时期：胚期(embryonic period)和胎期(fetus period)。胚期是从受精卵形成至第8周末，此阶段的发育包括受精卵形成、卵裂、二胚层形成、三胚层形成、三胚层分化与器官系统原基的建立和人体雏形形成。此阶段对遗传性和环境性致畸因素比较敏感，容易导致各种畸形的发生。胎期是从第9周至38周末(出生)，此期为胎儿逐渐长大、各器官系统继续发育并逐步建立功能的过程。

个体出生后，许多器官的结构和功能还未发育完善，需继续生长发育，经历婴儿期、儿童期、少年期、青年期、成年期直至老年期。研究出生前和出生后的整个发育过程的科学称为人体发育学(development of human)。

二、生殖细胞与受精

(一) 生殖细胞

生殖细胞(germ cell)又称配子(gamete)，包括精子和卵子。

精子的发生从青春期开始，于睾丸生精小管内产生。从精原细胞开始，经过增殖、减数分裂和形态变化，历时64天左右，最终形成了蝌蚪形的精子(spermatozoon)(图20-1)。

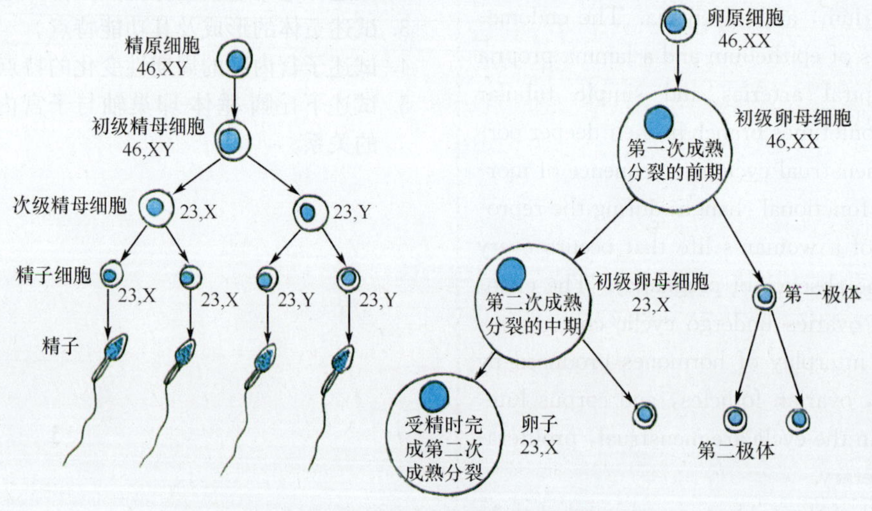

图20-1 精子与卵子发生示意图

附睾中分泌的甘油磷酸胆碱和肉毒碱等作用于精子，使其功能成熟。由于精液中唾液酸的糖蛋白(去能因子)覆盖在精子头部外表面的作用，顶体酶(acrosomal enzyme)的释放受到抑制。此时精子具有运动能力，但尚无穿越卵外放射冠及透明带的能力。当精子在子宫和输卵管中运行时，该糖蛋白被此处分泌物中的唾液酸酶、α和β淀粉酶等降解，使精子具有了受精能力，此过程称为获能(capacitation)。精子在女性生殖管道内的受精能力一般可维持24小时。

卵子的发生开始于胎儿期。胎儿出生前，其卵巢中的卵原细胞已全部分裂分化为初级卵母细胞。青春期开始，初级卵母细胞分批发育，两侧卵巢一般每月仅有1个卵泡发育成熟并排卵，排出的卵处于第二次成熟分裂的中期。卵进入输卵管壶腹部与精子相遇，受精时才完成第二次成熟分裂，变为成熟卵子(图 20-1)。卵排出后 12～24 小时内具有受精的能力。

(二) 受精

受精(fertilization)是指精子和卵子结合形成受精卵(fertilized ovum)的过程。受精一般发生在输卵管壶腹部。

1. 受精的条件　①精子的质和量是重要因素。精子的正常发育与成熟，使每次射精 3～5ml 中含3 亿～5 亿精子，当精子数量降低至 400 万个/ml，或精液中畸形精子、不能运动精子或运动异常精子超过精子总数的 40%时，常可导致受精率下降；②精子必须获能；③卵子的正常发育、成熟和排卵；④精子和卵子在限定的时间内相遇。如精子在射精后 24 小时内与卵子在排卵后 12 小时内相遇方能受精；⑤生殖管道必须通畅；⑥雌激素、孕激素水平正常，使母体具备适宜的内环境。

用各种方式阻止精子和卵子的相遇和结合，可以达到节育的目的，包括使用避孕套、输卵管黏堵、输精管结扎等方法。

2. 受精的过程　获能的精子接触到卵母细胞周围的放射冠时，开始释放顶体酶，解离放射冠的卵泡细胞，精子可直接接触到透明带，并与透明带中的精子受体结合，释放顶体酶，在透明带中形成一条孔道，精子头部可接触到卵母细胞。这种精子释放顶体酶，溶蚀放射冠及透明带的过程，称为顶体反应(acrosome raction)(图 20-2)。

精子到达卵周隙后，精子头侧面的细胞膜随即与卵母细胞膜融合，同时卵母细胞迅速完成第二次成熟分裂，排出一个第二极体。精子的细胞核和细胞质进入卵子内。卵子浅层胞质内的皮质颗粒(cortical granule)向卵周隙释放蛋白酶，使透明带结构发生变化，阻止其他精子穿越透明带，保证了正常的单精受精，透明带的这种变化称为透明带反应(zona reaction)。

此时精子和卵子的核分别称为雄原核(male pronucleus)和雌原核(female pronucleus)。两个原核逐渐在细胞中部靠拢，核膜消失，染色体恢复 23 对，形成二倍体的合子，即受精卵。整个受精过程大约需要 24 小时。

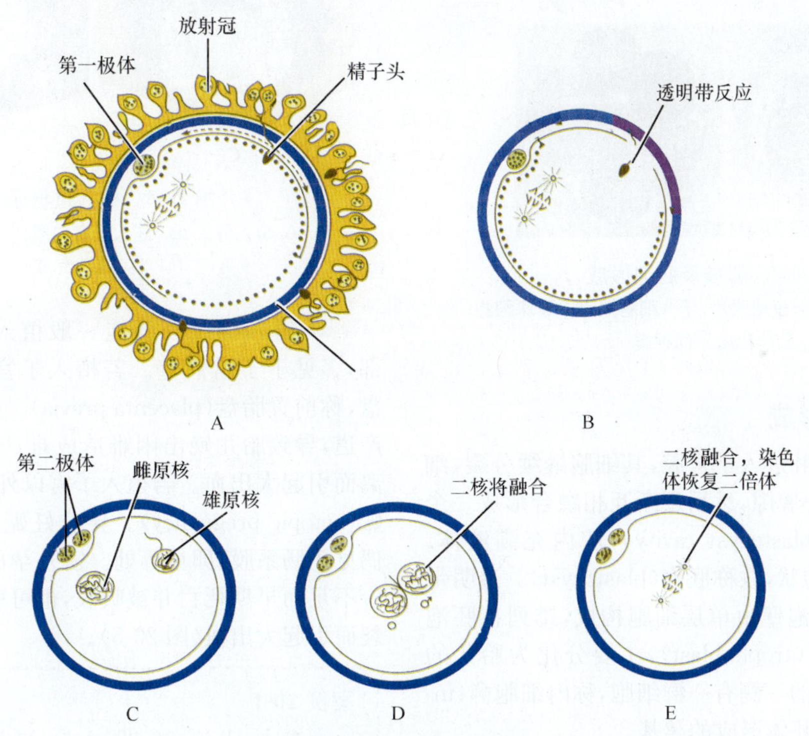

图 20-2　受精示意图

A. 精子穿过透明带进入卵子；B. 透明带反应阻止其他精子进入；C. 雄原核和雌原核形成；D. 二核靠拢；E. 受精卵形成

3. 受精的意义　受精激活了代谢缓慢的卵子，启动细胞不断分裂及分化，形成新的个体。受精使单倍体的精子和卵子结合形成受精卵，恢复二倍体，保持物种的稳定性生殖细胞减数分裂和染色体恢复 46 条，来自双亲的遗传基因组合，使新个体既具有双亲的遗传性，又具有与双亲不完全相同的性状。胚胎的遗传性别取决于受精时精子所含的性染色体，若带 X 染色体的精子与卵子结合，则胚胎发育为女性；若带 Y 染色体的精子与卵子结合，则胚胎发育为男性。

三、胚泡的形成与植入

（一）卵裂

受精卵不断进行有丝分裂的过程称为卵裂(cleavage)，卵裂产生的细胞称卵裂球(blastomere)。受精卵一边进行细胞分裂，一边向子宫方向移行。第3天时，卵裂球达到12～16个，形成一实心的细胞团，形似桑椹，故称桑椹胚(morula)(图20-3)。

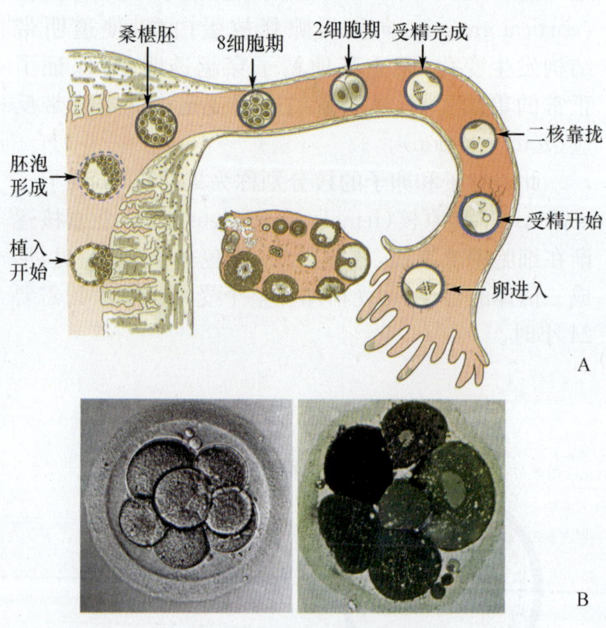

图20-3 卵裂及胚泡形成
A. 卵裂过程；B. 卵裂球照片，示8细胞期时卵裂球细胞已分化出不同种类

（二）胚泡形成

第4天，桑椹胚进入子宫腔，其细胞继续分裂，细胞之间出现一些小腔隙，然后逐渐互相融合形成一个大腔，称胚泡腔(blastocyst cavity)，腔内充满液体。此时整个胚呈囊泡状，故称胚泡(blastocyst)。透明带逐渐溶解消失，胚泡壁由单层细胞构成，排列在胚泡腔周围，称滋养层(trophoblast)，主要分化为胎儿的附属结构；胚泡腔的一侧有一群细胞，称内细胞群(inner cell mass)，是胚体形成的孕基。

（三）植入

胚泡埋入子宫内膜的过程称为植入(implantation)，又称着床(imbed)。植入于受精后的第5～6天开始，至第11～12天完成。

1. 植入过程 植入时，内细胞群侧的滋养层细胞紧贴子宫内膜的上皮并分泌蛋白水解酶，溶蚀子宫内膜，形成一个缺口，胚泡由此陷入并逐渐被埋入子宫内膜中。当胚泡完全埋入子宫内膜后，植入处的缺口周围子宫内膜上皮细胞迅速增生，修复缺口，植入完成(图20-4)。

在胚泡植入过程中，滋养层细胞迅速增殖，分化为内、外两层。外层细胞互相融合，细胞之间界限消失，称为合体滋养层(syncytiotrophoblast)，内层细胞仍保持明显的细胞界限，由单层立方细胞组成，称为细胞滋养层(cytotrophoblast)。细胞滋养层细胞具有分裂能力，可不断形成新的细胞加入到合体滋养层中(图20-4)。

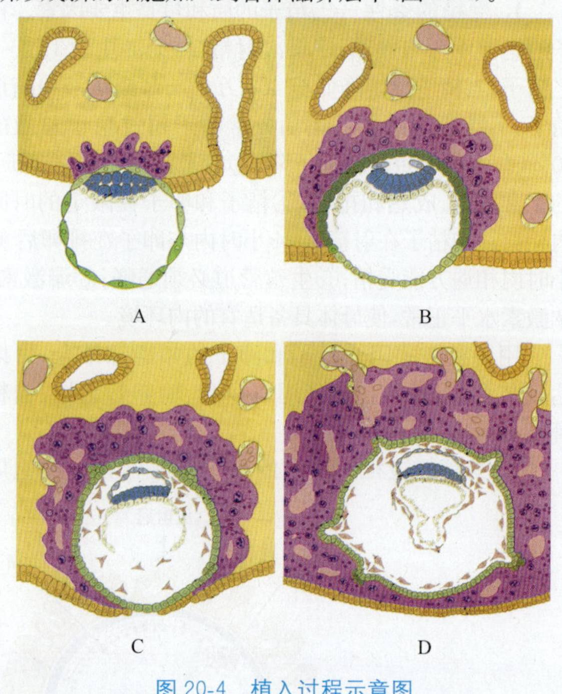

图20-4 植入过程示意图
A. 植入开始；B. 进入子宫内膜；C. 植入将完成；D. 植入完成

2. 植入部位 胚泡一般植入在子宫底部或体部，多见于子宫后壁。若植入子宫颈并在此形成胎盘，称前置胎盘(placenta previa)。分娩时胎盘可堵塞产道，导致胎儿娩出困难造成难产，或因胎盘早期剥离而引起大出血。若植入子宫以外的部位，称异位妊娠(ectopic pregnancy)。异位妊娠常发生在输卵管，偶见于肠系膜、卵巢等处。宫外孕的胚胎多因营养供应不足而早期死亡并被吸收，也可引起植入处血管破裂而引起大出血(图20-5)。

案例20-1

患者，女性，36岁，主诉：停经43天，少量阴道流血5天，下腹痛4天。现病史：患者平素月经规则，5/30～35，末次月经2010-04-19，量如常，05-28出现少量阴道流血，色黑，05-29始感下腹部持续性胀痛，不剧，以左下腹明显，疼痛无转移、无放射，无恶心、呕吐，偶有肛门坠胀感。05-31阴道流血略多，无组织排出，后出血渐少。近期无畏寒发热，无咳嗽咳痰，二便正常。月经史 $14\frac{5}{35}$2010-04-19，生育史2-0-1-2，宫内节育器避孕。体检：一般状况可，心肺(一)。妇科检查：外阴：已婚已产式；阴道：畅，少许血性分泌物；宫颈：光，口闭，举痛(+)；宫体：前位，正常大小，质中，压痛(+)；附件：左侧增粗，压痛(+)，右侧未及异常。尿妊娠试验(+)，B 超：子宫大小正常，宫内未见妊娠囊，节育环位置正常，双侧卵巢大小正常，左卵巢旁见等回声包块范围 2.1cm×1.4cm，盆腔积液 2.8cm，内见细小光点漂浮。

问题：

1. 该女性患者是什么疾病？
2. 相关的胚胎学知识是什么？

3. 植入后子宫内膜的变化 胚泡植入后，子宫内膜进一步增厚，血液供应更加丰富，腺体分泌更加旺盛，基质细胞体积肥大，胞质中糖原和脂滴增多，子宫内膜这一系列变化称为蜕膜反应。子宫内膜改称为蜕膜(decidua)，基质细胞改称为蜕膜细胞(decidual cell)。根据蜕膜与胚胎的位置关系，将其分为三个部分(图 20-6)：①基蜕膜(decidua basalis)：位于胚泡植入处深层的子宫内膜；②包蜕膜(decidua capsularis)：覆盖于胚泡表面的子宫内膜；③壁蜕膜(decidua parietalis)：为其余部分的子宫内膜(图 20-6)。

4. 植入的条件 胚泡的植入过程须在母体的雌激素和孕激素的正常分泌下，子宫内膜处于分泌期；透明带及时消失和胚泡准时进入子宫腔等。若母体内分泌紊乱，或受药物干扰，打乱胚泡的发育或子宫内膜的周期性变化，则不能完成植入。胚泡的植入还需要有正常的子宫腔内环境，子宫腔内有避孕环等异物或子宫内膜炎均可使植入失败。

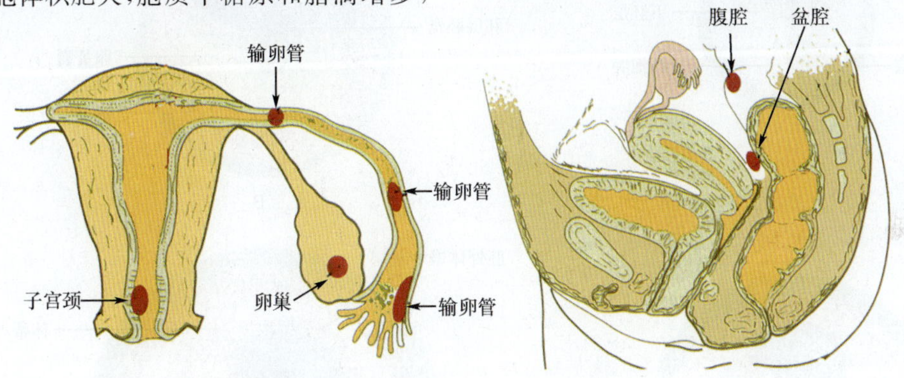

图 20-5 异位植入部位示意图

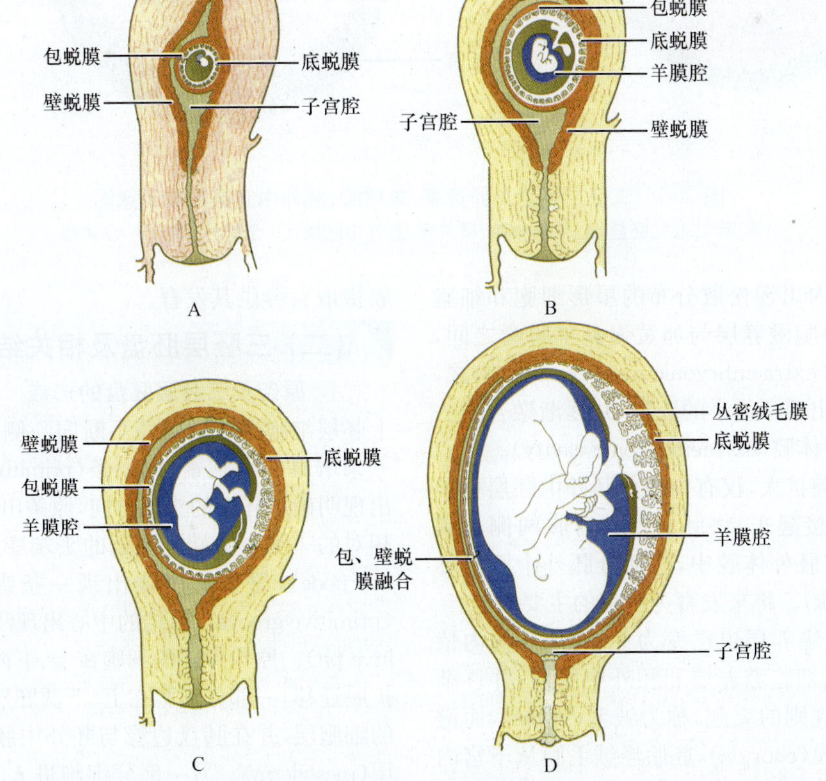

图 20-6 子宫蜕膜

四、胚层形成

此阶段内细胞群细胞重新排列，分化为由内、中、外三个胚层构成的胚盘；在此基础上分化成人体各器官和组织。这个过程中重要的现象是“诱导”，即一种组织（诱导者，inducer）作用于另一种组织（应答组织，responding tissue），以分化产生新的组织。

（一）二胚层胚盘及相关结构的形成

受精后第2周，在胚泡植入过程中，内细胞群的细胞增殖分化为两层细胞，邻近滋养层的一层柱状细胞，称为上胚层（epiblast），面向胚泡腔一侧的一层立方形细胞称为下胚层（hypoblast）。上、下两个胚层紧贴，中间隔以基膜，形成椭圆形的盘状结构，称为二胚层胚盘（bilaminar germ disc），是人体发育的原基（图20-7），胚盘的出现明确了胚胎的背、腹侧。

随后，上胚层细胞增殖，细胞之间出现一个充满液体的腔，称为羊膜腔（amniotic cavity）。腔内的液体称为羊水（amniotic fluid），由羊膜与其他上胚层部分包裹羊膜腔形成的囊称羊膜囊（amnion sac）。上胚层构成羊膜囊的底。同时，下胚层的周缘细胞向腹侧生长迁移，形成由单层扁平上皮细胞围成的囊，称为卵黄囊（yolk sac），下胚层构成卵黄囊的顶。羊膜囊和卵黄囊对胚盘起保护和营养作用。

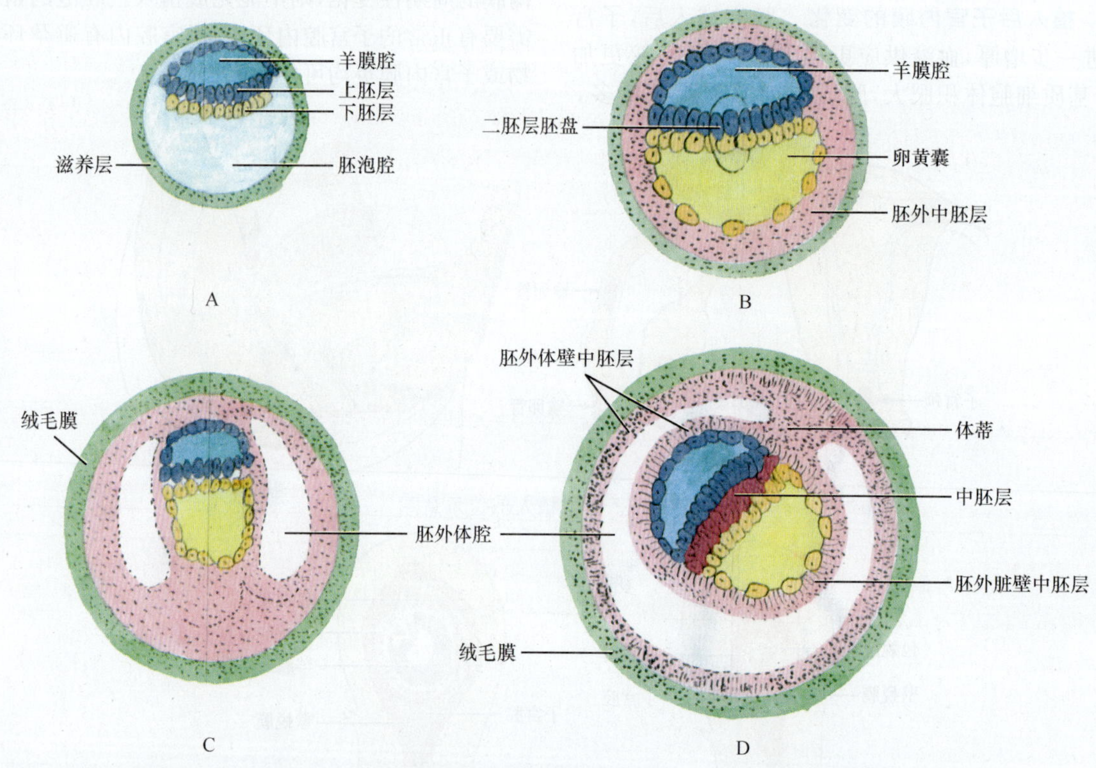

图20-7　二胚层胚盘及卵黄囊、羊膜腔、胚外中胚层形成示意图
A. 示二胚层胚盘；B. 示羊膜腔、卵黄囊、胚外中胚层；C. 示胚外体腔；D. 示体蒂

此时胚泡腔内出现松散分布的星形细胞和细胞外基质，充填于细胞滋养层与卵黄囊和羊膜囊之间，形成胚外中胚层（extraembryonic mesoderm）。继之，在胚外中胚层中出现一些小的腔隙，并逐渐融合为一个大腔，称为胚外体腔（extraembryonic cavity）。

随着胚外体腔扩大，仅有少部分胚外中胚层把羊膜囊和滋养层连接起来，将胚盘及其背腹两侧羊膜囊、卵黄囊悬吊在胚外体腔中，这部分胚外中胚层称为体蒂（body stalk）。将来发育为脐带的主要成分。

此时，原来的滋养层也已变为3层，从外向内依次为合体滋养层、细胞滋养层和胚外中胚层，并逐渐向外形成许多不规则的突起，称为绒毛（villus），而滋养层改名为绒毛膜（chorion），胚胎经绒毛膜从子宫内膜摄取营养供其发育。

（二）三胚层胚盘及相关结构的形成

1. 原条及三胚层胚盘的形成　受精后第3周初，上胚层细胞迅速增殖并不断向一侧中轴线迁移，形成一条增厚的细胞索，称原条（primitive streak），原条的出现明确了胚盘的头尾方向，原条出现的一侧为尾端，相对的一侧为头端。原条的头端膨大，称原结（primitive node），原条的中线出现一条纵行浅沟，称原沟（primitive groove），原结的中心出现浅凹，称原凹（primitive pit）。原沟深部的细胞在上、下两胚层之间向周边扩展迁移，一部分细胞在上、下两胚层之间形成一个新的细胞层，并在胚盘边缘与胚外中胚层衔接称为中胚层（mesoderm）。另一部分细胞进入下胚层，并逐渐全部置换原下胚层的细胞，形成一层新的细胞，称为内胚层(endoderm)。此时原上胚层改称为外胚层(ectoderm)。于是，在第 3 周末，梨形的三胚层胚盘形成，三个胚层均起源于上胚层(图 20-8)。

2. 脊索的形成　原凹细胞在内、外胚层之间的中轴线上向头端伸展，形成一条单独的细胞索，称为脊索(notochord)(图 20-8)。随着胚体的发育，脊索向头端生长、延伸；而原条相对缩短，最终消失。最后脊索完全占据了胚盘的中轴位置，以后则大部分退化，仅在椎间盘内残留，形成髓核(nucleus pulpous)。

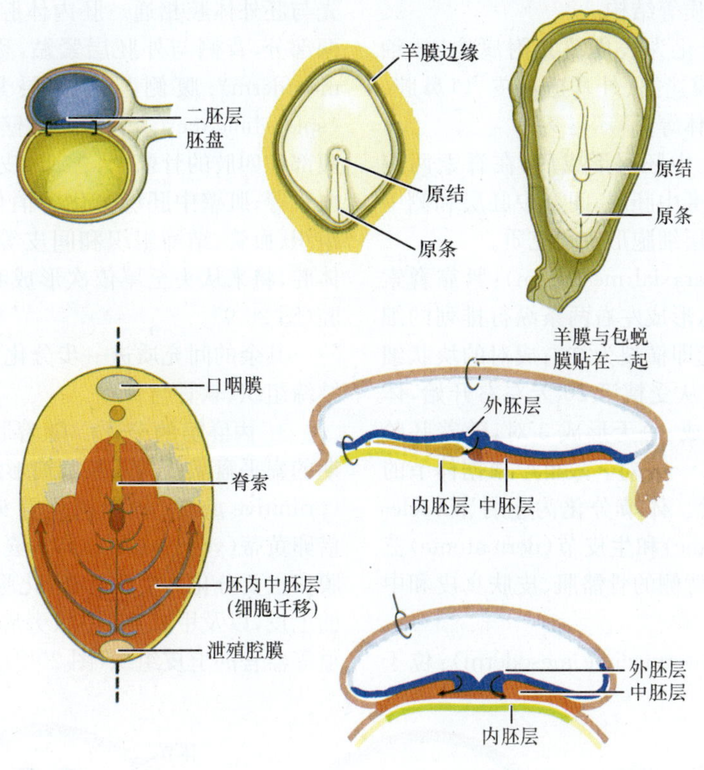

图 20-8　三胚层胚盘形成

> **案例 20-2**
>
> 患者，女性，34 岁，主诉：体检发现卵巢包块 16 个月。现病史：患者一年多前体检 B 超发现右侧卵巢包块，大小约 4cm×3cm 左右，无腹痛及月经改变，当时未作进一步治疗。最近偶感下腹隐痛不适。月经史 14 $\frac{5}{30}$ 2010-05-20，生育史 1-0-2-1，工具避孕。体检：一般状况可，心肺(一)。妇科检查：外阴：(一)；阴道：畅，少许分泌物；宫颈：光，口闭，无举痛；宫体：前位，正常大小，质中，无压痛；附件：右侧增粗，无压痛，左侧未及异常。B 超：子宫大小形态正常，左侧卵巢大小 3.1cm×1.8cm×2.5cm，子宫右侧见一范围约 3.9cm × 3.1cm 混合回声，内见大小 2.2cm×2.1cm 强回声光团。盆腔积液 1.4cm。
>
> **问题：**
>
> 1. 该患者患的是什么疾病？
> 2. 该疾病产生的原因是什么？

3. 口咽膜和泄殖腔膜的形成　在脊索头端和原条尾侧各有一个无中胚层的椭圆形区域，此处无中胚层，内、外胚层直接相贴，分别称为口咽膜(oropharyngeal membrane)和泄殖腔膜(cloacal membrane)。

五、三胚层分化与胚体形成

(一) 三胚层分化

第 4 周至第 8 周，三胚层胚盘逐渐分化形成各种组织和器官的原基。

1. 外胚层的分化　脊索出现后，背侧中轴线上的外胚层细胞在脊索诱导下，增厚呈板状，称神经板(neural plate)。构成神经板的这部分外胚层，称为神经外胚层，而其余部分常称为表面外胚层。神经板随脊索生长而延长，且头侧宽于尾侧。以后，神经板中轴沿头尾方向凹陷形成一沟，称神经沟(neural groove)，神经沟两侧隆起形成神经褶(neural fold)。随着神经沟的深陷，两侧神经褶首先在中段逐渐靠拢而互相融合，并不断向头尾发展，其头尾两端各有一开口，分别称为前神经孔(anterior neuropore)和后神经孔(posterior neuropore)。前、后神经孔在第 4 周先后封闭，最后形成一条中空的神经管(neural tube)(图 20-9)。其头端较膨大，将来形成脑；尾端细长，将来形成脊髓，此外，还分化形成松果体、神经垂体、视网膜等。如果前、后神经孔未闭合，将分别导致无脑畸形和脊髓裂。在神经褶愈合形成神经管时，沟缘一部分细胞迁移到神经管的背外侧，形成两条与神经管和外胚层脱离的纵行细胞索，称为神经嵴（neural crest），主要分化为周围神经系统及肾上腺髓质等结构。

表面外胚层主要分化为表皮及其附属器、牙釉质、角膜、晶状体、内耳膜迷路、外耳道上皮、口鼻腔、肛管下段的上皮及腺垂体等。

2. 中胚层的分化 中胚层形成后，在脊索两侧由内向外依次分化为轴旁中胚层、间介中胚层和侧中胚层。其余散在的中胚层细胞形成间充质。

（1）轴旁中胚层（paraxial mesoderm）：紧靠脊索的中胚层细胞增殖较快，形成左右两条纵行排列的细胞索，称轴旁中胚层。随即横裂为左右成对的块状细胞团，称体节（somite）。从受精第 20 天左右开始，体节从颈部向尾侧依次形成，每天形成 3 对，随着胚龄的增长而增多共出现 42～44 对。故可以根据体节的数量来推测早期胚胎龄。体节分化为生骨节（sclerotome）、生肌节（myotome）和生皮节（dermatome）三部分。它们主要分化为背侧的骨骼肌、皮肤真皮和中轴骨骼（如脊柱）。

（2）间介中胚层（intermediate mesoderm）：位于轴旁中胚层外侧与侧中胚层之间，为一狭窄的细胞索，是泌尿系统和生殖系统主要器官发生的原基。

（3）侧中胚层（lateral mesoderm）：位于间介中胚层外侧。细胞间先出现许多小的腔隙，然后融合成一个大腔，称为胚内体腔（intraembryonic cavity），并最先与胚外体腔相通。胚内体腔将侧中胚层分成背腹两部分，背侧与外胚层紧贴，称体壁中胚层（somatic mesoderm）；腹侧与内胚层紧贴，称脏壁中胚层（splanchnic mesoderm ）。体壁中胚层主要分化成胸、腹部和四肢的骨骼、骨骼肌、皮肤真皮、肌腱、韧带和血管等；脏壁中胚层分化为消化系统、呼吸系统的肌组织、血管、结缔组织和间皮等。胚内体腔又称原始体腔，将来从头至尾依次形成心包腔、胸膜腔和腹膜腔（图 20-9）。

其余的间充质进一步分化为心脏、血管、平滑肌、结缔组织、软骨与骨等。

3. 内胚层的分化 随着胚体卷褶，内胚层从早期的扁平盘状成为一长圆筒形结构，称为原始消化管（primitive gut）。原始消化管头端起于口咽膜，中部借卵黄蒂（yolk stalk）与卵黄囊相连，尾部止于泄殖腔膜。主要分化为消化管、消化腺及喉以下呼吸道和肺的上皮，以及甲状腺、甲状旁腺、胸腺、中耳、膀胱、阴道等器官的上皮组织（图 20-9）。

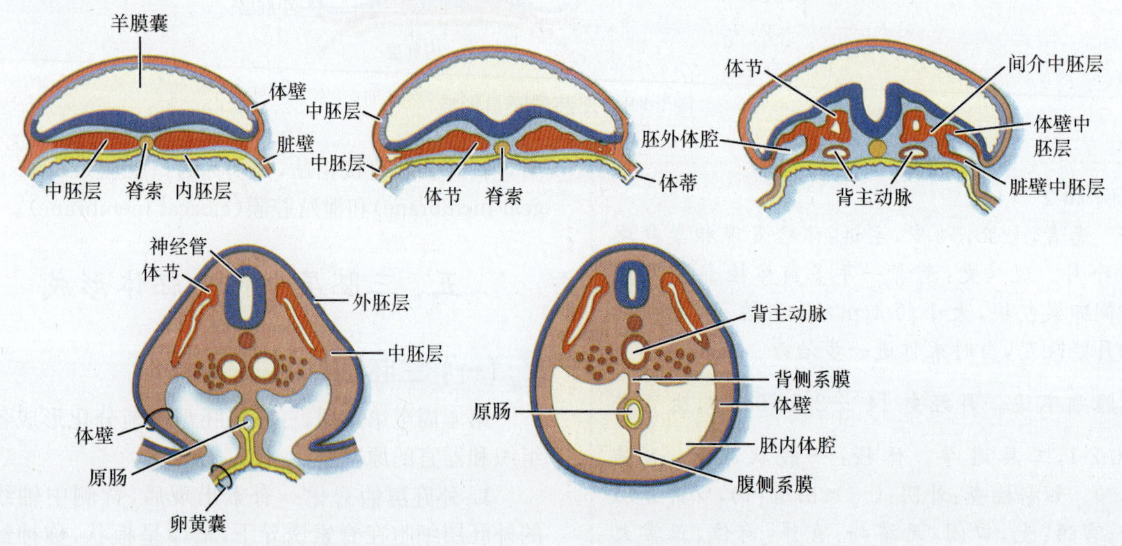

图 20-9 三胚层的分化

（二）胚体的形成

人胚第 2 周时，胚体为圆盘形，然后呈头端宽尾端窄的倒梨形，此后伴随着三胚层的分化，由于胚体各部分生长速度不均衡引起胚胎的卷曲，最终形成圆柱形胚体。首先，胚盘中轴处因神经管、脊索、体节等出现，其生长速度比边缘部快，使胚盘中部向背侧隆起，胚盘边缘则卷折到胚体腹侧。其次，外胚层的生长速度比内胚层快，故外胚层包于胚体外表，胚体向羊膜腔内凸入（图 20-10）。再者，胚体头尾方向的生长速度快于左右侧向的生长。最后头端由于脑和颜面器官的发生，其生长速度又快于尾端。因此，胚盘被卷曲成头大尾小的圆柱形胚体。随着胚胎的进一步发育，胚体腹侧的四个卷折越来越靠近，卵黄囊缩窄成卵黄蒂。最终体蒂、尿囊和卵黄蒂一起合并，外包羊膜，在腹侧中部形成一条圆索状的结构，称为原始脐带。

至此，胚体凸入羊膜腔，浸泡于羊水中。外胚层包于胚体外表，口咽膜、泄殖腔膜分别转至胚体头、尾的腹侧，内胚层被卷折入胚体内部，形成头尾方向纵行的原始消化管，其头端由口咽膜封闭，尾端由泄殖腔膜封闭，中段与卵黄蒂相通。原来位于口咽膜头端的生心区移至口咽膜尾侧、前肠腹侧。第 8 周末时，胚体外表可见眼、耳、鼻的原基和肢芽等结构，已初具人形，体内各器官原基也已初步形成(图 20-10)。

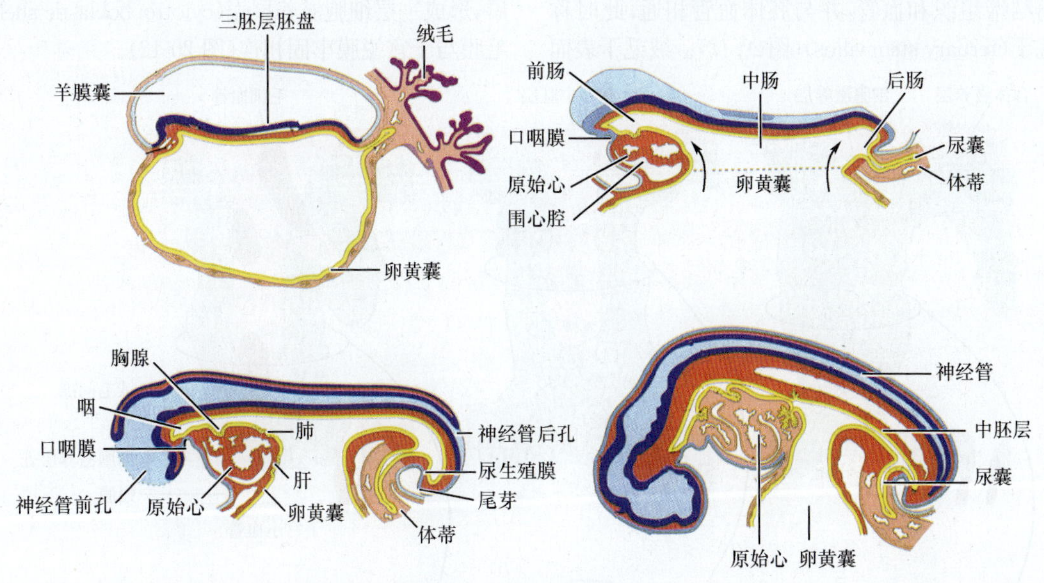

图 20-10 胚体的形成

六、胎膜与胎盘

胎膜与胎盘是对胚胎起保护、营养、呼吸、排泄等功能的附属结构，有的结构还有内分泌功能。它们并不发育成胚体本身的结构，但对胚胎发育具有重要意义。当胎儿娩出后，胎膜、胎盘和胎儿及母体分离，并被排出体外，总称衣胞。

(一) 胎膜

包括绒毛膜、羊膜、卵黄囊、尿囊和脐带(图 20-11)。

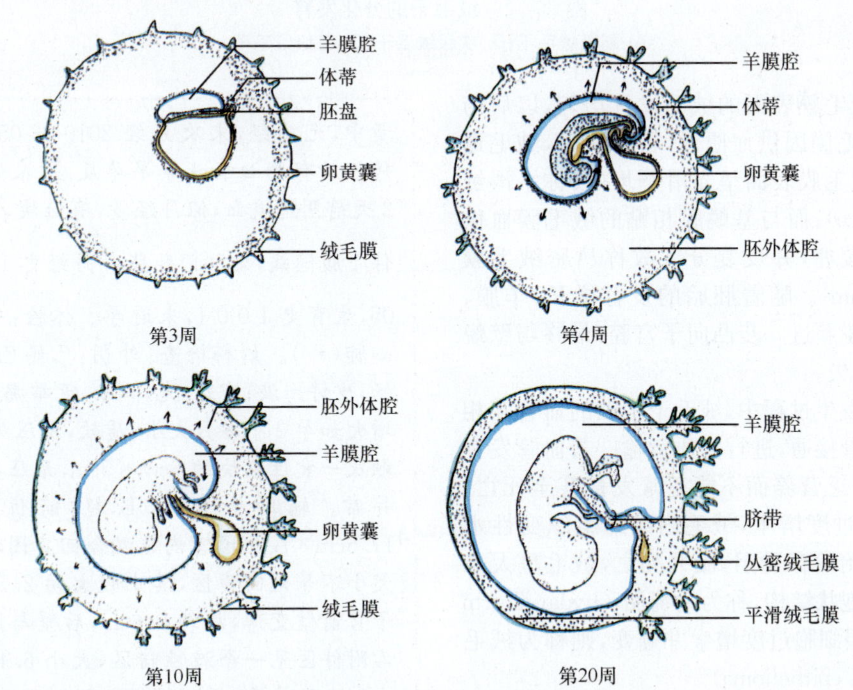

图 20-11 胎膜的演变

1. 绒毛膜 由滋养层和衬于其内的胚外中胚层组成。随着胚泡的植入，滋养层细胞迅速向外增生并分化为合体滋养层和细胞滋养层。继之，合体滋养层和细胞滋养层向外伸出大量不规则的指状突起，称为绒毛(villus)，直接与子宫蜕膜接触。胚胎发育的第 2 周末，绒毛中仅有外表的合体滋养层和内部的细胞滋养层，称初级绒毛干(primary stem villus)(图 20-12);第 3 周时,胚外中胚层伸入并成为绒毛干中轴,形成次级绒毛干(secondary stem villus);到第 3 周末,绒毛干中轴的胚外中胚层分化出结缔组织和血管,并与胚体血管相通,此时称三级绒毛干(tertiary stem villus)(图 20-12)。绒毛干表面发出分支,形成许多细小的绒毛。绒毛干末端的细胞滋养层增生并穿出合体滋养层,伸至蜕膜组织,将绒毛干固定在蜕膜上。这些穿出的滋养层细胞在蜕膜表面扩展,形成一层细胞滋养层壳(cytotrophoblastic shell),使绒毛膜与子宫蜕膜牢固相连(图 20-12)。

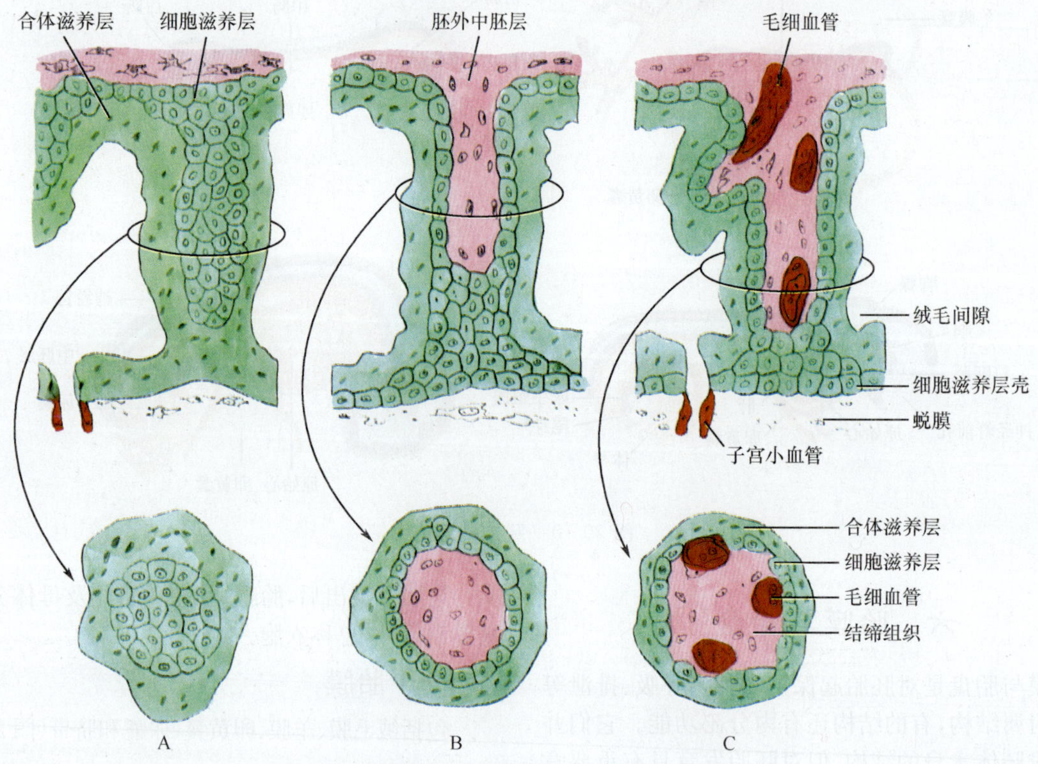

图 20-12 绒毛干的分化发育

A. 初级绒毛干;B. 次级绒毛干;C. 三级绒毛干

胚胎早期,绒毛膜表面的绒毛发育均匀,以后与包蜕膜相贴的绒毛膜因供血匮乏,营养缺乏,绒毛退化消失,这部分绒毛膜表面呈光滑平坦,故称平滑绒毛膜(chorion leave);而与基蜕膜相贴的绒毛膜血供充分,绒毛生长茂密,并反复分支故称丛密绒毛膜(chorion frondosum)。随着胚胎的发育增长,羊膜、平滑绒毛膜和包蜕膜进一步凸向子宫腔,最终与壁蜕膜融合,子宫腔消失。

在绒毛膜的发生过程中,绒毛干中轴的血管互相连接并与胚体血管接通,进行物质运输。若血管发育不良,胚胎可因缺乏营养而不能正常发育甚至死亡。如果滋养层细胞过度增生,绒毛内结缔组织变性水肿,血管消失,胚胎发育受阻,胎儿死亡,绒毛呈大小不等的葡萄样水泡状结构,称为葡萄胎(hydatidiform moles)。而滋养层细胞过度增生并癌变,则称为绒毛膜上皮癌(chorion epithelioma)。

案例 20-3

患者,女性,29 岁,主诉:停经 3 个多月,阴道流血 2 天。现病史:患者平时月经规则,5/30,量中,无痛经,末次月经 2010-03-05,经量正常。停经后有恶心呕吐等早孕反应,未做 B 超检查。2 天前阴道流血,似月经量,有血块,无组织排出,伴下腹隐痛,无肛门坠胀。月经史 14 $\frac{7}{30}$ 2010-03-05,生育史 1-0-0-1,未避孕。体检:一般状况可,心肺(一)。妇科检查:外阴:已婚已产式;阴道:畅,少许血液;宫颈:光,口松,无举痛;宫体:前位,增大如孕 3 个多月大小,质软,无压痛;附件:右侧触及一囊性包块约 6cm×5cm,无压痛,左侧未及异常。辅助检查:①B 超:前位子宫,大小 11.6cm×7.2cm,宫内见混合回声团块,内见多个大小不等无回声区,其中较大约 2.5cm×1.9cm,子宫前壁变薄,厚约 0.6cm,后壁与团块相融合,右附件区见一个液性暗区,大小 6.4cm×5.8cm,左侧未见异常。②血 HCG 200 000mIU/ml。

问题:

1. 该患者患的是什么疾病?
2. 该疾病产生的原因是什么?

2. 羊膜囊　羊膜(amnion)是半透明薄膜，由一层羊膜上皮和少量胚外中胚层构成羊膜囊。羊膜腔最初位于胚盘的背侧，以后随着胚体形成长大，羊膜腔扩大，胚体凸入羊膜腔内。羊膜向腹面包卷，包在体带表面，形成原始脐带。当胚胎不断发育增大，羊膜腔也随之不断扩大，最终使羊膜与绒毛膜相贴，存在于两者之间的胚外体腔消失。

羊膜腔内充满羊水，羊水呈弱碱性，妊娠早期的羊水无色透明，由羊膜不断分泌和吸收。妊娠中期以后，胎儿开始吞饮羊水，且其消化、泌尿系统的排泄物及脱落的上皮细胞液进入羊水，使羊水变混浊。因此，穿刺抽取羊水，通过检查细胞染色体或测定羊水中某些物质的含量，可早期诊断某些遗传性疾病和先天性畸形。

羊水为胎儿提供了一个适宜的发育环境，使其免受外部的压迫和震荡，并能防止胚体与羊膜之间的粘连，使胎儿在液体环境中自由活动。在分娩时，羊水可帮助扩张子宫颈口及冲洗、润滑产道，以利于胎儿娩出。足月分娩时，羊水量一般为 1000～1500ml。如少于 500ml，为羊水过少，易发生胎儿与羊膜粘连；多于 2000ml，为羊水过多，也可影响胎儿的正常发育。羊水的过少或过多，常与胎儿的某种先天性畸形有关。

3. 卵黄囊　卵黄囊最初位于下胚层下方，随胚胎的发育长大，卵黄囊退化，并被包入脐带。

鸟类胚胎的卵黄囊中含有卵黄，为胚胎发育提供所需营养。人胚胎的卵黄囊内没有卵黄，仅是种系发生和进化过程的遗迹器官。但卵黄囊壁的胚外中胚层内有血岛，卵黄囊尾侧壁的内胚层有原始生殖细胞(primordial germ cell)。前者是胚胎最早的造血场所，也是造血干细胞和原始血管发生的地点；后者迁移至生殖腺嵴，形成精原细胞或卵原细胞。

4. 尿囊　从原始消化管尾段向体带内伸出的一个盲管称为尿囊(allantois)。鸟类的尿囊具有呼吸和排泄作用，人类的尿囊为种系发生和进化过程的遗迹器官。但尿囊壁上的胚外中胚层形成尿囊动脉和静脉，以后随尿囊被卷入脐带，尿囊动脉及静脉演变为脐动脉和脐静脉。尿囊的根部参与形成膀胱顶部，尿囊成为连接膀胱顶部与脐的一条细管，即脐尿管，脐尿管将闭锁，形成脐中韧带。

5. 脐带　脐带(umbilical cord)是连于胎儿脐部与胎盘间的索状结构。脐带表面为光滑的羊膜，内含黏液性结缔组织，其中除了有闭锁的卵黄蒂和尿囊外，还有两条脐动脉及一条脐静脉。脐带内脐动脉及脐静脉扭曲盘绕，成为胎儿与胎盘之间的血流要道。在 B 超引导下，作脐血管穿刺，可获取胎儿血液，了解其遗传信息。

胎儿出生时，脐带长 40～60cm，粗 1.5～2cm，若脐带过短，分娩时易造成胎盘早期剥离而大出血；若脐带过长，易缠绕胎儿颈部或肢体，影响胎儿正常发育。

(二) 胎盘

1. 胎盘的结构　胎盘(placenta)是为孕育胎儿而形成的一种特殊结构，圆盘状，中央较厚，边缘较薄。足月胎儿胎盘重约 500g，直径 15～20cm，厚 2～3cm。胎盘面向母体的一面粗糙不平，为剥离后的基蜕膜，表面有不规则的浅沟，将其分割成 15～30 个微凸的胎盘小叶(cotyledon)；胎盘与胎儿相对的面覆有羊膜，光滑平整，中央有脐带附着(图 20-13)。

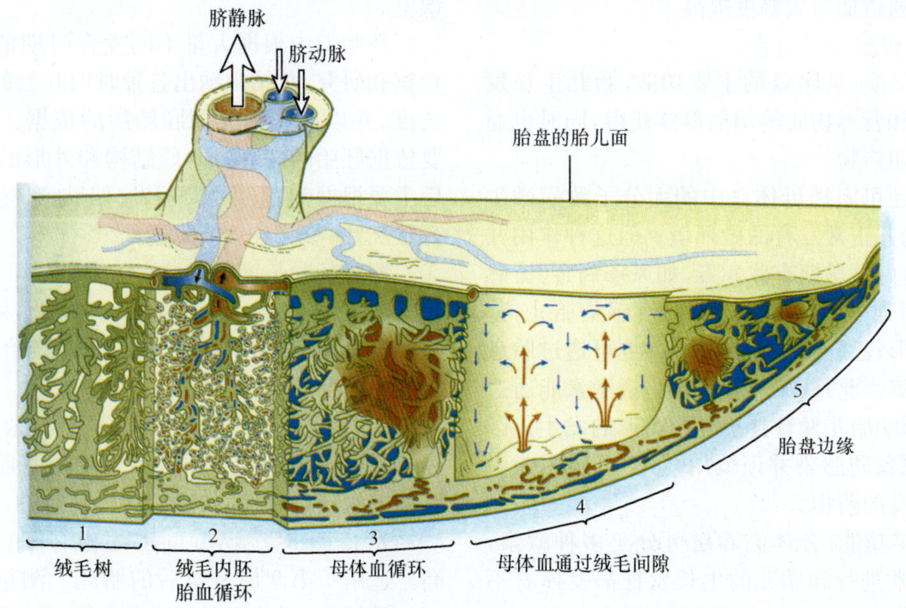

图 20-13　胎盘

胎盘由胎儿的丛密绒毛膜和母体的基蜕膜共同组成。丛密绒毛膜上共有40～60个绒毛干，绒毛干的分支呈树枝状，而绒毛膜的末端以细胞滋养层固定于基蜕膜，每1～4个绒毛干及其分支组成一个胎盘小叶。各胎盘小叶之间有未被溶解的蜕膜组织形成不完全的隔，称为胎盘隔(placental septum)。绒毛内有丰富的毛细血管，与胎儿的脐动脉及脐静脉相连。合体滋养层细胞溶解邻近的蜕膜组织，在绒毛干之间形成间隙，称为绒毛间隙(intervillous lacuna)。子宫螺旋动脉开口于绒毛间隙，血液流入间隙内，呈游离状的大量绒毛分支浸浴于母血之中，有利于胎血与母血之间进行物质交换。

2. 胎盘的血液循环与胎盘膜 胎盘内有母体和胎儿两套独立的血液循环系统，两者互不相混，但可进行物质交换。母体的动脉血从子宫螺旋动脉的开口流入绒毛间隙，在此与绒毛内毛细血管的胎儿血进行物质交换后经基蜕膜中的小静脉及子宫静脉回流到母体。胎儿脐动脉内静脉性质的血液随其分支流入绒毛内毛细血管，与绒毛间隙内的母体血进行物质交换后成为动脉性质的血再经脐静脉流回胎儿体内。

在上述两套血循环之间，通过一层极薄的结构进行频繁的物质交换，这层结构称为胎盘膜(placental membrane)，又称胎盘屏障(placental barrier)。早期胎盘膜由以下部分组成：①合体滋养层；②细胞滋养层及其基膜；③绒毛内薄层结缔组织；④绒毛内毛细血管的基膜及内皮。妊娠后期，细胞滋养层大多退化消失，合体滋养层也明显变薄，内皮与滋养层之间的结缔组织大部分消失，故胎盘膜变薄，仅由①合体滋养层；②毛细血管内皮；③两者之间的基膜构成，这样使物质交换的通透能力大幅度提高。

3. 胎盘的功能

(1) 物质交换：是胎盘的主要功能，胎儿生长发育所需要的氧和营养物质等均从母体获得，同时也通过母体排出代谢产物。

胎盘屏障还可阻挡母体血中的大分子致病微生物通过，维持胎儿正常发育的微环境。但这种作用并不完善，尤其是妊娠早期有些病毒，如风疹病毒、流感病毒、巨细胞病毒等可穿过胎盘屏障而感染胎儿，甚至导致胎儿畸形；乙肝病毒和艾滋病毒也可透过胎盘而发生母婴传染。此外，大部分药物包括激素能通过胎盘屏障，而影响胎儿发育甚至导致畸形的发生。因此，妊娠期间要预防感染并谨慎用药，不可服用能引起胎儿发育不良的药物。

(2) 内分泌功能：合体滋养层可分泌多种激素，对于妊娠的正常进行和胎儿的生长发育都发挥着不可替代的重要作用。其分泌的激素包括：①人绒毛膜促性腺激素(human chorionic gonadotropin, HCG)：HCG具有类似垂体前叶黄体生成素作用，能促进黄体的发育，以维持妊娠。受精后第2周HCG便可出现在母体血液中，以后逐渐增多，第8周达到高峰。之后，HCG水平逐渐下降。临床上常通过检查尿中的HCG来确定是否妊娠。②人绒毛膜促乳腺生长激素(human chorionic somatomammotropin, HCS)：HLP一方面作用于母体，促进乳腺生长发育；另一方面作用于胎儿，促进胎儿的代谢和生长发育。于妊娠第2月开始分泌，第8月达高峰，直到分娩。③人胎盘孕激素(human placental progesterone, HPP)和人胎盘雌激素(human placental estrogen, HPE)：妊娠第4个月开始分泌。此时妊娠黄体已开始退化，因此这两种激素有继续维持妊娠的作用。④人绒毛膜促甲状腺激素(human chorionic thyrotropin, HCT)、人绒毛膜促肾上腺皮质激素(human chorionic adrenocorticotrophic hormone, HCATH)和前列腺素(prostaglandin)等激素，分泌入母体血液后，可刺激代谢的变化。

七、各期外形特征与胎龄的推算

胚胎龄和预产期的推算，通常有两种方式：一是通过月经龄；二是通过受精龄。月经龄即从孕妇末次月经第一天起计算胎龄，至胎儿发育成熟娩出日为最后一天，约需40周(共280天)。受精龄是从受精日为起点推算胚胎龄，受精一般发生在末次月经第一天后的两周左右，从月经龄减去2周即为受精龄。从受精至胎儿娩出约经38周(共266天)。由于月经周期常受各种因素的影响，故推算胚胎龄常会存在一定的误差。

胚胎学中根据大量不同发育时期的胚胎标本的观察和研究，总结归纳出各种时期胚胎的外形特征和长度，并以此作为推测胚胎龄的依据。8周以前，主要依据胚胎的发育各阶段结构和外形的变化；8周以后主要根据颜面、皮肤、毛发、四肢、外生殖器等的发育状况，并参照身长与体重。

测量胚胎长度的方法有三种：

1. 最长值(greatest length, GL) 又称全长。适用于第1周至第3周的胚胎。此时胚胎外形较直，测得的是胚胎全长。

2. 顶臀长(crown-rump length, CRL) 又称坐高。适用于测量第4周至第8周的胚胎。测量是从头部的最高点到臀部的最低点。

3. 顶跟长(crown-heel length, CHL) 又称立高。适用于第9周及以后的胎儿。测量是从颅顶量至坐骨结节，再从坐骨结节量至膝盖，再从膝盖量至足跟，三者之和为顶跟长。

表 20-1 第 2～8 周胚胎胚胎龄和外形特征及长度对照

胚胎受精龄(周)	外形特征	最长值 GL(mm)	顶臀长 CR(mm)
1	受精、卵裂、胚泡形成、开始植入		
2	圆形二胚层胚盘，植入完成，绒毛膜形成	0.1～0.4	—
3	梨形三胚层胚盘，神经板、神经褶、体节初现	0.5～1.5	—
4	神经管形成，体节 3～29 对，腮弓 1～2 对，眼耳鼻始基初现，脐带胎盘形成	—	1.5～5.0
5	胚体曲向腹侧，鳃弓 5 对，肢芽出现，手板明显，体节 30～40 对	—	4～8
6	肢芽分为两节，足板明显，视网膜出现色素，耳廓突出现	—	7～12
7	手足板相继出现指趾初形，体节不见，颜面形成，乳腺嵴出现	—	10～21
8	手指足趾明显并出现分节，眼睑开放，尿生殖膜和肛膜破裂，外阴可见，脐疝明显，性别不分	—	19～35

此表主要参照 Jirasek(1983)

表 20-2 胎儿外形主要特征及身长、足长与体重

胎龄(周)	外形特征	身长 CRL(mm)	足长(mm)	体重(g)
9	眼睑闭合，外阴性别不可辨	50	7	8
10	肠襻退回腹腔，指甲开始发生	61	9	14
12	外阴可辨性别，颈明显	87	14	45
14	头竖直，下肢发育好，趾甲开始发生	120	20(22.0)	110
16	耳竖起	140	27(26.3)	200
18	胎脂出现	160	33(32.9)	320
20	头与躯干出现胎毛	190	39(37.9)	460
22	皮肤红、皱	210	45(43.2)	630
24	指甲全出现，胎体瘦	230	50(49.8)	820
26	眼睑部分打开，睫毛出现	250	55(54.0)	1000
28	眼重新打开，头发出现，皮肤略皱	270	59(61.9)	1300
30	趾甲全出现，胎体平滑，睾丸开始下降	280	63(63.4)	1700
32	指甲平齐指尖，皮肤浅红光滑	300	68(67.4)	2100
36	胎体丰满，胎毛基本消失，趾甲平齐趾尖，肢体弯曲	340	79(73.4)	2900
38	胸部发育好，乳腺略隆起，睾丸位阴囊或腹股沟管，指甲超过指尖	260	83(77.1)	3400

注：足长括弧内数据是应用 B 超测量国人妊娠胎儿足长所得均数，其他数据均参照 Moore(1988)直接测量胎儿结果

八、双胎、多胎和联胎

(一) 双胎

双胎(twins)，又称孪生，发生率占新生儿的 1%。双胎有两种：

1. 双卵孪生(dizygotic twins) 又称假孪生，母体一次排出两个卵，分别受精后发育而成。每个胚胎各自有自己的胎膜和胎盘，其遗传性状、性别及生理特征如同一般兄弟姐妹。

2. 单卵孪生(monozygotic twins) 又称真孪生，由一个受精卵发育为两个胚胎。此种孪生儿遗传性状完全一致，性别一致，且相貌和生理特征也极为相似。单卵孪生发生原因有下列几种(图 20-14)：

(1) 形成两个胚泡：第一次卵裂形成的两个卵裂球并分离，随后形成了两个胚泡，发育为两个胎儿，具有各自的胎盘和绒毛膜。

(2) 形成两个内细胞群：一个胚泡内出现两个内细胞群，各自发育为一个胚胎，二者羊膜腔互相分隔，但共用一个胎盘和绒毛膜。

(3) 形成两个原条和脊索：一个胚盘上出现两个原条和脊索，诱导发育成两个胚胎，二者位于同一羊膜腔内，共用一个胎盘和绒毛膜。

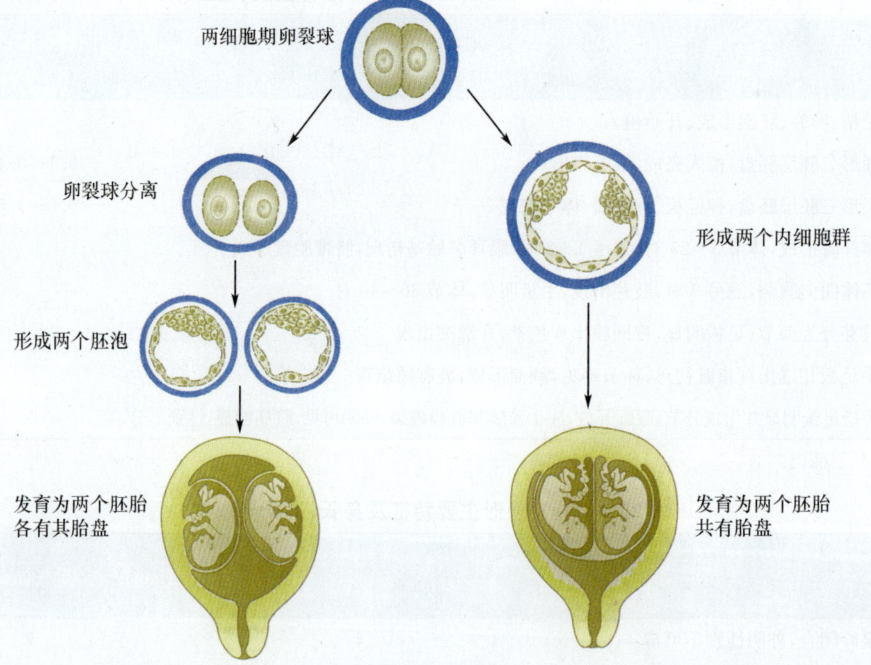

图 20-14 双胎形成方式示意图

（二）多胎

一次妊娠娩出两个以上的新生儿称多胎(multiplets)，发生原因可为单卵性、多卵性或混合性。以混合性为多。多胎发生率极低，近年来随着临床促性腺激素应用的增加和试管婴儿技术的发展，其发生率有所提高。

（三）联胎

在单卵孪生中，当一个胚盘出现两个原条和两个脊索并分别发育为两个胚胎时，若两原条靠得较近，胚胎分离不完全，发生局部相联，称为联胎(conjoined twins)。分对称型和不对称型两类，对称型指两个胚胎一样大小，根据连接部位不同分为头联胎、胸部联胎、胸腹联胎、腹部联胎、臀部联胎等。有的是局部组织连接，有的是共用某些器官，如心脏、肝脏等。不对称型是指两个胚胎一大一小，小者常发育不完全，形成寄生胎(parasitus)或胎内胎(fetus in fetus)(图 20-15)。

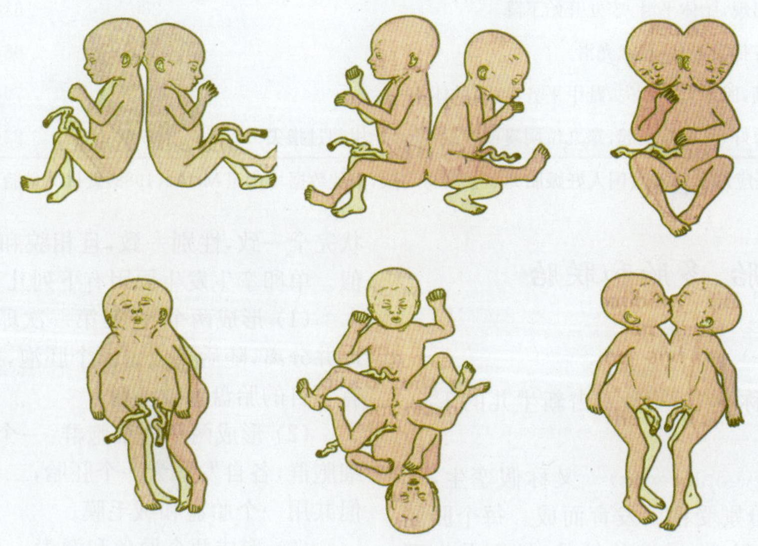

图 20-15 联胎类型

【案例的胚胎学基础】

1. 异位妊娠(ectopic pregnancy) 受精卵在子宫体腔以外着床称异位妊娠。根据种植部位的不同分为输卵管妊娠、卵巢妊娠、腹腔妊娠等，其中输卵管妊娠最多见。可能与以下因素有关，慢性输卵管炎可使输卵管皱襞粘连、管腔部分堵塞，输卵管发育不良如输卵管细长且屈曲、肌层发育不良等，而影响受精卵在输卵管中的正常运行，造成输卵管妊娠。此外，卵子在一侧输卵管受精，经宫腔进入对侧输卵管后种植（受精卵内游走）；或游走于腹腔内，被对侧输卵管拾捡并种植（受精卵外游走）。

2. 畸胎瘤（teratoma） 是由多胚层组织结构组成的肿瘤，往往含有两个以上胚层的组织成分，偶见肿瘤中只含一个胚层组织或以单胚层组织为主要成分。常含有成熟或未成熟的皮肤、牙齿、骨、软骨、神经、肌肉等。畸胎瘤根据外观可分为囊性及实性两种。根据组织结构不同，又可分为良性及恶性。

3. 葡萄胎（hydatidiform mole） 来源于胎盘的滋养细胞。由于绒毛膜血管发育不良，造成胎儿缺乏营养而死亡。而胎盘绒毛滋养层细胞继续增生、间质水肿，而形成大小不一的水泡，水泡间借蒂相连成串，形如葡萄得名。分完全性葡萄胎和部分性葡萄胎。大多数为完全性葡萄胎，表现水泡状物占满整个宫腔，无胎儿及其附属物或胎儿痕迹；绒毛体积增大，轮廓规则，滋养细胞增生，间质水肿。

Summary

In general, the duration of pregnancy for a full term is considered to be 280 days or 40 weeks after onset of the last menstruation, or more accurately, 266 days or 38 weeks after fertilization. Prenatal development is usually divided into two periods, the embryonic period and the fetal period. The embryonic period extends from fertilization to 8th week, while the fetal period extends from 9th week till birth. The result of fertilization is initiation of cleavage. After three to four days, the zygote forms morula and then blastocyst, the implantation occurs at the end of 1st week to 11th or 12th day. At 2nd week, the inner cell mass of blastocyst differentiates into epiblast and hypoblast, together forming the bilaminar germ disc. At the beginning of 3rd week, primitive streak and notochord appears. Then two new layers (endoderm and mesoderm) are formed. At that time, epiblast is renamed as ectoderm. Trilaminar germ disc turns up. During 4th week to 8th week of development, the three germ layers gradually give rise to a number of specific tissues, which organs are formed from. Fetal membrane includes chorion, yolk sac, amnion, allantois and umbilical cord. Though all of them have the same origin with embryo, they do not participate in the formation of embryo. They play an important role in protection, nutrition, breathing and drainage and so on. Placenta consists of two components: a fetal portion derives from the chorion frondosum and a maternal portion derives from the decidua basalis. Intervillous lakes are filled with maternal blood, where villous trees are steeped. Main functions of the placenta are: ① transport functions in gas, nutrients, electrolytes, maternal antibodies, even drugs; ②synthesize a number of hormones including human chorionic gonadotropin (HCG), human chorionic somatomammototropin (HCS), progesterone and estrogen.

进一步阅读文献

Carlson BM. 1996. Foundations of Embryology. 北京：中国协和医科大学出版社

Larsen WJ. 2002. Human Embryology. 北京：人民卫生出版社

Moore KL，Persaud TVN. 2008. The developing human—Clinically Oriented Embryology. 8th ed. Philadelphia：Saunders

思 考 题

1. 试述形成受精卵的条件。
2. 试述植入的定义、起止时间、正常的部位以及植入后子宫内膜的变化。
3. 试述二胚层胚盘、三胚层胚盘的形成过程。
4. 试述三胚层胚盘的分化。
5. 试述胎膜的组成及其各自结构。
6. 试述胎盘的结构及功能。

（李 奕 王晓冬）

第21章　颜面和四肢的发生

【相关知识导读】

1. 什么叫鳃器？鳃器是怎样形成的？在人类鳃器有什么意义？

2. 人体的颜面由哪几个结构形成？颜面的外观演化至初具人貌的过程是怎样的？

3. 口腔和鼻腔的形成经历了怎样的过程？

4. 什么叫牙蕾？乳牙的原基是什么？

5. 造釉器分化为哪几部分？婴儿出牙后牙釉质还能继续增长吗？原理是什么？

6. 颜面与四肢发生过程中可能发生怎样的畸形？原因是什么？

7. 参与形成颜面的胚层有哪几个？概括的讲这些胚层主要形成颜面的哪些组织成分？

8. 从胚胎发育的角度看，你怎样认识人是由低等动物进化来的？

9. 你一定听过美人鱼的传说，你推测美人鱼的传说可能是如何形成的？

人的颜面主要由口凹周围的结构形成。人胚发育第4周初，随着头褶形成，口咽膜折到胚的腹侧。与此同时，前神经孔逐渐闭合，神经管头端封闭，之后神经管头端发育迅速，膨大形成脑泡，脑泡周围的间充质增生，使胚体头部向腹侧突出形成圆形的隆起，称额鼻突(frontonasal prominence)。此时，口咽膜尾侧的原始心脏发育并向腹侧突起，称心突(heart process)。口咽膜处渐凹陷下去，叫口凹(stomodeum)，口凹底部即口咽膜，口凹周围的结构部分参与颜面和颈的形成。

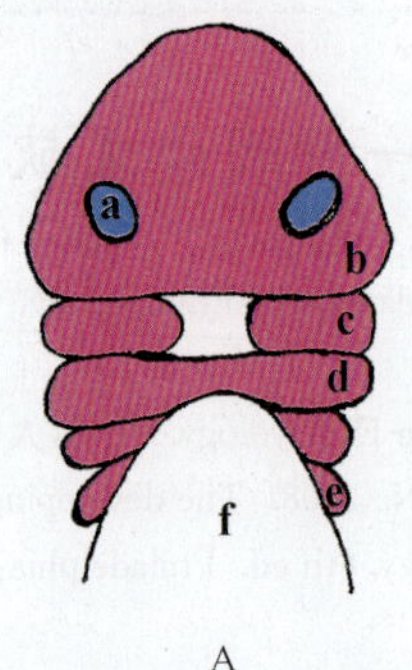

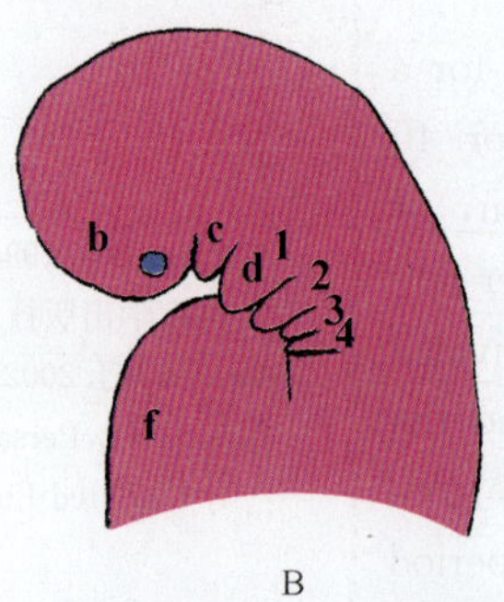

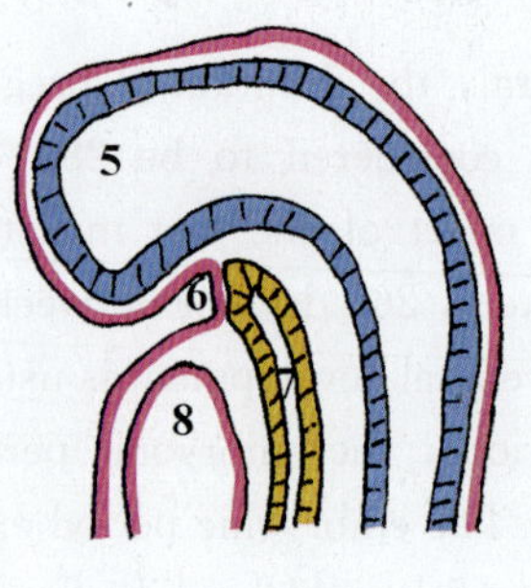

图21-1　第4周人胚头部

A. 腹面观；B. 侧面观；C. 矢状切面；a. 鼻板；b. 额鼻突；c. 上颌突；d. 下颌突；e. 第3对鳃弓；f. 心突；1～4，第1～4对鳃弓；5. 脑泡；6. 口咽膜；7. 原始咽；8. 心脏

一、鳃器的发生

人胚第4～5周，额鼻突尾侧胚体的两侧间充质增生，从头端向尾端方向依次形成左右对称、背腹方向的6对弓形隆起，称鳃弓(branchial arch)。相邻鳃弓之间的浅沟为鳃沟(branchial groove)，共5对。人的第1～4对鳃弓明显，第5对出现不久即消失，第6对不明显(图21-1)。伴随着鳃弓的发生与鳃沟的形成，原始消化管头段(原始咽)侧壁内胚层向外膨出，形成左右5对囊状结构，称咽囊(pharyngeal pouch)，它们分别与5对鳃沟相对应，咽囊与鳃沟之间隔的薄膜称鳃膜(branchial membrane)(图21-2)。

鳃弓、鳃沟、鳃膜与咽囊统称鳃器(branchial apparatus)。鱼类和两栖类幼体的鳃器演化为具有呼吸功能的鳃等器官。人胚的鳃器存在时间短暂，鳃弓将参与颜面与颈的形成，鳃弓内的间充质分化为颜面、颈的部分纤维结缔组织、肌组织、软骨和骨；咽囊内胚层是多种重要器官的原基。人胚早期鳃器的出现是人类个体发生重演种系发生的现象，也是生物进化与人类起源的佐证之一。

二、颜面的形成

案例21-1

患者，男性，6岁。儿童自出生时左侧鼻腔与口腔相通，外观鼻腔与口腔之间有较宽的裂隙，说话发音不准，进流质饮食时有部分液体自裂隙流出。

经过矫形手术将裂隙封闭后，外观基本正常。

问题：

1. 生活中你见过唇裂现象吗？

2. 当患者家属咨询你唇裂的原因时，你如何解释？

人胚第 4 周初，第一鳃弓腹侧部分分叉为头尾两支，头端的分支为上颌突（maxillary prominence），尾端的分支为下颌突（mandibular prominence）。左、右下颌突向胚的腹侧中线生长，很快在中线愈合，将口咽膜与心突分隔开。此时胚体的颜面是由额鼻突、左右上颌突、已愈合的左右下颌突及它们包围的口凹构成（图 21-3）。口凹即原始口腔，由口咽膜将口腔与原始咽分隔开。口咽膜在第 4 周破裂，原始口腔与原始咽相通。

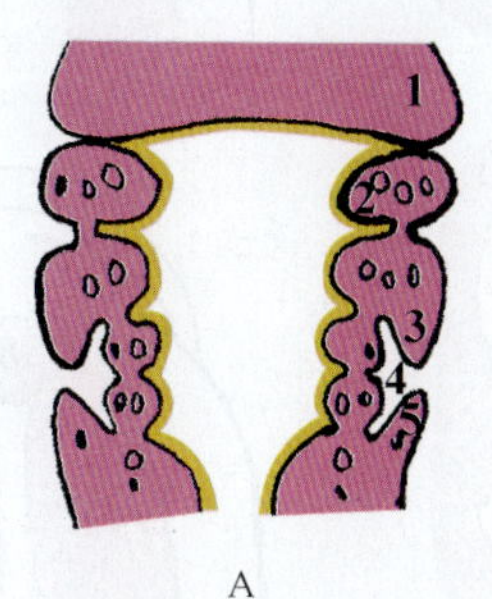

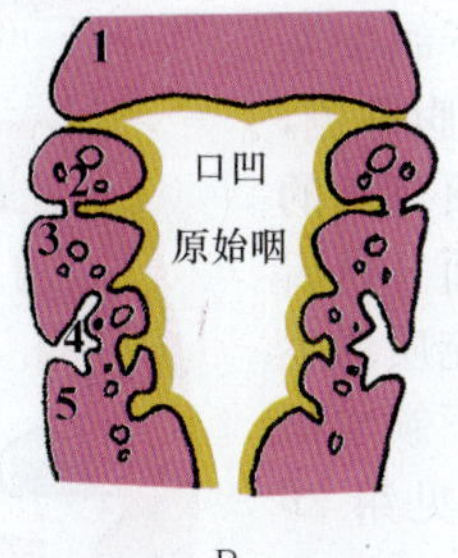

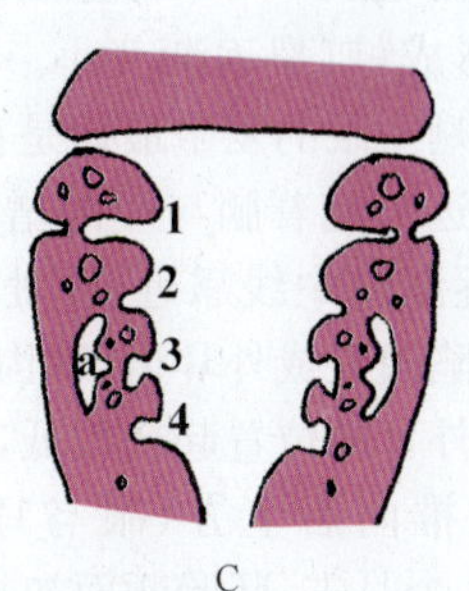

图 21-2 第 5～6 周人胚头部冠状切面

A、B：1. 上颌突，2. 下颌突，3. 第 2 鳃弓，4. 颈窦，5. 心上嵴；C：1～4 示咽囊，a. 颈窦

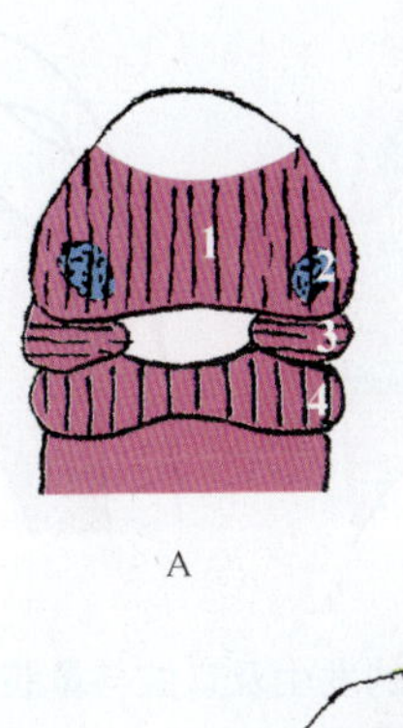

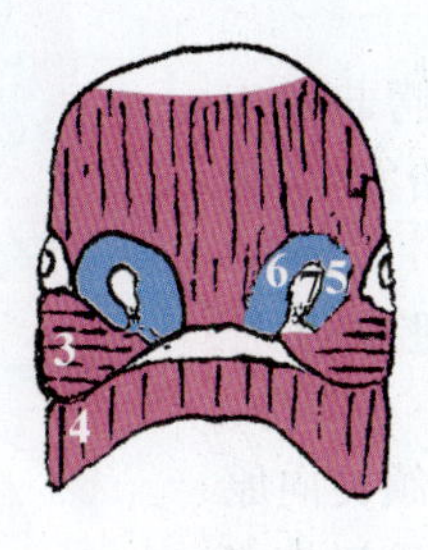

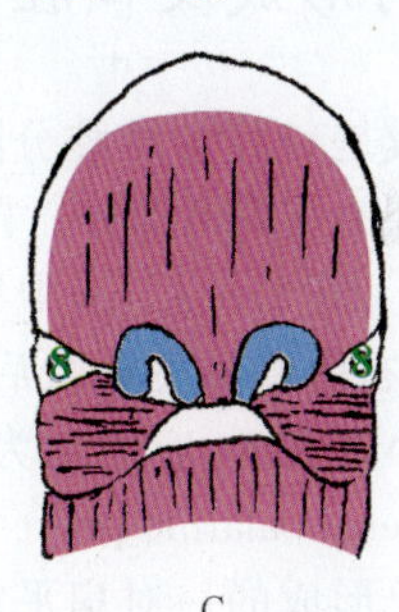

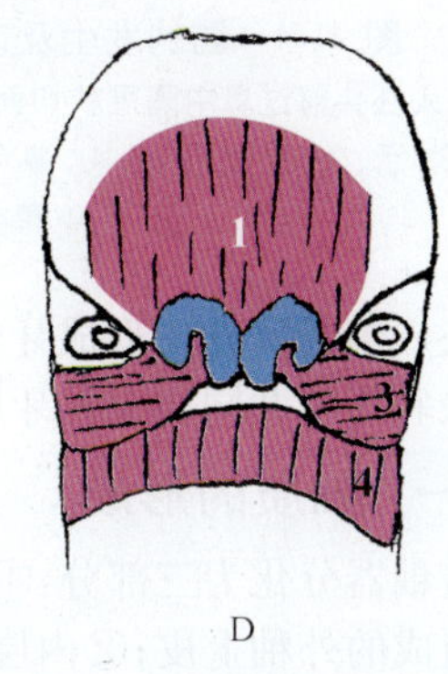

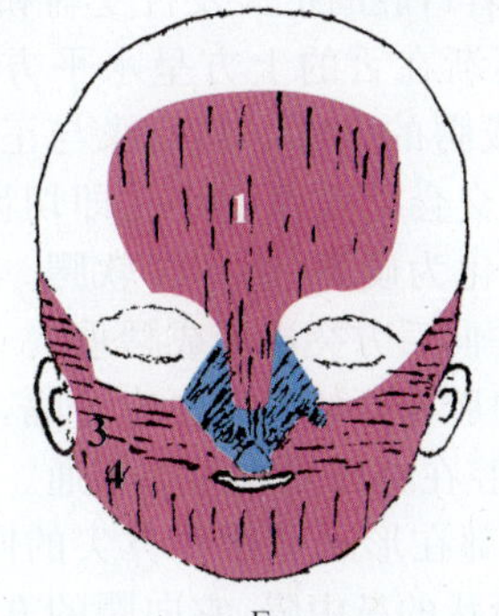

图 21-3 颜面的形成

A. 第 4 周胚头部；B. 第 5 周胚头部；C. 第 6 周胚，示眼的位置；D. 第 7 周胚，E. 第 8 周胚；1. 额鼻突；2. 鼻板；3. 上颌突；4. 下颌突；5. 外侧鼻突；6. 内侧鼻突；7. 鼻窝；8. 眼

鼻的发生与颜面形成密切相关。约人胚发育第 4 周末，在额鼻突的下缘两侧，局部外胚层组织增生，形成左右一对鼻板（nasal placode）。接着鼻板中央向深部凹陷为鼻窝（nasal pit），其下缘以一条细沟与口凹相通。鼻窝周缘部的间充质增生并突起。鼻窝内侧的突起称内侧鼻突（median nasal prominence），外侧的突起称外侧鼻突（lateral nasal prominence）（图 21-3）。

颜面的演化是从两侧向正中方向发展的。下颌突愈合将发育形成下颌与下唇；之后左右上颌突也向腹侧方向中线生长，先与同侧外侧鼻突愈合；与此同时，两侧的鼻窝亦彼此靠拢，左右内侧鼻突渐愈合，向下方迁移形成包括人中在内的上唇正中部分；上颌突与同侧外侧鼻突愈合后继续向内生长，与同侧内侧鼻突愈合，鼻窝与口凹被隔开，上颌突将发育形成上唇的外侧部分及上颌。内侧鼻突向下迁移的同时，额鼻突的下部正中组织呈嵴状增生，形成鼻梁和鼻尖，其上部发育为前额。外侧鼻突演化为鼻外侧壁与鼻翼。随着鼻梁、鼻尖等鼻外部结构的形成，原来向前方开口的鼻窝逐渐转向下方，即为外鼻孔。鼻窝向深部扩大形成原始鼻腔。起初，原始鼻腔与原始口腔之间隔以很薄的口鼻膜，该膜破裂后，原始鼻腔与原始口腔相通。

口腔的发生和演变是颜面形成的重要组成部分。在上唇形成后，口凹与鼻窝被隔开，口凹的部位成一裂隙叫口裂(oral fissure)，口裂内面的腔隙叫原始口腔。原始口腔的开口(亦称原口)起初很宽大，随着上、下唇的形成，口裂逐渐变小。上颌突和下颌突互相融合形成颊。眼的发生最初是在额鼻突的腹外侧，两眼相距很远。随着脑与颅的增大以及上颌与鼻的形成，两眼逐渐向中线靠近，并处于同一平面。以后第1鳃沟深陷演变成外耳道，鳃沟周围的间充质增生形成耳廓。外耳的位置起初很低，后来随着下颌与颈的发育而被推向后上方(眼与耳的发生详见第26章)。至第2个月末，胚胎颜面初具人貌。

三、腭的形成及口腔和鼻腔的分隔

腭的形成是口腔与鼻腔分隔的条件。腭起源于正中腭突和外侧腭突两部分。自第5周开始发生，至第12周完成(图21-4)。正中腭突(median palatine process)为左右内侧鼻突愈合后，向原始口腔内生长形成一个短小的突起，它演化为腭前部的一小部分。外侧腭突(lateral palatine process)为左右上颌突向原始口腔内生长形成的一对扁平突起。它们起初是在舌的两侧斜向下方，随着口腔的扩大及舌变扁和位置下降，左右外侧腭突逐渐在舌的上方呈水平方向生长，并在中线愈合，形成腭的大部。其前缘与正中腭突会拢愈合，两者正中交会处残留一小孔即切齿孔。以后，腭前部间充质骨化为硬腭，后部即软腭。软腭后缘正中部组织增生并向后方突出形成腭垂。

腭的形成将原始口腔与原始鼻腔再次分隔，成为永久的口腔与鼻腔，鼻腔在腭的后缘与咽相通。伴随腭的形成，额鼻突的下部在形成鼻梁和鼻尖的同时，还向原始鼻腔内长出板状的鼻中隔，它向腭的方向垂直生长，最终与腭在中线愈合，鼻腔即被分为左、右鼻腔。鼻腔外侧壁还发生三个嵴状皱襞，分别形成上、中、下三个鼻甲(图21-4)。

四、牙的发生

牙主要来自两个胚层。牙的釉质来源于外胚层，其他部分来源于中胚层。人胚第6周时，口凹边缘的外胚层增生，沿上、下颌形成"U"形的牙板(dental lamina)。牙板向深部中胚层内生长，在上、下颌内先后各形成10个圆形突起，称牙蕾(tooth bud)。牙蕾发育增大，底部内陷为帽状的造釉器(enamel organ)，间充质随之内陷为牙乳头(dental papilla)，造釉器和

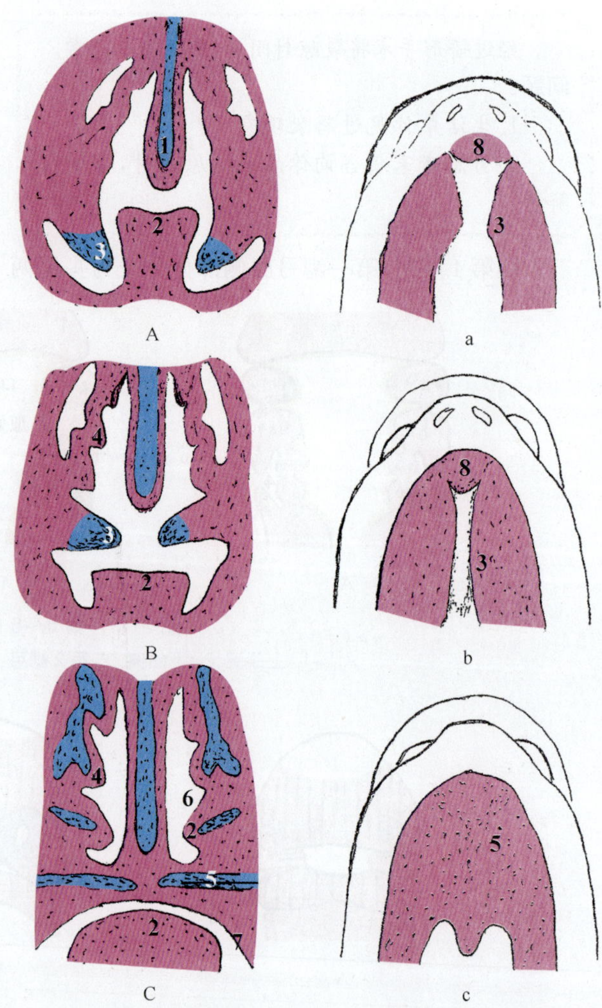

图21-4 腭的发生及口腔与鼻腔的分隔

A～C：人胚头部过鼻中隔冠状切面；a～c：口腔顶底面观；1. 鼻中隔；2. 舌；3. 外侧腭突；4. 鼻甲；5. 腭；6. 鼻腔；7. 口腔；8. 正中腭突

牙乳头周围的间充质形成牙囊(dental sac)，造釉器、牙乳头和牙囊共同构成乳牙原基(图21-5)。

(一) 釉质的形成

造釉器分化为三部分：①外层为单层立方或扁平细胞组成的外釉上皮；②内层为单层柱状细胞组成的内釉上皮，该柱状细胞称为成釉质细胞(ameloblast)；③内、外釉上皮之间为星状细胞组成的釉网(enamel reticulum)。成釉质细胞有造釉质作用，细胞不断分泌基质，基质钙化后形成釉柱。釉质的形成是从牙冠尖部开始，逐渐向牙颈部扩展。随着釉质增厚，成釉质细胞渐向浅部迁移，最后与外釉上皮相贴，共同组成牙小皮，覆于牙釉质表面，釉网则退化消失。婴儿出牙时，牙小皮随之消失。

(二) 牙本质的形成

靠近内釉上皮的间充质细胞分化为一层柱状的成牙本质细胞。该细胞向内釉上皮面伸出突起，并向内

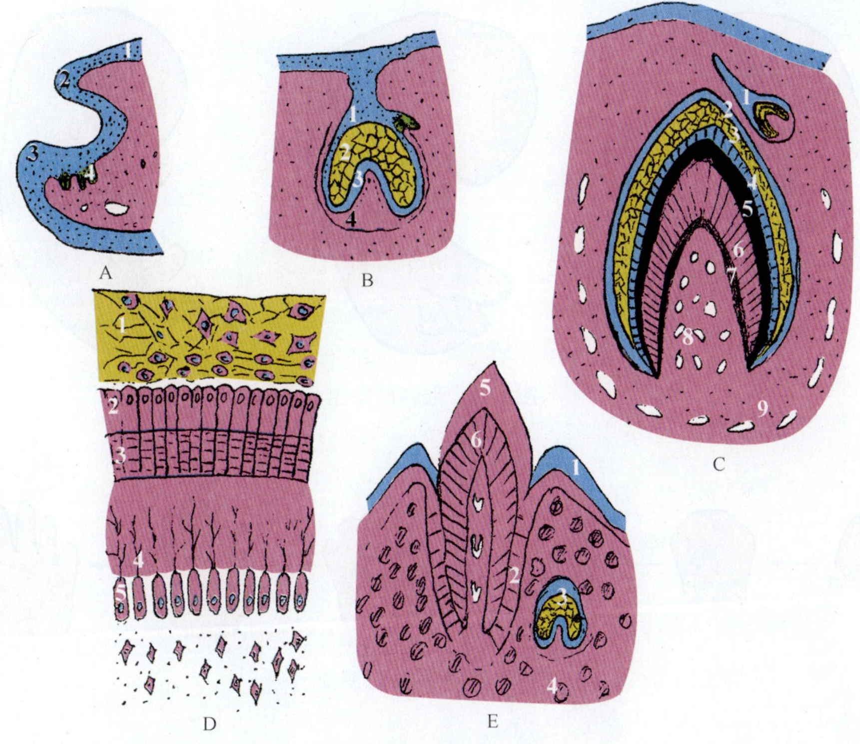

图 21-5　牙的发生

A:口腔部位矢状切面,1. 口腔上皮;2. 舌;3. 下唇;4. 牙蕾;B:牙蕾切面,1. 外釉上皮;2. 釉网;3. 内釉上皮;4. 牙囊;C:牙切面观,1. 恒牙原基;2. 外釉上皮;3. 釉网;4. 内釉上皮;5. 牙釉质;6. 牙本质;7. 成牙本质细胞;8. 牙髓;9. 牙骨质;D:牙切面观,1. 釉网;2. 成釉质细胞;3. 釉质;4. 牙本质纤维;5. 成牙本质细胞;E:牙切面观,1. 口腔上皮;2. 牙周膜;3. 恒牙原基;4. 牙槽骨;5. 釉质;6. 牙本质

釉上皮侧不断分泌基质,基质钙化后即为牙本质。随着牙本质的增厚,成牙本质细胞突起渐增长,形成牙本质纤维,其周围为牙本质小管;胞体则渐向深部推移。牙乳头的其余部分分化为牙髓。

(三) 牙骨质的形成

牙囊近牙釉质和牙本质侧组织分化为牙骨质,外部组织分化为牙周膜。人胚第 10 周,牙板发生出恒牙原基,恒牙的形成过程与乳牙相同。6 岁时,恒牙开始生长,替牙期开始。

五、四肢的发生

案例 21-2

患者,5 岁,双手各有 6 个手指,其中拇指的末节分 1 大 1 小两叉,其父母带其来医院就诊。

问题:

1. 这种情况多见吗? 其胚胎发生的基础是什么?

2. 你遇到这种畸形应怎样处理?

人胚第 4 周末,胚体左右外侧体壁上先后出现两对小突起,即上肢芽与下肢芽(limb bud),它们由深部增殖的中胚层组织和表面外胚层形成(图 21-6)。肢芽逐渐增长变粗,先后出现近端和远端两个收缩环,将每一肢芽分为三段。上肢芽被分为上臂、前臂和手,下肢芽被分为大腿、小腿和足。肢体中轴的间充质先形成软骨,再以软骨内成骨方式形成骨;周围的间充质分化形成肢体的肌群,脊神经向肢体内长入。随着肢体的伸长和关节形成,肢体由最初的向前外侧伸直方位转向体壁弯曲。肢体的手和足起初为扁平的桨板状,随后其远端各出现四条纵行凹沟,手板与足板遂呈蹼状;至第 7~8 周,蹼膜消失,手指和足趾形成(图 21-7)。

六、颜面和四肢的常见畸形

1. 唇裂(cleft lip)　多因上颌突与同侧的内侧鼻突未愈合所致。唇裂多为单侧,也可以双侧。如左、右内侧鼻突未愈合或两侧下颌突未愈合,可分别导致上唇或下唇的正中唇裂,但均少见。如内侧鼻突发育不良导致人中缺损,则出现正中宽大唇裂。唇裂可伴有牙槽突裂和腭裂(图 21-8)。

2. 腭裂(cleft palate)　正中腭突与外侧腭突未愈合,为前腭裂(单侧或双侧,常伴有唇裂);左、右外侧腭突未愈合,为正中腭裂;一侧外侧腭突与正中腭突和双侧的外侧腭突都没有愈合的为完全腭裂(图 21-9)。

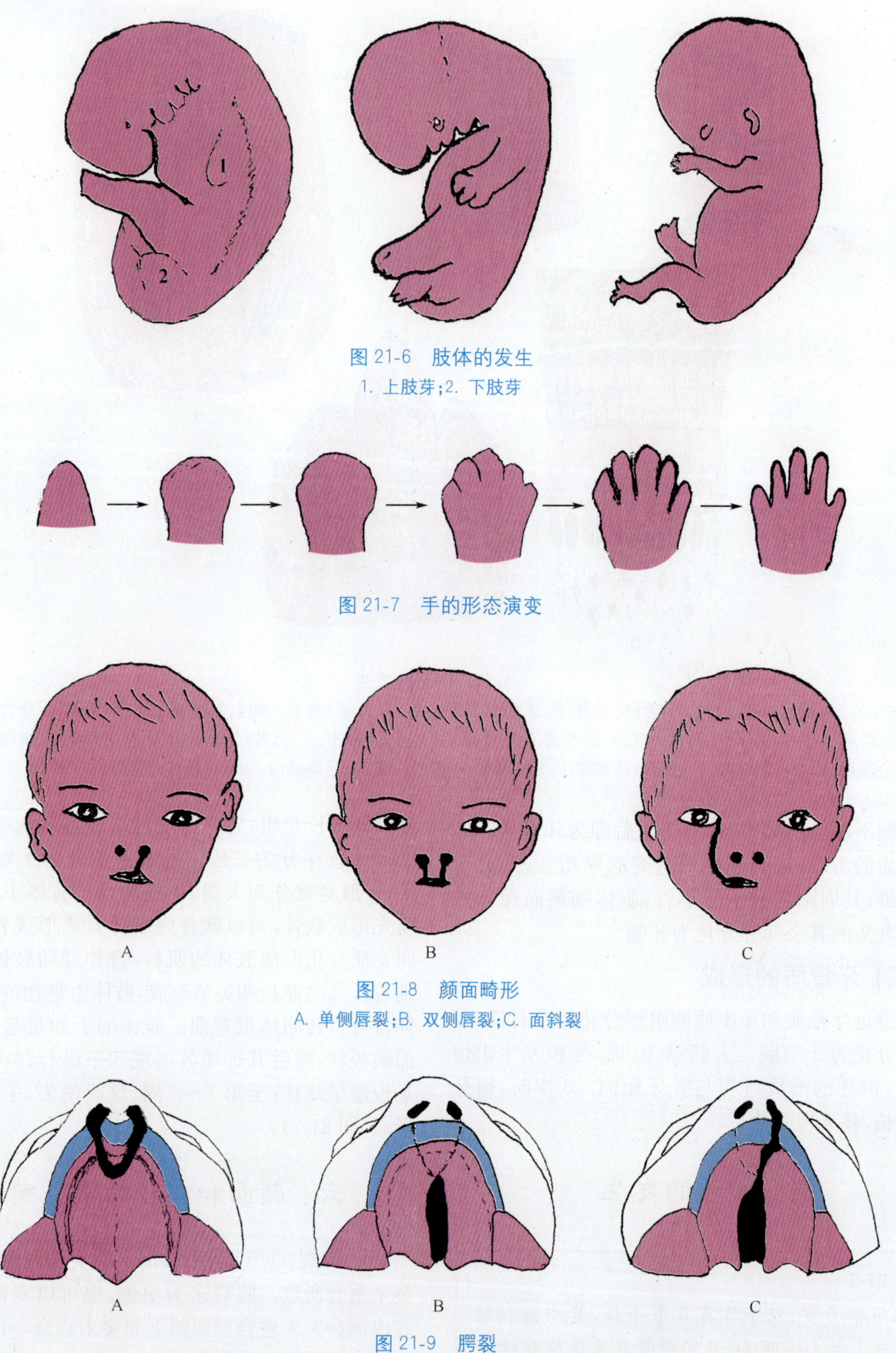

图 21-6 肢体的发生
1. 上肢芽；2. 下肢芽

图 21-7 手的形态演变

图 21-8 颜面畸形
A. 单侧唇裂；B. 双侧唇裂；C. 面斜裂

图 21-9 腭裂
A. 双侧前腭裂合并唇裂；B. 正中腭裂；C. 完全腭裂合并单侧唇裂

3. 面斜裂（oblique facial cleft） 眼内眦与口角之间有裂隙，是因上颌突与同侧外侧鼻突未愈合所致（图 21-8）。

4. 肢体畸形 种类很多，可发生在肢体的上、中、下各段。一类是肢体部分缺失或完全缺失。前者即先天性短肢畸形，如短臂、无手、无指、短腿、无脚、无趾等；后者为无肢畸形，如无臂、无腿（图 21-10）。手或足长在短小的肢体上，或直接长在躯干上称海豹样手、足畸形。另一类是肢体分化障碍，如某块肌或肌群缺失、关节发育不良、骨畸形、骨融合、多指（趾）、并指（趾）畸形等。此外，马蹄内翻足（即足底内翻）亦较常见。

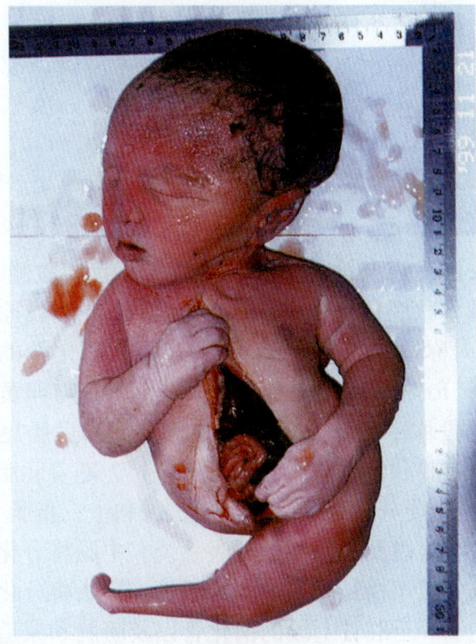

图 21-10　缺下肢畸形

【案例的胚胎学基础】

案例 21-1 儿童属腭裂合并唇裂畸形。由于胚胎发育期间受致畸因素的影响，致腭裂，腭裂常伴有唇裂。可以通过矫形手术解决。

案例 21-2 儿童属多指畸形，是胚胎发育时期受致畸因素的影响，拇指形成时多分 1 个分叉所致。可以通过矫形手术解决。

Summary

The head can be divided into two regions, the neurocranium and the viscerocranium. This chapter describes the development of features to the viscerocranium and limbs. The development of the viscerocranium includes the formation of the face, the internal features of the mouth (palate and tongue) and the nose.

The structure of viscerocranium are largely formed from the tissues of frontonasal prominence and the bilateral branchial arches beginning in weeks 4 and 5. The first arches makes the major contribution to the form of face. The terminal of the first arches divide into two swellings named maxillary prominence and mandibular prominence. Frontonasal prominence, two maxillary prominences and two mandibular prominences form the major components of face.

Structures of mouth include the palate, tongue, and teeth. The mouth or oral cavity is formed from the cranial end of the pharyngeal endoderm. The structures surrounding the mouth are formed by the maxillary prominence, mandibular prominence and the frontonasal prominence. After the formation of palate, the mouth is separated from the nasal cavity. The formation of the nasal cavity is also linked to formation of nasal septum.

Teeth are formed from the tooth bud. Tooth bud differentiates into enamel organ, dental papilla and dental sac. The enamel organ, dental papilla and the dental sac further develop to form teeth.

The limbs are formed from forelimbs buds and lower limbs buds.

进一步阅读文献

杜炎青. 1981. 医用胚胎学. 济南：山东科学技术出版社，389～400

刘斌，高英茂. 1996. 人体胚胎学. 北京：人民卫生出版社，227～246，360～388

宗铁生. 1987. 人体胚胎学. 北京：科学出版社，171～193，335～352

Sweeney Lauren J. Basic Concepts Embryology. 北京：北京大学医学出版社，199～234

思　考　题

1. 学习了本章的内容对你学习医学有哪些主要的帮助？

2. 作为医学工作者，在遇到发育过程中形成的面部畸形时，你觉得你应该有哪些义务和职责，你怎样帮助那些身患面部畸形的人呢？

3. 人的一生出牙两次，我们能让人出牙三次吗？如果你想让那些老的掉光了牙齿的爷爷、奶奶再长出新牙，那他们就返老还童了，你能想出办法来吗？

（殷彦君）

第22章　消化系统和呼吸系统的发生

【相关知识导读】

1. 什么是甲状腺功能亢进？甲状腺在胚胎发育过程中是从什么部位发育而来的？

2. 有少数新生儿在啼哭时脐部会膨出一个气囊，你知道是什么原因吗？

3. 如果新生儿时期有粪便从脐部流出，你知道原因吗？

4. 为什么有的人有两个胰腺？为什么有的人胰腺有副胰管？

5. 一般情况下，阑尾在右下腹部，为什么有的人阑尾却在左下腹部？

消化系统和呼吸系统发生的胚层来源相同，其大多数器官是由原始消化管分化而成。

人胚发育至第3～4周，三胚层胚盘向腹侧卷折，形成圆柱状胚体，内胚层被卷入胚体内，形成原始消化管，内称原肠(primitive gut)。原始消化管的头段称前肠(foregut)，尾段称后肠(hindgut)，与卵黄囊相连的中段称中肠(midgut)。前肠头端和后肠尾端分别被口咽膜和泄殖腔膜封闭(图22-1)。随着胚胎的发育，前肠主要分化为部分咽、食管、胃和十二指肠上段、肝、胆、胰腺以及喉以下的呼吸系统。中肠将分化为十二指肠中段至横结肠右2/3的肠管。后肠将分化为横结肠左1/3至肛管上段的消化管以及膀胱和尿道的大部分。消化管与呼吸道的黏膜上皮、腺上皮和肺泡上皮及肝和胰腺的实质细胞均来自内胚层。结缔组织、肌组织、血管内皮和间皮均来自脏壁中胚层。

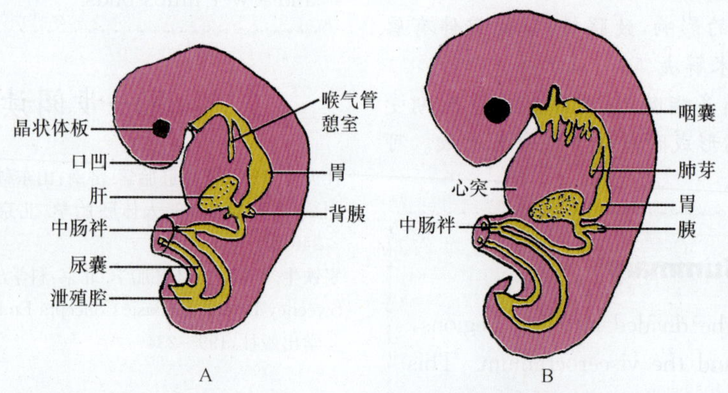

图22-1　原始消化管的早期演变

一、消化系统的发生

(一) 咽的发生和咽囊的演变

前肠头端膨大的部分为原始咽，起自口咽膜，止于喉气管憩室起始部，呈左右宽、背腹窄、头端粗、尾端细的漏斗状。第4周口咽膜破裂，咽与原始口腔和原始鼻腔相通。原始咽侧壁向外膨出，形成5对囊状突起，称咽囊(pharyngeal pouches)，分别与外侧的鳃沟(pharyngeal cleft)相对。随着胚胎发育，咽囊将演化形成一些重要器官(图22-2)。

(1) 第1对咽囊：近侧端伸长，演化为咽鼓管；远侧端膨大，分化为中耳鼓室；第一对鳃膜分化为鼓膜，第一对鳃沟形成外耳道。

(2) 第2对咽囊：内胚层上皮向周围间充质增生，形成腭扁桃体原基。

(3) 第3对咽囊：背侧份上皮细胞增生，下移至甲状腺原基背侧，分化为下一对甲状旁腺。腹侧份上皮细胞增生，形成左右两条细胞索，并向胚体尾侧延伸。在未来的胸骨柄后方，左右两条细胞索汇拢，形成胸腺原基。

(4) 第4对咽囊：腹侧份退化消失，背侧份细胞增生并迁移至甲状腺原基背侧上部，分化为上一对甲状旁腺。

(5) 第5对咽囊：形成一细胞团，称后鳃体(ultimobranchial body)。后鳃体的部分细胞迁移至甲状腺内，分化为滤泡旁细胞。也有学者认为，滤泡旁细胞来自神经嵴细胞。

(二) 甲状腺的发生

人胚第4周初，在原始咽底壁正中线相当于第1对咽囊平面上，内胚层细胞增生，向间充质内下陷形成一盲管，称甲状舌管(thyroglossal duct)，为甲状腺原

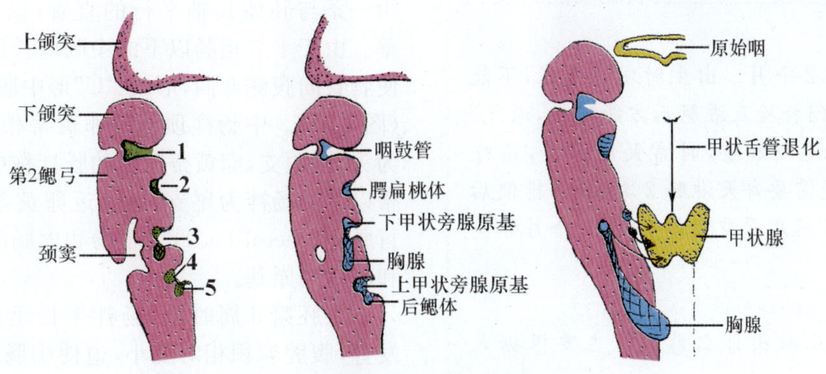

图 22-2　咽囊的演化及甲状腺的发生
1～5 示第 1～5 咽囊

基。它沿颈部正中线尾侧方向生长，末端向两侧膨大，形成甲状腺侧叶。人胚第 7 周时，甲状舌管的上段退化消失，其起始段的开口仍残留一浅凹，称舌盲孔（foramen caecum）。

（三）舌的发生

舌由下颌突腹内侧面的间充质增生，并向口腔内隆起而成。人胚第 4 周末，下颌突的内侧面细胞增生，形成 3 个突起，前方左右一对较大的突起，称侧舌突（lateral lingual swelling），后方正中一个较小的突起，称奇结节（tuberculum impar）。一对较大的侧舌突生长迅速，并在中线愈合，形成舌体。奇结节生长缓慢，仅形成舌盲孔前方舌体的一小部分。第 2、3、4 对鳃弓腹内侧部的间充质增生，形成一凸向咽腔的隆起，称联合突。联合突的前部发育为舌根，后部发育为会厌。舌根与舌体的愈合线为一条“V”形的界沟，沟的顶点为舌盲孔（图 22-3）。

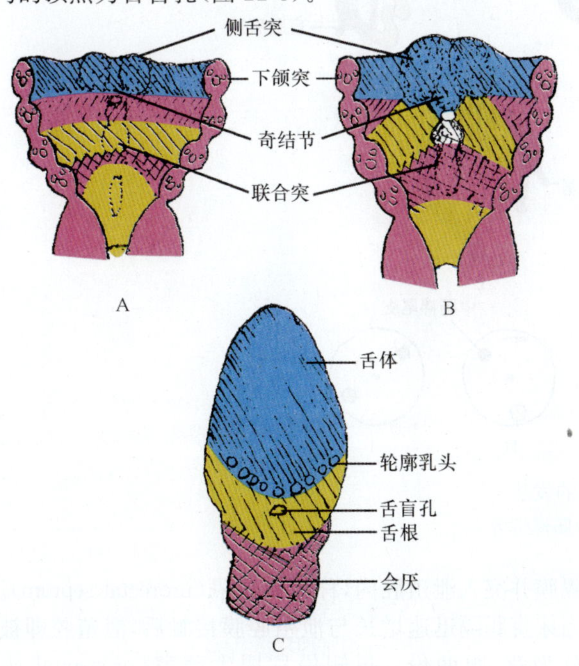

图 22-3　舌的发生

（四）食管和胃的发生

原始咽尾端至胃之间的一段原始消化管分化为食管，最初食管还很短，随着颈部的发育，心、肺位置的下降迅速增长。食管表面上皮由单层变为复层，致使食管腔变窄，甚至一度闭锁。人胚第 8 周，过度增生的上皮逐渐退化并被吸收，食管腔重新出现，表面上皮仍保持为复层。

人胚发育至第 4 周，在食管尾端前肠形成一梭形膨大，即胃的原基。第 5 周时，胃背侧缘生长迅速，使胃体向背侧扩展，形成胃大弯；腹侧缘生长缓慢，形成胃小弯。胃大弯头端向上膨出形成胃底。由于胃背系膜发育增长较快，形成突向左侧的网膜囊，致使胃沿头尾轴顺时针方向旋转 90°，即胃大弯由背侧转至左侧，胃小弯由腹侧转至右侧。胃沿其背腹轴进一步旋转，使其由原来的垂直方位变成了左上至右下的斜行方位（图 22-4）。

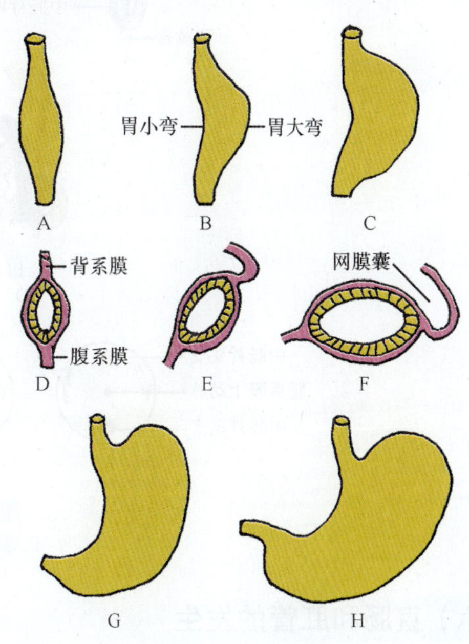

图 22-4　胃的发生
D、E、F 分别为 A、B、C 的中段横切面

案例 22-1

患者，男性，2 个月。出生时发现腹胀，不能自己排胎便，肛门指检及灌肠后方能排便，通气。以后腹胀、便秘逐渐加重，时常哭闹不停，不吃奶，偶有呕吐，现需要每天灌肠 2 次，灌肠排便后症状有所缓解。患儿严重营养不良，两个月体重只增加一斤。

问题：

1. 你给患儿做出什么诊断？主要根据是什么？
2. 需要进一步做哪些检查来证实你的诊断是正确的？

案例 22-2

患者，女性，2 周新生儿。患者生后 2 天出现巩膜及皮肤黄染，排灰白色粪便，以后黄疸持续不退，并进行性加重，粪便为白陶土色，尿色为浓茶色。查体：患者腹部膨胀，肝脏肿大，表面光滑。

问题：

1. 根据临床表现和体征做出什么样的诊断？
2. 如何与新生儿肝炎相鉴别？其依据是什么？

（五）肠的发生

肠是由胃以下的原始消化管分化而成。最初，肠为一条与胚体长轴平行的直管，以背系膜连于腹后壁。由于十二指肠以下的中肠增长速度比胚体快，致使肠管向腹侧弯曲，形成"U"形中肠袢（midgut loop）（图 22-5）。中肠袢顶部与卵黄蒂相连并以此为界分为头、尾两支，卵黄蒂以上的肠袢称中肠袢头支，卵黄蒂以下的肠袢为尾支，尾支近卵黄蒂处有一突起，称盲肠突（caecal bud），为小肠和大肠的分界线，是盲肠和阑尾的原基。

人胚第 6 周时，中肠袢生长迅速，由于肝、肾的发育，腹腔容积相对变小，迫使中肠袢突入脐带中的胚外体腔即脐腔（umbilical coelom），形成生理性脐疝（physiological umbilical herniation）。中肠袢在脐腔内继续增长，并以肠系膜上动脉为轴，逆时针方向（由腹面观）旋转 90°，致使中肠袢由矢状位转为水平位，头支转至右侧，尾支转至左侧。人胚第 10 周时，由于腹腔容积增大，中肠袢开始从脐腔退回腹腔，脐腔随之闭锁。在中肠袢退回腹腔的过程中，头支在前，尾支在后，以肠系膜上动脉为轴继续逆时针方向再旋转 180°，使头支转至左侧，尾支转至右侧。头支形成空肠和回肠的大部，位居腹腔中部。尾支形成回肠末端和横结肠的右 2/3。第 6 周后，卵黄蒂退化消失。盲肠突最初位于肝右叶下方，后降至右髂窝，升结肠随之形成。盲肠突的近段发育为盲肠，远段则发育为阑尾。降结肠尾段移向中线，形成乙状结肠（图 22-5）。

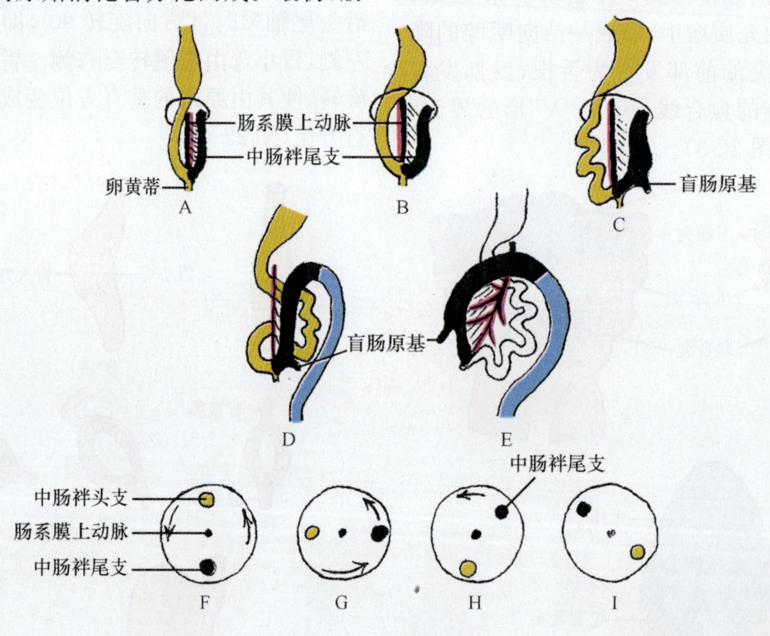

图 22-5 肠的发生
F、G、H、I 为过中肠袢横切

（六）直肠和肛管的发生

后肠末段的膨大部分为泄殖腔（cloaca），其腹侧与尿囊（allantois）相连，腹侧尾端由泄殖腔膜封闭。人胚第 6～7 周，尿囊与后肠之间的间充质增生，形成镰状隔膜并突入泄殖腔内，称尿直肠隔（urorectal septum）。当尿直肠隔迅速增长与泄殖腔膜接触后，泄殖腔即被分为背、腹两份。腹侧份称尿生殖窦（urogenital sinus），将发育为膀胱和泌尿生殖管道。背侧份称原始直肠，发育为直肠和肛管上段。泄殖腔膜被分为腹侧的尿生殖窦膜（urogenital membrane），和背侧的肛膜（anal membrane）。肛膜外周为外胚层向内凹陷形成的肛凹（anal pit）。第 8 周末，肛膜破裂，肛凹加深，发育为肛管下段。肛管上段的上皮来自内胚层，下段的上皮来自外胚层，两者之间以齿状线分界（图 22-6）。

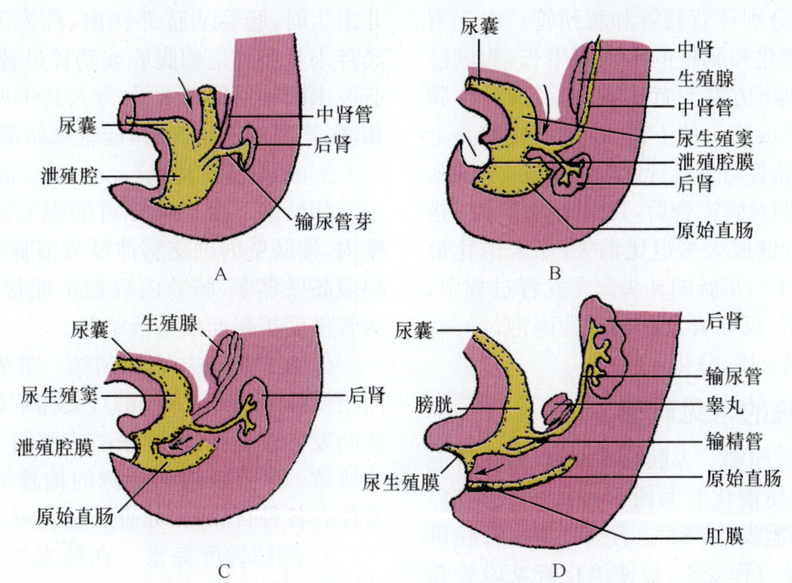

图 22-6　泄殖腔的分隔
"↓"示尿直肠隔

（七）肝和胆囊的发生

人胚第 4 周初，前肠末端腹侧壁内胚层细胞增生，形成一囊状突起，称肝憩室（hepatic diverticulum），是肝和胆的原基。肝憩室迅速生长延伸，长入原始横膈内。肝憩室末端膨大，分为头、尾两支（图 22-7）。头支较大，是肝的原基。头支生长迅速，上皮细胞增殖，在原始横膈内反复分支并吻合成网状的肝细胞索。肝索以后分化为肝板、界板及肝内各级胆管。穿行于原始横膈内的左右卵黄静脉和脐静脉也反复分支并相互吻合，与由原始横膈间充质发生的毛细血管共同发育为肝血窦。人胚第 5～6 周，肝细胞间出现胆小管，人胚第 9 周中央静脉逐渐形成，肝板与肝血窦分别围绕中央静脉形成肝小叶。原始横膈中的间充质分化为肝内结缔组织和肝被膜。

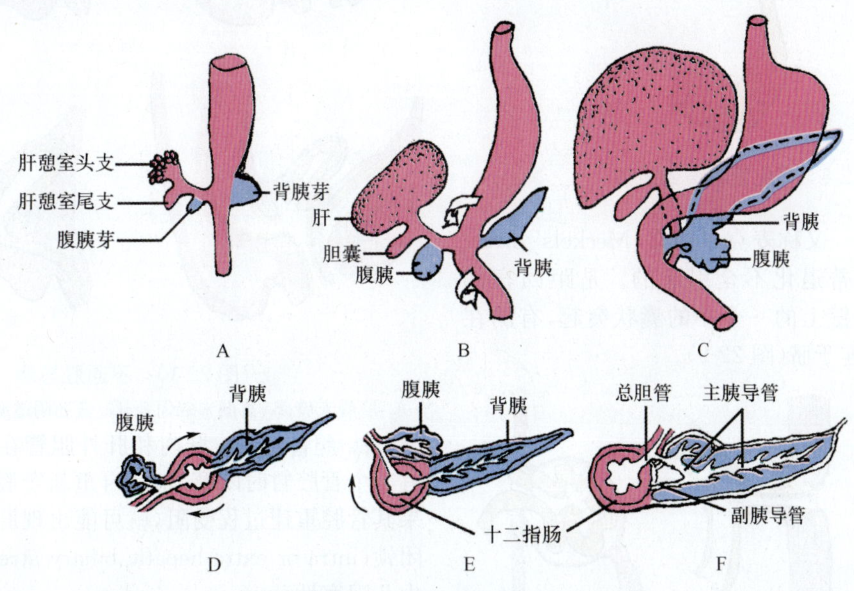

图 22-7　肝、胆及胰的发生

肝憩室尾支较小，又称胆囊憩室（cystic diverticulum），发育为胆囊和胆囊管。肝憩室根部则发育为胆总管，并与胰腺导管合并开口于十二指肠（图 22-7）。

（八）胰腺的发生

人胚第 4 周末，前肠末端腹侧近肝憩室的尾缘，内胚层细胞增生，向外突出形成腹胰芽（ventral pancreas

bud)，其对侧细胞也增生形成背胰芽(dorsal pancreas bud)，它们将分别形成腹胰(ventral pancreas)和背胰(dorsal pancreas)(图 22-7)。在中轴线上各有一条贯穿腺体全长的总导管，分别称背胰管和腹胰管。由于胃和十二指肠方位的变化和肠壁的不均等生长，腹胰经右侧转向背胰的背侧下方并与背胰融合，形成一个胰腺(图 22-7)。腹胰形成胰头的下份，背胰形成胰头上份、胰体和胰尾。腹胰管与背胰管远侧段沟通，形成胰腺的主胰导管，它与胆总管汇合后，共同开口于十二指肠乳头。背胰管的近侧段大多退化消失，如未退化形成副胰导管，开口于十二指肠副乳头。在发育过程中，胰芽反复分支，形成各级导管及其末端的腺泡。一些上皮细胞游离进入间充质，分化为胰岛。

(九) 消化系统的常见畸形

1. 消化管狭窄或闭锁 人胚第 6 周时，消化管上皮细胞过度增生，致使消化管某段管腔闭锁或狭窄。后来，过度增生的细胞发生凋亡。至第 8 周，管腔重新出现。若管腔重建过程受阻，致使消化管某段管腔过细，即称为消化管狭窄(stenosis)；若完全无管腔，则称为消化管闭锁(atresia)(图 22-8)。

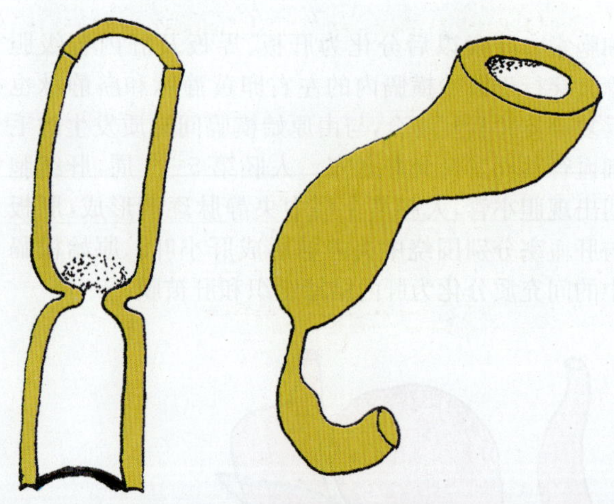

图 22-8 消化管狭窄或闭锁

2. 回肠憩室 又称麦克尔憩室(Meckels' diverticulum)，是卵黄蒂退化不全引起的。是距回盲部 40～50cm 处回肠壁上的一个小的囊状突起，有的在其顶端有纤维索连于脐(图 22-9)。

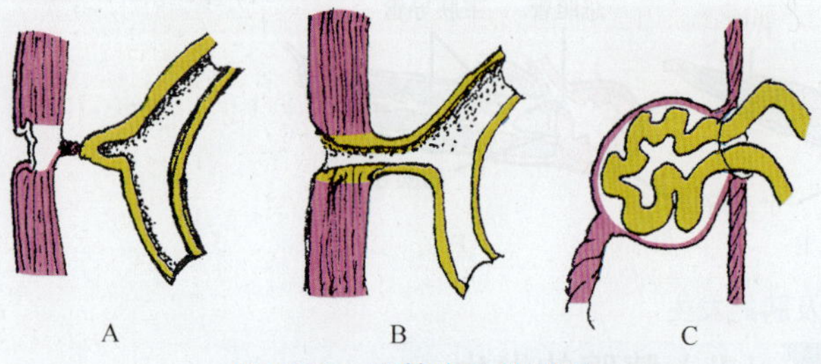

图 22-9 肠管先天性畸形

A. 麦克尔憩室；B. 脐瘘；C. 先天性脐疝

3. 脐粪瘘(umbilical fistula) 是由于卵黄蒂未退化，因此在肠与脐之间残存一瘘管(图 22-9)。当腹压增高时，粪便可通过瘘管从脐部溢出。

4. 先天性脐疝(congenital umbilical hernia) 胎儿出生时，肠管从脐部膨出，称先天性脐疝。是由于肠袢未从脐腔退回腹腔或肠袢虽曾退回腹腔，但由于脐腔未闭锁使肠管再次突入其中所致。脐腔与腹腔相通，当腹内压增高时，肠管从脐部膨出。

5. 先天性巨结肠(congenital megacolon) 多见于乙状结肠。由于神经嵴细胞未能迁移至受损段肠壁内，使肠壁内副交感神经节细胞缺如所致。由于受损段肠壁痉挛，肠腔内容物不能很好排出，久之造成肠管极度扩张而成为巨结肠。

6. 肛门闭锁和直肠闭锁 肛管与外界不通称肛门闭锁(imperforate anus)，又称不通肛。是由于在人胚胎发生过程中，肛膜未破或肛凹未能与直肠末端相通所致。尿直肠隔向背侧的偏移可导致直肠闭锁并常伴有各种直肠瘘，如直肠膀胱瘘、直肠尿道瘘。

7. 肠袢转位异常 在肠发生过程中，中肠袢从脐腔退回腹腔时，应逆时针方向旋转 180°。若该旋转过程出现异常就会形成各种各样的消化管异位。中肠袢旋转异常可伴有其他内脏器官的镜像性易位，如肝位于左侧，脾和心脏位于右侧等，统称为内脏逆位(situs inversus viscerum)。

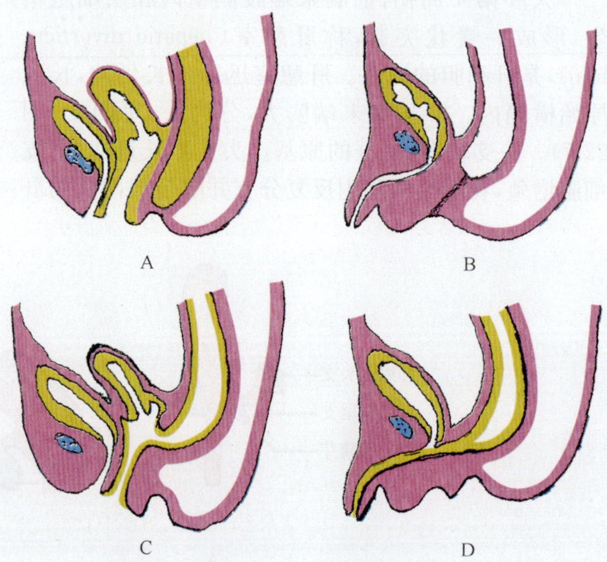

图 22-10 不通肛与瘘

A. 肛膜未破；B. 直肠末端闭锁；C. 直肠阴道瘘；D. 直肠尿道瘘

8. 胆管闭锁 肝内和肝外胆管在发生过程中也有一个管腔暂时闭塞，尔后再重新管腔化的过程。如果其管腔重建过程受阻，就可能出现肝内或肝外胆管闭锁(intra-or extra-hepatic biliary atresia)，可导致新生儿阻塞性黄疸。

9. 环状胰 腹胰芽有时分为左、右两个叶。如果两个叶分别沿左、右不同的方向绕到十二指肠背侧，与背胰融合，就会形成一个环绕十二指肠的胰腺，称环状胰(annular pancreas)。环状胰可压迫十二指肠和胆总管，甚至造成十二指肠梗阻。

案例 22-3

患者，女性，新生儿。患者生后不时发生呛咳，哺乳时呛咳加剧，呛咳时有少许乳汁喷出。

问题：

1. 从胚胎学角度分析，患者可能有什么畸形？
2. 要证实你的判断需要做哪些检查？

二、呼吸系统的发生

（一）喉、气管和肺的发生

人胚发育第 4 周时，原始咽尾端腹侧壁正中部位出现一纵行浅沟，称喉气管沟（laryngotracheal groove）。喉气管沟逐渐加深，最终形成一个长形盲囊，称喉气管憩室（laryngotracheal diverticulum）。喉气管憩室位于食管的腹侧，两者之间的间充质增生形成气管食管隔（tracheoesophageal septum），将喉气管憩室与背侧食管分开（图 22-11）。喉气管憩室上端发育为喉，中段发育为气管，末段膨大，分为左、右两支，称肺芽（lung bud），是支气管和肺的原基。

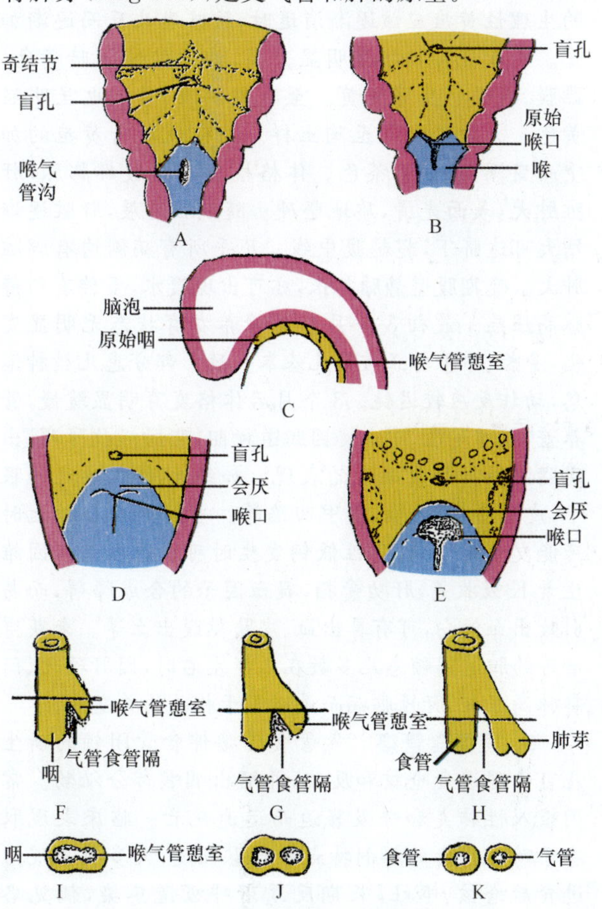

图 22-11　喉气管憩室的发生和演化
I、J、K 分别为 F、G、H 的横切

1. 喉的发生　喉气管憩室的上端发育为喉。喉的上皮来自内胚层，其软骨和肌肉则来自第 4 和第 6 鳃弓处的间充质。

2. 气管和支气管的发生　喉气管憩室的中段纵向生长迅速发育为气管。衬在气管腔面的内胚层发育为气管的上皮和腺体。人胚第 5 周，左、右肺芽已发育为左、右主支气管。

3. 肺的发生　右主支气管分出三支二级支气管，左主支气管分出两支二级支气管，因此成体右肺分三叶，左肺分两叶。二级支气管反复分支，形成肺内支气管树（图 22-12）。人胚第 6 个月末，支气管分支已达 17 级，形成了肺叶支气管、段支气管、直至终末性细支气管、呼吸性细支气管和原始肺泡。至第 7 个月，肺泡数量增多。肺泡上皮除Ⅰ型肺泡细胞外，还出现了可分泌表面活性物质的Ⅱ型肺泡细胞。肺泡隔中毛细血管已很丰富，可以与肺泡进行气体交换，因此 7 个月早产胎儿已可存活。

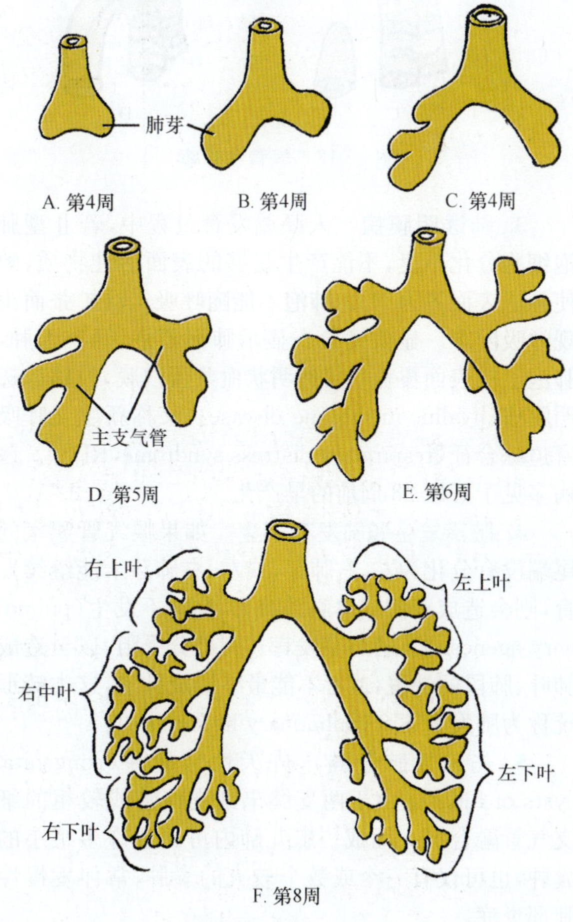

图 22-12　肺的发生

（二）呼吸系统的常见畸形

1. 喉气管狭窄或闭锁　在喉气管的发生过程中，喉气管内的上皮细胞一度增生过度，致使管腔暂时狭窄，随着胚胎的进一步发育，过度增生的上皮退变被吸收，使管腔重建再通。如果其管腔重建过程受阻，则出现喉、气管的狭窄甚至闭锁。

2. 气管食管瘘 在胚胎发育过程中，如果气管食管隔发育不良，致使气管与食管分隔不完全，两者间以瘘管相通，称气管食管瘘（tracheoesophageal fistula）（图 22-13）。气管食管瘘常伴有食管闭锁。

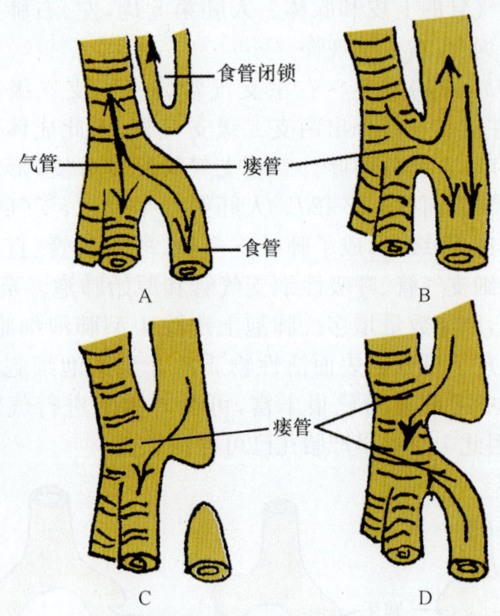

图 22-13 气管食管瘘

3. 肺透明膜病 人胚胎发育过程中，若Ⅱ型肺泡细胞分化不良，不能产生足够的表面活性物质，致使肺泡表面张力增大，肺泡不能随呼吸运动扩张而出现呼吸困难。显微镜检查显示肺泡萎缩、间质水肿，肺泡上皮表面覆盖一层透明状血浆蛋白膜，故称肺透明膜病（hyaline membrane disease），又称新生儿呼吸窘迫综合征（respiratory distress syndrome，RDS）。该病多见于妊娠 28 周前的早产儿。

4. 肺不发生和肺发育不全 如果喉气管憩室的尾端没有分化为左、右肺芽，或左、右肺芽未能继续发育，则会造成双侧或单侧肺缺如，称肺不发生（pulmonary agenesis）。若肺芽发育过程部分受阻，以至造成肺叶、肺段的缺失，或者不能最终形成肺泡，这类畸形统称为肺发育不全（pulmonary hypoplasia）。

5. 先天性肺囊肿 先天性肺囊肿（congenital cysts of lung）是由于两支终末细支气管或较粗的细支气管融合扩大而成。患儿肺内可出现许多很小的囊肿，也可仅有一个或数个较大的囊肿，常伴发慢性肺部炎症。

【案例的胚胎学基础】

1. 先天性巨结肠 又称肠管无神经节细胞症，是小儿常见的先天性肠道畸形。对此病的认识和发展已有 200 余年的历史。本病特点是受累肠段远端肌间神经细胞缺如，使肠管产生痉挛性收缩、变窄，丧失蠕动能力。近端肠段扩张，继发性代偿扩张肥厚。发病率为 1/5000～1/2000，仅次于直肠肛门畸形，在新生儿胃肠道畸形中居第 2 位。临床主要表现为：①胎便排出延迟，顽固性便秘腹胀。患儿因病变肠管长度不同而有不同的临床表现。痉挛段越长，出现便秘症状越早越严重。多于生后 48 小时内无胎便排出或仅排出少量胎便，可于 2～3 日内出现低位部分甚至完全性肠梗阻症状，呕吐腹胀不排便。痉挛段不太长者，经直肠指检或温盐水灌肠后可排出大量胎粪及气体而症状缓解。痉挛段长者，梗阻症状多不易缓解，有时需急诊手术治疗。肠梗阻症状缓解后仍有便秘和腹胀，须经常扩肛灌肠方能排便，严重者发展为不灌肠不排便，腹胀逐渐加重。②营养不良发育迟缓。长期腹胀便秘，可使患儿食欲下降，影响了营养的吸收。③巨结肠伴发小肠结肠炎。是最常见和最严重的并发症，尤其是新生儿时期。其病因尚不明确。结肠为主要受累部位，黏膜水肿、溃疡、局限性坏死，炎症侵犯肌层后可表现浆膜充血、水肿及增厚，腹腔内有渗液，形成渗出性腹膜炎。若不及时治疗，可引起较高的死亡率。

2. 先天性胆管闭锁 是指新生儿出生时或出生后肝外胆管的一部分或全部发生闭塞，胆汁不能向肠道排泄的一种疾病，其治疗难度大，有极高的病死率。主要症状为持续存在、渐进性加重的高度黄疸。排灰白色大便和尿色深黄。黄疸一般是在 1～2 周后正常的生理性黄疸应该逐渐消退时，该症患儿反而逐渐加重。由于直接胆红素明显升高，故皮肤常呈暗黄色，黏膜、巩膜也显著发黄。至晚期泪液、唾液也呈明显黄色。大便灰白色至陶土样。尿色则随着黄疸的加重而变深，犹如浓茶色。体格检查可见腹部膨胀，肝脏肿大，表面光滑，质地坚硬。随病程进展，肝脏逐渐增大可达脐下，超越腹中线。几乎所有病例均有脾脏肿大。晚期腹壁静脉怒张，亦可出现腹水，多伴有门静脉高压症。最初 3 个月患儿营养发育状态无明显变化，身长、体重与正常婴儿基本一致。部分患儿精神倦怠，动作反应较迟钝。3 个月后体格发育明显缓慢，营养差，精神萎靡，贫血。因胆道梗阻，脂肪吸收障碍，出现脂溶性维生素缺乏的表现。如维生素 A 缺乏的眼干，皮肤瘙痒，干燥，指甲凹陷等。当维生素 D 缺乏时可能发生佝偻病，急性低钙发生时可出现抽搐。因维生素 K 吸收差，肝功受损，凝血因子的合成障碍，而易引致出血倾向，可有鼻出血、皮肤黏膜出血等。未获得治疗的胆道闭锁患儿多数在 1 岁左右时，因肝硬化、门静脉高压症、肝性脑病而最终死于相关的并发症。

3. 气管食管瘘 气管食管瘘伴食管闭锁的新生儿可出现进食呛咳和反流，并呕出咽喉部分泌物。常因吸入性肺炎和呼吸窘迫而迅速死亡。临床表现取决于畸形病变的解剖特点和严重程度，大多数表现为进食后呛咳、呕吐，长期反复下呼吸道感染，偶见咯血。呛咳和反流的症状以喂食或哭泣时更明显。病情较轻者往往至成年后才出现症状。除根据临床表现以外，确诊依靠 X 线检查。

Summary

Most organs of digestive and respiratory systems are derived from primitive gut, which is formed by the endoderm as the body itself folds into a tube. The foregut gives rise to the pharynx and its related glands, the esophagus, the stomach, and the proximal 2/3 of duodenum. The liver and biliary system develops as hepatic diverticulum of the foregut, which grows into the septum transversum and differentiates into the parenchyma of the liver and the lining of the duct of biliary system. The fusion of the ventral and dorsal pancreatic buds of the foregut produces the definitive pancreas.

The midgut will differentiate into the future distal 1/3 of duodenum, jejunum, ileum, caecum, appendix, ascending colon and first 2/3 of the transverse colon. The rapid elongation of the midgut produces a U-shaped intestinal loop that herniates into the umbilical cord during the sixth week and returns into the abdominal cavity during the tenth week. While these processes are occurring, the intestinal loop rotates 270° counterclockwise to results in the definitive configuration of the small and large intestines.

The hindgut derivatives form the distal 1/3 of the transverse colon, the descending colon, sigmoid colon, rectum and upper part of anal canal. The cloaca, the caudal part of the hindgut, is separated by urorectal septum into an anterior urogenital sinus and a posterior anorectal canal, which will form urogenital structures and the rectum as well as the upper part of the anal canal. The distal part of the anal canal develops from an ectodermal invagination called the anal pit.

The laryngotracheal groove in the ventral wall of the foregut deepens to produce a laryngotracheal diverticulum, the separation of which from esophagus by the tracheoesophageal septum gives rise to larynx, trachea, and lung bud. The lung bud develops into right and left main bronchi that bifurcate continuously to form the bronchial trees. Although fully mature alveoli do not develop until after birth, the maturation necessary for the switch to gaseous exchange begins in the seventh month.

进一步阅读文献

高英茂. 2006. 组织学与胚胎学. 北京：人民卫生出版社

徐晨. 2009. 组织学与胚胎学. 北京：高等教育出版社

Capdevila J, Vogan KJ, Tabin CJ, et al. 2000. Mechanisms of left-right determination in vertebrates. Cell, 101: 9

Sadler TW. 2004. Langman's Medical Embryology, 9th ed. Baltimore: Lippincott Williams & Wildins

Supp DM, Potter SS, Brueckner M. 2000 Molecular motors: the driving force behind mammalian left-right development. Trends Cell Biol, 10: 41

思　考　题

1. 前肠发育为哪些重要器官？试描述其发育过程。

2. 中肠发育为消化管的哪些部分？试述中肠袢旋转在消化管形成过程中的意义。

3. 后肠发育为消化管的哪些部分？试述泄殖腔是如何分隔的？

4. 试述肝和胰的发生过程。

5. 试述呼吸窘迫综合征的原因。

（王俊艳）

第23章　泌尿系统和生殖系统的发生

【相关知识导读】

1. 为什么有的人只有一个肾，或者肾是蜂窝甚至马蹄形？

2. 为什么有的新生儿肚脐溢(渗)尿液？

3. 为什么有的新生儿膀胱露在肚皮外？

4. 为什么有些新生儿"尿中带粪"？"粪中带尿"

5. "阴阳人"是怎么回事？

6. 为什么有些人睾丸隐藏在腹腔内？肠管却"霸占阴囊"？

7. 为什么有的女性天生具有两个子宫？

8. 常说的"石女"是怎么回事？

泌尿系统和生殖系统的主要器官均发生于间介中胚层(图 23-1)。第 4 周初，胚胎的间介中胚层头段生长较快，呈节段状，称生肾节(nephrotome)，尾段仍为索状，称生肾索(nephrogenic cord)。第 4 周末，生肾索继续增生，与体节分离，从体后壁凸入体腔，成为在中轴两侧对称的纵行索条状结构，改称尿生殖嵴(urogenital ridge)(图 23-2)。继之，尿生殖嵴上出现一纵沟，将其分为内外两份，外侧份粗而长，称中肾嵴(mesonephric ridge)内侧份细而短，称生殖腺嵴(genital ridge)(图 23-3)。

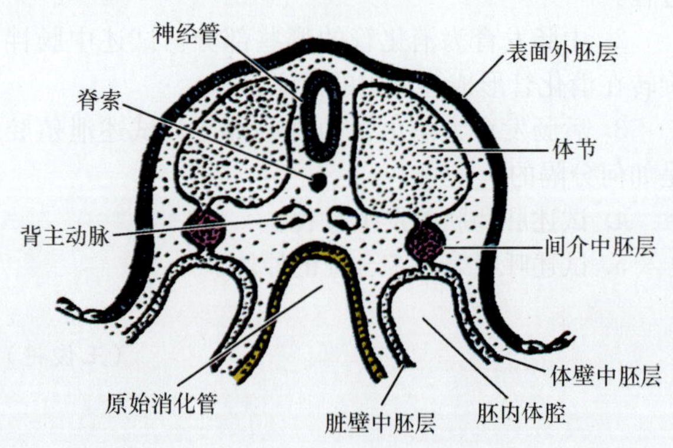

图 23-1　中胚层分化

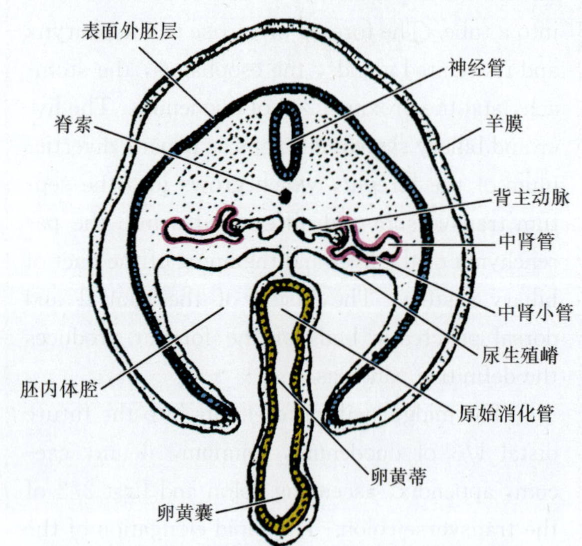

图 23-2　尿生殖嵴的发生(第 4 周人胚横切)

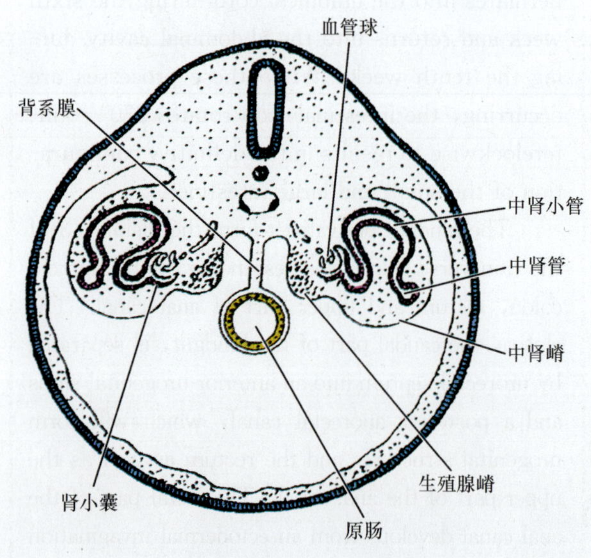

图 23-3　中肾嵴与生殖腺嵴的发生

一、泌尿系统的发生

(一) 肾和输尿管的发生

肾的发生分为三个阶段，从胚体颈部至盆部相继出现前肾、中肾和后肾。前肾和中肾结构简单，形成不久即退化，仅保留一小部分，后肾是人体的永久肾。

1. 前肾(pronephros)　由前肾小管和前肾管构成。第 4 周初，在生肾节内，从头至尾先后出现 7～10 条横行的细胞索或小管，称前肾小管(pronephric tubule)，内端开口于胚内体腔，外端彼此连接形成纵向的前肾管(pronephric duct)。两者构成前肾(图 23-5)。前肾在人类无泌尿功能，于第 4 周末退化，保留部分前肾管，并向尾端延伸为中肾管(mesonephric duct)，也称沃尔夫管(Wolffian duct)。

2. 中肾(mesonephros)　由中肾小管和中肾管构成。第 4 周末，生肾索内由头端向尾端先后出现约 80 对中肾小管(mesonephric tubule)，它们起初为泡状结构，后演变为横行的 S 形小管。中肾小管内侧膨大并

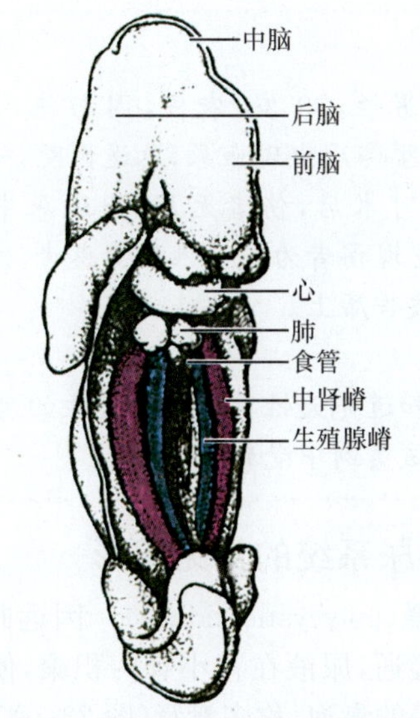

图 23-4 中肾嵴和生殖腺嵴的发生

凹陷为双层囊，包绕来自背主动脉的毛细血管球构成肾小体；外侧与前肾管相通。此时的前肾管改称中肾管。中肾管继续延伸，从背外侧通入泄殖腔（图 23-5）。人的中肾可有短暂泌尿功能。至第 2 个月末，除中肾管和尾端的少数中肾小管被保留外，中肾大部分退化。

3. 后肾（metanephros） 为人体永久肾，由输尿管芽和生后肾组织发育形成。第 5 周初，中肾管末段近泄殖腔处向背侧头端发出一盲管，称输尿管芽（ureteric bud）。输尿管芽长入中肾嵴尾端，在其诱导下，中肾嵴细胞向它聚集包围，形成生后肾组织（metanephrogenic tissue）。输尿管芽在中肾嵴内继续向头端延伸，反复分支 12 级以上。起始的两级分支扩大合并为肾盂，第 3、4 级分支扩大合并为肾盏，其余分支演变为集合管。

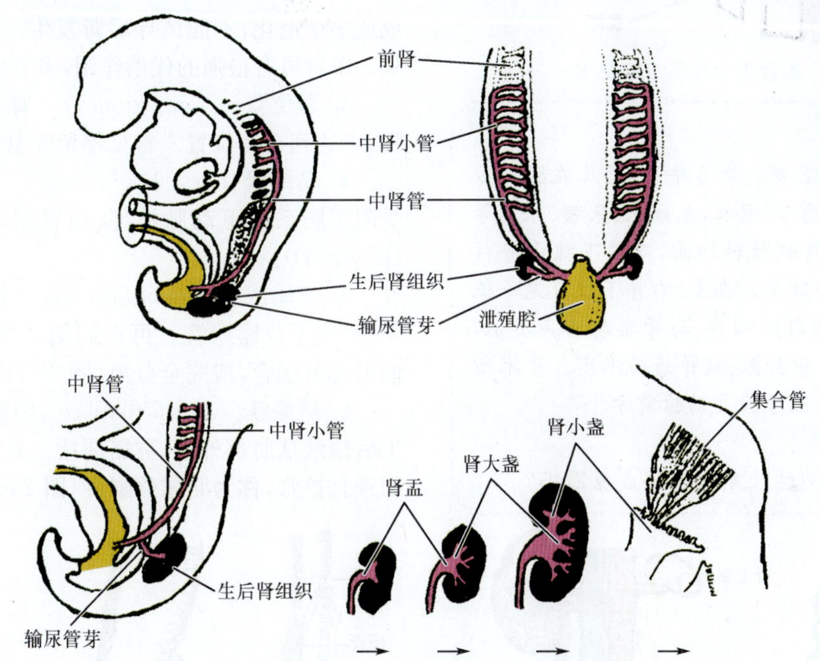

图 23-5 第 5 周人胚前、中、后肾的发生

集合管的末端呈 T 形分支，分支盲端被帽状的生后肾组织覆盖。此部分生后肾组织形成多个细胞团，细胞团中空，分化为 S 形小管，一端膨大凹陷成双层肾小囊，包绕毛细血管球形成肾小体；其余部分弯曲延长形成肾小管，逐渐演化为近端小管、细段和远端小管，末端和弓形集合管相通。肾小体出现部位成为肾皮质，其深部的髓旁肾单位发生较早。随着集合管末端不断向浅部生长并发出 T 形分支，在生后肾组织浅层形成浅表肾单位。生后肾组织的外周部分形成肾被膜（图 23-6）。

第 3 个月时，后肾开始产生尿液。由于后肾发生于中肾嵴尾端，故最初位于盆腔。后因腹部器官的生长、输尿管的伸展、胚体直立，肾移至腰部。

（二）膀胱和尿道的发生

第 4～7 周时，泄殖腔被尿直肠隔分隔为背侧的原始直肠和腹侧的尿生殖窦。原与泄殖腔相通的中肾管此时开口于尿生殖窦。泄殖腔膜同时被分割成背侧的肛膜和腹侧的尿生殖窦膜（图 22-6）。

尿生殖窦分为三段。头段较大，发育为膀胱；其顶端与脐尿管相连，后者于出生前闭锁，演化为脐中韧带。中段狭窄，保持管样，于男性形成尿道的前列腺部和膜部，于女性形成尿道。尾段于男性形成尿道的海绵体部，于女性则扩大为阴道前庭。输尿管最初开口于中肾管，随着膀胱的发育，输尿管起始部以下的一段中肾管扩大，合并入膀胱，这样，中肾管和输尿管分别开口于膀胱（图 22-6）。

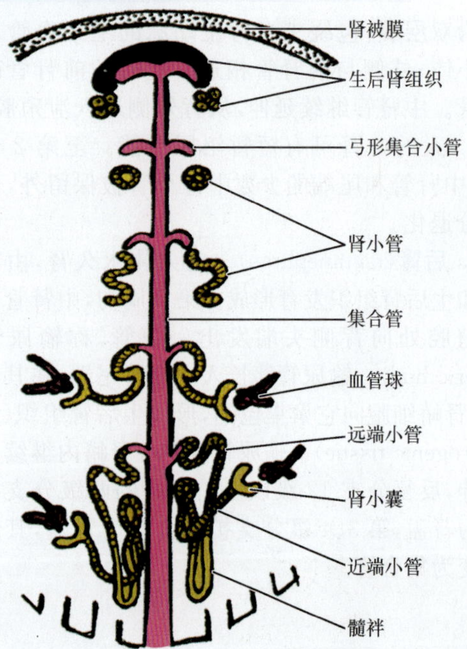

图 23-6 集合管与肾单位的发生

案例 23-1

患者，男性，12 岁。近 2 年来，患儿左腰部绞痛，反复发作，无恶心、呕吐，无血尿、尿频、尿急等症状。B 超检查肾脏长轴切面，双肾下极向脊柱靠拢，呈倒“八”字改变。在左、右肾下极可见一低回声区，有细小均匀的回声，与肾实质回声类似，厚度约 1.70cm。磁共振：双肾旋转不良。手术所见双肾下极相连，位于腹主动脉前方。

问题：

你能从胚胎发生上解释其形成原因吗？

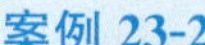

案例 23-2

患者，男性，30 岁，农民，因与他人发生争执，被打伤腰部后出现血尿，急送医院，一侧肾受伤被切除，可术后，伤者无尿，出现尿中毒而死亡。尸检发现伤者为先天性独肾患者，结果医生也坐在了被告席上。

问题：

1. 你知道先天性单肾怎么发生的吗？
2. 从该案例中受到何启发？

（三）泌尿系统的常见畸形

1. 多囊肾（polycystic kidney） 因远曲小管末端与集合管未接通，尿液在肾小管内积聚，使肾内出现许多大小不等的囊泡，称多囊肾（图 23-7A）。

2. 肾缺如（agenesis of kidney） 因输尿管芽未形成或早期退化，不能诱导后肾发生。肾缺如以单侧多见。单肾可有很强的代偿作用，多不出现临床症状。

3. 异位肾（ectopic kidney） 肾在上升过程中受阻，未达到正常位置。常见停留在盆腔（图 23-7B）。

4. 马蹄肾（horseshoe kidney） 肾在上升过程中受阻于肠系膜下动脉根部，两肾尾端融合成马蹄形（图 23-7D）。

5. 双输尿管（double ureter） 输尿管芽过早分支，形成了双输尿管。可在同侧诱导形成两个肾，它们可部分融合，或完全分离（图 23-7D）。

6. 脐尿瘘（urachal fistula） 因脐尿管未闭锁，出生后尿液从脐部外溢，称脐尿瘘。若仅脐尿管中断未闭锁且扩张，称为脐尿管囊肿（图 23-7C）。

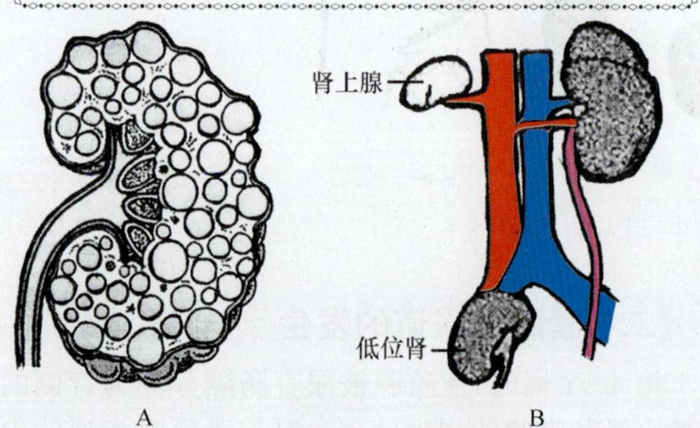

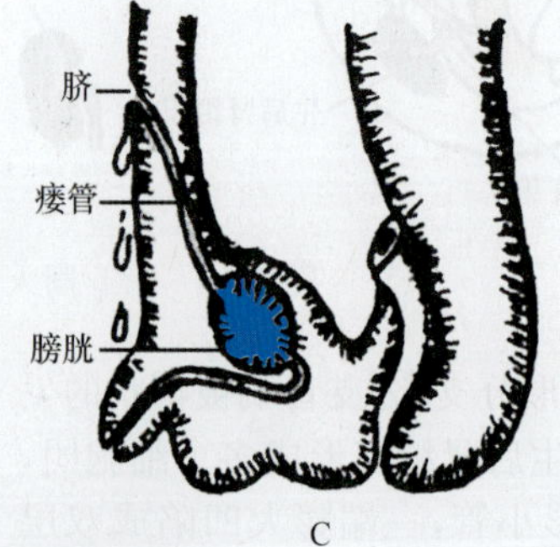

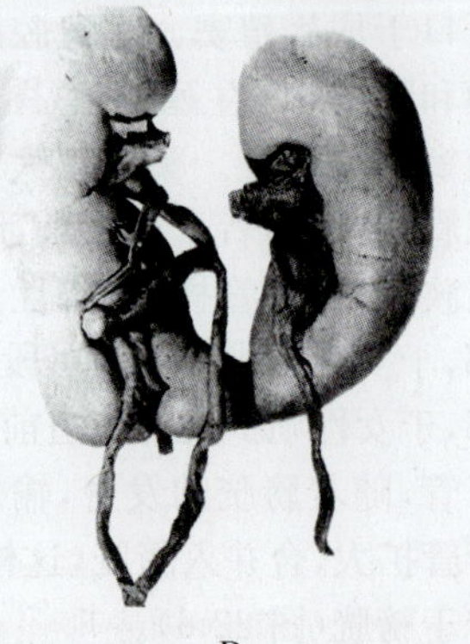

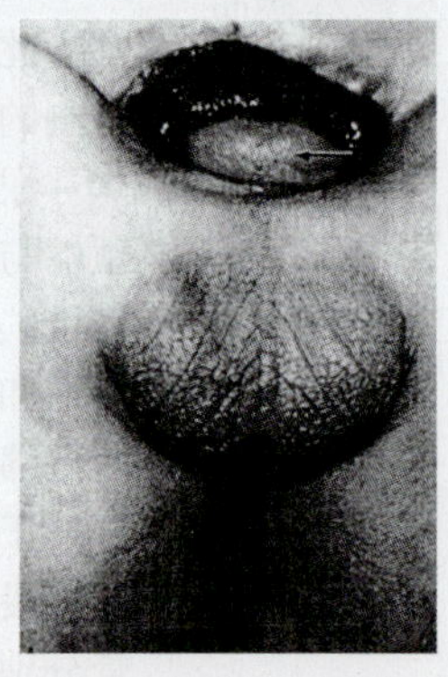

图 23-7 泌尿、生殖系统常见先天性畸形
A. 多囊肾；B. 异位肾；C. 脐尿瘘；D. 马蹄肾；E. 膀胱外翻

7. 膀胱外翻(exstrophy of bladder) 尿生殖窦与表面外胚层之间未形成间充质,故膀胱腹侧壁与脐下腹壁之间无肌肉发生,使腹前壁表皮和膀胱壁破裂,膀胱黏膜外露,可见输尿管开口(图 23-7E)。

二、生殖系统的发生

遗传性别虽然在受精时即已由精子的核型确定,但在胚胎早期,男性和女性的生殖系统发生相似,直到第 7 周才能从形态上辨认生殖腺性别,而外生殖器的性别至第 12 周时才能区分。故生殖腺、生殖管道和外生殖器均分为早期的性未分化阶段和后期的性分化阶段。

(一)睾丸和卵巢的发生

1. 未分化性腺的发生 原始性腺发生于生殖腺嵴。第 5 周时,生殖腺嵴的表面上皮细胞增生,陷入下方的间充质,形成放射状分布的索条,称初级性索(primary sex cord)。在第 4 周时,卵黄囊顶近尿囊处的内胚层出现一团圆形细胞,称原始生殖细胞(primordial germ cell)。第 6 周时,原始生殖细胞沿肠的背系膜做变形运动,迁入生殖腺的初级性索内(图 23-8)。生殖腺表面上皮、上皮下的间充质和迁移来的原始生殖细胞共同形成原始性腺。此时的性腺从形态上不能辨认性别,故称未分化性腺(图 23-9)。

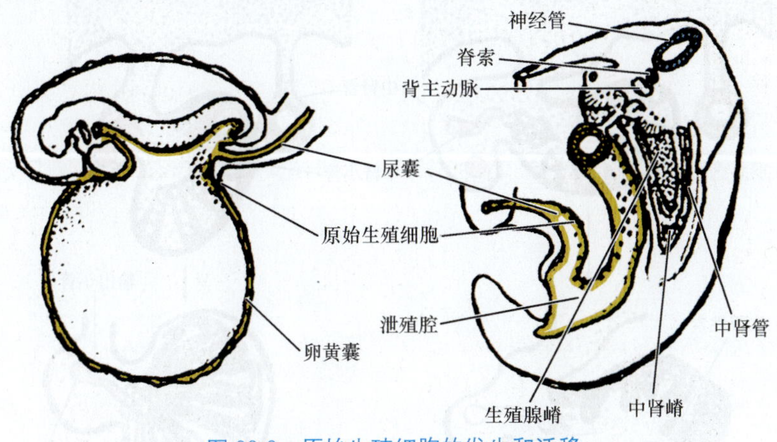

图 23-8 原始生殖细胞的发生和迁移

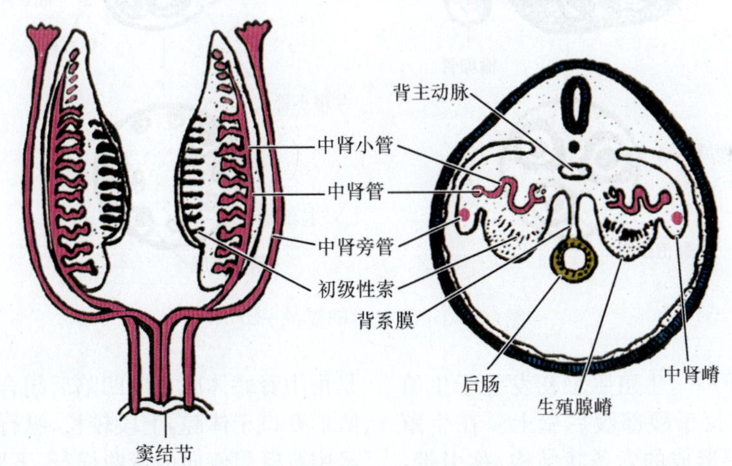

图 23-9 未分化性腺的发生

2. 睾丸的分化 原始性腺有向卵巢方向分化的自然趋势。男性的染色体核型为 46,XY,在 Y 染色体短臂上,有 SRY 基因,其表达产物称睾丸决定因子(testis-determing facter),第 7 周时,在睾丸决定因子的作用下,未分化性腺才向睾丸方向发育。初级性索与生殖腺嵴上皮脱离,继续向深部增生,分化为细长弯曲的睾丸索(testis cord),初级性索上皮细胞演变形成支持细胞,并分泌抗中肾旁管激素。原始生殖细胞增殖分化为精原细胞。睾丸索到青春期时,由于精子发生而出现腔,成为生精小管,睾丸索的末端吻合为睾丸网。第 8 周时,表面上皮下方的间充质形成白膜,睾丸索之间的间充质细胞分化为睾丸间质细胞(图 23-10)。睾丸间质细胞一度较发达,并分泌雄激素,以后陆续减少,到出生时,睾丸间质细胞已退化消失,直至青春期再重新出现。

3. 卵巢的分化 若原始性腺细胞无睾丸决定因子,未分化性腺自然发育为卵巢。卵巢发生比睾丸晚。第 10 周时,初级性索退化,未分化性腺的表面上皮增生,再次伸入间充质形成次级性索,又称皮质索。次级性索与上皮分离后构成卵巢皮质。上皮下的间充质分化为白膜。第4个月时，次级性索断裂成许多细胞团，后者进一步分化为原始卵泡，其中央为原始生殖细胞分化成的卵原细胞，周围是一层由次级性索上皮细胞分化的扁平卵泡细胞(图 23-10)。卵原细胞继续增殖，原始卵泡也分裂增多。在胎儿出生时，卵巢中约有100～200万个原始卵泡，其中的卵原细胞因受母体激素的影响，已分化为初级卵母细胞，并停留于第一次减数分裂前期。

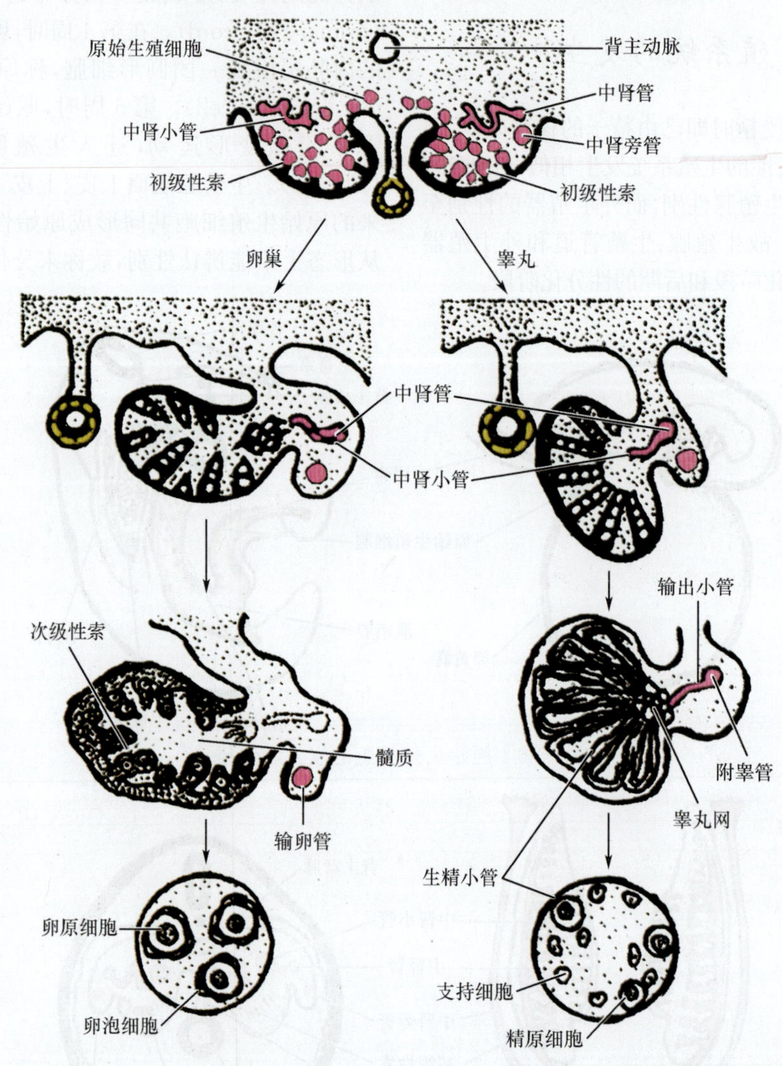

图 23-10 睾丸与卵巢的分化

4. 睾丸和卵巢的下降 生殖腺最初发生于生殖腺嵴，因此，位置较高，位于腰部腹后壁上。在生殖腺尾端有一条由中胚层形成的索条状结构，称引带，与生殖腺紧密相连，引带的另一端与阴唇阴囊隆起相连。随着胚体生长、腰部直立、引带相对缩短，牵拉性腺下降。第3个月时，卵巢已降至盆腔，睾丸继续下降而停留在腹股沟管内口。第7～8个月时，睾丸与包绕它的双层腹膜经腹股沟管降入阴囊。双层腹膜构成鞘突，鞘膜腔与腹腔之间的通路逐渐闭合(图 23-11)。

(二) 生殖管道的发生与演化

1. 未分化期 第6周时，胚体内先后出现两套生殖管道，即中肾管和中肾旁管(paramesonephric duct)，后者又称米勒管(Müllerian duct)。中肾旁管是由中肾嵴体腔上皮凹陷后闭合而成，其起始部以喇叭形开口于体腔，上段较长，纵行于中肾管外侧；中段经中肾管腹侧向内弯曲横行，下段在中线与对侧中肾旁管相遇合并，其末端突入尿生殖窦的背侧壁，引起局部窦壁增生，在窦腔内形成一隆起，称窦结节(sinus tubercle)。中肾管开口于窦结节的两侧(图 23-9)。

2. 男性生殖管道的分化 生殖腺分化为睾丸后，支持细胞产生的抗中肾旁管激素使中肾旁管退化。睾丸间质细胞分泌的雄激素使生殖腺旁的十余条中肾小管分化为睾丸的输出小管，中肾管头端延长弯曲形成附睾管，中段演化为输精管，尾段演化为精囊和射精管(图 23-12)。

3. 女性生殖管道的分化 生殖腺分化为卵巢后，中肾管因缺乏雄激素而退化；由于无抗中肾旁管激素的抑制作用，中肾旁管进一步发育，其上段和中

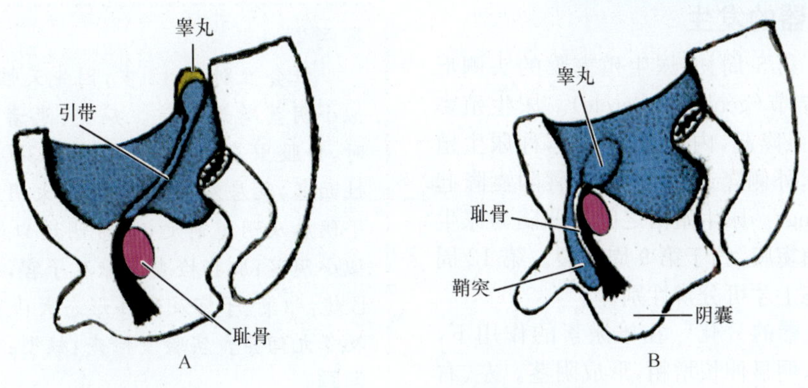

图 23-11　睾丸下降

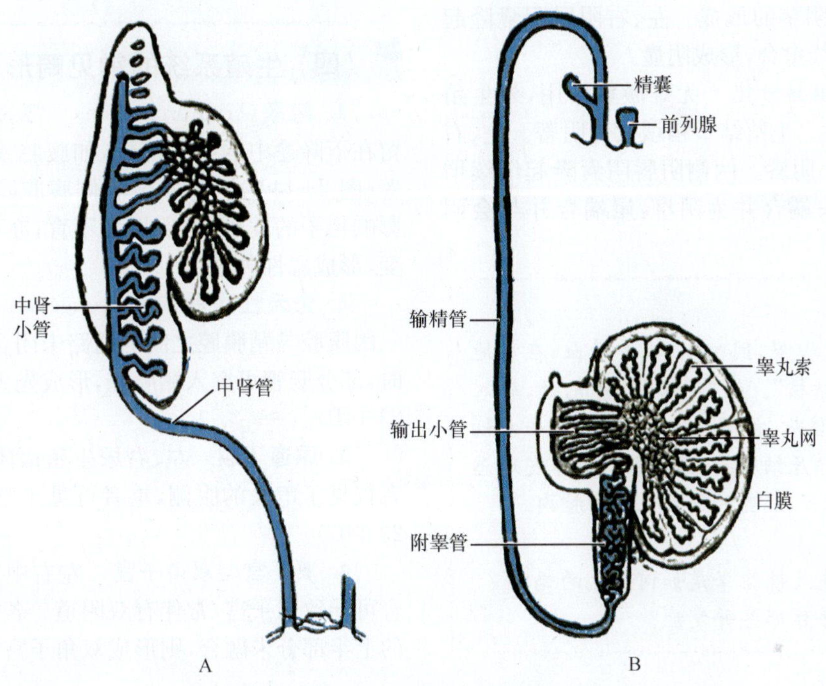

图 23-12　男性生殖腺和生殖管道的演变

段演化为输卵管；下段左、右合并，融合为子宫及阴道穹隆部。窦结节增生延长为阴道板。第 5 个月时，阴道板中空，演变为阴道的下 2/3 段。阴道下端与尿生殖窦间隔有薄膜，即处女膜。处女膜于出生前后穿通，使阴道开口于阴道前庭（图 23-13）。

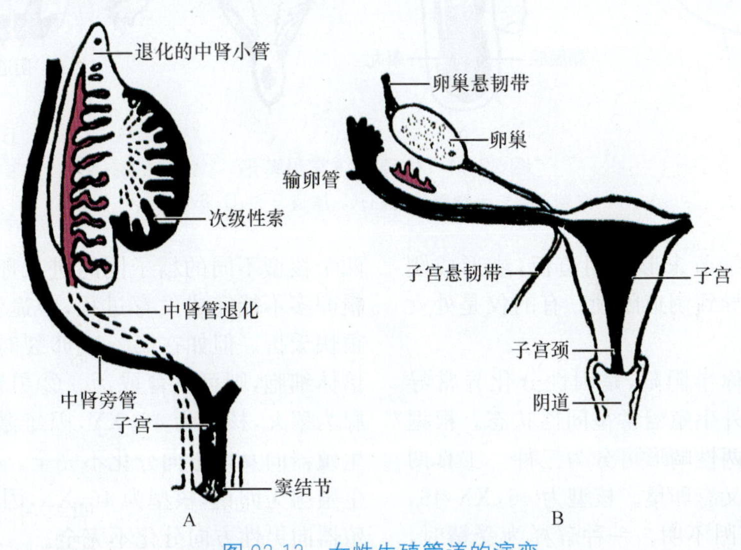

图 23-13　女性生殖管道的演变

（三）外生殖器的发生

1. 未分化期 第5周初，尿生殖窦膜的头侧形成一隆起，称生殖结节（genital tuberele）。尿生殖窦膜的两侧各出现两条隆起，内侧隆起较小，称尿生殖褶（urogenital fold），外侧隆起较大，称阴唇阴囊隆起（labioserotal swelling）。尿生殖褶之间的凹陷为尿生殖沟，沟底为尿生殖窦膜，约于第9周破裂。第12周后，外生殖器从形态上才可分辨性别。

2. 男性外生殖器的分化 在雄激素的作用下，生殖结节细胞增殖，明显伸长增粗，形成阴茎。左、右尿生殖褶随生殖结节生长，在腹侧中线闭合，形成尿道海绵体部，参与阴茎的形成。左、右阴唇阴囊隆起向尾端牵拉，于中线愈合，形成阴囊。

3. 女性外生殖器分化 无雄激素作用，外生殖器自然分化为女性。生殖结节稍增大为阴蒂。左、右尿生殖褶增大为小阴唇。两侧阴唇阴囊隆起继续增大，形成大阴唇，头端合并为阴阜，尾端合并与会阴相连。

案例23-3

患者，男性，39岁，因咳嗽、痰中带血，在当地医院诊断为“肺结核”。经“抗痨”治疗无效，转入附属医院。CT检查：右肺占位性病变，行手术切除。病理诊断：精原细胞瘤、肺转移。查体发现患者左侧先天性隐睾，病变的睾丸位于盆腔内。

问题：

1. 你知道先天性隐睾是如何发生的吗？
2. 隐睾可导致那些并发症？

案例23-4

社会性别女，13岁，因先天性无阴道及阴蒂似小阴茎畸形入院。病史：患者母亲于孕8周时，口服甲基睾丸酮，总量达3500mg。查体：女性面容，乳房发育较同龄差；大阴唇发育良好，无小阴唇及阴道前庭，正常阴道口闭锁，阴蒂外观似小阴茎；肛指检查可触及子宫，未扪及前列腺。B超：卵巢、子宫及附件形态大小正常，无前列腺及睾丸回声。实验室检查：核型：46，XX。

问题：

你知道该畸形是如何形成的吗？

（四）生殖系统的常见畸形

1. 隐睾（cryptorchidism） 睾丸未降至阴囊，停留在下降途中的某一部位，如腹腔或腹股沟处，称隐睾（图23-14A）。若发生双侧腹腔隐睾，因温度高而影响精子的发生，可致男性不育；亦可使生精细胞突变，形成恶性肿瘤。

2. 先天性腹股沟疝（congenital inguinal hernia） 因腹腔与鞘膜腔之间的通路未闭合，当腹内压增高时，部分肠管可突入鞘膜腔，形成先天性腹股沟疝（图23-14B）。

3. 尿道下裂 左、右尿生殖褶闭合不全所致，轻者仅见于龟头的腹侧，重者可见于整个阴茎腹侧（图23-14C）。

4. 双子宫与双角子宫 左右中肾旁管下段未融合可导致双子宫，常伴有双阴道。若仅中肾旁管下段的上半部分未融合，则形成双角子宫（图23-14D）。

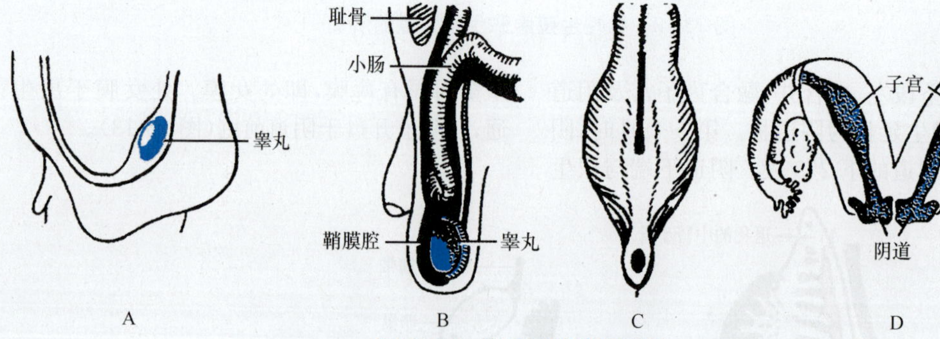

图23-14 生殖系统常见畸形

A. 隐睾；B. 先天性腹股沟疝；C. 尿道下裂；D. 双子宫

5. 阴道闭锁 窦结节未形成阴道板，或形成阴道板后未形成管道，则导致阴道闭锁。有的仅是处女膜在出生前后未穿通。

6. 两性畸形 又称半阴阳，是因性分化异常导致的性别畸形，患者的外生殖器常呈间性状态。根据生殖腺和核型的性别，两性畸形可分为三种。①真两性畸形：患者既有睾丸又有卵巢。核型为46，XX/46，XY嵌合型，极罕见，原因不明。一种解释为受精时，两个核型不同的精子同时进入卵细胞。三倍体的受精卵多不能完成发育过程，中途流产，偶有出生者也很快夭折。但如在第一次卵裂时，一分为三，成为二倍体细胞，则可发育成活。②男性假两性畸形：生殖腺为睾丸，核型为46，XY，因雄激素分泌不足导致外生殖器向女性方向分化不完全。③女性假两性畸形：生殖腺为卵巢，核型为46，XX，因雄激素过多，使外生殖器向男性方向分化不完全。

7. 雄激素不敏感综合征(androgen insensitive syndrome) 又称睾丸女性化综合征。患者生殖腺为睾丸,核型为 46,XY,可分泌雄激素,但体细胞与中肾管细胞缺乏雄激素受体,生殖管道和外生殖器均不能向男性方向发育。睾丸支持细胞产生的抗中肾旁管激素,致使输卵管和子宫也不发育。外阴向女性方向分化,青春期可出现女性第二性征。

【案例的胚胎学基础】

1. 马蹄肾 肾在上升过程中受阻于肠系膜下动脉根部,两肾尾端融合成马蹄形。多数患者因神经丛、血循环或输尿管受压迫而出现症状。如上腹部、脐部或腰部疼痛、慢性便秘或泌尿系统症状,如慢性肾炎、肾盂肾炎、肾积水和结石等。B 超、CT 结合造影不难诊断。

2. 先天性单肾 因一侧输尿管芽未形成或早期退化,不能诱导后肾发生。单肾可有很强的代偿作用,多不出现临床症状,一般是例行检查时发现的。如并发肾结石、结核及外伤等则应在保留肾脏、保护肾功能及维持生命的前提下决定处理方案,切勿误切除孤立肾。如孤立肾的肾功能已严重受损,宜行透析治疗或肾移植。

3. 隐睾 隐睾是指男婴出生后单侧或双侧睾丸未降至阴囊而停留在其正常下降过程中的任何一处。常由于睾丸引带异常或缺如,致使睾丸不能由原来的位置降至阴囊或先天性睾丸发育不全使睾丸对促性腺激素不敏感,失去了下降的动力。常带来以下几方面的问题:①影响生育能力。因为阴囊内温度要比37℃体温低 1.5~2℃,这个"低温"条件是睾丸产生精子所必需的。隐睾就不具备这种"低温"条件,生精功能受累,影响生育能力,由于一侧睾丸仍能分泌性激素,所以并不影响夫妻性生活;若是两侧睾丸都没下降到阴囊里,睾丸发育受阻,性激素分泌不足,不仅不能生育,且可影响以后的性功能。②极易发生恶变。隐睾由于生长环境改变以及发育上的障碍,使睾丸细胞发生恶变,而形成恶性肿瘤,其发生癌变的可能是正常睾丸的 35 倍。③容易发生损伤。由于睾丸隐在上方,位置浅表,稍有撞击或外伤,便容易发生损伤,产生疼痛。④产生心理障碍。

4. 女性假两性畸形 具有卵巢,核型为 46,XX,实为女性,但外阴部酷似男性生殖器,阴蒂肥大如同阴茎,阴唇肥厚犹如阴囊。此种畸形患者,出生后因其外生殖器呈男性特征,容易被父母当成男孩来抚养教育,被周围人们误为男性。法医学对两性畸形的鉴定,若要确定患者的真正性别,除用细胞学检查法,检查染色体来判定外,还可以用组织切片检查方法,通过查明性腺来判定。亦可通过血液、尿液中的激素测定,结合检查外生殖器官和第二性征来确定。

Summary

Urinary system and genital system both develop from intermediate mesoderm along the posterior wall of the abdominal cavity. Three slightly overlapping kidneys systems are formed in a cranial to caudal sequence during intrauterine life in humans: the pronephros, mesonephros, and metanephros. The metanephros or the permanent kidney appears in the fifth week, which develops from two sources, ureteric bud and metanephrogenic tissue.

The genital system consists of gonads or primitive sex glands, genital ducts, and external genitalia. All three components go through an indifferent atage in which they may develop into either a male or a female. The key to sexual dimorphism is the Y chromosome. The Y chromosome causes development of the medullary cords, formation of the tunica albuginea, and failure of the cortical cords to develop. When primordial germ cells fail to reach the indifferent gonad, the gonad remains indifferent or is absent. The indifferent duct system and external genitalia develop under the influence of hormones.

进一步阅读文献

高英茂. 2006. 组织学与胚胎学. 北京:人民卫生出版社

徐晨. 2009. 组织学与胚胎学. 北京:高等教育出版社

Capdevila J, Vogan KJ, Tabin CJ et al. 2000. Mechanisms of left-right determination in vertebrates. Cell, 101:9

Sadler TW. 2004. Langman's Medical Embryology, 9th ed. Baltimore: Lippincott Williams&Wildins

Supp DM, Potter SS, Brueckner M. 2000. Molecular motors: the driving force behind mammalian left-right development. Trends Cell Biol, 10:41

思 考 题

1. 永久肾是由胚胎时期哪部分发育成的?试述其发育过程。

2. 生殖腺和生殖管道的发生有一定的相似性,都经历了未分化和分化阶段,试分别描述其发育过程。

3. 隐睾是怎样发生的?联系组织学阐明其临床危害。

4. 如何分辨真假两性畸形?

(张连双 刘桂香)

第24章　心血管系统的发生

【相关知识导读】

1. 你知道我们的心脏形成的早期是什么样吗？

2. 你知道出生前和出生后的血液循环有何不同吗？

3. 你知道最早执行功能的是哪一个系统吗？

4. 你听说过先天性心脏病吗？如先天性房间隔缺损、室间隔缺损？

5. 关于"法洛四联症"你知道是哪四联吗？是何原因导致的？

心血管系统是胚胎发生中功能活动最早的系统，约在胚胎第3周初发生，第3周末开始血液循环，使胚胎能有效地获得养料和排除废物。心血管系统由中胚层分化而来，首先形成的是原始心血管系统，在此基础上经过生长、合并、新生和萎缩等改建过程而逐渐完善。

一、原始心血管系统的建立

胚胎第15天左右，卵黄囊壁的胚外中胚层的间充质细胞密集成细胞团，称血岛（blood island）。血岛周围的细胞变扁，分化为内皮细胞，内皮细胞围成的内皮管即原始血管；血岛中央的游离细胞分化成为原始血细胞，即造血干细胞。内皮管不断向外出芽延伸，与相邻血岛形成的内皮管互相融合通连，逐渐形成一个丛状分布的内皮管网。与此同时，在体蒂和绒毛膜的中胚层内也以同样的方式形成内皮管网（图24-1）。

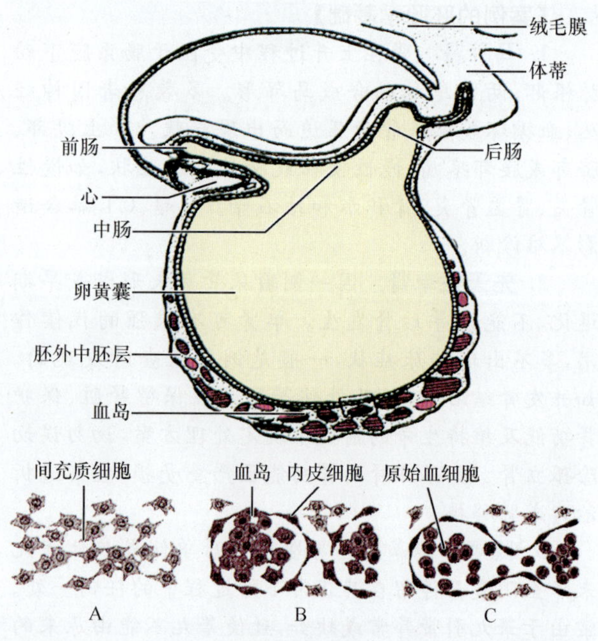

图24-1　血岛和血管的形成

在第18～20天，胚体内部各处的间充质中出现裂隙，裂隙周围的间充质细胞变扁，围成内皮管，它们也以出芽方式与邻近的内皮管融合通连，逐渐形成体内的内皮管网。

第3周末，胚外和胚内的内皮管网在体蒂处彼此沟通，形成弥散的内皮管网，分布于胚体内外的间充质中。此后，有的内皮管因相互融合及血液汇流而增粗，有的则因血流过少而萎缩消失，内皮管周围的间充质分化为血管的中膜及外膜。这样便逐渐形成不同级别的血管，组成原始心血管系统（primitive cardiovascular system），开始血液循环（图24-2）。

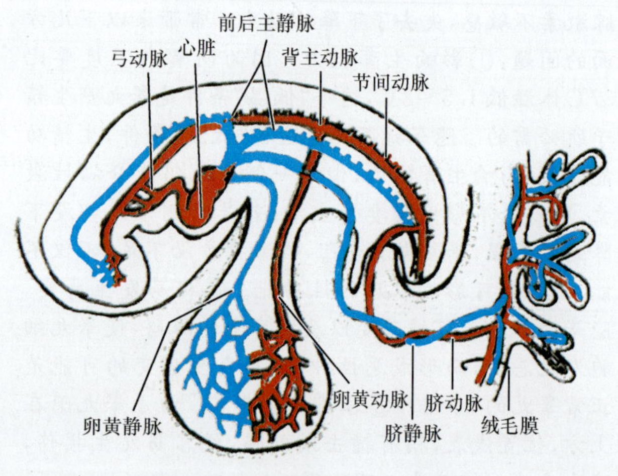

图24-2　原始心血管系统（第4周）

原始心血管系统左右对称，其组成包括：心管1对，位于前肠腹侧，于第4周时，左、右心管合并。

动脉：背主动脉1对，位于原始肠管的背侧，从咽至尾端的左右背主动脉合并成为1条，沿途发出许多分支，从腹侧发出的数对卵黄动脉（vitelline artery），分布于卵黄囊。尾段发出的1对脐动脉（umbilical artery）经体蒂分布于绒毛膜。从背侧发出许多成对的节间动脉，分布于胚体的相应部位。在胚胎头端有6对弓动脉（aortic arch），分别穿行于相应的鳃弓内，连接背主动脉与心管头端膨大的动脉囊。

静脉：前主静脉（anterior cardinal vein）1对，收集上半身的血液；后主静脉（posterior cardinal vein）1对，收集下半身的血液；两侧的前、后主静脉分别汇合成左、右总主静脉（common cardinal vein）分别开口于心管尾端静脉窦的左、右角。卵黄静脉（vitelline vein)和脐静脉(umbilical vein)各 1 对,分别来自卵黄囊和绒毛膜,均与静脉窦通连。

二、心脏的发生

心脏发生于口咽膜头端的生心区,此区头侧的中胚层为原始横膈(图 24-3)。

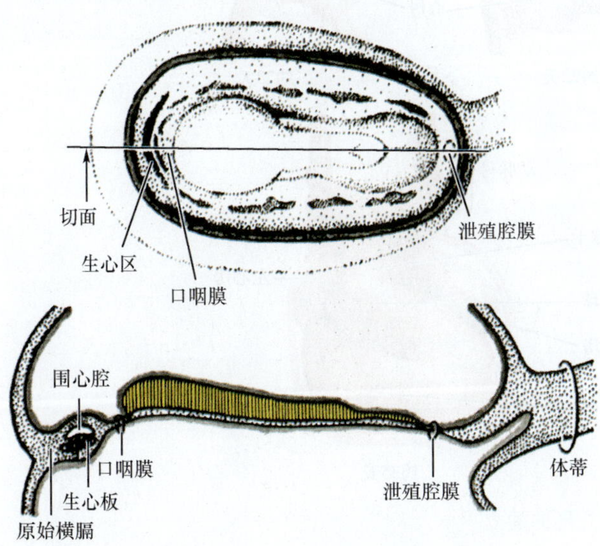

图 24-3 心脏发生于生心区

(一)原始心脏的形成

胚胎发育到第 18~19 天时,生心区的中胚层内出现两个左右并排的腔隙,称围心腔(pericardiac coelom)。围心腔腹侧的中胚层细胞密集,形成头尾纵行、左右并列的 1 对细胞索,称生心板(cardiogenic plate),板的中央变空,演变为 1 对心管(cardiac tube)。由于胚体头端向腹侧卷褶,原来位于口咽膜头侧的心管和围心腔便转到原始咽的腹侧,同时使心管由围心腔的腹侧转至围心腔的背侧(图 24-4)。

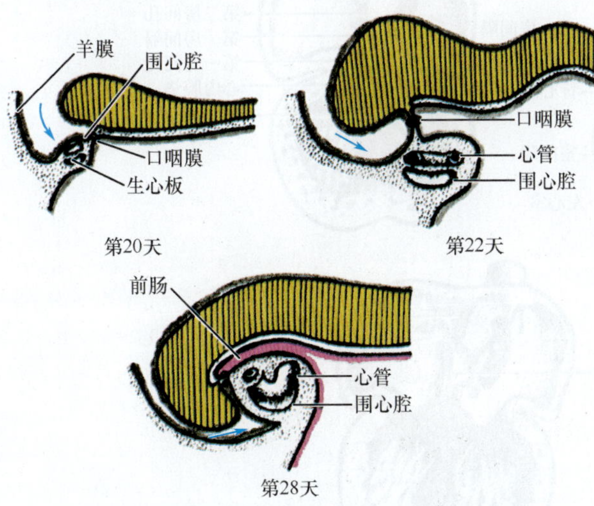

图 24-4 原始心脏位置的变化(人胚头部纵切)

当胚体发生侧褶时,1 对并列的心管逐渐向中线靠拢,并从头端向尾端融合成为 1 条心管。同时,两个围心腔也在心管的腹侧融合为一个围心腔,即原始心包腔。心包腔不断向背侧扩展,逐渐包围心管和心管周围的间充质,于是心管背侧的间充质逐渐变的相对狭窄,称心背系膜。心背系膜的中部很快退化消失,形成一个左右交通的孔道,即心包横窦。心背系膜仅在心管的头、尾端存留。当心管融合和陷入心包腔时,心管周围的间充质逐渐密集,形成一层厚的心肌外套层(myoepicardial mantle),将来分化为心肌膜和心外膜。内皮和心肌外套层之间的组织为较疏松的胶样结缔组织,称心胶质(cardiac jelly),将来分化为心内膜的内皮下层(图 24-5)。

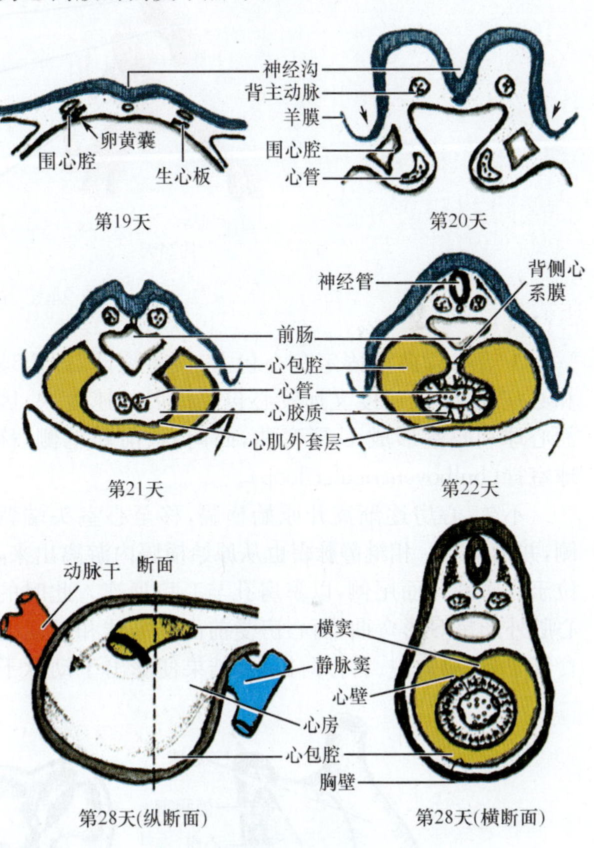

图 24-5 原始心脏的发生

(二)心脏外形的建立

心管的头端与动脉连接,尾端与静脉相连,两端固定在心包上。心管各段因生长速度不同,出现三个膨大,由头端向尾端依次称心球(bulbus cordis)、心室和心房。继之在心房的尾端又出现一个膨大,称静脉窦(sinus venosus)。心房和静脉窦早期位于原始横膈内。静脉窦分为左、右角。左、右总主静脉、脐静脉和卵黄静脉分别通入左,右角(图 24-6)。心球的头端与动脉干(truncus arteriosus)相连,动脉干上连着弓动脉。

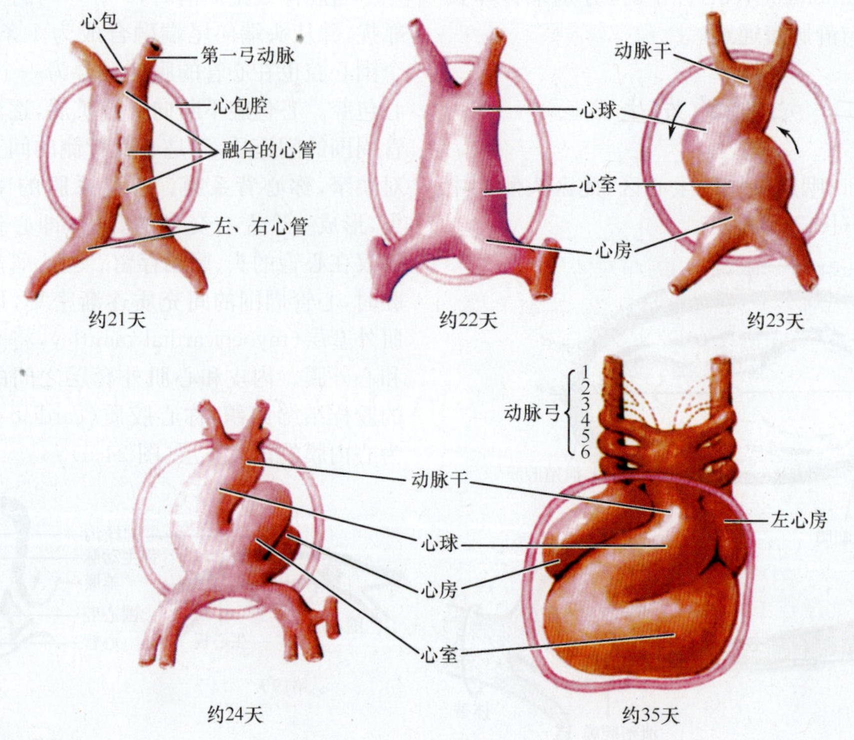

图 24-6 心脏外形的建立

由于心管两端固定在心包上，而游离部（即心球和心室）的生长速度又远较心包腔扩展的速度快，因而心球和心室形成 U 形弯曲，凸向右、前和尾侧，称球室袢（bulboventricular loop）。

不久，心房逐渐离开原始横膈，移至心室头端背侧，并稍偏左。相继静脉窦也从原始横膈内游离出来，位于心房的背面尾侧，以窦房孔与心房通连。此时的心脏外形呈 S 形弯曲，而心房受前面的心球和后面的食管限制，故向左、右方向扩展，结果便膨出于动脉干的两侧，形成左右心房。心房扩大，房室沟加深，房室之间便形成狭窄的房室管（atrioventricular canal）。心球的尾段膨大，融入心室，并演变为原始右心室。原来的心室成为原始左心室，左、右心室之间的表面出现室间沟。至此，心脏已初具成体心脏的外形。

（三）心脏内部的分隔

随着心脏外形的演变，心脏内部同时进行分隔，约在第 5 周末基本完成（图 24-7）。

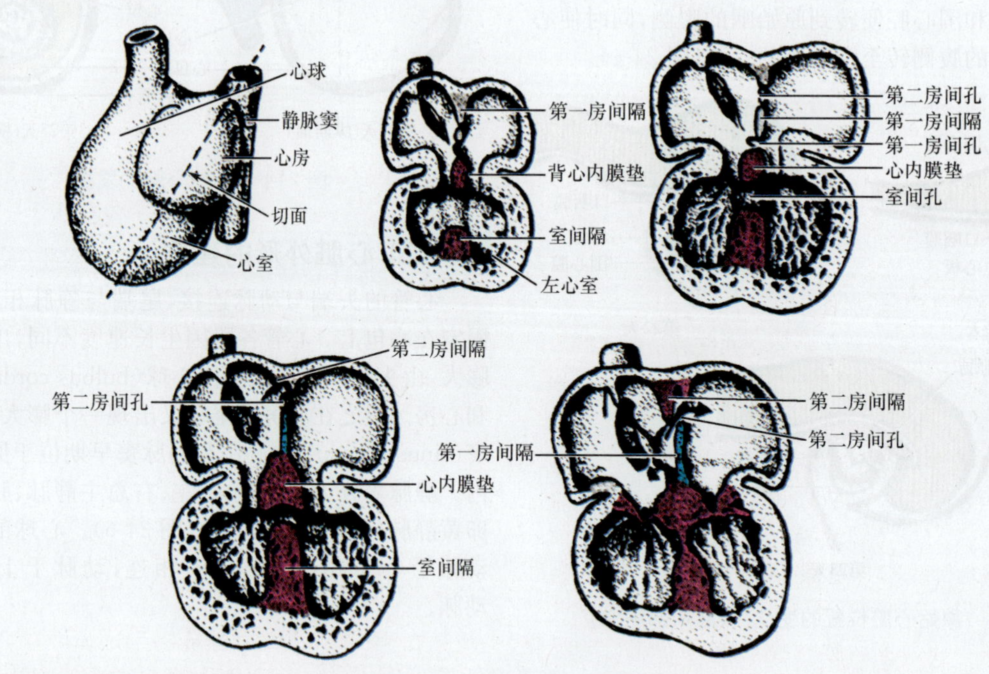

图 24-7 心脏内部的分隔

1. 房室管的分隔　房室管背侧壁和腹侧壁的心内膜组织增生，各形成一个隆起，分别称为背侧心内膜垫、腹侧心内膜垫（endocardiac cushion）。两个心内膜垫彼此对向生长，互相融合，将房室管分隔成左、右房室管。随着心房、心室的发育，左、右房室管演变为左右房室孔。围绕左、右房室孔的间充质增生，并向腔内隆起，分别形成左、右房室瓣（图 24-7）。

2. 原始心房的分隔　第 4 周末，在原始心房顶部背侧壁的中央出现一个薄的半月形矢状隔，称第一房间隔。此隔沿心房背侧及腹侧壁渐向心内膜垫方向生长，在其游离缘和心内膜垫之间暂留的通道，称第一房间孔。此孔逐渐变小，最后由心内膜垫组织向上凸起，并与第一房间隔游离缘融合而封闭。在第一房间孔闭合之前，第一房间隔上部的中央变薄而穿孔，若干小孔融合成一个大孔，称第二房间孔。至此，原始心房被分成左、右心房，但由于第二房间孔的存在，左、右心房仍相通，这种状态一直维持到出生后，第二房间孔关闭，左、右心房不再相通。

第 5 周末，在第一房间隔的右侧，从心房顶端腹侧壁再长出一个新月形的第二房间隔。此隔较厚，向心内膜垫生长，并遮盖住了第二房间孔。当其前、后缘与心内膜垫接触时，下方留有一孔，称卵圆孔（foramen ovale）。卵圆孔位于第二房间孔的尾侧，两孔交错重叠。卵圆孔的左侧被第一房间隔遮盖，第一房间隔遮盖卵圆孔的部分，称卵圆孔瓣。出生前，由于肺循环血流量很小，左心房的压力低于右心房，右心房的血液可冲开卵圆孔瓣，经第二房间孔进入左心房，反之则不能。出生后，肺循环量增大，左心房压力升高，致使两隔紧贴，并逐渐愈合为一个永久房间隔，将左、右心房完全分隔（图 24-7）。

3. 原始心室的分隔　心室底壁组织向心腔凸起形成一个较厚的半月形肌性嵴，称肌性室间隔。此隔不断向心内膜垫方向伸展，上缘凹陷，与心内膜垫之间留有一孔，称室间孔，使左、右心室仍相通。第 7 周末，由于心球内部形成一对球嵴，对向生长融合，同时向下延伸，分别与肌性室间隔的前缘和后缘融合，如此关闭了室间孔上部的大部分；室间孔其余部分则由心内膜垫的组织增生封闭。这样便形成了室间隔膜部，将左、右心室完全分隔（图 24-7）。

4. 动脉干与心球的分隔　第 5 周时，动脉干和心球的内膜组织局部增生，形成一对上下连续、相互对生的螺旋状纵嵴，上段称动脉干嵴（truncal ridge），下段称心球嵴（bulbar ridge）。它们在中线融合，便形成螺旋状走行的主动脉肺动脉隔（aortico-pulmonary septum），将动脉干和心球分隔成肺动脉干和升主动脉。因为主动脉肺动脉隔呈螺旋状，故肺动脉干与升主动脉相互缠绕，使肺动脉干与右心室相通，升主动脉则与左心室相通。主动脉和肺动脉起始处的内膜组织增厚，各形成三个薄片状隆起，逐渐演变为半月瓣（图 24-8）。

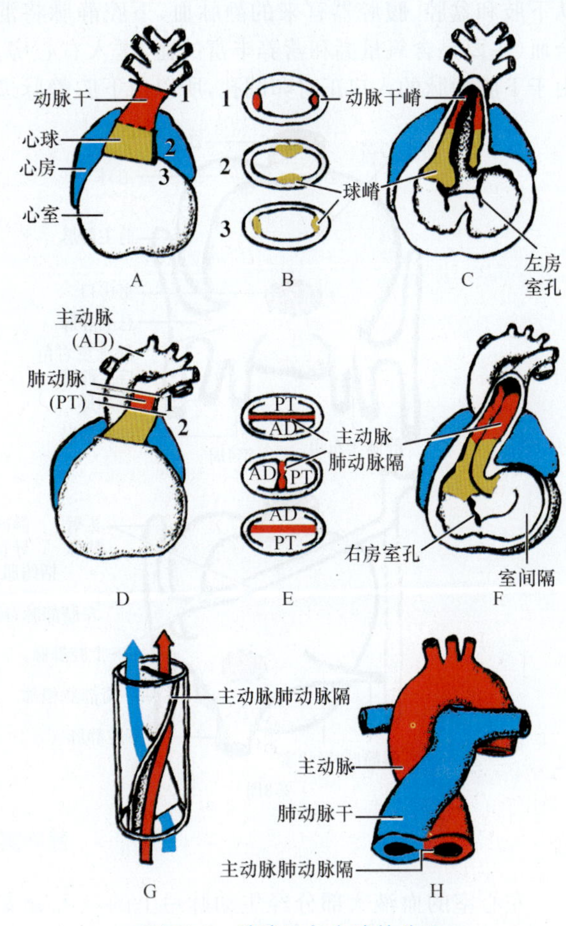

图 24-8　动脉干与心球的分隔

5. 静脉窦及其相连静脉的演变　静脉窦最初开口于原始心房的中部，其左、右角分别与同侧的总主静脉、卵黄静脉和脐静脉相连（图 24-9）。以后，由于左卵黄静脉和左脐静脉退化，左角血流减少，左总主静脉成为左房斜静脉，静脉窦左角演变为冠状窦。右卵黄静脉演变成下腔静脉，右总主静脉及前主静脉近段形成上腔静脉。由于大量血液流入右角，右角逐渐变大，窦房孔右移至右心房。

第 7～8 周，原始右心房扩展很快，以致静脉窦右角被吸收并入右心房，成为永久性右心房的光滑部，原始右心房则成为右心耳。原始左心房最初只有一条肺静脉相连，此静脉分出左、右属支，各属支又再分为两支。当原始心房扩展时，肺静脉根部及其左、右属支被吸收并入左心房，4 条肺静脉便直接开口于左心房。肺静脉参与形成永久性左心房的光滑部，原始左心房则成为左心耳。

三、胎儿血液循环及出生后的变化

（一）胎儿血液循环

由胎盘来的富含氧和营养物质的血液，经脐静脉流入肝脏后，大部分经静脉导管直接注入下腔静脉，小部分经肝血窦后再入下腔静脉。下腔静脉还收集从下肢和盆腔、腹腔器官来的静脉血，下腔静脉将混合血(主要是含氧量高和营养丰富的血)送入右心房。由于下腔静脉的入口正对卵圆孔，所以由下腔静脉进入右心房的血液除少量与来自上腔静脉的血液混合外，大部分通过卵圆孔进入左心房，与从肺静脉来的少量血液混合后进入左心室。

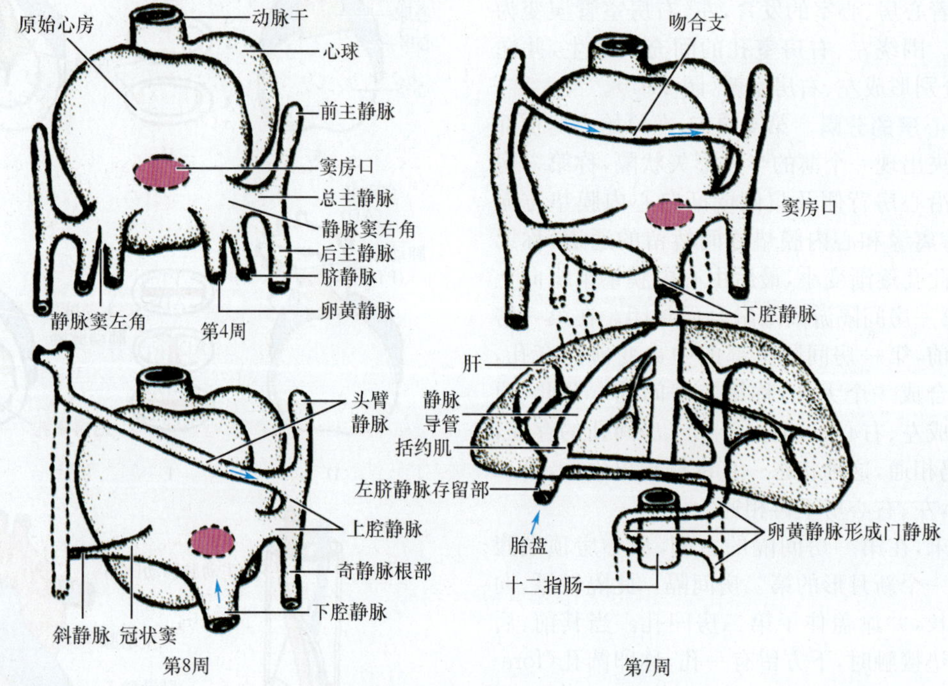

图 24-9 静脉窦及其相连静脉的演变

左心室的血液大部分经主动脉弓上的三大分支分布到头、颈和上肢，以充分供应胎儿头部发育所需的营养和氧；小部分血液流入降主动脉。从头、颈和上肢回流的静脉血经上腔静脉进入右心房，与下腔静脉来的小部分血液混合后，经右心房进入肺动脉，其中90%以上经动脉导管注入降主动脉，仅很小一部分进入尚无呼吸功能的肺。降主动脉的血液沿途经分支分布到腹腔、盆腔器官、和下肢外，还经脐动脉运送至胎盘，与母体血液进行气体和物质交换后，再由脐静脉返回胎儿体内(图 24-10)。

(二) 胎儿出生后血液循环的变化

胎儿出生后，胎盘血液循环中断，肺开始呼吸，血液循环遂发生改变。

(1) 脐静脉闭锁，腹腔内部分成为由脐至肝的肝圆韧带。

(2) 脐动脉大部分闭锁，成为脐外侧韧带，近侧段保留成为膀胱上动脉。

(3) 肝内的静脉导管闭锁，成为静脉韧带。

(4) 由于肺开始呼吸，肺动脉的血液大量进入肺，动脉导管因平滑肌收缩而呈关闭状态；2～3个月后由于内膜增生，动脉导管完全闭锁，成为动脉韧带。

(5) 由于脐静脉闭锁，从下腔静脉注入右心房的血液减少，右心房压力降低；同时，肺开始呼吸，大量血液从肺静脉流进左心房，左心房压力增高，于是，血液推动卵圆孔瓣紧贴第二房间隔，使卵圆孔从功能上关闭。出生后约一年，卵圆孔瓣与第二房间隔因结缔组织增生而从结构上融合，卵圆孔完全关闭。约有25%的人卵圆孔未达到这种完全关闭。

案例 24-1

患儿，女性，3岁，因发热3天入院。其母代述病史：患儿3天前发热，无呕吐、腹泻等症状。患儿1岁时曾患过"支气管炎"。查体发现：咽部充血，扁桃体大。胸骨左缘2～3肋骨间可闻及Ⅱ级喷射性收缩期杂音。胸片示右心室大，肺动脉段突出。超声心动图示房间隔缺损，直径0.7cm。诊断：先天性心脏病(房间隔缺损)，并发上呼吸道感染。

问题：

1. 此种先天性心脏病是怎么形成的？
2. 解释该患儿为什么会出现上述症状？

案例 24-2

患儿，女性，1岁，因咳嗽伴发热4天入院。其母代述病史：患儿自出生后3个月即发现吃奶和啼哭时口唇青紫，咳嗽，以晨起为重，伴阵发性气急。近4天发热，症状加重。母孕期有"感冒"

病史。查体:生长发育差,双肺呼吸音粗,心前区稍隆起,心尖搏动稍弥散,胸骨左缘 2 ～3 肋间可闻及喷射性收缩期杂音。胸片示肺缺血;超声心动图:主动脉骑跨于室间隔上,内径增宽,室间隔中断,右心室肥厚,左心室内径缩小,肺动脉狭窄。诊断:先天性心脏病(法洛四联症),并发支气管炎。

问题:

1. 此种先天性心脏病是怎么形成的?
2. 解释该患儿为什么会出现上述症状?

案例 24-3

患儿,女性,2 岁,因咳嗽、气喘半月,加重 2 天入院。患儿半月前开始咳嗽,呈阵发性,夜间加重,并伴气喘。发热,体温高达 39℃。2 天前突然咳嗽气喘加重。查体发现:双肺呼吸音粗,可闻及哮鸣音及湿啰音。胸骨左缘第二肋间可闻及连续性机器样杂音,向左索骨下、颈部、背部传导,可触及震颤。轻压甲床可见毛细血管搏动,扪及水冲脉。胸片示支气管肺炎,左心室大,肺动脉段较突出。超声心动图示动脉导管未闭,直径 4cm。诊断:先天性心血管病(动脉导管未闭),并发支气管肺炎。

问题:

1. 此种先天性心脏病是怎么形成的?
2. 解释该患儿为什么会出现上述症状?

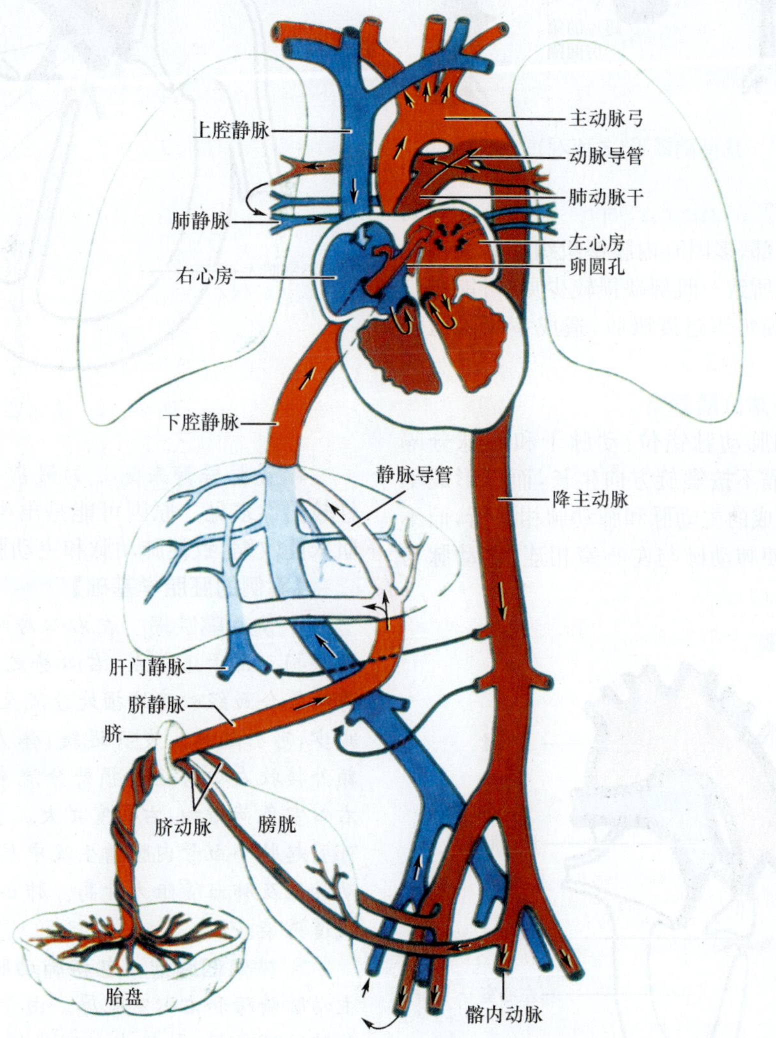

图 24-10 胎儿血液循环模式图

四、心血管系统的常见畸形

1. 房间隔缺损(atrial septal defect) 常见的为卵圆孔未闭,可由下列原因产生:①卵圆孔瓣上出现许多穿孔;②卵圆孔瓣太小,不能完全遮盖卵圆孔;③第二房间隔发育异常,形成过大的卵圆孔,不能完全被卵圆孔瓣遮盖;④第二房间孔过大与卵圆孔重叠。此外,心内膜垫发育不全,第一房间隔不能与其融合,也可造成房间隔缺损(图 24-11)。

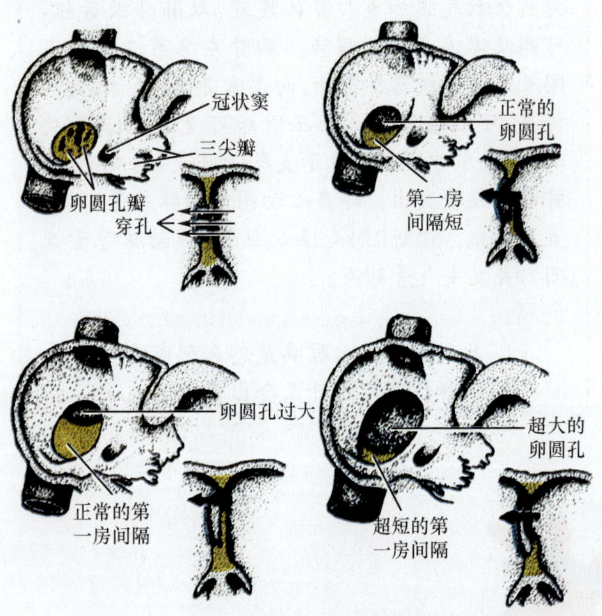

图 24-11 房间隔缺损(右面观)

2. 室间隔缺损(ventricular septal defect) 室间隔缺损常发生于膜部,多因心内膜垫组织扩展时不能与球嵴和肌部融合所致。肌部缺损较少见,可能是其形成过程中,心肌膜组织过度吸收,造成室间隔肌部出现穿孔。

3. 动脉干与心球分隔异常

(1) 主动脉和肺动脉错位:动脉干和心球分隔时,主动脉肺动脉隔不按螺旋方向生长,而是形成平直的隔板,结果,形成的主动脉和肺动脉相平行,而不呈相互缠绕状,致使肺动脉与左心室相连,主动脉与右心室相连(图 24-12)。

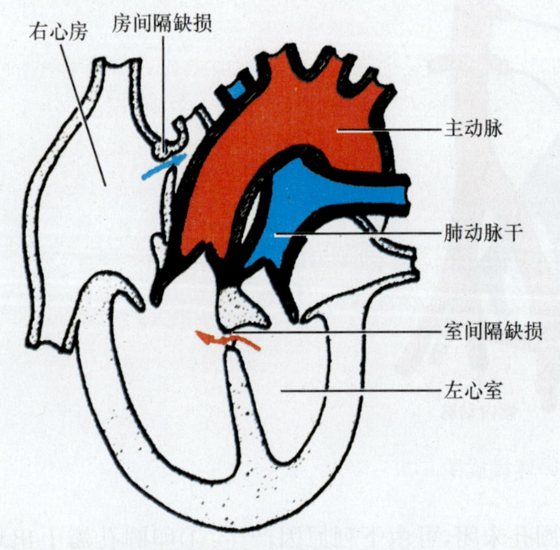

图 24-12 主动脉和肺动脉错位

(2) 主动脉或肺动脉狭窄:由于动脉干与心球分隔不均等,以致形成一侧动脉粗大,另一侧动脉狭小,即肺动脉或主动脉狭窄。此时的主动脉肺动脉隔常不与室间隔呈一直线生长,因而,还易造成室间隔缺损,较大的动脉(主动脉或肺动脉)骑跨在缺损部。

(3) 法洛四联症(tetralogy of Fallot):包括①肺动脉狭窄(或右心室出口处狭窄);②室间隔缺损;③主动脉骑跨;④右心室代偿性肥大。这种畸形发生的主要原因是主动脉肺动脉隔偏右,动脉干与心球分隔不均,致使肺动脉狭窄和室间隔缺损,肺动脉狭窄造成右心室代偿性肥大,粗大的主动脉向右侧偏移而骑跨在室间隔缺损处(图 24-13)。

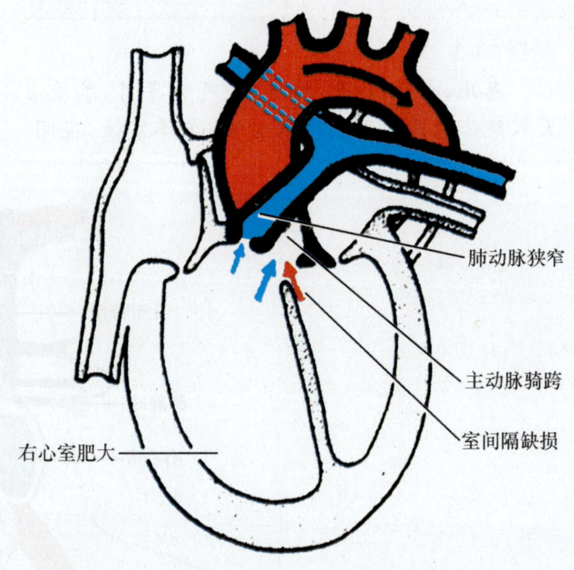

图 24-13 法洛四联症

4. 动脉导管未闭 为最常见的血管畸形,于女性较男性多见。原因可能是出生后动脉导管的平滑肌未能收缩,致使肺动脉和主动脉相通。

【案例的胚胎学基础】

1. 房间隔缺损 左右心房间隔上的缺损称房间隔缺损。由于正常左、右心房之间存在着压力差,左房的氧合血经心房缺损处分流至右房,体循环血流量减少,可引起患儿发育迟缓,体力活动受限。右心房额外接收左心房经缺损处分流来的血液,致右心房,右心室负荷增加,右心室扩大。氧合血进入肺循环后可引起肺小血管内膜增生及中层肥厚等病变,导致肺动脉压及肺血管阻力升高。肺血循环不良,易并发呼吸道感染。

2. 法洛四联症 包括肺动脉狭窄、室间隔缺损、主动脉骑跨和右心室肥厚。由于肺动脉狭窄,血液进入肺循环受阻,引起右心室代偿性肥厚,右心室压力相对较高。由于主动脉骑跨,主动脉除了接受左心室的血液外,还接受右心室的血液,输送到全身,使动脉血氧饱和度明显降低,出现紫绀并继发红细胞增多症。同时因为肺动脉狭窄,进入肺循环进行气体交换的血液减少,加重了紫绀。由于组织缺氧,免疫力降低,患儿易反复感冒。

3. 动脉导管未闭 出生后动脉导管关闭的机制包括多种因素。在组织结构方面，动脉导管的肌层丰富，含有大量凹凸不平的螺旋状弹性纤维组织，易于收缩闭塞。而出生后体循环中氧分压的增高，刺激动脉导管平滑肌收缩。未成熟儿动脉导管平滑肌发育不良、平滑肌对氧分压的反应低下，故早产儿动脉导管未闭发病率高。

由于主动脉在收缩期与舒张期压力高于肺动脉，大量主动脉血经动脉导管持续进入肺动脉，导致左心房扩大，左心室肥厚扩大，甚至发生充血性心力衰竭。长期大量血流向肺循环的冲击，肺小动脉可有反应性痉挛，形成动力性肺动脉高压；继之管壁增厚硬化导致梗阻性肺动脉高压，此时右心室收缩期负荷过重，右心室肥厚甚至衰竭。肺循环不畅，肺淤血，易并发肺炎。

Summary

The cardiovascular system chiefly includes heart and blood vessel, and all of them originate from the mesoderm. During the 4th to 7th week the heart divides into typical four-chambered structure.

The endocardial cushions surround the atrioventricular canal. Fusion of the opposing superior and inferior cushions divides single atrioventricular canal into right and left atrioventricular canals.

With further development, extensions of the superior and inferior endocardial cushions grow along the edge of the septum primum, closing the ostium primum. Before closure is completed, however, cell death produces perforations in the upper potion of the septum primum. When the lumen of the right atrium expands as a result of incorporation of the sinus horn, new crescent-shaped fold appears. This new fold is called the septum secundum. As development goes on, the free concave edge of the septum secundum begins to overlap the ostium secundum. The opening left by the septum secundum is called the oval foramen. When the upper part of the septum primum gradually disappears, the remaining part becomes the valve of the oval foramen.

The interventricular septum consists of a thick muscular partandathin membranous portion formed by an inferior endocardial atrioventricular cushion, the right conus swelling, and the left conus swelling. In many cases these three components fail to fuse, resulting in an open interventricular foramen. Although this abnormality may be isolated, it is commonly combined with other compensatory defects.

The bulbusis divided into the truncus (aorta and pulmonary trunk), the conus (outflow tract of the aorta and pulmonary trunk), and the trabeculated portion of the right ventricle. The truncus region is divided by the spiral aorticopulmonary septum into the two main arteries. The conus swellings divide the outflow tracts of the aortic and pulmonary channels and with tissue from the inferior endocardial cushion close the interventricular foramen. Many vascular abnormalities, such as transposition of the great vessels and pulmonary valvular atresia, result from abnormal division of the conotruncal region; they may involve neural crest cells that contribute to septum formation in the conotruncal region.

进一步阅读文献

Cecchetto A, Rampazzo A, Angelini A. et al. 2010. From molecular mechanisms of cardiac development to genetic substrate of congenital heart diseases. Future Cardiol, 6(3):373—393

Knight BS, Sunn N, Pennell CE et al. 2009. Developmental regulation of cardiovascular function is dependent on both genotype and environment. Am J Physiol Heart Circ Physiol, 297(6):H2234—2241

Srivastava D. 1999. Developmental and genetic aspects of congenital heart disease. Curr Opin Cardiol, 14(3):263—268

思 考 题

1. 心血管系统有哪些常见的先天性畸形？你能从形态发生上解释这些畸形的形成吗？

2. 胎儿血循环存在哪些特点？出生后会发生怎样变化？其机制是什么？

（刘桂香）

第25章　神经系统的发生

【相关知识导读】

1. 大脑是怎样形成的？

2. 患者在背部正中可见一皮肤囊袋，囊袋中可能是什么？

3. 神经细胞在大脑中的位置与发生时间有什么关系？

4. 脑垂体来源于什么结构？

5. 在成人，脊髓颈段以下的脊神经根发出的位置为什么越来越向脊柱的尾端斜行？

一、神经管和神经嵴的发生和早期分化

神经系统来源于神经外胚层。脊索形成后，诱导其背侧的外胚层增厚形成神经板，此部分外胚层就是神经外胚层。神经板中央沿长轴向脊索方向凹陷形成神经沟，沟的两侧缘隆起称为神经褶。两侧的神经褶先在神经沟中段愈合，并逐渐向头尾方向愈合，形成神经管。神经管是中枢神经系统的原基，分化为脑、脊髓、松果体、神经垂体和视网膜等。随着神经管的形成，神经板外侧的细胞迁移到神经管背侧形成一纵行细胞索，并很快分为两条，分列于神经管的左右背外侧，称为神经嵴，分化为脑神经节、脊神经节、自主神经节、周围神经、肾上腺髓质等。

神经管上皮，在早期为假复层柱状上皮，称神经上皮(neuroepithelium)。神经上皮靠近管腔面形成一层膜，称内界膜，在外表面形成外界膜。神经上皮细胞分裂增殖，并有许多细胞向外周迁移，成为成神经细胞(neuroblast)和成神经胶质细胞(glioblast)。成神经细胞起初为圆形，以后生长出突起并逐渐增长伸向外周。此时，神经管由腔面向外表分为三层：室管膜层(ependymal layer)，来自于神经上皮，为一层立方形或矮柱状细胞，套层(mantle layer)，由成神经细胞和成神经胶质细胞胞体构成，边缘层(marginal layer)，由套层的细胞突起构成(图 25-1)。

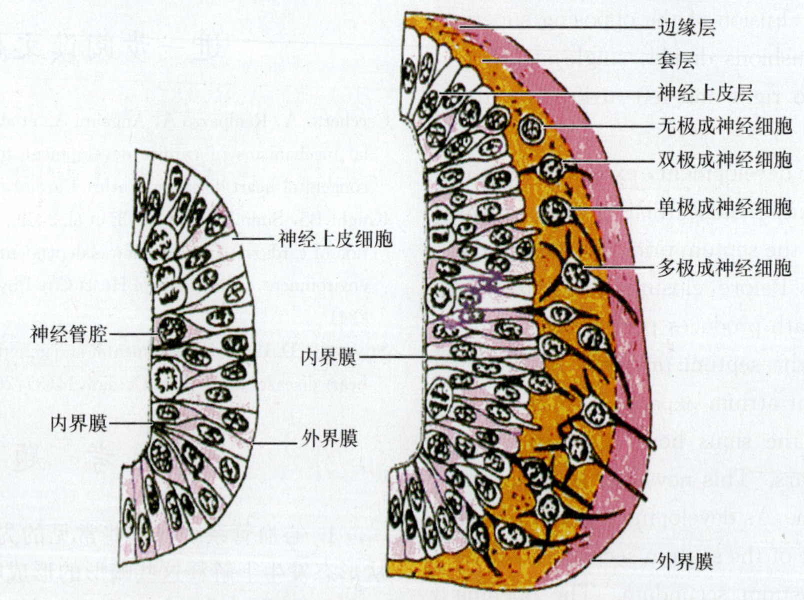

图 25-1　神经管上皮早期分化

成神经细胞起初为圆形，称为无极成神经细胞，然后从胞体伸出两个突起成为双极成神经细胞。双极成神经细胞伸向边缘层的突起不断增长，形成原始轴突，朝向神经管腔侧的突起则逐渐退化消失，成为单极成神经细胞。单极成神经细胞从胞体生长出许多短小的突起，成为多极成神经细胞，然后分化成为各种神经元(图 25-2)。

随着成神经细胞的分裂分化，成神经胶质细胞逐渐分化成为成星形胶质细胞和成少突胶质细胞。成星形胶质细胞，分化成为原浆性星形胶质细胞和纤维性星形胶质细胞。成少突胶质细胞分化成为少突胶质细胞。小胶质细胞的来源，有人认为来源于血液的单核细胞，也有人认为来自神经外胚层。

在发生过程中，仅有部分神经细胞存留下来，而

大量的则凋亡。神经细胞的靶细胞产生多种神经营养因子，包括神经生长因子、表皮生长因子和成纤维细胞生长因子等。如果神经细胞未能获得靶细胞所产生和释放的这些神经营养因子的调控，就会产生凋亡。另外，神经细胞与靶细胞或其他神经细胞未建立连接也会导致凋亡。

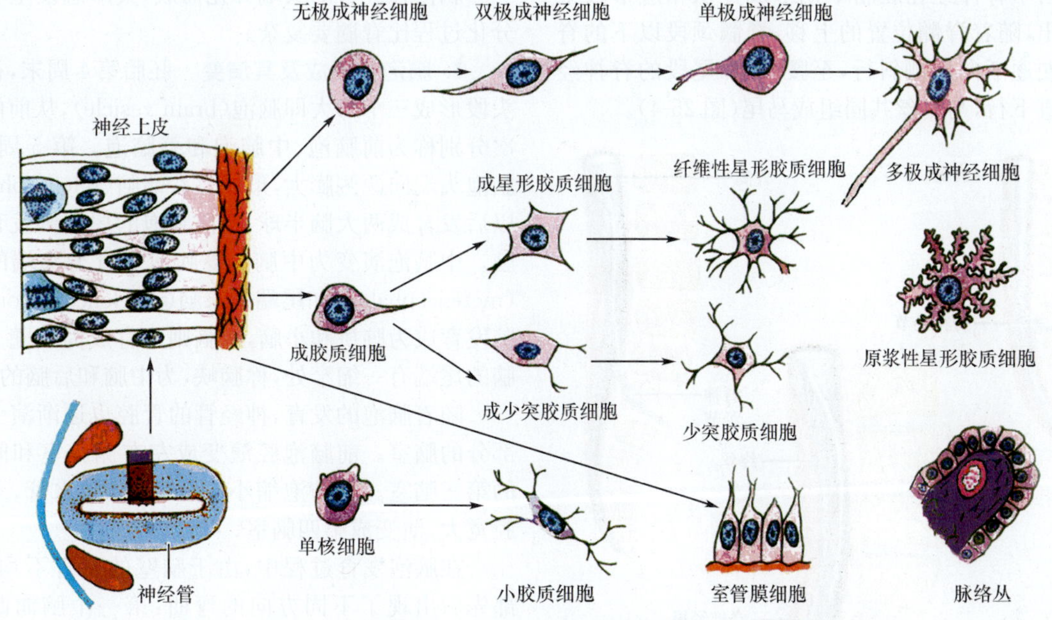

图 25-2　神经上皮细胞分化

二、脊髓的发生

脊髓由神经管的尾端分化而成。在发育过程中，脊髓基本上保持神经管的三层结构，神经管的管腔演化成为脊髓的中央管，室管膜层发育成为室管膜，套层发育成脊髓灰质，边缘层则发育成周缘的白质。

发育的早期，神经管两侧壁套层中的细胞迅速分化和增生，在中央管两侧各出现左右两个增厚的部分，腹侧的称基板（basal plate），背侧的称翼板（alar plate），左右侧的基板和翼板之间各有一条纵沟，称界沟（sulcus limitans）。中央管的顶壁和底壁较薄，只有一层室管膜细胞，分别称为顶板（roof plate）和底板（floor plate）。

由于基板增生迅速，使左右基板在腹侧特别膨大，在腹侧外表面形成一条纵行的沟，称前正中裂。两侧的翼板主要向中央管的背内侧部分扩展，二者在管壁中线处合并，形成后正中隔。在背侧外表面正中线上也形成一条纵行的浅沟，称后正中沟。在发生上述改变后，顶板等于消失，底板则形成前正中裂的底。

基板内的细胞增生、分化形成脊髓前角（或称前柱），成神经细胞分化为躯体运动神经元，主要支配骨骼肌。翼板形成脊髓后角（或称后柱），成神经细胞分化为中间神经元，接受传入神经的冲动。在胸部和腰部，成神经细胞在基板和翼板之间聚集分化为内脏传出神经元，形成脊髓的侧角。此时，在横切面上脊髓灰质的形状颇似蝴蝶。神经管的边缘层形成白质。神经管周围的间充质分化成为脊膜（图 25-3）。

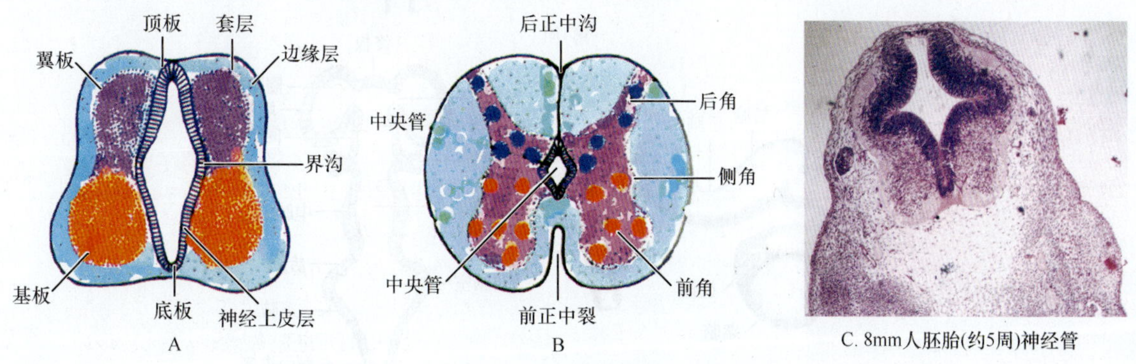

图 25-3　脊髓的发生

胚胎第3个月前，脊髓与脊柱长度相等。第3个月后，脊柱生长快，脊髓增长慢，导致脊髓位置逐渐上移。出生前，脊髓下端与第3腰椎平齐，以终丝连于尾骨。由于脊神经在胚胎早期形成并从相应节段椎间孔穿出，随着脊髓位置的上移，脊髓颈段以下的脊神经根便逐渐向尾侧斜行，至腰、骶和尾段的脊神经根则垂直下行，与终丝共同组成马尾（图25-4）。

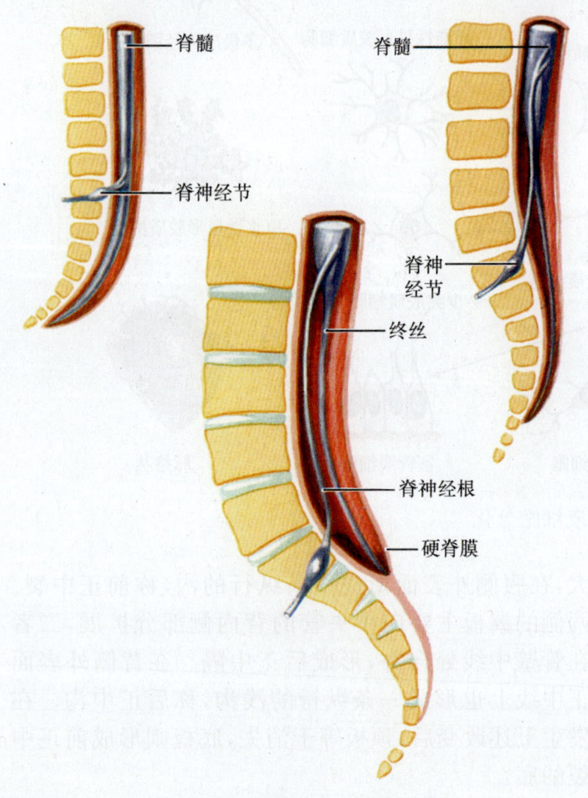

图25-4 脊髓发育与脊柱的关系

三、脑的发生

脑由神经管的头端分化而成，其形态发生和组织分化过程比脊髓要复杂。

1. 脑泡的形成及其演变 胚胎第4周末，神经管头段形成三个膨大即脑泡（brain vesicle），从前向后依次分别称为前脑泡、中脑泡和菱脑泡。第5周时，前脑泡头端向两侧膨大，形成左右端脑（telencephalon），以后发育成两大脑半球，而前脑泡的尾端则发育成间脑。中脑泡演变为中脑。菱脑泡发育为头端的后脑（metencephalon）和尾端的末脑（myelencephalon）。后脑发育成为脑桥和小脑，末脑则发育成为延髓。在中脑的尾端有一缩窄处，称脑峡，为中脑和后脑的交界。

随着脑泡的发育，神经管的管腔也逐渐演变为各部分的脑室。前脑泡腔演变成左右侧脑室和间脑内的第三脑室。中脑泡缩小，形成中脑导水管，菱脑泡腔宽大，演变成第四脑室。

在脑泡发育过程中，由于脑壁的发育不均衡，脑部先后出现了不同方向的弯曲：第一个脑曲凸向背侧，位于中脑，称头曲（cephalic flexure）或中脑曲；第二个在脑与脊髓交界处，也凸向背侧，称颈曲（cervical flexure）；然后，在端脑和脑桥处分别出现了端脑曲和脑桥曲，二者均突向腹侧（图25-5）。

脑壁的演化与脊髓类似。侧壁的神经上皮细胞增生并向外侧迁移，分化为神经细胞和成胶质细胞，形成套层。套层细胞分裂、分化，使侧壁形成了基板和翼板。端脑和间脑的侧壁大部分发育成为翼板，而基板则很小。端脑套层的大多数细胞迁移至外表面，

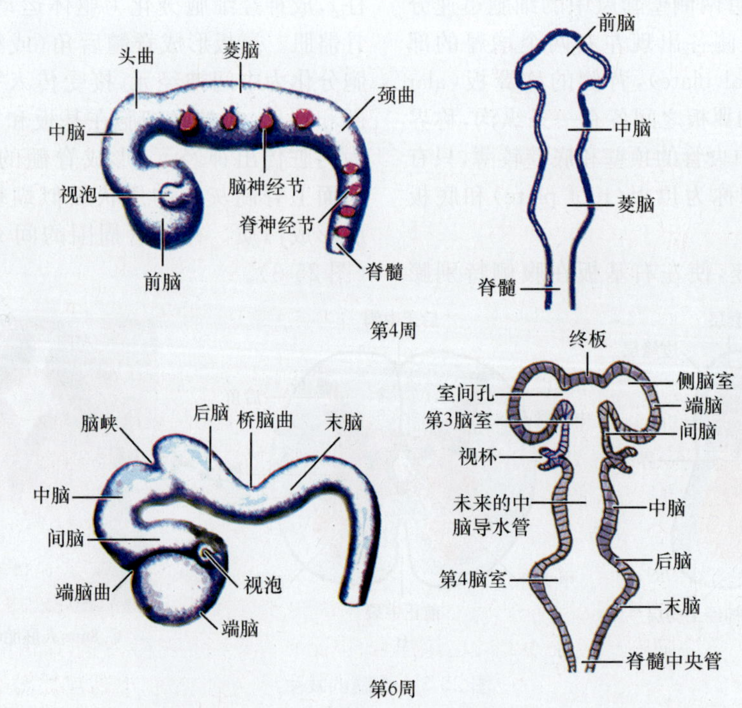

图25-5 脑泡发生及演变（侧面及冠状切面观）

形成大脑皮质，少部分细胞聚集成团，形成神经核。中脑、后脑和末脑套层的细胞大多数集成细胞团或柱，发育成各种神经核。基板中的神经核多为运动核，翼板中的神经核则多为感觉中继核。

2. 大脑皮质的组织发生 大脑皮质由端脑套层的成神经细胞迁移、分化而成。大脑皮质的发生，最早出现古皮质，然后出现旧皮质，最后出现新皮质。首先出现的皮质结构是海马和齿状回，相当于种系发生中的古皮质（archicortex），与嗅觉传导有关。胚胎第 7 周，大脑半球出现纹状体，然后在其外侧大量成神经细胞聚集并分化，形成梨状皮质（pyriform cortex），相当于种系发生中的旧皮质（paleocortex），也与嗅觉传导有关。旧皮质出现不久，神经上皮细胞分裂增殖、分期分批迁移到表层并分化为神经细胞，形成了新皮质（neocortex），构成了大脑皮质中出现最晚、面积最大的部分（图 25-6）。由于成神经细胞分期分批地产生和迁移，使皮质中的神经细胞呈层状排列。最早产生和迁移的细胞，位置最深；晚产生和迁移的细胞，位置位于浅层；最后产生和迁移的细胞，位于皮质表层。出生时，新皮质已形成 6 层结构。古皮质和旧皮质分层不明显，有的分为三层，有的则无明显的分层。

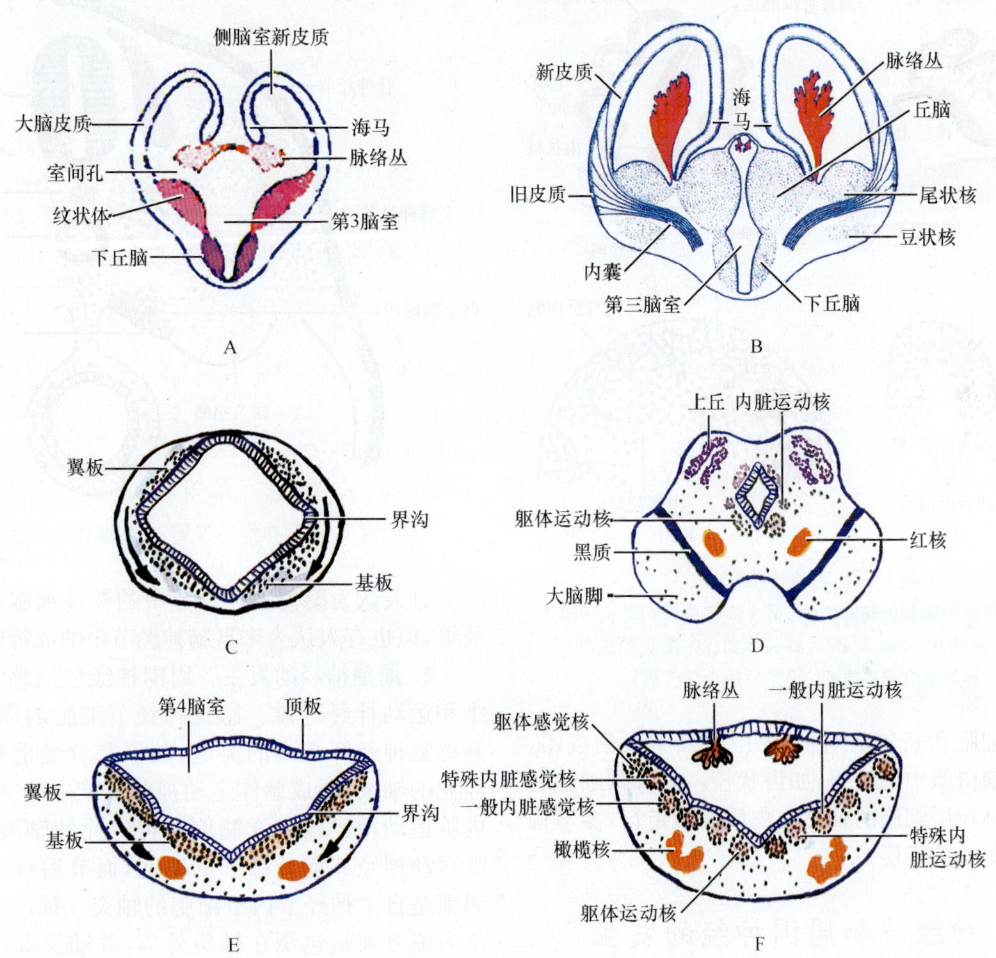

图 25-6 脑的各部分化

A、B. 间脑和端脑的分化；C、D. 中脑的分化；E、F. 末脑的分化

3. 小脑皮质的组织发生 小脑起源于后脑翼板背侧部的菱唇。后脑壁的结构与脊髓相似，但是其顶板向两侧逐渐变厚，在与翼板交界处形成一个厚唇称菱唇，胚胎第 7 周末脑桥曲显著，使菱唇变为横行排列。左右菱唇在中线处融合，形成小脑板（cerebellar plate），是小脑的原基。胚胎第 12 周，小脑板两外侧部膨大，形成小脑半球；板的中部变细，形成小脑蚓。以后，发生一条横裂，从小脑蚓分出了小结，从小脑半球分出了绒球（图 25-7）。

起初，小脑板的结构由神经上皮、套层和边缘层构成。以后，神经上皮细胞增殖并通过套层迁移到外表面，形成外颗粒层（external granular layer），外颗粒层细胞仍然保持分裂增殖能力，在小脑表面形成增殖区，使小脑表面迅速扩大并产生皱褶。形成小脑叶片。胚胎第 6 个月，外颗粒层细胞分化出不同类型的细胞，部分细胞向内侧迁移分化为颗粒细胞，位于浦肯野细胞层的深面，形成内颗粒层。外颗粒层因为大量细胞迁移而变得稀少，存留的细胞分化为篮状细胞和星形细胞，形成小脑皮质分子层，原来的内颗粒层则改称为颗粒层。套层的成神经细胞，外层的分化形

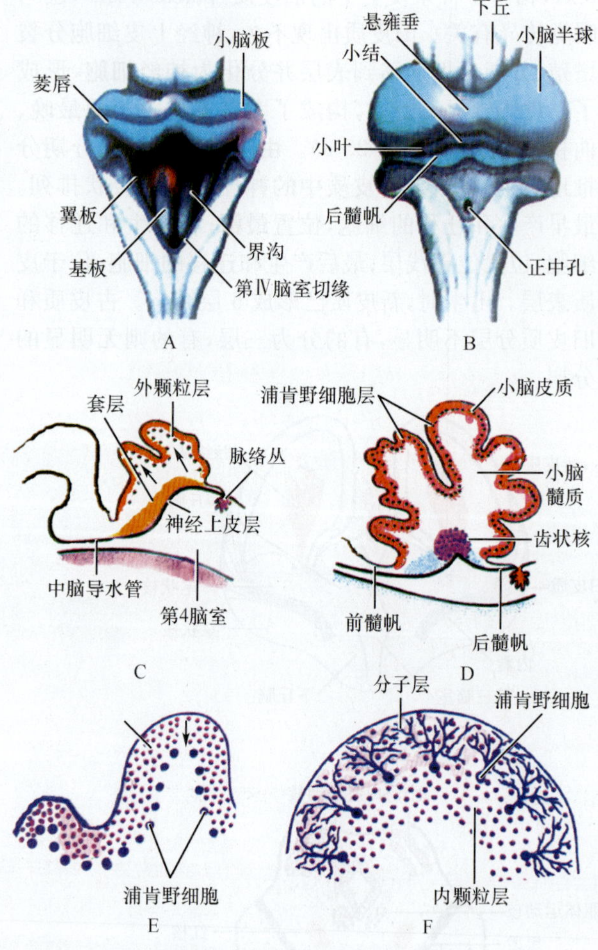

图 25-7　小脑的发生

A. 第 8 周胚胎中脑和菱脑背面观，第 4 脑室顶已切除；B. 第 4 个月中脑和菱脑背面观；C. 图 A 的矢状面；D. 图 B 的矢状面；E. 胚胎期小脑皮质；F. 出生后的小脑皮质

成浦肯野细胞和高尔基细胞，内层的细胞聚集成团，分化为小脑白质中的核团，如齿状核。浦肯颗细胞的树突和内颗粒层细胞的轴突向皮质表面走行，参与构成小脑皮质的分子层。

四、神经节和周围神经的发生

1. 神经嵴的形成、分化和神经节的发生　当神经板两侧隆起形成神经褶和神经管时，左右神经褶边缘的上皮细胞分化形成神经嵴，神经节即起源于此。神经嵴的细胞在神经管与皮肤的表皮之间形成一板状结构，然后向两侧迁移，沿着神经管两侧聚集成细胞团，再分化为脊神经节和脑神经节，属于感觉神经节。神经嵴细胞先分化为成神经细胞和卫星细胞。成神经细胞分化为感觉神经元，先长出两个突起，由于细胞体各面的不均等生长，使两个突起的起始部逐渐靠拢，最后合成一个，变成了假单极神经元。卫星细胞包绕在神经细胞体周围。神经节周围的间充质分化为结缔组织包绕神经节形成被膜。

胸段神经嵴的部分细胞迁移到背主动脉背外侧，形成两列节段性排列的神经节，即交感神经节。神经节间有纵行的神经纤维彼此连接，形成两条纵行的交感链。有一部分细胞从交感神经节迁移到主动脉腹侧，形成主动脉前的交感神经节。神经节中的神经嵴细胞先分化为交感成神经节细胞（sympathetic blast），再分化成为多极的交感神经节细胞（图 25-8）。交感神经节中的另一部分神经嵴细胞则分化为卫星细胞。交感神经节外的间充质分化为结缔组织被膜。

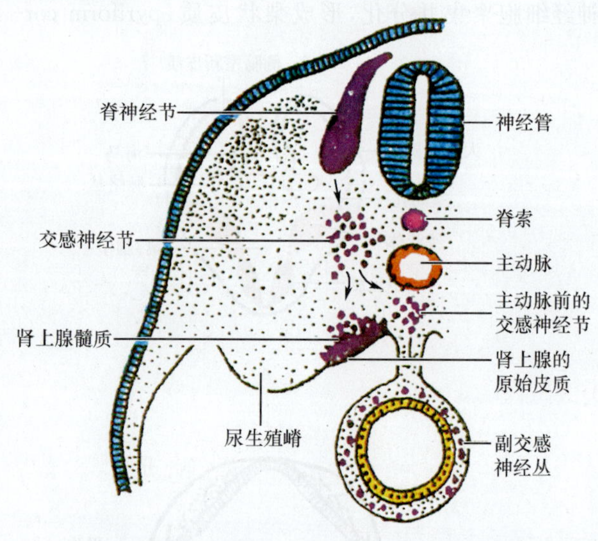

图 25-8　神经节及肾上腺髓质的发生

有人认为副交感神经节中的神经细胞来自于神经管，但也有人认为来自脑神经节中的成神经细胞。

2. 周围神经的发生　周围神经包括感觉神经纤维和运动神经纤维。感觉神经节细胞的周围突，就是感觉神经纤维中的突起，脑干和脊髓前角运动神经元的轴突，形成躯体运动神经纤维中的突起；脑干内脏运动神经核和脊髓侧角神经元的轴突，构成内脏运动神经节前纤维中的突起，而节后纤维中的突起则是自主神经节内节细胞的轴突。神经嵴细胞分化为施万细胞包绕在轴突外周，并随突起的生长而增殖、迁移。在有髓神经纤维，施万细胞先在与轴突相贴处凹陷形成深沟，轴突即包埋其中。当沟完全包绕轴突时，沟两边的施万细胞膜贴近并合并形成轴突系膜，并随增长而反复环绕轴突，形成髓鞘。在无髓神经纤维，一个施万细胞与多条轴突相贴并形成多条深沟包埋轴突，但仅形成系膜而不环绕轴突，因此无髓鞘形成。

五、垂体和松果体的发生

1. 垂体的发生　垂体来自两个原基。腺垂体来自拉特克囊（Rathke pouch），神经垂体来自神经垂体芽（neurohypophyseal bud）。

胚胎第 3 周，口凹顶部的外胚层上皮向背侧突出形成一囊状突起，称拉特克囊。随后，间脑底部的神经外胚层向腹侧凹陷，形成漏斗状的突起，称神经垂体芽。拉特克囊和神经垂体芽增长，二者逐渐靠近。第 2 月末，拉特克囊根部退化消失，远端增大与神经垂体芽相贴。以后，囊的前壁迅速增大形成垂体前叶。垂体前叶向上生长形成结节状突起包绕漏斗柄，形成垂体结节部。囊后壁生长缓慢，形成垂体中间部。囊腔逐渐变为一小裂隙。神经垂体芽远端膨大，形成神经垂体；起始部变细，形成漏斗柄。腺垂体增殖、分化形成多种腺细胞，神经垂体主要由神经纤维和神经胶质细胞构成(图 25-9)。

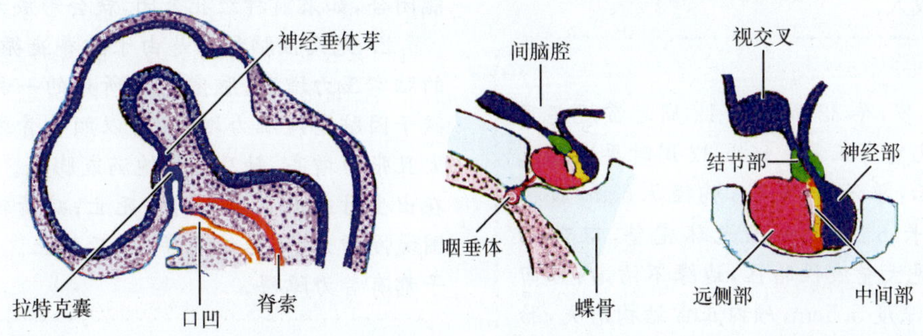

图 25-9　垂体的发生

2. 松果体的发生　胚胎第 7 周，间脑顶部向背侧突出形成一囊状突起，是松果体的原基。囊壁的细胞增殖，囊腔消失，形似松果样，即松果体。神经上皮在其中分裂、分化，形成松果体细胞和神经胶质细胞。

六、神经系统的常见畸形

案例 25-1

孕妇，20 岁，停经 17 周，G2P0。来我站常规彩超检查，采用迈瑞 DC-6T 彩色多普勒诊断仪，探头频率 2.0～5.0MHz，超声所见：胎儿颅骨强回声缺失，未见脑实质回声，内回声杂乱，呈一轮廓不规则强回声。眼球突出，似“蛙面征”。胎儿脊柱排列整齐无中断，躯干四肢显示清晰，形态正常。心胸比正常，胎心搏动好，心率 141 次/分，律齐，心内十字交叉结构、各腔室及瓣膜未见异常，腹部脏器回声正常。胎动稍频繁，股骨长 2.2cm，最大羊水径 4.3cm，内透声性差，见较多低回声光斑漂浮，胎盘附于子宫后壁。脐动脉血流频谱阻力指数增高(RI：0.87)。超声提示①单胎，胎儿存活；②胎儿无脑畸形。5 天后于本站引产一女性死婴，眉弓以上颅骨缺如，无脑组织，颜面及四肢发育正常，无脊柱裂及脊膜膨出，无腹壁缺损。

问题：

1. 该案例发生的胚胎学基础是什么？
2. 日常生活中，你知道这种畸形吗？

1. 神经管缺陷　神经管缺陷是我国最常见、最严重的畸形之一，也是围产期致死、致残的一个主要原因。其发生原因是在胚胎发育的第一个月，神经管关闭受阻所致。本病属于多基因遗传病，其发生是遗传因素和环境因素相互作用的结果。国内外多项研究均表明，叶酸缺乏是神经管缺陷的一个最主要危险因素。我国出生缺陷监测资料显示，全国各地区的发病率差异较大，我国北方地区的发病率高达 6‰～7‰，占胎儿畸形总数的 40%～50%，有些省份高达 10‰以上；而南方地区的发病率仅为 1‰左右。全国总的神经管缺陷约占全部畸形的 25%。若母亲第一胎生了一个神经管缺陷的孩子，生的第二个孩子是神经管缺陷的可能性比第一次大 10～20 倍。大部分神经管缺陷是可以预防的。如果准妈妈们从怀孕前 3 个月到怀孕后 3 个月每天补充一定量的叶酸，就可以大大减少孩子发生神经管缺陷的风险。根据神经管受阻时期和部位的不同，神经管缺陷又分为无脑畸形(图 25-10)、脊柱裂和脑膜脑膨出。

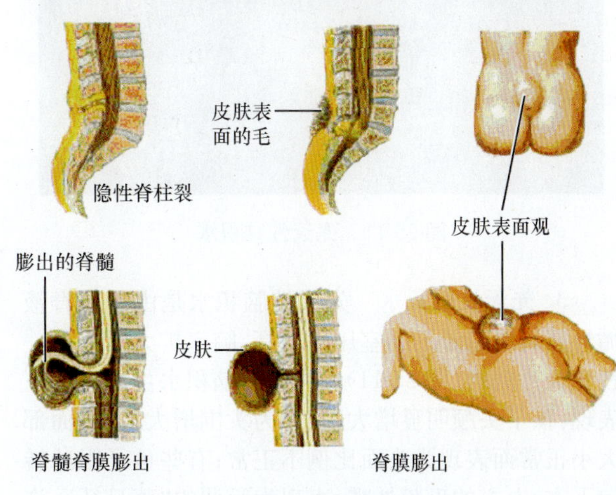

图 25-10　脊柱裂和脊髓

2. 小头畸形　小头畸形是指新出生的孩子头颅过小的一种畸形，一般由于胎儿期脑组织发育异常、脑容量过小所致。小头畸形主要有以下表现:头围明显减少,比同龄组孩子头位的均值小 2~3 个标准差以上;头颅小,而面部正常,因而颅面比例失调,成“类人猿”样头;前囟小或全关闭,枕部扁平,前额倾斜,头皮松弛并有皱褶;患儿面部表情迟钝;大部分小头畸形儿存在智力障碍,部分合并癫痫;即使头很小,许多婴儿仍能活至成人。

案例 25-2

孕妇,25 岁,孕 32 周。孕 12 周时常规超声检查提示胎儿发育正常。妊娠 32 周时再次胎儿超声检查提示:单活胎,头位,胸径 7.6cm,腹径 8.4cm,股骨长 6.2cm,头颅光环完整,双顶径 8.9cm,颅内见大量液性暗区,边缘不清,内部回声均匀,最大深度 5.5cm,颅内正常结构消失,胎心 140 次/分,心律规则。超声提示:胎儿畸形,脑积水(重度)。引产后诊断:胎儿脑积水(重度)。

问题:

1. 该案例发生的胚胎学基础是什么?
2. 日常生活中,你知道这种畸形吗?

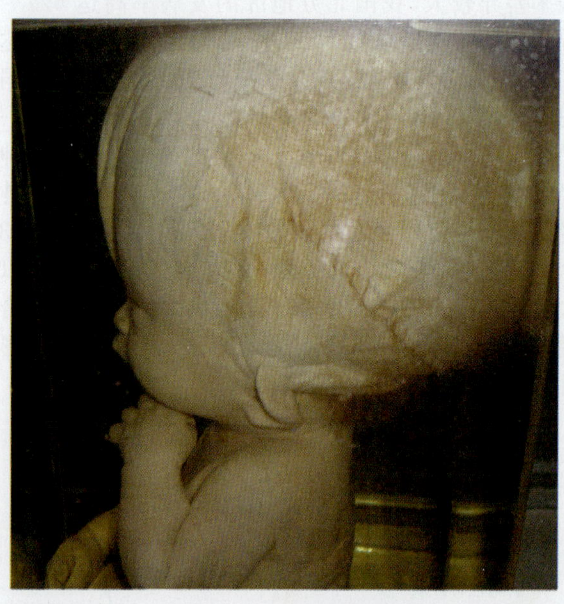

图 25-11 先天性脑积水

3. 先天性脑积水 先天性脑积水是由于脑脊液循环障碍所造成的脑室压力增高,脑室扩大所致的一种先天性畸形(图 25-11)。先天性脑积水主要有以下表现:孩子头颅明显增大,表现为头围增大,但因面部大小正常而表现为头面比例不正常;有些孩子眼球转向下方,上方的巩膜外露,表现为所谓的“落日征”;许多脑积水的孩子同时患有脊柱裂。

【案例的胚胎学基础】

1. 无脑畸形是指孩子没有完整的头颅。无脑畸形儿的头部没有发育完全,皮肤、头盖骨甚至大脑都没有发育好。这种胎儿一般在出生以前就已经死亡了,形成“死胎”或“死产”,即使生下来,也会在短时间内死亡,几乎无一例存活。胚胎第 4 周末,正常情况下神经沟应该完全愈合形成神经管,如果失去脊索的诱导或受致畸因子的作用,就会导致前、后神经孔不能闭合,如果前神经孔未闭,就会形成无脑畸形。

2. 先天性脑积水是由于脑脊液循环障碍所造成的脑室压力增高,脑室扩大所致的一种先天性畸形。孩子因脑室内压力增高,所以颅骨骨缝增宽,囟门增大且张力增高,触及可觉饱满或膨隆。严重的患儿常在出生时或出生后几周内死亡;病情较轻者,婴儿头围缓慢增大,可延续几年,然后停止。大多存活的孩子都有智力障碍。

Summary

The nervous system develops from an area of embryonic ectoderm called the neural plate which appears during week 3. The underlying notochord and adjacent mesoderm induce the formation of the neural plate. The neural tube and the neural crest differentiate from the neural plate. The neural tube gives rise to the central nervous system. The neural crest gives rise to the peripheral nervous system (cranial, peripheral, autonomic ganglia and nerves) and Schwann cells, pigment cells, odontoblasts, meninges, and bones and muscles of the head. Formation of the neural tube begins during the early part of week 4 (22-23 days) in the region of the 4th to 6th pairs of somites. At this stage, the cranial 2/3 of the neural plate and neural tube down to somites 4 represent the brain and the caudal 1/3 of the neural tube and plate represent the spinal cord. Neural folds fuse and the neural tube is temporarily open at both ends, communicating freely with the amniotic cavity. The rostral neuropore closes around day 25 and caudal neuropore on day 27. Walls of the neural tube thicken to form the brain and spinal cord. The lumen of the neural tube is converted to the ventricular system of the brain and the central canal of the spinal cord. The spinal cord is formed from the neural tube caudal to somites 4. The central canal is formed by week 9 or 10.

进一步阅读文献

Bodienkova GM, Rukavishnikov VS. 2009. Neuroimmunological mechanisms of development of occupational nervous system lesions. Patol Fiziol Eksp Ter,(3):6－9

Martin LJ. 2001. Neuronal cell death in nervous system development, disease, and injury. Int J Mol Med,7(5):455－478

Nesić L, Canović P, Mijailović Z, et,al. 2009. Risk factors and disposition in development of the nervous system infections. Med Pregl,62(9-10):461－467

Rice DS, Curran T. 2001. Role of the reelin signaling pathway in central nervous system development. Annu Rev Neurosci, 24: 1005－1039

思　考　题

1. 神经管形成哪些器官或结构?
2. 大脑皮质的神经细胞为什么成层状分布?
3. 叙述脑泡的形成和演变。
4. 神经管缺陷包括哪些畸形?

（甘云波　江翠娥）

第26章 眼和耳的发生

【相关知识导读】

1. 眼球壁各层次结构的来源是什么？
2. 鼓膜各部分结构来源于哪个胚层？
3. 前庭囊、椭圆囊和半规管来自哪几个胚层？

一、眼 的 发 生

(一) 眼球的发生

胚胎第4周，在前神经孔闭合前，前脑两侧突出左右两个视泡（optic vesicle）。视泡远端膨大，贴近表面外胚层，并凹陷形成双层杯状结构，称视杯（optic cup）。视泡近端变细，称视柄(optic stalk)，与前脑分化成的间脑相连。与此同时，表面外胚层在视泡的诱导下增厚，形成晶状体板（lens placode）。随后晶状体板凹陷入视杯内，不久与表面外胚层脱离，发育成晶状体泡(lens vesicle)（图26-1）。在视杯内与晶状体泡之间的间充质发育成为玻璃体。眼的各部分就是由视杯与视柄、晶状体泡及它们周围的间充质进一步发育形成的。

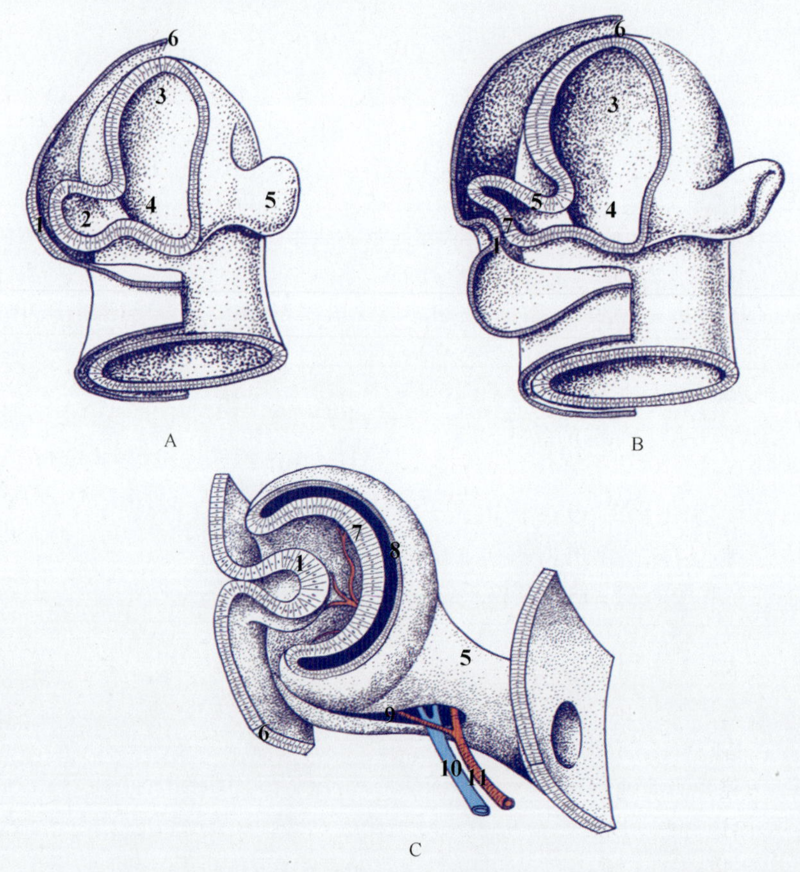

图26-1 视杯与晶状体的发生

A. 4周初；B. 4周末；C. 约35天；1. 晶状体板；2. 视泡；3. 前脑；4. 第三脑室；5. 视柄；6. 表面外胚层；7. 视杯内层；8. 视杯外层；9. 脉络膜裂；10. 玻璃体静脉；11. 玻璃体动脉

1. 视网膜和视神经的发生 视网膜由视杯分化形成。视杯分为内、外两层。外层分化为视网膜色素上皮层，内层分化出视杆细胞、视锥细胞、双极细胞、节细胞、无长突细胞和水平细胞，形成视网膜。视杯两层之间的视泡腔变窄，最后消失，于是两层直接相贴，构成视网膜视部。如两层相贴不紧密，有时会因剧烈振动或某种损伤而相互脱离，造成视网膜脱离。视杯口边缘部，内层上皮不增厚，与外层分化的色素上皮相贴，并向晶状体泡与角膜之间的间充质内延伸，形成视网膜盲部，即睫状体部与虹膜部。睫状体部内层上皮分化为非色素上皮。虹膜部内层上皮分化为色素上皮，外层上皮分化出瞳孔括约肌和瞳孔开大肌。

胚胎第 5 周，视杯及视柄下方向内凹陷，形成一条纵沟，称脉络膜裂（choroid fissure）。脉络膜裂内含间充质和玻璃体动、静脉，在胚胎时期为玻璃体和晶状体发育提供营养。玻璃体动脉还发出分支营养视网膜(图 26-2)。脉络膜裂于胚胎第 7 周关闭，视杯口变成一个圆孔，即将来的瞳孔。玻璃体动、静脉穿经玻璃体的一段退化，并遗留一残迹，称玻璃体管；其近端则成为视网膜中央动、静脉。视柄与视杯相连，也分内、外两层，两层之间夹一腔隙。随着视网膜的发育分化，节细胞的轴突向视柄内层聚集，视柄内层逐渐增厚，并与外层融合，两层之间的腔隙消失。视柄演变为视神经。

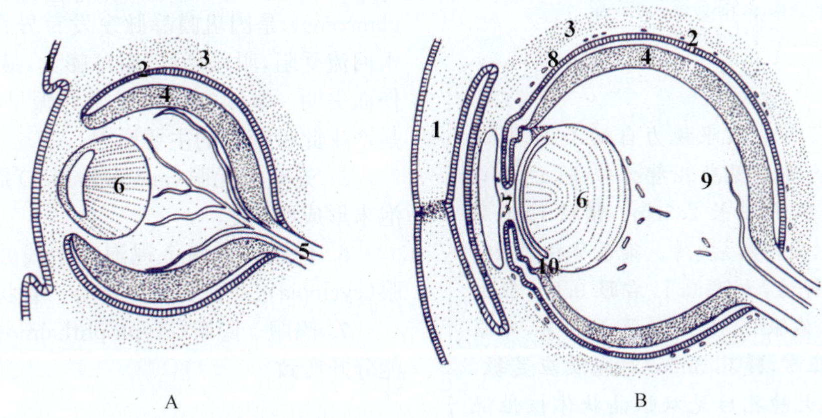

图 26-2　眼球与眼睑的发生

A. 6 周；B. 55 天；1. 上眼睑；2. 色素上皮层；3. 巩膜；4. 视网膜神经层；5. 玻璃体血管；6. 晶状体；7. 瞳孔膜；8. 脉络膜；9. 玻璃体；10. 睫状小体

2. 晶状体、角膜和眼房的发生　晶状体由晶状体泡演变而成。晶状体泡前壁细胞为单层立方形(图 26-1)，分化为晶状体的上皮；后壁细胞呈高柱状，并逐渐向前壁方向伸长，形成晶状体纤维。泡腔逐渐缩小，直至消失，晶状体变为实体结构(图 26-2)。此后，晶状体赤道区的上皮细胞不断增生、变长，形成新的晶状体纤维。原有的晶状体纤维及其胞核逐渐退化形成晶状体核。新的晶状体纤维逐层添加到晶状体核的周围，晶状体及晶状体核逐渐增大。此过程持续终身，但随年龄的增长而速度减慢，故晶状体核可区分成胚胎核、胎儿核、婴儿核和成人核等。

在晶状体泡的诱导下，与其邻近的表面外胚层分化为角膜的复层扁平上皮，其下方的间充质分化为角膜的其余各层。在晶状体泡与角膜上皮之间充填的间充质内出现一个腔隙，即前房。晶状体前面的间充质形成一层膜，周边部厚，以后形成虹膜的基质；中央部薄，封闭视杯口，称为瞳孔膜（pupillary membrane）(图 26-2)。虹膜与睫状体形成后，虹膜、睫状体与晶状体之间形成后房。出生前瞳孔膜被吸收而消失，前、后房经瞳孔相连通。

3. 血管膜和巩膜的发生　胚胎第 6～7 周，视杯周围的间充质分为内、外两层。内层富含血管和色素细胞，分化成眼球壁的血管膜。血管膜大部分贴在视网膜外面，即为脉络膜；贴在视杯口边缘部的间充质则分化为虹膜基质和睫状体的主体。视杯周围间充质的外层较致密，分化为巩膜(图 26-2)。脉络膜与巩膜分别与视神经周围的软脑膜和硬脑膜相连续。

(二) 眼睑和泪腺的发生

胚胎第 7 周时，眼球前方与角膜上皮毗邻的表面外胚层形成上、下两个皱褶，分别发育成上、下眼睑。反折到眼睑内面的体表外胚层分化为复层柱状的结膜上皮，与角膜上皮相连续。眼睑外面的表面外胚层分化为表皮。皱褶内的间充质则分化为眼睑的其他结构。第 10 周时，上、下眼睑的边缘互相融合（图 26-2)，至第 7 或第 8 个月时才重新张开。泪腺由表面外胚层上皮下陷形成，其发育较晚，出生后 6 周才具分泌泪液的功能。

(三) 眼的常见畸形

1. 虹膜缺损　虹膜缺损(coloboma of iridis) 是由于脉络膜裂在虹膜处未完全闭合，造成虹膜下方缺损，致使圆形的瞳孔呈钥匙孔样 (图 26-3)。此种畸形严重者可延伸到睫状体、视网膜和视神经，并常伴有眼的其他异常。

2. 瞳孔膜残留　瞳孔膜残留(persistent pupillary membrane) 是由于覆盖在晶状体前面的瞳孔膜在出生前吸收不完全，致使在晶状体前方保留着残存的结缔组织网 (图 26-3)。出生后可随年龄增长而逐渐吸收。若残存的瞳孔膜影响视力，可手术剔除。

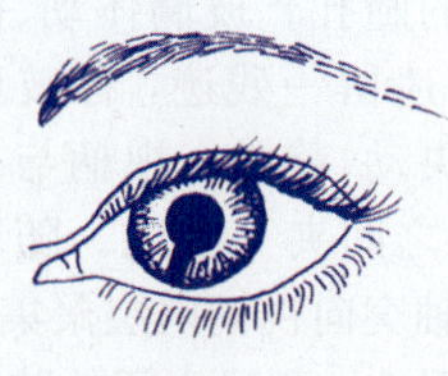

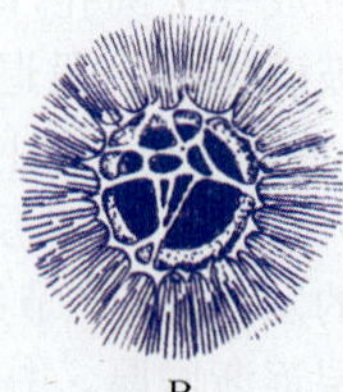

图 26-3 虹膜缺损与瞳孔膜残留

A. 虹膜缺损;B. 部分瞳孔膜存留

案例 26-1

患儿,女性,7 岁。双眼视力自幼不佳,戴眼镜也不能矫正,检查发现患儿智力较差,说话口吃不清。妇科检查:阴蒂长 2.5cm。横径 1cm,尿道位于阴蒂根部,大阴唇短、薄。染色体核型 46,XX。眼科检查:视力,左眼 0.1,右眼 0.06,散大瞳孔后左眼 0.4,右眼 0.3。双外眼无异常,双眼角膜透明,前房正常,瞳孔 3mm,对光反应灵敏,虹膜无缺损。散大瞳孔后见双眼晶状体核性混浊,下方比上方混浊轻。其父母为近亲结婚。

问题:

1. 发生这种畸形的胚胎学基础是什么?
2. 日常生活中你了解这种畸形吗?

3. 先天性白内障 先天性白内障(congenital cataract)指出生前晶状体即不透明,多为遗传性,也可由于母体在妊娠早期感染风疹病毒而引起。

案例 26-2

患儿,男性,2 个月。出生睁眼时,家长发现其左眼角膜混浊,稍畏光、流泪,眼球不突出,无外伤史。检查发现:右眼角膜透明,左眼角膜高度混浊,其后结构不清。全麻下测量眼压:左眼 4.09kPa,右眼 1.98kPa。双眼角膜横径约 11mm,右眼 C/D=0.4。全身检查未发现其他异常。在全麻下进行左眼小梁切除术,同时发现左眼晶状体位于前房内用晶状体圈匙捞出。

问题:

1. 发生这种畸形的胚胎学基础是什么?
2. 日常生活中你了解这种畸形吗?

4. 先天性青光眼 先天性青光眼(congenital glaucoma)是因巩膜静脉窦发育异常或缺失,致使房水回流受阻,眼压增高,眼球膨大,最终可致视网膜损伤而失明。基因突变或母亲妊娠早期感染风疹病毒是产生此种畸形的主要原因。

5. 无眼 无眼(anophthamos)是发育过程中,视泡未形成所致。

6. 独眼 若两个视泡在中线处合并,可产生独眼(cyclopia),并在其上方常有一管状鼻。

7. 隐眼 隐眼(cryptophthalmos)是上、下眼睑未能分开所致。

二、耳的发生

1. 内耳的发生 胚胎第 4 周时,菱脑两侧的表面外胚层在菱脑的诱导下增厚,形成听板(otic placode);继之向下方的间充质内陷,形成听窝(otic pit);最后听窝闭合,并与表面外胚层分离,形成一个囊状的听泡(otic vesicle)(图 26-4)。听泡初为梨形,以后向背腹方向延伸增大,形成背侧的前庭囊和腹侧的耳窝囊,并在背端内侧长出一小囊管,为内淋巴管。前庭囊形成三个膜半规管和椭圆囊的上皮;耳蜗囊形成球囊和膜蜗管的上皮。这样,听泡及其周围的间充质便演变为内耳膜迷路(图 26-4,图 26-5)。胚胎第 3 个月时,膜迷路周围的间充质分化成为一个软骨囊,包绕膜迷路。约在胚胎第 5 个月时,软骨囊骨化成骨迷路。于是膜迷路完全被套在骨迷路内,两者间仅隔以狭窄的外淋巴间隙。

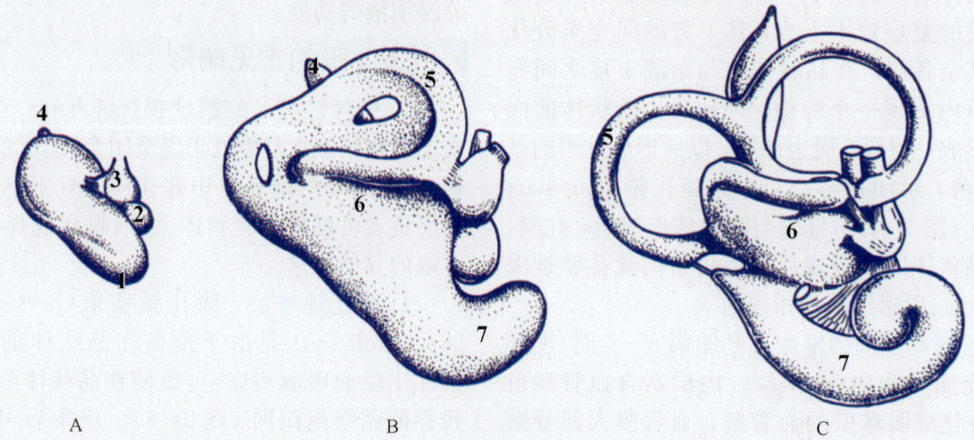

图 26-4 内耳的发生

A. 约 36 天;B. 约 42 天;C. 约 50 天;1. 耳蜗原基;2. 耳蜗神经节;3. 前庭神经节;4. 内淋巴管;5. 半规管;6. 前庭;7. 耳蜗

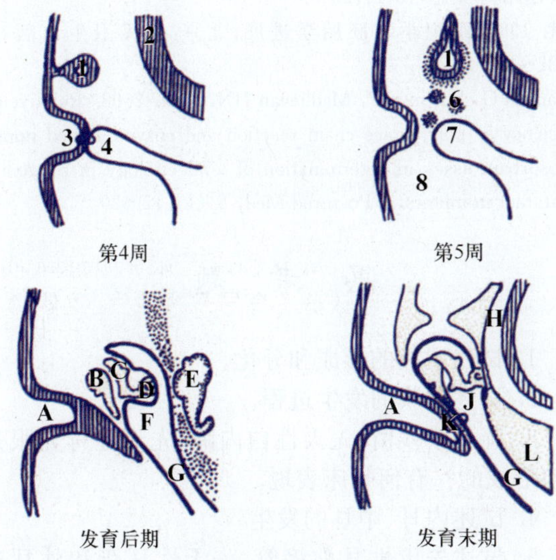

图 26-5　耳的发生

1. 听泡；2. 菱脑壁；3. 第 1 鳃膜；4. 第 1 咽囊；5. 表面外胚层；6. 听小骨原基；7. 管鼓隐窝；8. 第 2 鳃弓；A. 原始外耳道；B. 锤骨；C. 砧骨；D. 镫骨；E. 听泡；F. 原始鼓室；G. 咽鼓管；H. 外淋巴间隙；I. 膜迷路；J. 鼓室；K. 鼓膜；L. 颞骨岩部

2. 中耳的发生　胚胎第 9 周时，第 1 咽囊向背外侧扩伸，远侧盲端膨大成管鼓隐窝，近端细窄形成咽鼓管。管鼓隐窝上方的间充质分化形成 3 块听小骨原基，并逐渐突入鼓室内。第 6 个月，听小骨原基骨化形成听小骨。同时管鼓隐窝远侧段扩大为原始鼓室，听小骨周围的结缔组织被吸收形成腔隙，并与原始鼓室共同形成鼓室。鼓室隐窝顶部的内胚层与第 1 鳃沟底的外胚层相对，分别形成鼓膜内、外上皮，两者之间的间充质形成鼓膜的结缔组织（图 26-5）。故鼓膜成自三个胚层。

3. 外耳的发生　外耳道由第 1 鳃沟演变形成。胚胎第 5 周，第 1 鳃沟向内深陷，形成漏斗状管道，以后演变成外耳道外侧段。管道的底部外胚层细胞增生形成一上皮细胞板，称外耳道栓（meatal plug）。第 7 个月时，外耳道栓内部细胞退化吸收，形成管腔，成为外耳道的内侧段（图 26-5）。

胚胎第 6 周时，第 1 鳃沟周围的间充质增生，形成 6 个结节状隆起，称耳丘（auricular hillock）。后来这些耳丘围绕在外耳道口合并，演变成耳廓。

4. 耳的常见畸形　最常见的是先天性耳聋（congenital deafness）和耳廓畸形。内、中、外耳的发育异常均可导致先天性耳聋，如外耳道闭锁；中耳鼓室闭锁或听小骨异常，造成听骨链僵直；内耳骨迷路、膜迷路发育异常等。先天性耳聋大多是由遗传性因素引起，但有些是由于致畸因素的干扰，如妊娠早期感染风疹病毒，导致螺旋器损伤；妊娠后期强噪声对胎儿听力的损伤。先天性耳廓畸形包括：小耳、招风耳、尖形耳和蝶形耳。

【案例的胚胎学基础】

1. 先天性白内障　是指出生前晶状体即不透明，多为遗传性，也可由于妊娠早期感染风疹病毒引起的。常染色体隐性遗传的白内障较为少见，多与近亲婚配有关，近亲婚配后代的发病率要比随机配婚后代的发病率高 10 倍以上，比较常见的是核性白内障，约占先天性白内障的 1/4，胚胎核和胎儿核均受累，呈致密的白色混浊，混浊范围为 4～5mm，完全遮挡瞳孔区，因此视力障碍明显，多为双眼患病，通常为常染色体显性遗传，少数为隐性遗传，也有散发性。

2. 先天性青光眼（congenital glaucoma）　是由于胚胎时期发育障碍，使房角结构先天异常或残留胚胎组织，阻塞了房水排出通道，导致眼压升高，整个眼球不断增大，故又名水眼，或称发育性光眼，最终可导致视网膜损伤而失明。基因突变或母亲妊娠早期感染风疹病毒是产生此种畸形的主要原因。

Summary

The eye originates form optic vesicles outpouching form two side of the developing forebrain. The distal part of optic vesicle expands and contacts with surface ectoderm. The optic vesicle then invaginate to form double-walled optic cups. The internal layer of the cup become the retina and the external layer remain to form a single monolayer of retinal pigment epithelium. The surface ectoderm induced by the optic vesicle thickens and forms the lens placode, which sinks in to form lens pit. The pits detach from the surface ectoderm to form lens vesicles. The outer nuclear layer is also wide here than elsewhere in the retina and consists almost entirely of developing cone cell. Surface membranes cover the eye cup and develop into lens, iris and cornea with the three chambers of fluid filled with aqueous and vitreous humor.

The internal ear forms from the otic placodes (vesicles). The placode is invaginated to form the auditory pit. After it has been closed off from the surface, the former auditory pit constitutes a sac called the otic vesicle. During later development, each vesicle divides into ① a ventral component that gives rise to the saccule and conchlear duct and ② adorsal component that forms the utricle, semicircular canals, and endolymphatic duct.

The middle ear contains a chain of three ossicles, located in the middle ear cavity. The embryological origin of the middle ear is diverse: the skeletal elements derive from the cranial neural crest that migrate into the first two branchial arches; the middle ear cavite develops from the first pharyngeal pouch; and the tympanic membrane results from the apposition of the epithelium of the middle ear cavity with that of the external acoustic meatus, which derives from the first branchial cleft.

The external ear forms from mesenchyme of the first pharyngeal groove: ① the tympantic membrane forms from the first branchial membrane and associated mesenchyme and ②The auricle develops from auricular hillocks derived from the first and two branchial arches.

进一步阅读文献

蔡兆明. 1993. 胎儿晶状体囊及晶状体上皮发育过程的光电镜观察, 解剖学杂志, 16(2): 95～97

刘斌. 1989. 组织学与胚胎学进展. 北京: 人民卫生出版社. 282～289

Shyamala G, Sowmya P, Madhavan HN, et al. 2008. Relative efficiency of polymerace chain reaction and enzyme-linked immunosorbant assay in determination of viral etiology in congenital cataract in infants. J Postgrad Med, 54(1): 17－20

思 考 题

1. 试述视杯的形成和分化。
2. 试述角膜的发生过程。
3. 瞳孔膜残留、先天性白内障、先天性青光眼是如何形成的？有何临床表现。
4. 试述内耳、中耳的发生。
5. 试述先天性耳前瘘管、先天性耳聋和外耳道闭锁的形成原因及表现。

（王景霞　邓文伟）

第27章　先天性畸形和致畸

【相关知识导读】

1. 为什么在孕前1个月及孕后3个月要补充叶酸？

2. 为什么准备怀孕妇女及孕妇不宜养猫、狗等宠物？

3. 什么是唐氏筛查？你知道进行筛查的最佳时间和意义吗？

4. 为什么在受到相同的环境因素作用后，同一地区的孕妇所生的新生儿有的完全正常，有的却出现畸形？

先天性畸形(congenital malformation)是由于胚胎发育紊乱所产生的形态结构异常，出生时即已存在，是出生缺陷的一种。出生缺陷还包括先天性功能、代谢和行为等方面的异常。随着工业发展和环境污染日趋严重，先天性畸形的发生率有上升的趋势。根据中国出生缺陷监测中心连续监测结果显示，我国由先天畸形导致婴儿死亡的构成逐渐上升至第二位。畸形学(Teratology)旨在研究各种先天性畸形发生的原因、过程和机制，为预防、诊断和治疗先天性畸形提供理论基础。

一、先天畸形的发生原因

先天畸形的表现种类繁多，它可因环境因素、遗传因素或两者的相互作用而发生。其中，遗传因素约占25%，环境因素约占10%，环境因素与遗传因素相互作用和原因不明者约占65%。

(一) 遗传因素

可分为染色体畸变和基因突变两类。

1. 染色体畸变(chromosome aberration)　包括染色体数目的增减和染色体结构的改变。这些异常既可以由亲代遗传，也可以由生殖细胞的异常发育引起。

染色体数目减少表现为单体型。常染色体的单体型胚胎几乎不能存活；性染色体的单体型胚胎仅约3%可以成活，且有畸形，如Turner综合征(45,XO)，即先天性卵巢发育不全。

染色体数目增多，常表现为三体型(trisomy)，如Down综合征(Down syndrome)即先天性愚型，由21号染色体的三体型引起；Klinefelter综合征即先天性睾丸发育不全，为性染色体三体型(47,XXY)。染色体结构畸变，如5号染色体短臂末端断裂缺失，可引起猫叫综合征(cri du chat syndrome)。

2. 基因突变(gene mutation)　指DNA分子碱基组成或排列顺序发生改变，但染色体外形见不到异常。基因突变的发生次数比染色体畸变多，但多不引起畸形，故因基因突变引起的畸形远比染色体畸变引起的畸形少，主要有软骨发育不全、小头畸形、肾上腺肥大、多囊肾、皮肤松垂症、无虹膜、多发性结肠息肉、雄激素不敏感综合征等。

(二) 环境因素

环境因素的致畸作用，早在20世纪40年代就已经确认。引起先天性畸形的环境因素统称为致畸因子(teratogen)。影响胚胎发育的环境，包括母体周围的外环境、母体的内环境和胚体周围的微环境三个方面，三者中引起胚胎畸形的因素均称为环境致畸因子。外环境中的致畸因子有的可穿过内环境和微环境直接作用于胚体，有的则通过改变内环境和微环境间接作用于胚体。

案例 27-1

弓形虫病(toxoplasmosis)是由于弓形虫引起的一种人畜共患的疾病，广泛分布于世界各地。人患弓形虫病，可以侵犯多种脏器，其临床表现常因侵犯脏器不同而异本病几乎牵连临床各个学科，对人类危害性最大的是先天性弓形虫病。为了解孕妇弓形虫近期感染情况，采用酶联免疫吸附试验(ELISA)对5829名孕妇静脉血标本进行了弓形虫IgM抗体检测。结果显示在5829名孕妇中检测出弓形虫IgM抗体阳性标本68例，阳性率为1.17%。由此可见孕妇为弓形虫易感人群，弓形虫IgM抗体检测应作为孕前常规检测项目。

(丁金龙，刘琦，楼秀敏. 2009. 绍兴地区孕妇弓形虫感染监测与分析. 中国优生与遗传杂志，17(11)：65)

问题：

1. 为什么弓形虫IgM抗体检测应作为孕前常规检测项目？

2. 你知道弓形虫可导致哪些畸形吗？

1. 生物性致畸因子　已经确定的有风疹病毒、巨细胞病毒、单纯疱疹病毒、弓形体、梅毒螺旋体等。

生物性致畸因子有些可穿过胎盘屏障直接作用于胚体，有些则作用于母体，引起母体发热、缺氧、脱水、酸中毒等，干扰胎盘功能，间接影响胚胎发育。如巨细胞病毒可引起脉络膜视网膜炎，小头畸形等。

2. 物理性致畸因子 各种射线、机械性压迫和损伤等对人类胚胎有致畸作用已成定论。高温、严寒、微波等对动物有致畸作用，但对人类有无致畸作用，目前尚未确定。

3. 致畸性药物 包括抗肿瘤、抗惊厥、抗生素、抗凝血、激素等类的化学药物。多数抗肿瘤药物有明显的致畸作用，如氨基蝶呤可引起无脑畸形、小头畸形及四肢畸形；母亲在孕期大剂量应用链霉素可引起先天性耳聋，大剂量应用新生霉素可引起先天性白内障和短指畸形等；某些抗惊厥药物，如苯巴比妥能引起胎儿唇腭裂；抗凝血药双香豆素和华法林可致胎儿出血、死亡或鼻骨发育不全；长期服用性激素可导致胎儿生殖系统畸形等。

案例 27-2

为探讨铅、汞、砷、镉、锰、锌与人类胎儿神经系统畸形的关系，收集 2006 年 9 月至 2007 年 7 月期间在上海市第一妇婴保健院产前检查中发现的 52 例胎儿神经系统畸形孕妇作为病例组，以同期该医院内 204 例正常孕妇为对照组。问卷调查与神经系统畸形发生可能相关的社会环境因素，并采用微波消解和质谱分析方法测定孕妇全血中铅、砷、镉含量以及血清锰、锌含量，全血汞含量利用原子吸收法测定。结果显示在校正社会环境因素的影响后，Logistic 回归分析仍提示血铅为神经系统畸形的危险因素，因此认为铅暴露可能是神经系统畸形发生的重要原因之一。

(赵灵琴，徐惠英，颜崇淮等. 2008. 铅汞等重金属元素与神经系统畸形发生的关系研究. 中国优生与遗传杂志，16(5)：94～96，107)

问题：

1. 铅导致神经系统畸形的畸形学基础是什么？
2. 你了解其他化学性致畸因子吗？

4. 致畸性化学因子 工业“三废”、农药、食品添加剂和防腐剂中均含有致畸因子。对人类有致畸作用的化学因子有某些多环芳香碳氢化合物、某些亚硝基化合物、某些烷基和苯类化合物、某些含磷的农药、重金属如铅、镉、汞、砷等。

5. 其他致畸因子 目前研究表明，酗酒、大量吸烟、缺氧、严重营养不良等均有致畸作用。孕期过量饮酒可引起多种畸形，称胎儿酒精综合征(fetal alcohol syndrome)，其主要表现是发育迟缓、小头、小眼、短眼裂、眼距小等。流行病学调查结果显示，吸烟者所生的新生儿平均体重明显低于不吸烟者，且吸烟越多其新生儿的体重越轻。香烟中的尼古丁可使子宫内血管血流缓慢，导致胎儿缺氧，同时，吸烟所产生的氰酸盐等有害物质也可影响胎儿的正常发育。另外，吸烟严重还可以导致胎儿死亡和流产等。

(三) 环境因素与遗传因素的相互作用

在畸形发生过程中，环境因素与遗传因素是相互作用的。这不仅表现在环境致畸因子通过引起染色体畸变和基因突变而导致先天畸形，更表现在胚胎的遗传特性，即基因型可决定并影响胚胎对环境致畸因子的易感程度。流行病学研究显示，在相同的地区和相同的自然条件下，同时妊娠的妇女在一次风疹流行中都受到了感染，但其所生新生儿中，有的出现了畸形，而另外的却完全正常。出现这种情况的原因就在于每个胚胎对风疹病毒这一生物性致畸因子的易感性不同。

二、致畸敏感期

胚胎发育是一个连续过程，但也有一定的阶段性，不同发育阶段的胚胎对致畸因子作用的敏感程度也不同。受到致畸因子作用后最易发生畸形的发育阶段称为致畸敏感期(susceptible period)。此时期的孕期保健是非常重要的。

受精后的前两周称为胚前期。此期的胚胎细胞分化程度极低，如果致畸作用轻，少数细胞受损死亡，多数细胞可以代偿调整，则胚胎多正常存活；如果致畸作用重，胚通常死亡。所以，此期胚胎受到致畸作用后容易发生损害，但较少发生畸形。

受精后第 3 周到 8 周称为胚期。此期胚体内细胞增殖分化活跃，胚体形态发生复杂变化，最容易受致畸因子的干扰而发生畸形。所以处于致畸敏感期。由于胚胎各器官的分化发生时间不同，因而其致畸敏感期也不尽相同(图 27-1)。

受精后第 9 周直至分娩，称为胎期，是胚胎发育最长的时期。此时期，胎儿生长发育快，各器官进行组织分化和功能分化，受致畸因子作用后也会发生畸形，但一般不出现宏观形态的畸形，多属微观结构异常和功能缺陷。所以，胎期不属致畸敏感期。但中枢神经系统及性器官分化发育时间较长，直到妊娠晚期还保持对致畸因子的敏感性，在怀孕晚期受侵害也可以影响胎儿智力发育，所以从优生角度考虑，整个怀孕期都应该对胎儿进行优生保护。

不同致畸因子对胚胎的致畸敏感期也不同。例如风疹病毒的致畸敏感期为受精后第 1 个月，沙利度胺(反应停)的致畸敏感期为受精后 21～40 天内。

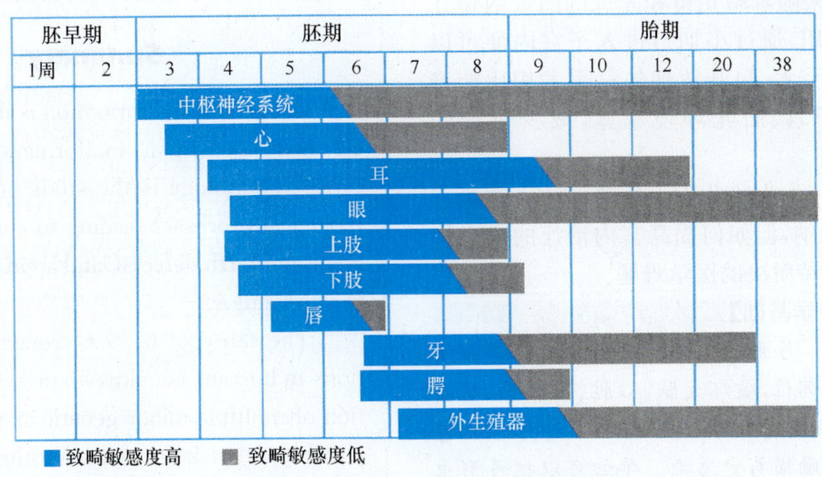

图 27-1　人胚胎主要器官致畸敏感期

三、先天性畸形的预防和产前检查

先天性畸形的预防，首先必须大力普及优生优育知识，提高全民族的科学知识水平，使育龄男女都了解相关的常识，自觉预防先天性畸形的发生。婚前遗传咨询是很有必要的，对不适宜生育的夫妇可建议借助生殖工程学等措施生育，如人工授精、试管婴儿等。做好孕期保健是预防先天性畸形的关键。在妊娠期间，要避免暴露于上述各种环境致畸因子，特别是在致畸敏感期。

产前检查，是防止畸形的重要预防措施。目前常用的产前检查方法可分为 3 类：第一类是采用特殊仪器检查胎儿体表有否畸形，如超声、胎儿镜、X 线摄片或体表造影等。其中 B 型超声检查是常规的检查方法，既能检查胎儿外部畸形，也能检查某些内脏畸形，而且简便安全。第二类是采用母体血、尿等，间接诊断胎儿先天性疾病。如检测母体血清中甲胎蛋白和绒毛膜促性腺激素的浓度，并结合孕妇的预产期、年龄、体重和采血时的孕周等，可计算生出 Down 综合征患儿的危险系数。第三类是直接获取胎血、羊水或胎儿组织来诊断胎儿疾病。如测定羊水中甲状腺素和促甲状腺素，可以诊断甲状腺发育异常；通过绒毛膜活检可诊断胚胎染色体异常。

四、先天性畸形的宫内治疗

随着胎儿宫内诊断技术的不断进展，大多数胎儿畸形在妊娠期就可以得到较早的诊断，为某些先天性畸形的宫内治疗奠定了基础。对某些胎儿畸形进行外科性干预和矫治，从而防止畸形的进一步发展、避免其对器官的发育和功能造成更大影响，是宫内治疗的主要目标。

案例 27-3

孕妇，34 岁，主因宫内孕第二胎孕 36^{+5} 周超声发现胎儿异常，于 2007 年 5 月 30 日转诊我院。末次月经 2006 年 9 月 15 日，平素月经规律，周期 30 天，孕早期无先兆流产、发烧、风疹等病史，孕 4 个多月起自觉胎动。于做产前常规检查时发现胎儿腹腔内一液性光团，故入院进一步检查。孕妇 10 年前曾足月顺产一健康男孩。家族中无不良孕产史。超声检查显示：胎儿各项生理指标测量均在正常范围；胎儿头、颈、心、肺、四肢及脊柱未见异常，腹部脐带连接正常，肝、胃及双肾未见异常，膀胱可见，脐动脉两条，于膀胱右上探及一无回声光团约 36mm×33mm×29mm 大小，壁薄，边缘回声规整；女性胎儿。超声诊断胎儿右侧卵巢囊肿可能，向病人及家属交代病情，同意进行宫内治疗，经过充分术前准备于 2007 年 5 月 30 日下午行宫内治疗——超声引导下胎儿卵巢囊肿穿刺术，手术经过顺利，抽出淡黄色清亮液体 12ml，胎儿腹腔囊肿顿时消失，术后胎儿心率及胎动良好，囊肿液病理检查显示为浆液性囊肿。术后 2 天、10 天随访孕妇及胎儿情况正常，超声检查胎儿腹腔内无异常影像。于 6 月 30 日顺产一女孩，体重 3750g，身体发育正常。新生儿于出生后 35 天查体，身体各项指标发育良好，超声检查盆腹腔未发现异常情况。

（高健，楚伟，王方娜等. 2008. 胎儿卵巢囊肿宫内治疗. 中国优生与遗传杂志，16(4)：95）

问题：

1. 你了解这种治疗方式吗？
2. 你还知道哪些宫内治疗的方法？

目前适合宫内外科治疗的胎儿畸形包括先天性横膈疝、尿道梗阻、先天性囊性腺瘤样病变和骶尾部畸胎瘤等。近年来随着胎儿镜和先进的图像内镜在医学上的广泛应用，通过小切口进入子宫内便可以对胎儿进行外科手术，与开放性外科手术相比能避免手术中切开子宫、胎儿环境暴露，减少早产的发生。

尽管宫内治疗作为胎儿先天性畸形的一种治疗方法，已被广泛采纳，但如何提高宫内治疗的安全性与可靠性，仍是亟待解决的医学难题。

【案例的胚胎学基础】

1. 弓形虫病 弓形虫寄生于细胞内，可随血液流动，到达全身各部位，破坏大脑、心脏、眼底等，从而引发各种疾病。猫的身上和口腔内常常有弓形虫包囊和活体，直接接触猫易受感染。孕妇可以把弓形虫通过胎盘传染给胎儿。如果怀孕3个月内发生先天性感染，大约40%胎儿可能有严重的损害，出现流产、死胎或出生后有畸形，如视网膜脉络膜炎、白内障、脑内钙化、脑积水、小头畸形、智力障碍、黄疸和肝脾肿大等。现在有些国家规定对孕妇在怀孕早期常规进行血清弓形虫抗体检查，如果为阴性(即没有感染过)，则注意预防感染；一旦发现孕妇出现急性感染，给予药物治疗并对胎儿进行羊膜穿刺和超声检查，如果发现胎儿有明显的病症，父母可考虑终止妊娠。

2. 环境因素致畸 目前研究表明，孕妇吸收的铅会通过胎盘传输给胎儿，导致胎儿先天性铅中毒。锌和铅是拮抗元素，铅高会影响锌的吸收。胚胎发育是细胞分裂的最活跃时期，细胞分裂和器官发育需要依赖各种酶的活性，而这些酶的活性又与锌密切相关。缺锌可使核酸合成减少，进而导致胎儿畸形。妊娠3个月缺锌即可影响胚胎细胞增殖周期，造成宫内胎儿发育迟缓。据文献报道，孕妇缺锌可使胎儿体重比正常胎儿下降50%。而过量铅的存在，势必造成锌的缺乏，这是铅可导致胎儿畸形的原因之一。生物毒性显著、对人体毒害最大的重金属主要有5种，即铅、汞、铬、砷和镉，可导致胎儿中枢神经系统畸形、肢体畸形及先天性心脏病等。

3. 宫内外科治疗 始于20世纪60年代初，是当今世界医学的研究前沿和最活跃的诊疗领域之一。目前胎儿手术治疗的方法包括以下三种：①胎儿成像引导下的介入手术治疗，即在超声引导下经胎儿皮肤导入针头，在胎儿肾盂、膀胱、胸腔等处置管分流或吸引囊肿内的液体及体腔、脏器积液等；②开放式胎儿宫内手术，干预的病种包括先天性囊性腺瘤样病变、骶尾部畸胎瘤及先天性高位气道阻塞综合征等；③胎儿镜手术，具有小切口、母体失血少、损伤小、子宫刺激小及不改变分娩方式等优点，是目前宫内手术治疗的主要方式，可治疗先天性膈疝、双胎输血综合征及膀胱流出道梗阻等。

Summary

Congenital malformation is defined as physical body or organ malformations existing at birth. Teratology is the study of the causes and biological processes leading to abnormal development and birth defects, and appropriate measures for prevention.

The cause of 65% of congenital malformations in humans is unknown or a complex interaction of multiple minor genetic anomalies with environmental risk factors. Another 25% of malformations have a purely genetic cause. Only 10% of malformations have a purely environmental cause. Genetic causes of congenital malformations include chromosome aberration and gene mutation. Environmental causes of congenital malformations are referred to as teratogen. Teratogens can include viruses such as rubella and cytomegalovirus; radiation; drugs such as thalidomide; chemical factors such as mercury; dietary deficiencies, cigarettes and alcohol, and so on. The greatest risk of malformation attribute to environmental exposure to a teratogen between the third and eighth week of gestation. Before this time, any damage to the embryo is likely to result in fatality, and the baby will not be born.

Prenatal diagnosis or prenatal screening is testing for diseases or conditions in a fetus or embryo before it is born. The aim is to detect birth defects such as neural tube defects, Down syndrome, chromosome abnormalities, genetic diseases and other conditions. There are multiple ways of classifying the methods available, including ultrasound detection, fetoscopy, maternal serum screening, chorionic villus sampling and amniocentesis and so on.

The methods of IUT (in utero therapy) have developed greatly in the last few years, it has reduced the harm of vicious fetus that to the society and family as maximum as possible. A few defects can be treated by open fetal surgery such as congenital diaphragmatic hernia, congenital cystic adenomatoid malformation, sacrococcygeal teratoma and so on, but the safety of IUT is still noticeable.

进一步阅读文献

Dishotsky NI，Loughman WD，Mogar RE，et al. 1971. LSD and genetic damage. Science，172(982)：431－440

Haycock PC. 2009，Fetal alcohol spectrum disorders：the epigenetic perspective. Biol Reprod，81(4)：607－617

Nguyen HT，Sharma V，McIntyre RS. 2009. Teratogenesis associated with antibipolar agents. Adv Ther，26(3)：281－294

Sever LE，Gilbert ES，Hessol NA，et al. 1988. A case-control study of congenital malformations and occupational exposure to low-level ionizing radiation. Am J Epidemiol，127(2)：226－242

思　考　题

1. 什么是先天性畸形？
2. 先天性畸形的发生原因有哪些？
3. 何为致畸敏感期？
4. 常用的产前检查方法有哪些？

（李笑岩）

中英文名词对照索引